国家出版基金项目
NATIONAL PUBLICATION FOUNDATION

中国中成药名方药效与应用丛书

总主编 陈 奇 张伯礼

五官科卷

眼科册主编 张大方 金 明

耳鼻咽喉口腔册主编 谢 慧 徐世军 刘大新

科学出版社

北 京

内 容 简 介

"中国中成药名方药效与应用丛书"包含3种子书，共10卷。子书一以现代病症分类介绍我国中成药名方，共8卷，分别为①心血管神经精神卷，②呼吸消化卷，③内分泌代谢、风湿免疫、泌尿男生殖卷，④外科皮肤科卷，⑤妇产科卷，⑥五官科卷，⑦肿瘤血液卷，⑧儿科卷；子书二共1卷，为子书一的精华本；子书三共1卷，为子书二的英文版。本丛书是由院士、国医大师、全国名中医、教授、主任医师等科研和临床一线的几百位中西医药工作者合作编纂的大型专著丛书，英文版邀请了中医药大学的专业英语教授担任翻译。

本丛书将中成药药效与现代医药学基础理论相结合，将中成药临床应用和现代研究成果相结合，使读者在理解药效原理基础上，正确使用中成药。书中有药效机制示意图，图文并茂，体例新颖。

本丛书可供中西医临床医生、社区医生及药店职工阅读使用，也可作为中医药研究工作者对古典方剂及中成药研究与开发的重要参考书，高等中医药院校中药药理学、中成药、方剂学的教学参考书。

图书在版编目（CIP）数据

中国中成药名方药效与应用丛书. 五官科卷 / 陈奇，张伯礼总主编；张大方等本册主编. —北京：科学出版社，2021.10
国家出版基金项目
ISBN 978-7-03-065837-1

Ⅰ. ①中⋯ Ⅱ. ①陈⋯ ②张⋯ ③张⋯ Ⅲ. ①中医五官科学-验方-汇编-中国 Ⅳ. ①R289.5

中国版本图书馆 CIP 数据核字（2020）第 147388 号

责任编辑：鲍　燕　曹丽英 / 责任校对：王晓茜
责任印制：苏铁锁 / 封面设计：黄华斌

科 学 出 版 社 出版
北京东黄城根北街 16 号
邮政编码：100717
http://www.sciencep.com

北京凌奇印刷有限责任公司 印刷
科学出版社发行　各地新华书店经销

*

2021 年 10 月第 一 版　开本：787×1092　1/16
2021 年 10 月第一次印刷　印张：21 3/4
字数：516 000
POD定价：138.00元
（如有印装质量问题，我社负责调换）

中国中成药名方药效与应用丛书

总 主 编 陈 奇 江西中医药大学 教授 博导

张伯礼 中国中医科学院 天津中医药大学

名誉院长 校长 院士 教授 博导

五官科卷·眼科册

主 编 张大方 长春中医药大学 教授 博导

金 明 中日友好医院 主任医师 教授 博导

副主编 张 琦 江西中医药大学 副教授 博士 硕导

编 委 （以姓氏笔画为序）

艾志福 江西中医药大学

刘 佳 长春中医药大学

刘 智 长春中医药大学

张 浩 中山大学附属第三医院

张 琦 江西中医药大学

张大方 长春中医药大学

陈 浩 江西中医药大学

金 明 中日友好医院

作者名单 （以单位笔画为序）

中山大学　　　　　　　　　秦亚丽 中山眼科中心 住院医师

博士后

张 浩 附属第三医院 副主任医师

硕士

中日友好医院　　　　　　　金 明 主任医师 博士 博导

长春中医药大学　　　　　　张大方 教授 博导

李丽静 教授 博士 博导

刘 佳 副教授 博士

刘 智 副教授 博士 硕导

黄小瑾　四川大学华西口腔医院
彭桂原　广东省中医院
谢　强　江西中医药大学附属医院
谢　慧　成都中医药大学附属医院
熊大经　成都中医药大学附属医院
熊天琴　广州中医药大学

作者名单（以单位笔画为序）

山西中医药大学	李　莉	副教授	博士	硕导
广东省中医院	彭桂原	主任医师	博士	硕导
	李松键	副主任医师	博士	
广州中医药大学	熊天琴	教授	博士	硕导
中国人民解放军第八六医院	袁　靖	副主任药师		
北京中医药大学东方医院	刘大新	主任医师	教授	博导
	王嘉玺	主任医师	教授	硕导
四川大学华西口腔医院	黄小瑾	副主任医师	博士	
成都中医药大学	徐世军	博士	博导	
	代　渊	副主任医师	副教授	博士 硕导
	夏丽娜	主任医师	教授	博士 博导
成都中医药大学附属医院	谢　慧	教授	博士	博导
	左渝陵	主任医师	博士	博导
	刘志庆	主治医师	博士	
江西中医药大学附属医院	陶　波	主任医师	教授	博士 博导
重庆医科大学附属永川中医院	毛得宏	主任医师	教授	硕导
浙江省中医院	唐旭霞	主任医师	博士	硕导

博导

代　渊　成都中医药大学养生康复
学院　副主任医师　副教授
博士　硕导

夏丽娜　成都中医药大学养生康复
学院　主任医师　教授
博士　博导

成都中医药大学附属医院　谢　慧　成都中医药大学附属医院耳
鼻喉科副主任　成都中医药
大学临床医学院　中医五官
科学教研室副主任　教授
博士　博导

谢　强　江西中医药大学附属医院
耳鼻喉科教授　主任医师
博导

左渝陵　成都中医药大学附属医院口
腔科副主任　主任医师
博士　博导

刘志庆　成都中医药大学附属医院
耳鼻喉科　主治医师　博士

熊大经　成都中医药大学附属医院
耳鼻喉科　教授　博导

江西中医药大学附属医院　陶　波　江西中医药大学附属医院耳
鼻喉科副主任　江西中医药
大学嗓音言语听力研究所副
所长　主任医师　教授
博士　博导

重庆医科大学附属永川中医院　毛得宏　重庆医科大学附属永川中医院
院长　主任医师　教授　硕导

浙江省中医院　唐旭霞　浙江省中医院耳鼻喉科科
主任　主任医师　博士　硕导

第 86 医院　袁　靖　第 86 医院感染控制科主任
副主任药师

总主编简介

陈奇 江西中医药大学教授，北京中医药大学博士生导师，原北京协和医科大学博士生导师组成员和博士后合作导师，全国优秀教师，获国务院政府特殊津贴。国家自然科学基金评审专家，原卫生部药品审评委员，国家药品审评专家，973 审评专家，国家发改委药品价格评审专家，全国中医药教材编审委员会委员。江西省药理学会名誉理事长，世界中医药学会联合会中药药理专业委员会顾问。江西省高校重点建设学科制药中药学学科带头人，江西省高等学校优秀研究生导师，江西省科学研究突出贡献先进工作者，中国药理学发展突出贡献奖并学会荣誉理事，中华人民共和国成立70周年纪念章获得者。应邀访问德国、美国、英国、新加坡并合作科研。主编《中药药理研究方法学》获全国优秀科技图书奖一等奖、国家图书奖、国家科技进步奖三等奖。主编的《中药药理实验方法学》获全国优秀教材奖。主编研究生教学参考用书《中药药效研究思路与方法》。主编国家规划教材《中药药理学实验》。主审国家规划教材《中药药理学》《中药炮制学》。出版《人体奥妙》译著。主编《中成药名方药理与临床》在香港、台北、北京出版。《中药新药与临床药理》《药学学报》《中国实验方剂学杂志》《中国临床药理学与治疗学》等7个杂志编委、特邀编委或顾问。主持国家重大课题和国家新药基金项目各1项，主持3项国家自然科学基金，主持或参与研究开发红管药、槲皮素、灵芝片、钻山风、复方草珊瑚含片、珍视明滴眼液、健胃消食片、赣南麦饭石等，科研获奖成果21项。

张伯礼 中国中医科学院名誉院长，天津中医药大学校长。中国工程院院士、教授、博士生导师。获国务院政府特殊津贴。主编《中医内科学》《中药现代化二十年》《中成药临床合理使用读本》《常见病中成药临床合理使用丛书》，陈奇、张伯礼联合主编《中药药效研究方法学》等。国家重点学科中医内科学学科带头人。中国工程院医药卫生学部主任，中国中西医结合学会名誉会长，中华中医药学会名誉会长，教育部高等学校中医学教学指导委员会主任委员，世界中医药学会联合会副主席，世界中医药学会联合会教育指导委员会主任委员。国家"重大新药创制"科技重大专项技术副总师，科技部"中药现代化产业基地建设"专家组长，第十届国家药典委员会执委兼中医专业委员会主任委员。国家抗击新冠肺炎领导小组成员，抗击新冠肺炎中医治疗方案设计者，获"人民英雄"国家荣誉称号。

从事中医药临床、教育和科研工作40余载，全国名中医，获何梁何利基金奖、吴阶平医学奖、世界中医药杰出贡献奖、树兰医学奖、全国优秀共产党员、全国杰出专业技术人才、全国先进工作者、全国优秀科技工作者、国家级有突出贡献中青年专家和天津市科技重大成就奖等荣誉称号。在中医临床、科研、教育、国际化、中药现代化等方面取得一批重要成果。获国家科技进步奖一等奖7项，省部级科技进步奖一等奖21项，发表论文300余篇，主编专著10余部。

《五官科卷》主编简介

眼科册主编简介

张大方 长春中医药大学二级教授，博士生导师，吉林省有突出贡献的中青年专家。首届中华中医药学会中药实验药理专业委员会副主任委员，首届教育部中药学教学指导委员会副主任委员，世界中医药联合会中药抗病毒专业委员会副主任委员，吉林省药学会老年药学专业委员会主任委员。主编教材3部、专著2部；承担国家及省级课题9项；获国家中医药管理局优秀教学成果奖三等奖、中国中医药学会优秀著作奖一等奖1项，省部级奖项4项；发表论文180余篇。

金 明 中日友好医院眼科主任医师，二级教授，博士生导师，国家中医药管理局第五批、第六批老中医药专家学术经验继承工作指导老师，国家级名老中医、国家中医药管理局"百千万"人才工程（岐黄工程）——国家中医药领军人才。中华中医药学会中医眼科分会名誉主委，中国中药协会眼保健中医药技术专业委员会主任委员，中央保健委员会会诊专家，《中国中医眼科杂志》副主编。北京市中医眼科特色诊疗中心学术带头人。主持国家级、省部级及国际合作课题20余项，先后获省部级成果奖4次，发表论文170余篇；主编著作10部。培养眼科硕博士50余名。

耳鼻咽喉口腔册主编简介

谢 慧 成都中医药大学中医五官科学博士，教授，博士生导师；全国名老中医药专家"师带徒"师承弟子；第十一批中共中央组织部"西部之光"访问学者，第四批全国中医临床优秀人才，四川省学术技术带头人后备人选和四川省中医药管理局学术技术带头人等，世界中医药学会联合会耳鼻咽喉科分会副秘书长，中国中医药信息学会耳鼻喉分会副会长兼秘书长；中国中西医结合学会耳鼻喉分会变态反应专家委员会副主任，中国针灸学会皮内针委员会常务委员。

徐世军 成都中医药大学药理学博士，二级教授，博士生导师；中药药理学三级教授，成都中医药大学中医脑病药物整合转化研究所所长，四川省学术和技术带头人，中国生理学会中医药与脑稳态调控专业委员会委员；中国中药协会脑病药物研究专业委员会常务理事，世界中医药学会联合会脑病专业委员会、网络药理学专业委员会、中药保健品专业委员会、中药上市后再评价专业委员会常务理事。

刘大新 北京中医药大学，主任医师，教授，中华中医药学会耳鼻喉科分会名誉主任委员，世界中医药学会联合会耳鼻喉科专业委员会副会长，北京中西医结合学会理事及耳鼻喉科分会主任委员，国家自然科学基金评审专家，国家卫生健康委员会及北京市卫生健康委员会高级职称评审专家，国家药品监督管理局评审专家，北京市药品价格评审委员，《中医耳鼻喉科学研究》副主编，《中华中西医临床杂志》编委，《北京中医药大学学报》编委，《中国临床医生杂志》编委，《环球中医药》编委，《北京中医药》编委。

编 写 说 明

1. 本丛书的组织是由总主编首先确定各分册第一负责人,由各分册第一负责人即分册第一主编组织编写,由总主编最终审定书稿发给出版社。精华本是16个分册第一负责人挑选各分册主要内容压缩而成的一本书。

2. 本丛书中成药名方是根据功能与主治以现代病症分类,每个病症有一简单概述。中成药名方的病症应用以药物功效分类,利于辨病与辨证相结合。

3. 每个中成药名方标题:药物名称、【药物组成】、【处方来源】、【功能与主治】、【药效】、【临床应用】、【不良反应】、【使用注意】、【用法与用量】、参考文献。

4.【药物组成】除极少数保密方外,介绍了该中成药名方组成的全部中药名称。

5.【处方来源】注明古方或研制方(包括经验方),《中国药典》或国家批准Z字号的中成药,可以收入中药提取物或有效成分组成的H号产品。如果是古典名方则要求写出其出处。由于大部分中成药制剂,同一个产品有不同厂家、不同剂型,故同一产品有许多批准文号,本书随机抽写其中一个产品批准文号,说明是Z字号的中成药。本书收入尚有少数无批准文号的古典名方。本书不收入正在研制中,无国家批准文号的产品,也不收入B字号保健品。

6.【功能与主治】来源于药典或国家批准的产品说明书。

7.【药效】按文献报道实验研究的药效及其作用机制。对药效及作用机制复杂的中成药,适当结合基础知识论述。对少数无药效文献的中成药,则根据其新药申报简要写出其最基本药效。部分中成药的药效或其作用机制用示意图展示,方便读者理解。

8.【临床应用】凡是收入中国药典或国药Z字号的中成药都是经过国家批准组织临床试验的。但是对无药效又无临床公开发表文献资料的中成药,则基本不能收入本书。文献写出治疗的病症,作者尽可能辨病与辨证相结合。对不是双盲和随机对照的临床应用结果,原则上不收入其报道临床治疗效果的百分率。

9.【不良反应】根据文献报道介绍不良反应。

10.【使用注意】包括指出有毒中药、配伍禁忌、辨证使用注意等。

11.【用法与用量】按产品制剂说明书的服用方法和用量。

12. 参考文献:注明药效、临床应用、不良反应的文献依据。参考文献来源主要是期刊及学术会议资料,少数是书籍或内部资料。无参考文献的中成药不收入本书。

13. 署名:本文作者的单位及姓名,以示负责。

总　前　言

　　中成药是中医药的重要组成部分，是由我国历代医家经过千百年临床实践，总结出来的有疗效的方剂加工而成，其历史悠久，源远流长。

　　用现代医药学研究中成药与古典名方，可以阐明中医药基本理论，沟通中西医药间的学术思想，扩大治疗范围和提高临床疗效，使中医药事业在继承的基础上进一步发展与提高。

　　中成药和中药方剂有着密切关系，绝大多数中成药是由著名方剂经长期临床实践而定型生产的。中成药可以说是著名方剂的精华，本丛书是将我国近代几十年来研究中成药名方的现代药效和临床应用加以整理与总结编著而成，有利于继承和发扬祖国中医药事业，推进中成药的正确使用。

　　本丛书中英文版的出版发行，对中医药走向世界有重要意义，对中国传统文化"走出去"有重要意义。

　　本丛书可供使用中成药治疗疾病的广大读者及中西医临床医生、社区医生及药店职工阅读使用，可作为中医药研究及中西医临床工作者对中成药进一步研究与开发的重要参考书，也可作为高等中医药院校中医药专业中药药理学、中成药、方剂学的教学参考书。

　　本丛书特点：

　　1. 新颖性和实用性　本丛书改变以往中成药书籍以中药功效如解表、清热、温里、补益药等分类方式，而用现代疾病的病症名分类，方便中西医临床工作者使用中成药。本丛书把中成药的药效与临床应用按照现代医学疾病的病症分类，是编写体例的探索与创新。

　　本丛书尽量改变综述形式写中成药药理，而是将中成药药效与现代医药学基础理论相结合，将中成药临床应用和现代研究成果相结合进行编纂，使读者在理解药效原理基础上，在临床上正确使用中成药。本书的部分中成药有药效及作用机制示意图，图文并茂，使读者易于理解药效及作用机制。本书体例新颖、内容富有新意。

　　2. 先进性和创新性　本丛书以病症分章介绍古典名方及经验方制成的中成药，以及少数尚未制成中成药的古典名方，展示了我国近代几十年来中成药药效研究与临床应用的成果，是中医药各学科科研探索的结晶，反映了当前中成药治疗疾病药效研究和临床应用的最新进展。

　　本丛书辨病及辨证相结合阐述中成药的主治病症原理，首次对中成药以辨病与辨证结合的方式进行分类，科学阐明传统的中成药主治疾病的现代药效学研究，是学术创新，可促进中医药与现代医药结合和中药合理应用，对中药走向世界有重要意义。

本书英文版是首次推出的以病症分类的中成药药效与临床应用专著。可让国外读者了解中成药现代药效与临床应用治疗疾病的进展，可促进国外应用，有利于国内生产企业将产品推向世界。

3. 权威性和严谨性　本丛书是在陈奇教授主编的《中成药名方药理及临床应用》的基础上，重新组织以中药药理专家为编写主体并邀请中医临床专家参加，合作编著出版的反映中成药药效与应用进展的权威性、有特色的大型丛书。陈奇教授主编《中成药名方药理及临床应用》(香港雅艺出版公司—深圳海天出版社联合出版，1991)、《中药名方药理与应用》(台北：南天书局，1993)、《中成药名方药理与临床》(北京：人民卫生出版社，1998)。本次编写在充分借鉴以上三本著作基础上，组织了中医药领域专家，邀请在中成药临床研究领域有经验的教授、临床医生参加编著和审订，是中药基础研究工作者与中医临床工作者合作编纂的成果。

本丛书包含子书 3 种，共 10 卷。子书一共 8 卷，以现代病症分类介绍我国中成药名方，分别为①心血管神经精神卷，②呼吸消化卷，③内分泌代谢、风湿免疫、泌尿男生殖卷，④外科皮肤科卷，⑤妇产科卷，⑥五官科卷，⑦肿瘤血液卷，⑧儿科卷；子书二共 1 卷，为子书一的精华本；子书三共 1 卷，为子书二的英文版。本丛书参编者共 400 多位，各分册主编分别负责组稿和审定。本丛书于 2015 年在北京国家会议中心召开了组稿会，2017 年及 2018 年在科学出版社召开审稿会和审定稿会议。

在本丛书出版之际，首先感谢国家出版基金的资助，感谢科学出版社的支持，感谢江西中医药大学、中国中医科学院、天津中医药大学及各参编专家单位的支持。还要感谢中国药理学会、中国药理学会中药与天然药物药理专业委员会、世界中医药联合会中药药理专业委员会、江西省药理学会的支持！

由于中成药药理书籍历来以中药功效分类，而本书首创以现代病症分类，这在学术上尚有一些问题需要讨论，且部分中成药名方能治疗多种病症，故论述中有重复的问题。欢迎广大读者批评指正，以利今后进一步改进和完善。

陈　奇　张伯礼

2019 年 12 月

目　录

五官科卷·眼科册

五官科卷·耳鼻咽喉口腔册

五官科卷

眼 科 册

第一章

结膜炎、眼睑炎中成药名方

第一节 概 述

一、概 念

结膜炎（conjunctivitis）是指当眼表的防御能力减弱或外界致病因素增强时，引起结膜组织的炎症反应，以血管扩张、渗出和细胞浸润为主要特征。结膜炎根据发病快慢可分为超急性、急性或亚急性、慢性结膜炎，根据病因可分为感染性、免疫性（过敏性）、化学性或刺激性、全身疾病相关性、继发性等结膜炎。

眼睑炎（blepharitis）是指眼睑皮肤、睑板腺、睑缘及睫毛根部等，当遭受病原微生物的感染及风尘、化学物质的侵袭时，引发的各种炎症反应。眼睑炎是睑腺炎、睑板腺囊肿、睑缘炎、病毒性睑皮炎和接触性睑皮炎等眼睑疾病的统称。

结膜炎与眼睑炎两者之间常常互相影响，结膜的炎症常波及睑缘，眼睑炎时除了眼睑充血、水肿反应明显外，有时球结膜充血、水肿也十分明显。

二、病因及发病机制

（一）结膜炎

结膜炎的致病因素可分为微生物性或非微生物性两大类。微生物性结膜炎主要由病毒（感冒、急性呼吸道感染或麻疹、单纯疱疹或带状疱疹病毒等）、细菌（葡萄球菌、链球菌等）、真菌、衣原体、立克次体和寄生虫感染，或邻近组织炎症蔓延而致。非微生物性结膜炎主要是由物理性刺激（风、烟雾、灰尘、紫外线等）和化学性损伤（医用药品、酸碱或有毒气体等）引起。还有部分结膜炎是由免疫性病变（花粉、粉尘等导致的过敏反应）引起。

（二）眼睑炎

睑腺炎多为葡萄球菌感染，抵抗力低下者较易患病；睑板腺囊肿多因腺体分泌旺盛或排泄管阻塞，导致腺体内分泌物潴留，刺激腺体周围组织而逐渐形成慢性炎症；睑缘炎与细菌感染或屈光不正、视疲劳、长期使用不适宜化妆品等刺激有关，导致眼睑皮脂腺及睑板腺脂溢过多；病毒性睑皮炎主要因单纯疱疹病毒或带状疱疹病毒感染所致；接触性睑皮炎因接触药物、化学物质等过敏原所致。

三、临 床 表 现

（一）结膜炎

结膜炎的主要症状有异物感、烧灼感、痒、畏光、流泪等。重要的体征有结膜充血、分泌物增多、乳头增生、滤泡形成、真膜和假膜形成、结膜下出血、结膜水肿、结膜瘢痕、耳前淋巴结肿大等。

1. 结膜充血　结膜表层血管扩张，可呈弥散性充血，也可表现为局部充血，充血颜色多为鲜红色。

2. 分泌物增多　细菌性结膜炎初期有浆液状分泌物，后因炎症细胞和坏死上皮细胞的增加分泌物呈黏液性或脓性。病毒性结膜炎的分泌物呈水样或浆液样。淋球菌和脑膜炎球菌结膜炎产生脓性分泌物，其他致病菌感染多为黏液脓性分泌物。

3. 乳头增生　结膜上皮细胞大量增生导致，并伴有血管增生和炎性细胞浸润而引起的结膜局部病变，呈点状或小球状隆起，肉眼可见下结膜表面为绒布样，不光滑，裂隙灯生物显微镜下可见乳头中央伞状新生血管增生，乳头呈红色。炎症严重并迁延时，相邻乳头可融合性增殖，形成巨乳头，直径大于1mm。

4. 滤泡形成　结膜下的淋巴细胞增殖聚集所致，裂隙灯显微镜下可见滤泡呈半球状或丘状隆起，呈淡白色或灰白色，早期滤泡略透明，周围绕有血管，但其中央无血管增生。

5. 真膜和假膜形成　真膜和假膜由炎性渗出物、坏死脱落的上皮细胞及病原微生物组成。渗出和坏死组织，尤其是渗出的纤维蛋白与上皮细胞层或上皮基底膜有明显的黏附，不易剥离，用力分离会致结膜出血和溃疡形成，则称为真膜，常见于白喉杆菌的感染。渗出和坏死组织仅附在结膜上皮表面，其纤维蛋白成分与细胞层及细胞基底膜无明显黏附，容易剥离，称为假膜，常见于淋球菌性结膜炎、腺病毒性结膜炎、溶血性链球菌性结膜炎及自身免疫性结膜炎等。

6. 结膜下出血　结膜下小血管的破裂导致血液进入结膜下组织间隙中称为结膜下出血，可呈点状或片状，一般为鲜红色，当出血量多时可为暗红色，局部结膜可隆起，接近角膜缘区的小血管出血可形成结膜下局限性血肿。

7. 结膜水肿　球结膜和穹隆部结膜下组织疏松，大量炎性渗出或淋巴液回流障碍时，液体容易在结膜下聚集导致水肿发生。水肿可为局限性或弥漫性。

8. 结膜瘢痕　结膜损害累及基质层时可形成瘢痕，长期的结膜下瘢痕化可引起睑内翻和倒睫等，严重者表现为结膜穹隆消失、上皮角质化、睑球粘连。

9. 耳前淋巴结肿大　在病毒性结膜炎、重症淋球菌性结膜炎及急性沙眼衣原体感染中常伴有耳前淋巴结或（和）颌下淋巴结肿大、触痛，在其他细菌性结膜炎中极为少见。

（二）眼睑炎

1. 眼睑红肿　睑腺炎、病毒性睑皮炎和接触性睑皮炎主要表现为眼睑皮肤的充血、红肿，鳞屑性睑缘炎常表现为睑缘充血、潮红。

2. 眼睑硬结　外睑腺炎的炎症反应主要位于睫毛根部的睑缘处，触诊时可发现明显压痛的硬结；内眼睑炎局限于睑板腺内，肿胀局限，疼痛明显，病变处有硬结，伴有睑结膜面局限性充血、肿胀。

3. 眼睑肿块　睑板腺囊肿表现为眼睑皮下圆形肿块，相对应的睑结膜面，呈紫红色或灰红色的病灶，压痛不明显。

4. 脓肿形成　睑腺炎硬结软化形成脓肿，可见黄色脓点，可自行破溃。

5. 肉芽肿形成　肉芽肿一般由增殖的纤维血管组织和单核细胞、巨噬细胞所构成。常见于睑板腺囊肿及一些内源性疾病如梅毒、猫抓病等。

6. 睫毛脱落　鳞屑性睑缘炎或溃疡性睑缘炎疾病后期形成结痂，睫毛容易随痂皮脱落，前者睫毛可再生，后者因睫毛毛囊破坏而不能再生。

7. 丘疹　常见于病毒性睑皮炎或接触性睑皮炎，眼睑皮肤出现丘疹、水疱，伴有黄色黏稠渗出液，后期脱屑结痂。

四、诊　　断

结膜炎和眼睑炎的临床特征明显，诊断并不困难，但由于结膜炎、眼睑炎的病因呈多样性，相互之间的鉴别诊断尤为重要。

（一）结膜炎

1. 临床检查　根据患者的发病过程和临床表现可初步判断，如症状开始时间、持续时间，症状不同特点及诱发因素等。了解个人职业也有助于帮助诊断，如是否从事焊接工作等。

2. 结膜分泌物刮片　刮片的染色可初步确定病原菌的种类和结膜炎症反应特点。如以多形核白细胞的浸润为主，常提示细菌或衣原体感染；单核细胞增多或出现多核巨细胞可能是病毒性感染；上皮细胞细胞质内有包含体，并有淋巴细胞、浆细胞提示为衣原体感染；大量嗜酸和嗜碱性粒细胞则见于过敏性结膜炎；嗜酸性粒细胞结节多见于春季结膜炎。

3. 病原学检查　结膜刮片和分泌物的细菌培养和药敏试验，有助于进行病原学的诊断并可指导治疗。

（二）眼睑炎

1. 临床检查　明确患者的发病过程和自觉症状，如有无明显疼痛；辨别眼睑病变的病性、病位和病理特点，观察眼睑局部特征的改变，如有无眼睑硬结，有无睑缘溃疡或脱屑，结合患者全身症状进行诊断。

2. 病原学检查　很少需要进行细菌培养来确定致病菌。

五、治　疗

（一）常用化学药物及现代技术

1. 局部治疗

（1）不要遮盖患眼：由于结膜炎时分泌物很多，如把患眼遮盖，分泌物不易排出，而积存于结膜囊内；同时遮盖后会使结膜囊温度升高，更有利于细菌的繁殖，使结膜炎加剧。如果患者畏光，可戴遮光眼镜。

（2）冲洗结膜囊：结膜囊内有分泌物时可用无刺激性清洗剂冲洗，常用生理盐水、2%～3%硼酸溶液或 1∶（5000～10 000）氯化汞或高锰酸钾溶液，用洗眼壶冲洗。冲洗时，翻转眼睑，用适宜温度的冲洗液冲洗结膜面，同时用手指推动上下眼睑，使穹窿部的分泌物也被冲出。冲洗患侧眼时应防止分泌物溅入健侧眼及操作者眼内。

（3）热敷或熏洗：急性结膜炎、睑腺炎或睑板腺囊肿时，局部热敷或熏洗可减轻症状。

（4）局部用药：①应用抗菌药或抗病毒滴眼剂或眼膏，根据病原学诊断，选择相应治疗药物，如 1%氨苄西林、0.25%～0.5%氯霉素、0.1%利福平、氧氟沙星等。②应用腐蚀剂，其有很轻的杀菌力，同时也会腐蚀结膜表层组织引起坏死，如硝酸银对急性期分泌物多者效果很好，但不可长期应用。③眼睑炎还可局部外用一些具有抗炎、抗过敏作用的药物如丁酸氢化可的松和哈西奈德乳膏等。

2. 全身治疗
严重的结膜炎，如淋球菌性结膜炎、沙眼等，须结合全身用药治疗，如口服抗生素类药物控制感染。

3. 手术治疗
睑腺炎脓肿形成后，应切开排脓，脓肿尚未形成时不宜切开，更不能挤压排脓，否则会导致感染扩散。睑板腺囊肿较大者应手术切除。

（二）中成药名方治疗

中医药治疗结膜炎和眼睑炎与西药一样分为局部治疗和全身治疗。不同之处在于西药的局部治疗和全身治疗均以减轻症状和抗菌为主要目的，中医药全身治疗以全身调节即以退翳明目和清肝明目为主，从而达到治疗目的。

第二节　中成药名方的辨证分类与药效

常用中成药的辨证分类及其主要药效[1-3]如下：

一、清热泻肺、退翳明目类

结膜炎、眼睑炎热毒伤络者可见眼痒痛兼作、沙涩不适、畏光多眵，或热泪如汤、眵多胶结，或眼睑红肿、白睛红赤、白睛溢血或呈点或成片黑睛星翳。

结膜炎、眼睑炎疫热伤络者主要的病理变化是耳前淋巴结肿大、头痛烦躁、口渴喜饮、便秘、溲赤，舌红、苔黄，脉数。清热泻肺、退翳明目药可抗病原微生物、抗炎、解痉、改善眼部微循环。

常用中成药：明目蒺藜丸、白敬宇眼膏、马应龙八宝眼膏、开光复明丸、八宝拨云散、赛空青眼药、银翘解毒丸（片、颗粒、胶囊、软胶囊、合剂、口服液）。

二、清肝泻火、退翳明目类

结膜炎、眼睑炎风热型患者以眼刺痛而痒、沙涩畏光、眵多胶结、眼睑红肿、白睛赤肿、黑睛生星翳等表现为主，可兼见头痛、鼻塞、便秘、溲赤、口渴思饮，舌红，苔黄，脉数。清肝泻火、退翳明目药可清肝利胆、抗病原微生物、抗炎。

常用中成药：明目上清片（丸）、鱼腥草滴眼液、黄连羊肝丸、龙胆泻肝丸（水丸、颗粒、胶囊、片）、熊胆眼药水、复方熊胆滴眼液、黄连上清丸（颗粒、胶囊、片）。

三、清热除湿、祛风止痒类

常用于眼睑炎的辨证论治[4]，症见睑缘红赤溃烂，溢脓出血，眵泪胶粘，睫毛脱落或秃睫，疼痛并作，舌红苔黄腻，脉濡数。

常用中成药：双黄连口服液（颗粒、胶囊、片）、三仁合剂。

四、益气补血、托毒祛邪类

症见眼睑硬结红肿疼痛不甚，疖肿反复发作，或经久难消，伴有面色少华，倦怠乏力，或病情迁延，眼睑皮肤奇痒，粗糙肥厚，表面有鳞屑，舌淡红，苔少或无苔，脉弱。

常用中成药：四物颗粒。

参 考 文 献

[1] 王明芳，周华祥，肖放，等. 熊胆眼药水治疗病毒性结膜炎 128 例临床观察[J]. 中国中医眼科杂志，1993，（1）：14-16.
[2] 朱炜敏. 沪上中医名家养生保健指南丛书：常见眼部疾病的中医预防和护养[M]. 上海：复旦大学出版社，2013：31-32.
[3] 柳青川. 结膜炎中医辨证治疗[J]. 大家健康（学术版），2013，7（22）：60-61.
[4] 焦洁，赵鸽. 眼睑炎症的诊治[J]. 全科医学知识窗，2006，13（6）：54-55.

（长春中医药大学　张大方、刘　佳）

第三节　中成药名方

一、清热泻肺、退翳明目类

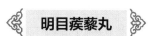

明目蒺藜丸

【药物组成】　黄连、川芎、白芷、蒺藜、地黄、荆芥、旋覆花、菊花、薄荷、蔓荆子、黄柏、连翘、密蒙花、防风、赤芍、栀子、当归、甘草、决明子、黄芩、蝉蜕、石决明、木贼。

【处方来源】　清·凌奂《饲鹤亭集方》。《中国药典》（2015 年版）。

【功能与主治】　清热散风，明目退翳。用于上焦火盛引起的暴发火眼，云蒙障翳，畏光多眵，眼边赤烂，红肿痛痒，迎风流泪。

【药效】　主要药效如下：

1. 抗菌抗病毒　本品有抗菌和抗病毒作用，抑制致病菌与病毒在局部繁殖。

2. 抗炎　本品有抗炎作用，可以抑制局部炎症。局部炎症减轻，则眼部的分泌物减少。

3. 改善局部微循环　本品有改善血液循环作用。由于局部血液循环改善，可以减轻眼结膜局部充血，局部肿胀可以消退，局部症状得以改善。

【临床应用】

1. 病毒性结膜炎　明目蒺藜丸与阿昔洛韦滴眼液联合可减少病毒性结膜炎患者的流泪、异物感、结膜充血、分泌物和睑结膜滤泡发生，降低角膜上皮荧光素染色评分，与单用阿昔洛韦滴眼液相比有有效率高、疗程短、能有效降低疾病复发率的优势[1]。

2. 眼干燥症　明目蒺藜丸与人工泪液联合可以显著延长眼干燥症患者泪膜破裂时间、泪液分泌量，减少角结膜荧光染色评分，且疗效优于人工泪液[2]。

3. 其他　急性卡他性结膜炎见上述证候者，单纯性角膜溃疡、匐行性角膜溃疡见上述证候者，鳞屑性睑缘炎、化脓性睑缘炎、眼睑湿疹见上述证候者。

【不良反应】　尚不明确。

【使用注意】　①忌烟、酒、辛辣食物，忌鱼、虾腥物。②对脾胃虚寒，大便溏薄者慎用，对小儿、老人用量酌减。③用药后 3 天症状无改善者应到医院就诊。④对本品过敏者禁用，过敏体质者慎用。⑤本品性状发生改变时禁止使用。⑥如正在使用其他药品，使用本品前请咨询医师或药师。

【用法与用量】　口服。一次 9g，一日 2 次。

参 考 文 献

[1] 余阳初，姚雅丹. 明目蒺藜丸治疗病毒性结膜炎的疗效分析[J]. 浙江创伤外科，2017，22（5）：960-961.
[2] 梁晓阳. 明目蒺藜丸治疗干眼症临床观察[J]. 亚太传统医药，2017，13（4）：100-101.

（长春中医药大学　张大方、刘　佳，江西中医药大学　张　琦、艾志福）

白敬宇眼膏（复方炉甘石眼膏）

【药物组成】　炉甘石、冰片、硼砂、无水硫酸铜、硫酸氢小檗碱、白芷。

【处方来源】　清·白敬宇秘方。国药准字 H32026542。

【功能与主治】　清热消肿，止痛止痒。用于肝胃火盛所致的暴发火眼，眼边刺痒，溃烂肿痛，胬肉攀睛，云翳多蒙，视物昏花，迎风流泪。

【药效】　主要药效如下：

1. 抗炎　白敬宇眼膏有抗炎作用，消除局部炎症和水肿。

2. 抗菌　白敬宇眼膏有抗菌作用，减轻细菌感染引起的结膜及眼睑炎症。

【临床应用】

1. 急性细菌性结膜炎　白敬宇眼膏可用于治疗因外邪所感，引动肝胃湿热炎蒸，上攻头目而致的暴风客热，症见白睛红赤肿胀，疼痛刺痒，灼热多眵，舌红苔黄，口苦。或急性细菌性结膜炎见上述证候者。

2. 睑缘炎　白敬宇眼膏可用于治疗脾胃湿热熏蒸，浸淫胞睑肌肤所致的睑弦赤烂，症见睑弦潮红，刺痒，可有白色糠皮样屑片附着于睫毛根部，甚至睑弦溃烂，生脓结痂，睫毛脱落，亦可有红赤痒烂生于内外两眦部；或睑缘炎见上述证候者[1]。

3. 翼状胬肉　肝胃火盛，上灼目窍所致，症见灼痒疼痛，磨涩不舒。适用于翼状胬肉见上述证候者。

4. 其他　白敬宇眼膏亦可治疗复发性单纯疱疹、白塞综合征、溃疡性口腔炎、浸渍型口角炎、虫咬皮炎、皮肤皲裂、肌注部位硬结和毛囊炎等[1-3]。

【不良反应】　有文献报道白敬宇眼膏致敏 5 例[4]。

【使用注意】　①睑内涂用时，适量即可。②本品含冰片，孕妇慎用。③忌食辛辣食物，戒除烟酒。④用于睑弦赤烂时，应以温水洗净痂皮，暴露疮面后涂敷。

【用法与用量】　外用。一日 3～4 次，每次适量，涂眼角内。

参 考 文 献

[1] 周美儿. 白敬宇眼膏治疗复发性单纯疱疹 81 例[J]. 实用中医药杂志，2005，（5）：285.

[2] 柴淑娟，聂菊娥. 白敬宇眼膏治疗白塞氏综合征 10 例[J]. 甘肃中医，2008，（11）：42.

[3] 陈同排. 白敬宇眼膏新用途简介[J]. 中国社区医师，2004，（3）：25.

[4] 刘金梅. 白敬宇眼膏致敏 5 例[J]. 眼外伤职业眼病杂志（附眼科手术），1991，（3）：199.

（长春中医药大学　张大方、刘　佳，江西中医药大学　张　琦、艾志福）

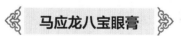
马应龙八宝眼膏

【药物组成】　炉甘石、琥珀、人工麝香、人工牛黄、珍珠、冰片、硼砂、硇砂。

【处方来源】　明·马氏秘方。《中国药典》（2015 年版）。

【功能与主治】　清热退赤，止痒祛翳。用于风火上扰所致的眼睛红肿痛痒、流泪。

【药效】　主要药效如下：

1. 抗炎　马应龙八宝眼膏可抑制长拉胶所致大鼠足跖肿胀[1]。

2. 改善局部血流量　马应龙八宝眼膏外涂可改善大鼠耳郭血液灌注量[1]。

【临床应用】

1. 沙眼　肝经热毒，夹脾湿上淫所致，眼睑内面乳头颗粒累累，色红而坚如椒粒，或生滤泡形如粟粒，角膜上方或四周有血管伸入，甚则眼睑红赤肿硬，刺痒疼痛，流泪，多眵。本品适用于沙眼见上述证候者。

2. 急性细菌性结膜炎　外感引动肝经实火上攻头目，而致白睛红赤，灼痛刺痒，多眵。本品适用于急性细菌性结膜炎见上述证候者。

3. 化脓性睑缘炎　热毒夹湿上扰眼睑致睑缘、睫毛根部附近生脓点脓痂，甚则灼痒红肿，继则红赤如涂朱砂，起水疱，湿烂成疮。本品适用于化脓性睑缘炎、眼睑湿疹见上述证候者。

4. 其他   马应龙八宝眼膏亦可治疗眼睑湿疹等[1]、老年性白内障[2]、口唇疱疹[3]、过敏性鼻炎[4]、病毒性角膜炎[5]等。

【不良反应】   尚不明确。

【使用注意】   ①忌烟、酒、辛辣刺激食物，忌鱼、虾等腥物。②本品为外用，忌内服。③小儿应在医师指导下应用。④用药时有异感或用药3天后症状无改善者应到医院就诊。⑤如与其他眼药同用，应在间隔1小时后方可。⑥药物应用后应无明显沙涩磨痛方可应用。⑦对本品过敏者禁用，过敏体质者慎用。⑧如正在使用其他药品，使用本品前请咨询医师或药师。孕妇禁用。⑨运动员慎用。

【用法与用量】   涂入眼睑内。一日2～3次。

参 考 文 献

[1] 吴传鸿, 高健, 李韶菁, 等. 马应龙八宝眼霜的抗炎作用及对血流量的影响[J]. 中国实验方剂学杂志, 2012, 18(17): 202-204.
[2] 史天平. 马应龙八宝眼膏防治老年性白内障[J]. 新疆中医药, 1988, (3): 58.
[3] 唐英, 热米拉. 马应龙八宝眼膏治疗口唇疱疹效果好[J]. 护理研究, 2008, (16): 1461.
[4] 李克荣, 刘明乐, 刘维安, 等. 马应龙八宝眼膏治疗过敏性鼻炎的疗效观察[J]. 当代护士 (中旬刊), 2014, (10): 100-101.
[5] 方菊如. 中西医结合治疗病毒性角膜炎50例小结. 江西中医药, 1996, (增刊): 152.

（长春中医药大学　张大方、刘　佳，江西中医药大学　张　琦、艾志福）

开光复明丸

【药物组成】   栀子、川连、黄芩、黄柏、大黄、泽泻、玄参、红花、胆草、赤芍、归尾、菊花、防风、生地、石决明、蒺藜、羚羊、冰片。

【处方来源】   研制方。《中国药典》（2015年版）。

【功能与主治】   清热散风，退翳明目。用于肝胆热盛引起的暴发火眼，红肿痛痒，眼睑赤烂，云翳气蒙，畏光多眵。

【药效】   主要药效如下[1,2]：

1. 抗炎   本品有抗炎作用，可抑制炎性细胞合成。消除局部炎症和水肿。

2. 抗菌   本品有抗菌作用，本品对金黄色葡萄球菌有一定的抑制作用。

【临床应用】   主要临床应用如下[1,2]：

1. 细菌性结膜炎   白睛骤然红赤肿胀，状如鱼胞，或见眼睑红赤，肿胀高起，灼热磨涩，眵多如脓，可伴发热恶风，耳前淋巴结肿大，大便秘结。本品适用于细菌性结膜炎见上述证候者。

2. 沙眼   眼睑红肿，眼睑内面高度充血，睑结膜粗糙不平，上下穹隆部结膜满布滤泡，或合并有黑睛浅表炎症及耳前淋巴结肿大。本品适用于沙眼急性发作期见上述证候者。

3. 匐行性角膜溃疡   黑睛生翳，其色灰白或鹅黄，呈点状或片状，中央溃陷，上覆脓性分泌物，刺痛难忍，畏光难睁，泪热如汤。病变可向四周蔓延，并向深层发展，可伴瞳神紧小，前房积脓。严重者黑睛溃穿形成蟹睛。本品适用于匐行性角膜溃疡见上述证候者。

4. 溃疡性睑缘炎   眼睑边缘红赤刺痒，灼热疼痛，甚则睑缘皮肤溃烂，睫毛乱生或脱落。本品适用于溃疡性睑缘炎见上述证候者。

【不良反应】 尚不明确。

【使用注意】 ①孕妇慎用。②脾胃虚寒者忌服。③忌食辛辣、肥甘、滋腻食物。

【用法与用量】 口服。一次 1～2 丸，一日 2 次。

参 考 文 献

[1] 刘俊芳. RP-HPLC 测定开光复明丸中黄芩苷的含量[J]. 中国现代应用药学杂志，2008，25（2）：150-152.

[2] 杨莹，郭琪，郭丽红，等. 高效液相色谱法测定开光复明丸中栀子苷的含量[J]. 解放军医学杂志，2001，第 A04 期：23-24.

（长春中医药大学 张大方、刘 佳）

八宝拨云散

【药物组成】 冰片、人工麝香、珍珠、熊胆、人工牛黄、海螵蛸、琥珀、朱砂、蕤仁、硼砂、硇砂、炉甘石。

【处方来源】 研制方。国药准字 Z61020951。

【功能与主治】 清热散瘀，消云退翳。用于胬肉攀睛，云翳湿痒。

【药效】 主要药效如下：

1. 抗炎 本品有抗炎作用，可抑制炎性因子分泌，消除局部炎症和水肿。

2. 抗菌 本品有抗菌作用，对金黄色葡萄球菌、大肠杆菌等有抑制作用。

【临床应用】 白内障、黄斑病变、翼状胬肉、结膜炎、角膜炎、沙眼、玻璃体混浊、视网膜病变、老年性流泪、老年性眼部机能减退、糖尿病高血压眼部并发症，以及改善青少年视功能[1-4]。

【不良反应】 尚不明确。

【使用注意】 ①忌食刺激性食物。②勿过量使用。③睡前 30 分钟不宜滴用。④本品配成药水后应在 20 天内用完。⑤药液用至 1ml 时，若出现无法溶解的药材，勿用。⑥使用本品时，忌用其他眼药水。⑦运动员慎用。⑧眼创伤出血者禁用。

【用法与用量】 将药粉倒入专用溶液瓶内，摇匀后，静置片刻，滴入眼内眦 1～2 滴，一日 3～5 次，滴眼后闭目休息片刻，或遵医嘱。滴眼后转动眼球，闭目静息 2 分钟后睁眼活动，不可闭目直接睡觉。

参 考 文 献

[1] 吴祥. 晶远亮八宝拨云散和盐酸肾上腺素治疗牛角膜炎效果[J]. 黑龙江畜牧兽医，2008，（8）：115-116.

[2] 尹福生. "八宝拨云散"治疗家畜外障眼疗效好[J]. 湖北畜牧兽医，1998，（4）：44-45.

[3] 尹福生. "八宝拨云散"治疗家畜角膜炎效果好[J]. 河南畜牧兽医，1998，（6）：41.

[4] 尹福生. 八宝拨云散治疗家畜外障眼[J]. 中兽医学杂志，1997，（1）：46.

（长春中医药大学 张大方、刘 佳）

赛空青眼药

【药物组成】 黄连、地黄、防风、菊花、薄荷、黄芩、冰片、炉甘石、大黄、金银花、熊胆、麝香。

【处方来源】　研制方。国药准字 Z33020087。

【功能与主治】　消炎，明目，退障。用于风热上攻，目赤肿痛，翳膜外障，流泪畏光。

【药效】　主要药效如下：

1. 抗炎　本品具有抗炎的作用，可抑制血管通透性及二甲苯所致的小鼠耳肿胀。

2. 抗菌　本品具有抗菌的作用，对铜绿假单胞菌、肺炎链球菌有较好的抑制作用。

【临床应用】　用于结膜炎、沙眼，虹膜炎，睫状体炎等[1,2]。

【不良反应】　尚不明确。

【使用注意】　①忌烟、酒及辛辣刺激食物、忌鱼、虾腥物。②本品为外用，忌内服。③小儿应在医师指导下应用。④蘸点眼药后，应无明显沙涩磨痛，如有异物，或服药 3 天后症状无明显改善者应去医院就诊。⑤如与其他眼药同用，间隔 1 小时以后方可应用。⑥对本品过敏者禁用，过敏体质者、运动员慎用。⑦本品性状发生改变时禁止使用。⑧儿童必须在成人监护下使用。

【用法与用量】　外用。用冷开水浸润后，涂入眼角，一日 2～4 次。

参 考 文 献

[1] 孙世发主编. 新编中成药大全. 郑州：河南科学技术出版社，2019：612.

[2] 赛空青眼药. 新药申报资料.

（长春中医药大学　张大方、刘　佳）

银翘解毒丸（片、颗粒、胶囊、软胶囊、合剂、口服液）

【药物组成】　金银花、连翘、桔梗、薄荷、淡豆豉、淡竹叶、牛蒡子、荆芥、芦根、甘草。

【处方来源】　清·吴鞠通《温病条辨》。《中国药典》（2015 年版）。

【功能与主治】　疏风解表，清热解毒。用于风热感冒，发热头痛，咳嗽口干，咽喉疼痛。

【药效】　主要药效如下[1,2]：

1. 抗炎、抗菌　本品具有清热解毒、保肝利胆、抗菌消炎等作用，用于治疗细菌性结膜炎等。

2. 解热　本品具有清热止吐、清肝利胆、通调三焦、清热解表等作用，用于风温初起、目赤肿痛等症。

3. 抗病毒　本品具有抗病毒、抗内毒素的作用，用于治疗病毒性结膜炎、病毒性睑皮炎等。

4. 利尿　本品具有利尿消肿作用，可减轻结膜炎、眼睑炎引起的目赤肿痛。

【临床应用】　临床应用如下[1,2]：

1. 急性结膜炎　本品结合局部眼药滴用治疗急性结膜炎疗效显著，疗程缩短。

2. 睑腺炎　采用银翘解毒片研粉外敷、片剂内服，结合常规治疗，取得显著疗效，同时也克服了服用汤剂量大、味苦、煎煮烦琐、服用困难等缺点[1]。

【不良反应】 尚不明确。

【使用注意】 ①忌烟、酒及辛辣、生冷、油腻食物。②不宜在服药期间同时服用滋补性中成药。③风寒感冒者不适用，其表现为恶寒重，发热轻，无汗，头痛，鼻塞，流清涕，喉痒咳嗽。④有高血压、心脏病、肝病、糖尿病、肾病等慢性病严重者应在医师指导下服用。⑤服药 3 天后症状无改善，或症状加重，或出现新的严重症状如胸闷、心悸等应立即停药，并去医院就诊。⑥如正在使用其他药品，使用该药品前请咨询医师或药师。

【用法与用量】 丸剂：口服，一次 6g，一日 2～3 次，以芦根汤或温开水送服。片剂：口服，一次 4 片，一日 2～3 次。颗粒：开水冲服，一次 15g，一日 3 次；重症者加服 1 次。胶囊：口服，一次 4 粒，一日 3 次，重症者加服 1 次。软胶囊：口服，一次 2 粒，一日 3 次。合剂：口服，一次 10ml，一日 3 次，用时摇匀。口服液：口服，一次 20ml，一日 2～3 次。

参 考 文 献

[1] 樊小青. 银翘解毒片研粉治疗睑腺炎的临床观察[J]. 甘肃中医，2009，22（5）：24.
[2] 张可磊. 银翘解毒胶囊的药理研究[J]. 黑龙江科技信息，2012，6：5.

（北京中日友好医院眼科 金 明，中山大学中山眼科中心 秦亚丽）

二、清肝泻火、退翳明目类

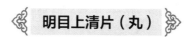

明目上清片（丸）

【药物组成】 桔梗、熟大黄、天花粉、石膏、麦冬、玄参、栀子、蒺藜、蝉蜕、甘草、陈皮、菊花、车前子、当归、黄芩、赤芍、黄连、枳壳、薄荷脑、连翘、荆芥油。

【处方来源】 明·龚廷贤《万病回春》。《中国药典》（2015 年版）。

【功能与主治】 清热散风，明目止痛。用于暴发火眼，红肿作痛，头晕目眩，眼边刺痒，大便燥结，小便赤黄。

【药效】 主要药效如下：

1. 抗炎 本品有抗炎作用，可消除局部炎症。

2. 抗菌抗病毒 本品对多种细菌和病毒有抑制作用，可以减轻眼表局部因细菌和病毒感染引起的炎症反应。

3. 解热 本品有解热作用，可以缓解眼睛局部的红肿热痛不适症状。

【临床应用】 用于急性细菌性结膜炎、溃疡性睑缘炎等[1-3]。

1. 急性细菌性结膜炎 本品适用于由肝经风热上扰所致的急性细菌性结膜炎，症见眼球巩膜（眼白处）红肿虚浮，严重者眼睑红赤，肿胀灼热，异物感，大便干结，小便黄赤，舌红苔黄。

2. 溃疡性睑缘炎 本品适用于由风热夹湿所致的溃疡性睑缘炎，症见眼睑边缘红赤刺痒，疼痛灼热，甚则眼睑边缘及附近皮肤溃烂，睫毛乱或脱落，口干口苦，舌红苔黄。

3. 其他 本品也可用于病毒性角膜炎、流行性出血性角膜结膜炎等病的肝经风热期。

【不良反应】　目前尚未检索到不良反应的报道。

【使用注意】　①本品含泻下成分，孕妇忌服，脾胃虚寒者不宜用。②年老体弱、白内障患者慎用。③服药期间饮食宜清淡，忌食辛辣刺激、油腻等食物。④使用本品时，应配合外用眼药，如滴眼液、洗眼剂和外敷剂等。⑤有高血压、心脏病、肾病、糖尿病等慢性病严重患者应在医师指导下服用。⑥暴发火眼常并发角膜疾患，如出现头痛眼痛、视力明显下降，并伴有呕吐、恶心，应及时去医院就诊。

【用法与用量】　丸剂：口服，一次9g，一日2次。片剂：口服，一次4片，一日2次。

参 考 文 献

[1] 施法，佟晓波，侯峰，等. 明目上清片质量分析及探索性研究[J]. 中国药学杂志，2012，（20）：1653-1657.
[2] 韩德承. 同为上清丸功效有异同[J]. 开卷有益，2016，（6）：16.
[3] 王喜悦. 各种上清丸的功效有哪些不同[J]. 求医问药 2010，（1）：33.

（长春中医药大学　张大方、刘　佳，江西中医药大学　张　琦、艾志福）

鱼腥草滴眼液

【药物组成】　鲜鱼腥草。

【处方来源】　研制方。《中国药典》（2015 年版）。

【功能与主治】　清热，解毒，利湿。用于风热疫毒，暴风客热，天行赤眼暴翳（急性卡他性结膜炎、流行性角膜结膜炎）。

【药效】　主要药效如下：

1. 抗炎　鱼腥草滴眼液可改善家兔实验性单纯疱疹性角膜炎，减轻角膜病变范围[1]。本品可改善流行性角结膜炎患者的临床症状[2]，可使泪囊炎患者炎症减轻、脓性分泌物减少[3]。

2. 抗病原微生物　鱼腥草滴眼液可改善金黄色葡萄球菌等感染所致的细菌性角膜结膜炎家兔球结膜、角膜和眼睛症状，减轻水肿[4]。

【临床应用】

1. 结膜炎　鱼腥草滴眼液可治疗流行性、急性卡他性、急性出血性结膜炎，流行性、单纯疱疹性角膜结膜炎，儿童急性结膜炎，有效率、显效率、治愈时间、敏感性等方面均优于阿昔洛韦、氧氟沙星、氯霉素等西药对照组[5-10]。

2. 新生儿泪囊炎　鱼腥草滴眼液泪道冲洗和探通可治疗新生儿泪囊炎，其 1 次探通治愈者比抗生素滴眼液高，且安全有效 [11]。

3. 眼干燥症　鱼腥草滴眼液联合人工泪液可以有效控制眼干燥症患者眼表炎症，治疗眼干燥症患者效果明显优于单纯使用人工泪液治疗组[12]。

【不良反应】　大鼠鱼腥草滴眼液滴眼 14 天未发现眼表和眼前节组织有明显异常，大鼠结膜和角膜上皮完整，基质层排列有序规则，未发现明显炎性细胞浸润[13]。且尚未有人用的不良反应报道。

【使用注意】　对鱼腥草过敏者禁用。

【用法与用量】　滴入眼睑内。一次 1 滴，一日 6 次。疗程：急性卡他性结膜炎 7 天，流行性角膜结膜炎 10 天。

参 考 文 献

[1] 赵海滨, 彭清华, 吴权龙, 等. 鱼腥草滴眼液治疗单纯疱疹性角膜炎的实验研究[J]. 中国中医眼科杂志, 2002,（3）: 8-10.

[2] 朱娟芳. 鱼腥草滴眼液与氧氟沙星滴眼液治疗流行性角结膜炎的对比研究[J]. 海峡药学, 2013, 25（2）: 144-145.

[3] 刘煜. 鱼腥草滴眼液在新生儿泪囊炎中的应用[J]. 国际眼科杂志, 2007,（5）: 1458-1459.

[4] 郭彬, 刘志承, 魏俊婷, 等. 鱼腥草热敏凝胶滴眼液的药效学研究[J]. 中国医药导报, 2007, 5（19）: 32-33.

[5] 龚岚, 孙兴怀. 鱼腥草滴眼液治疗流行性角结膜炎的临床疗效观察[J]. 眼科新进展, 2005,（5）: 456-457.

[6] 潘颖, 陈晨, 王乐, 等. 鱼腥草滴眼液治疗急性卡他性结膜炎的疗效观察[J]. 现代药物与临床, 2013, 28（3）: 371-374.

[7] 马向明, 陈丽欣, 金玉华. 鱼腥草滴眼液治疗急性出血性结膜炎的临床观察[J]. 海峡药学, 2011, 23（3）: 152-153.

[8] 洪流, 夏娟, 李延娟. 鱼腥草滴眼液治疗儿童急性结膜炎疗效观察[J]. 中国误诊学杂志, 2006,（5）: 885-886.

[9] 赵海滨, 彭清华, 吴权龙, 等. 鱼腥草滴眼液治疗单纯疱疹性角膜炎的实验研究[J]. 中国中医眼科杂志, 2002,（3）: 8-10.

[10] 童鑫, 唐燕燕, 帅维维, 等. 鱼腥草滴眼液治疗流行性角结膜炎的系统评价[J]. 现代中药研究与实践, 2017, 31（2）: 69-74.

[11] 刘煜. 鱼腥草滴眼液在新生儿泪囊炎中的应用[J]. 国际眼科杂志, 2007,（5）: 1458-1459.

[12] 伟伟, 李兰根. 鱼腥草滴眼液治疗干眼症的临床评价[J]. 内蒙古中医药, 2014, 33（7）: 31-32.

[13] 王群, 吴志鸿. 鱼腥草滴眼液眼局部应用的安全性研究[J]. 环球中医药, 2014, 7（9）: 697-700.

（长春中医药大学　张大方，江西中医药大学　张　琦）

黄连羊肝丸

【药物组成】　黄连、胡黄连、黄芩、黄柏、龙胆、柴胡、青皮、木贼、密蒙花、茺蔚子、决明子、石决明、夜明砂、鲜羊肝。

【处方来源】　元·倪维德《原机启微》。《中国药典》（2015年版）。

【功能与主治】　泻火明目。肝火旺盛，目赤肿痛，视物昏暗，畏光流泪，胬肉攀睛。

【药效】　主要药效如下:

1. 抗炎　本品能有效对抗眼局部感染或刺激引起的炎症反应。

2. 消肿　本品能减轻眼睑、结膜及角膜的红肿不适，改善血管充血，促进水肿吸收等。

【临床应用】

1. 眼干燥症　黄连羊肝丸联合西药可改善蒸发过强性眼干燥症患者的症状[1]。

2. 病毒性角膜炎　黄连羊肝丸可促进病毒性角膜炎角膜混浊水肿的吸收，使角膜恢复光泽，提高患者视力，减少荧光色素角膜染色评分[2]。

3. 其他　黄连羊肝丸还可以控制眼内手术后炎症反应[3]，治疗急性卡他性结膜炎、流行性角膜结膜炎、翼状胬肉、球后视神经炎、早期视神经萎缩等。

【不良反应】　尚不明确。

【使用注意】　①忌生冷辛辣刺激食物，忌鱼、虾等腥物。②脾胃虚寒、阳虚畏寒、大便溏薄者慎用。③服药3天后症状无改善，或服药期间症状加重，或出现其他症状者应立即到医院就诊。④对老年人、小儿及体虚者酌情减量或在医师指导下服用。⑤对本品过敏者禁用，过敏体质者慎用。⑥如正在使用其他药品，使用本品前请咨询医师或药师。

【用法与用量】　口服。小蜜丸一次9g（18丸），大蜜丸一次1丸，一日1～2次。

参 考 文 献

[1] 丁光杰. 黄连羊肝丸配合西药外用治疗蒸发过强性干眼症57例（114眼）[J]. 江西中医药, 2008,（8）: 44-45.

[2] 杨培学, 陆丽红, 李国兴, 等. 黄连羊肝丸治疗病毒性角膜炎疗效观察[J]. 中国煤炭工业医学杂志, 2006,（1）: 55-56.

[3] 武进安，唐淑援，田培芬，等. 中药黄连羊肝丸对眼内手术后炎性反应的影响[J]. 山西医学杂志，1960，（3）：61-62.

（长春中医药大学　张大方，江西中医药大学　张　琦、艾志福）

龙胆泻肝丸（水丸、颗粒、胶囊、片）

【药物组成】　龙胆、柴胡、黄芩、栀子（炒）、泽泻、木通、车前子（盐炒）、当归（酒炒）、地黄、炙甘草。

【处方来源】　宋《太平惠民和剂局方》。《中国药典》（2015年版）。

【功能与主治】　清肝胆，利湿热。用于肝胆湿热所致的头晕目赤，耳鸣耳聋，耳肿疼痛，胁痛口苦，尿赤涩痛，湿热带下。

【药效】　主要药效如下[1-3]：

1. 抗炎　本品有抗炎作用，对治疗急性葡萄膜炎作用尤为明显。

2. 抗病原微生物　不同浓度的龙胆泻肝汤对金黄色葡萄球菌、乙型溶血性链球菌、大肠杆菌、无芽孢厌氧菌（脆弱类杆菌）及弧杆菌有抑菌作用或杀菌作用。

【临床应用】

1. 流行性出血性结膜炎　龙胆泻肝丸配合局部使用眼药，可使流行性出血性结膜炎患者眼刺痛发痒、畏光流泪、异物感、灼热感、沙涩不适感明显改善[4]。

2. 其他　龙胆泻肝丸可以治疗嗜睡症、葡萄膜炎、放射性分泌性中耳炎、细菌性阴道病、带状疱疹、早期睑腺炎等疾病[5-8]，详见相关文献。

【不良反应】　含关木通的龙胆泻肝丸可能导致肾损害。现用川木通未见不良反应。

【使用注意】　①忌烟、酒及辛辣食物。②不宜在服药期间同时服用滋补性中药。③有高血压、心脏病、肝病、糖尿病、肾病等慢性病严重者应在医师指导下服用。④服药后大便次数增多且不成形者，应酌情减量。⑤孕妇慎用。儿童、哺乳期妇女、年老体弱及脾虚便溏者应在医师指导下服用。⑥服药3天症状无缓解，应去医院就诊。⑦对本品过敏者禁用，过敏体质者慎用。⑧本品性状发生改变时禁止使用。

【用法与用量】　口服。小蜜丸一次6～12g（30～60丸），大蜜丸一次3～6g，一日2次。胶囊，一次4粒，一日3次。片剂：一次4～6片，一日2～3次。

参 考 文 献

[1] 董伟，梁爱华，薛宝云，等. 龙胆泻肝丸（含白木通）对胆汁淤积大鼠利胆保肝作用的实验研究[J]. 中国实验方剂学杂志，2007，（10）：37-40.

[2] 董伟. 肝胆湿热动物模型的建立和龙胆泻肝丸治疗肝胆湿热的机理研究[D]. 北京：中国中医科学院，2007.

[3] 杨彦，范红霞. 龙胆泻肝丸（汤）治疗细菌性阴道病的临床与实验研究[J]. 医学理论与实践，2005，（11）：30-32.

[4] 潘晓燕，易长贤，钱彤. 龙胆泻肝丸治疗流行性出血性结膜炎[J]. 中医杂志，1995，（10）：613-614.

[5] 丛贾因，曲忻. 龙胆泻肝丸对 HLA-B27 阳性急性前葡萄膜炎患者外周血清 IL-23 水平的影响[J]. 中国实验诊断学，2018，（9）：1578-1579.

[6] 杨益. 龙胆泻肝丸治嗜眠症[J]. 开卷有益：求医问药，2016，（9）：32.

[7] 王豪. 龙胆泻肝丸，临床有新用[J]. 家庭医学，2013，（11）：54-55.

[8] 韩丹，赵金胜，刘晓波. 龙胆泻肝丸（汤）临床新用的初探[J]. 中国医药指南，2013，11（8）：608-609.

（北京中医药大学　张　超，江西中医药大学　艾志福、陈　浩）

熊胆滴眼液

【药物组成】 熊胆粉、硼砂、硼酸。

【处方来源】 研制方。国药准字 Z20025416。

【功能与主治】 清热解毒，祛翳明目。用于急、慢性卡他性结膜炎，流行性角膜结膜炎。

【药效】 主要药效如下：

1. 抗炎 本品具有抗炎的作用。睑结膜刮片细胞学检查显示，本品可使病毒性结膜炎患者的圆柱状细胞增多，淋巴细胞出现数减少[1]。

2. 抑菌 本品具有抑菌作用。

【临床应用】

1. 病毒性结膜炎 熊胆滴眼液可单独或联合龙胆泻肝丸治疗病毒性结膜炎[1,2]。

2. 角膜浅层病变 熊胆滴眼液能减少单纯疱疹病毒性角膜炎炎症反应，促进溃疡愈合，使溃疡面缩小，恢复上皮缺损，缩短疗程，减少瘢痕形成；对眼部化学烧伤及灼热烧伤止痛，消除水肿，减轻充血，促进上皮愈合；可以减轻细菌性角膜炎症状，缩短疗程[3]。

【不良反应】 偶有轻微刺激性，在几秒之内自行消失。

【使用注意】 ①本品为外用滴眼药，禁止内服。②忌烟、酒、辛辣刺激性食物。③孕妇慎用。儿童应在医师指导下使用。④用药后如有眼痒、眼睑皮肤肿胀潮红加重者，应到医院就诊。⑤用药 3 天症状无缓解，应到医院就诊。⑥打开瓶盖后，7 天内用完。⑦对本品过敏者禁用，过敏体质者慎用。⑧本品性状发生改变时禁止使用。⑨如正在使用其他药品，使用本品前请咨询医师或药师。

【用法与用量】 滴入眼睑内。一次 1～3 滴，一日 3～5 次。

参 考 文 献

[1] 王明芳，周华祥，肖放，等. 熊胆眼药水治疗病毒性结膜炎 128 例临床观察[J]. 中国中医眼科杂志，1993，（1）：14-16.
[2] 胡淑琼，刘香琼. 熊胆眼药水及龙胆泻肝口服液联合治疗病毒性结膜炎[J]. 华西医学，2003，（4）：540.
[3] 谢英，林田，庞玉珍. 熊胆眼药水治疗角膜浅层病变的临床观察[J]. 国际眼科杂志，2004，（3）：582-583.

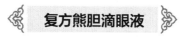

（长春中医药大学 张大方，北京中医药大学 张 超）

复方熊胆滴眼液

【药物组成】 熊胆粉、天然冰片。

【处方来源】 研制方。《中国药典》（2015 年版）。

【功能与主治】 清热降火，明目退翳。用于肝火上炎、热毒伤络所致的白睛红赤、眵多、畏光流泪。急性细菌性结膜炎、流行性角膜结膜炎见上述证候者。

【药效】 主要药效如下[1]：

1. 抗病原微生物 本品对 3 型腺病毒感染的 HeLa 细胞、单纯疱疹病毒感染的 L929 细胞具有保护作用，并对铜绿假单胞菌和金黄色葡萄球菌有杀菌作用。

2. 抗炎　本品外涂可抑制巴豆油所致的小鼠耳肿胀，因此具有一定抗炎作用。

【临床应用】

1. 急性细菌性结膜炎、急性卡他性结膜炎　本品单用和联合用药均可用于治疗急性细菌性结膜炎，联合硫酸新霉素滴眼液效果明显优于单用硫酸新霉素[2, 3]。本品治疗急性卡他性结膜炎疗效优于利福平滴眼液，对于急性卡他性结膜炎的异物感或烧灼感、畏光、流泪、有分泌物、眼睑水肿、结膜充血、球结膜水肿及结膜下出血等症状均有改善作用，且上述症状和体征的改善优于利福平滴眼液[4]。

2. 病毒性角膜炎　复方熊胆滴眼液治疗病毒性角膜炎有效率明显高于阿昔洛韦滴眼液[5]。联合伐昔洛韦治疗单纯疱疹病毒性角膜炎与单用伐昔洛韦比较可迅速控制炎症，促进痊愈，降低复发率[6]。

3. 眼干燥症　复方熊胆滴眼液联合眼睑按摩治疗老年眼干燥症，泪膜破裂时间和角结膜荧光染色评分均优于玻璃酸钠滴眼液组[7]。

4. 其他　复方熊胆滴眼液亦可用于急性流行性出血性结膜炎、流行性角膜炎。

【不良反应】　患者肝肾功能未见明显变化，尚无不良反应报道[2-4]。

【使用注意】　①本品性寒，虚寒证不宜使用。②本品用于传染性眼病，应避免瓶口污染。③滴前轻摇药瓶，滴后拧紧瓶盖。④忌食辛辣、油腻食物。

【用法与用量】　滴眼。每次1～2滴，每日6次，或遵医嘱。

参 考 文 献

[1] 邓旭明，闫继业，周学章，等. 熊胆滴眼液药理作用的初步研究[J]. 中兽医医药杂志，2002，21（3）：3-6.

[2] 肖瑛，潘庆敏，杨丽霞，等. 复方天然和复方人工熊胆滴眼液治疗急性细菌性结膜炎对照观察[J]. 中国中西医结合杂志，2008，（3）：241.

[3] 姬晓敏，郭平华. 复方熊胆滴眼液治疗急性细菌性结膜炎46例[J]. 中国药业，2007，（13）：57-58.

[4] 刘雅，刘孝书. 复方熊胆滴眼液治疗急性卡他性结膜炎临床观察[J]. 中国中医眼科杂志，1999，（3）：28-29.

[5] 孙淑荣. 复方熊胆滴眼液的疗效分析[J]. 黑龙江医药，2005，（4）：295.

[6] 王玉元. 抗病毒药物联合复方熊胆滴眼液治疗单纯疱疹病毒性角膜炎的体会[J]. 贵阳中医学院学报，2012，34，（2）：72-73.

[7] 何志，蔡少峰，时晶. 复方熊胆滴眼液联合眼睑按摩治疗老年干眼症临床观察[J]. 河北中医，2014，36（7）：1049-1050.

（长春中医药大学　张　栋，江西中医药大学　艾志福）

黄连上清丸（颗粒、胶囊、片）

【药物组成】　黄连、栀子、连翘、炒蔓荆子、防风、荆芥穗、白芷、黄芩、菊花、薄荷、酒大黄、黄柏、桔梗、川芎、石膏、旋覆花、甘草。

【处方来源】　明·龚廷贤《万病回春》。《中国药典》（2015年版）。

【功能与主治】　散风清热，泻火止痛。用于风热上攻、肺胃热盛所致的头晕目眩、暴发火眼、牙齿疼痛、口舌生疮、咽喉肿痛、耳痛耳鸣、大便秘结、小便短赤。

【药效】　主要药效如下[1]：

1. 抗炎、抗菌　黄连上清胶囊对大肠杆菌、金黄色葡萄球菌、白色葡萄球菌等有明显抑制作用。

2. 解热镇痛　黄连上清丸可以缓解外感风热、火毒之邪引起的目赤肿痛。

【临床应用】 用于急性结膜炎、睑缘炎、慢性泪囊炎等。

1. 急性结膜炎和睑缘炎 黄连上清丸内服配合局部眼药水治疗暴发火眼、局部眼结膜充血、流泪、发热、畏光等[2, 3]。

2. 慢性泪囊炎 黄连上清丸联合鼻泪管疏通全泪道注置药膏的方法治疗慢性泪囊炎操作简便、疗效可靠，有效率达 93.2%[4]。

【不良反应】 尚不明确。

【使用注意】 ①不宜在服药期间同时服用滋补性中药。②有高血压、心脏病、糖尿病、肝病、肾病等慢性病严重者应在医师指导下服用。③服药 3 天症状无缓解，应去医院就诊。④儿童、年老体弱者应在医师指导下服用。⑤对该品过敏者禁用，过敏体质者慎用。⑥药品性状发生改变时禁止服用。

【用法与用量】 口服。丸剂：①大蜜丸，一次 1～2 丸，一日 2 次；②水蜜丸。一次 3～6g，一日 2 次；③水丸。一次 3～6g，一日 2 次。颗粒剂：一次 2g，一日 2 次。胶囊：一次 2 粒，一日 2 次。片剂：一次 6 片，一日 2 次。

参 考 文 献

[1] 田军，蒋珠芬，杨士友. 黄连上清胶囊药理作用研究[J]. 中药药理与临床，1998，（2）：9-11.
[2] 郭世英. 黄连上清丸合龙胆泻肝丸治疗急性传染性结膜炎 50 例疗效观察[J]. 中成药，1992（3）：50.
[3] 袁庆銮. 黄连上清丸一药多用[J]. 中药药理与临床，1996，1：29.
[4] 铁小红，崔朝阳，王志刚，等. 中西医结合治疗慢性泪囊炎 254 例临床研究[J].甘肃中医，2004，17（7）：21-23.

（中日友好医院 金 明，长春中医药大学 张大方）

三、清热除湿、祛风止痒类

双黄连口服液（颗粒、胶囊、片）

【药物组成】 金银花、黄芩、连翘。

【处方来源】 研制方。《中国药典》（2010 年版）。

【功能与主治】 疏风解表，清热解毒。用于外感风热所致的感冒，症见发热、咳嗽、咽痛。

【药效】 主要药效如下[1]：

1. 抗菌 本品对多种病菌有抑制作用，如链球菌、肺炎双球菌、金黄色葡萄球菌、伤寒杆菌、副伤寒杆菌、大肠杆菌、铜绿假单胞菌、福氏杆菌、宋内氏杆菌、志贺氏杆菌、鲍氏杆菌、革兰氏阴性菌、革兰氏阳性菌、小肠结肠炎耶氏菌等。

2. 抗病毒 本品对流感病毒甲、乙型和上呼吸道合胞病毒、腺病毒、柯萨奇病毒、埃可病毒、流行性腮腺炎病毒、带状疱疹病毒等有抑制作用。

3. 抗炎、镇痛 本品有抗炎和镇痛作用，对外感风热、温病初起及多种实热证具有良好的清热解毒功效。

4. 增强免疫力 本品可提高细胞免疫功能，调节和增强机体的多种免疫功能。

【临床应用】 用于治疗急性结、角膜炎，睑缘炎，泪囊炎等。

1. 流行性出血性结膜炎　双黄连口服液联合双黄连粉针剂点眼治疗"红眼病"，疗效满意，畏光流泪、疼痛及异物感症状改善，结膜充血、水肿明显减轻，总有效率为98.5%[2]。

2. 流行性角膜结膜炎　双黄连口服液联合干扰素滴眼液治疗流行性角膜结膜炎的临床疗效确切，实验组（93.6%）疗效优于单纯干扰素滴眼液组（71.0%）[3]。

3. 溃疡性睑缘炎　双黄连粉针剂眼部超声雾化治疗溃疡性睑缘炎 1 个疗程的治愈率为88.46%，2 个疗程的治愈率为100%[4]。

【不良反应】　包括皮肤过敏反应、过敏性休克、血管神经性水肿、消化系统和神经系统病变等[1]。

【使用注意】　①忌烟、酒及辛辣、生冷、油腻食物。②不宜在服药期间同时服用滋补性中药。③风寒感冒者不适用。④糖尿病患者及有高血压、心脏病、肝病、肾病等慢性病严重者应在医师指导下服用。⑤儿童、孕妇、哺乳期妇女、年老体弱及脾虚便溏者应在医师指导下服用。⑥发热体温超过38.5℃的患者，应去医院就诊。⑦服药 3 天症状无缓解，应去医院就诊。⑧对双黄连口服液过敏者禁用，过敏体质者慎用。⑨如正在使用其他药品，请咨询医师或药师。

【用法与用量】　口服液：口服，一次20ml〔规格（1）、规格（2）〕或10ml〔规格（3）〕，一日 3 次。颗粒：口服或开水冲服，成人，一次10g，一日 3 次；6 个月以下，一次2～3g；6 个月至 1 岁，一次3～4g；1～3 岁，一次4～5g；3 岁以上儿童酌量或遵医嘱。胶囊：口服，一次 4 粒，一日 3 次。片剂：口服，一次 4 片，一日 3 次。

参 考 文 献

[1] 郭洁，宋殿荣. 双黄连的药理作用和临床应用及不良反应研究进展[J]. 临床合理用药，2017，10（7C）：161-163.
[2] 骆莉芬. 双黄连治疗流行性出血性结膜炎 103 例观察[J]. 中国中医药信息杂志，1999，6（3）：50.
[3] 张秀娟，郝静，孙敬文，等. 双黄连口服液治疗流行性角结膜炎的疗效观察 [J]. 航空航天医学杂志，2015，26（5）：578-579.
[4] 常宏艳. 中药治疗溃疡性睑缘炎 48 例[J]. 陕西中医，2003，24（3）：220-221.

（北京中日友好医院眼科　金　明，江西中医药大学　张　琦）

三 仁 合 剂

【药物组成】　苦杏仁、豆蔻、薏苡仁、滑石、淡竹叶、姜半夏、通草、厚朴。

【处方来源】　清·吴瑭《温病条辨》。《中国药典》（2010 年版）。

【功能与主治】　宣化畅中，清热利湿。用于湿温初起，邪留气分，尚未化燥，暑温夹湿，头痛身重，胸闷不饥，午后身热，舌白不渴。

【药效】　主要药效如下[1]：

1. 抗内毒素作用　本品可抑制细菌繁殖，使细菌释放内毒素的总量降低，增强机体对内毒素的清除能力。

2. 调节胃的分泌功能　本品可促进血浆促胃动素升高，具有调节血浆促胃液素降低的功能。

3. 调节免疫功能　本品能对抗在湿热环境、肥甘饮食、病原微生物等复合因素特别是鼠伤寒杆菌的作用下所导致的淋巴细胞热激蛋白 70（HSP70）增强表达的作用，对湿热证、湿偏重证大鼠尿液中水孔蛋白 2（AQP2）的降低有调节作用，能较好地恢复 AQP2 在机体内的含量至正常水平，具有调节免疫的作用。

4. 改善血液流变学　本品能有效改善大肠湿热证模型大鼠诸症状、体征，能使升高的血清 IL-1 降至正常水平，改善血液流变学指标。

【临床应用】　用于治疗湿热引起的外障眼病，如睑缘炎、急慢性结膜炎、病毒性角膜炎、眼干燥症、睑板腺功能障碍、眼肌麻痹等，以及内障眼病如年龄相关性黄斑变性、中心性浆液性脉络膜视网膜病变等。

1. 睑缘炎　三仁汤联合 3% 硼酸液湿敷、红霉素眼膏涂眼、氯霉素眼液点眼治疗不同类型睑缘炎，疗效明显，复发率（5.71%）低于对照组（26.67%）[2]。

2. 结膜炎　三仁汤联合局部抗过敏眼药水治疗春季角膜结膜炎，总有效率为 95.4%；治疗急性卡他性结膜炎、滤泡性结膜炎等病，症状改善明显[3-5]。

3. 眼干燥症　三仁汤在改善湿热伤阴型干眼患者的自觉症状，促进患者自身泪液分泌，延长泪膜破裂时间方面，疗效较单纯局部使用人工泪液更确切[6]。

4. 睑板腺功能障碍　三仁汤联合睑板腺按摩治疗睑板腺功能障碍疗效优于对照组抗生素滴眼液，复发者明显低于对照组，差异明显[7]。

5. 年龄相关性黄斑变性　三仁汤治疗脾虚湿困型老年性黄斑变性，可以明显减轻眼底渗出、水肿等问题[8]。

6. 中心性浆液性脉络膜视网膜病变　三仁汤联合激光治疗中心性浆液性脉络膜视网膜病变[9]，可明显缩短病程，迅速提高视力，获得了很好的临床疗效。

【不良反应】　尚不明确。

【使用注意】　①忌烟、酒及辛辣、生冷、油腻食物。②不宜同时服用滋补性中药。③糖尿病及有高血压、心脏病、肝病、肾病等慢性病严重者应在医生指导下服用。④本品过敏者禁用。

【用法与用量】　口服。一次 20～30ml，一日 3 次。

参 考 文 献

[1] 黎佳，敏董玉. 三仁汤在眼科的应用研究进展[J]. 云南中医中药杂志，2016，37（12）：95-97.

[2] 孙瑞琴，郭小娟. 三仁汤加减治疗睑缘炎的疗效观察[J]. 山西临床医药，2002，11（2）：149-150.

[3] 陈乃杨. 三仁汤联合富马酸依美斯汀滴眼液治疗春季角结膜炎临床观察[J]. 黑龙江中医药，2014，43（1）：17-18.

[4] 陈明英. 屈进学老师三仁汤在眼科临床应用举隅[J]. 医药产业资讯，2006，3（2）：108-109.

[5] 李其信. 三仁汤眼科运用举隅[J]. 浙江中医杂志，2002，37（2）：84-85.

[6] 王栋. 三仁汤加减治疗湿热伤阴型干眼症临床观察[J]. 世界中西医结合杂志，2017，（3）：84-86.

[7] 徐亚玲，刘晖. 三仁汤配合睑板按摩治疗睑板腺功能异常 30 例[J]. 陕西中医，2013，34（6）：715-716.

[8] 姚大莉. 王明芳用内眼辨证治疗老年性黄斑变性[J]. 四川中医，2002，20（6）：7-8.

[9] 雷淑红，瑚彩红，雷献文，等. 激光联合三仁汤加减治疗中心性浆液性脉络膜视网膜病变 25 例[J]. 陕西医学杂志，2011，40（6）：752-753.

（北京中日友好医院　金　明，长春中医药大学　张大方）

四、益气补血、托毒祛邪类

四物颗粒（合剂）

【药物组成】 当归、川芎、白芍、熟地黄。

【处方来源】 宋·太平惠民和剂局《太平惠民和剂局方》之四物汤。《中国药典》（2015年版）

【功能与主治】 养血调经。适用于血虚所致的面色萎黄、头晕眼花、心悸气短及月经不调。

【药效】 主要药效如下[1]：

1. 促进血红蛋白及红细胞的生成 四物汤富含维生素 B_{12}、叶酸及多种氨基酸、微量元素等，能促进小肠对铁、铜、锌等微量元素的吸收。熟地黄可促进贫血动物红细胞、血红蛋白的恢复，加快多能造血干细胞、骨髓红系造血干细胞的增殖分化作用，从而增强造血功能。

2. 抗自由基损伤、抑制溶血 药中所含阿魏酸钠、川芎嗪等有抗氧自由基对红细胞氧化的作用，使膜脂质过氧化产物丙二醛（MDA）产生减少，升高超氧化物歧化酶（SOD）活力，明显降低由氧自由基及 MDA 引起的溶血。

3. 改善血流变、抑制血栓形成 本品通过多种机制产生抗血小板聚集作用，使血液黏滞性降低，血浆纤维蛋白原减少，凝血酶原激活时间延长，改善高黏度血流，从而抑制血栓形成。

4. 抗缺氧 本品通过扩张血管及冠状动脉、增加器官血流量的作用可使内脏血流量大幅度增加，并使心脏活动略有加强。

5. 调节免疫 四物汤不仅能促进细胞免疫，而且能抑制体液免疫，具有调节机体免疫功能的作用。

【临床应用】 用于治疗血虚风燥型的结膜炎、睑缘炎及久病耗伤气血所致的视疲劳、视神经病变等。

1. 结膜炎 尤其是治疗春季过敏性结膜炎，自觉症状、结膜充血、结角膜病变明显减轻；另有文献报道治疗组第二年的复发率明显低于西医治疗组；同时也用于治疗疾病后期气血失和所致沙眼[2-4]。

2. 睑缘炎 四物汤用于治疗反复发作的睑缘炎等，减轻炎症反应[4]。

3. 视疲劳 四物汤可用于治疗营血亏虚、目失濡养所致的视疲劳，配合针刺治疗效果更佳，随访半年尚未复发[4]。

4. 视神经病变 四物汤治疗气血不足、脉络空虚、目失所养所致的急性视神经炎、严重的缺血性视神经病变，视力、视野改善明显[4]。

【不良反应】 尚不明确。

【使用注意】 如与其他药物同时使用可能会发生药物相互作用，详情请咨询医师或药师。

【用法与用量】 温开水冲服。一次 5g，一日 3 次。

参 考 文 献

[1] 沈亚红，童树洪. 四物汤的药效学与临床应用概况[J]. 传统医药，2009，19（18）：75-76.

[2] 宋爱青，卢晓峰. 四物汤合玉屏风散治疗春季卡他性结膜炎 48 例疗效观察[J]. 北京中医药，2002，21（3）：159.

[3] 郭晋萍. 四物汤加减治疗春季结膜炎[J]. 光明中医，2008，23（8）：1135.

[4] 赵峪，梁秋丽. 加味四物汤在眼科的应用[J]. 四川中医，2009，27（7）：107-108.

（北京中日友好医院 金 明，江西中医药大学 张 琦、陈 浩）

第二章

角膜炎与角膜瘢痕中成药名方

第一节 概　述

一、概　念

角膜炎（keratitis）是指角膜防御能力减弱时，外界或内源性致病因素引起角膜组织的炎症反应，主要表现为不同程度的视力下降、疼痛、畏光、流泪、眼睑痉挛、睫状充血、角膜浸润混浊、角膜溃疡等。角膜位于眼球最前面，直接和外界接触，极易受微生物、外伤及理化刺激因素的损害而发生炎症。角膜炎按其病因可分为感染性、免疫性和其他类型角膜疾病。免疫性角膜炎系全身疾病，分为角膜基质炎、蚕食性角膜溃疡、泡性角膜炎、Stevens-Johnson 综合征。其他类型角膜疾病主要指大泡性角膜病变、神经麻痹性角膜炎、暴露性角膜炎、药物性角膜炎。

角膜瘢痕（corneal restriction）是角膜炎、角膜软化症及角膜外伤留下的后遗症，最终可形成不透明的结缔组织瘢痕，根据其不同透明度可以分为角膜薄翳、斑翳、白斑等，是导致视力降低和致盲的主要原因之一。

中医学将单纯疱疹病毒性角膜炎归属于"聚星障"，将细菌性角膜炎归属于"凝脂翳"，将真菌性角膜炎归属于"湿翳"，将角膜基质炎归属于"混睛障"，将角膜溃疡归属于"花翳白陷"等范畴。

二、病因及发病机制

（一）病因

感染性角膜炎主要的病原微生物为细菌、真菌、病毒、棘阿米巴、衣原体、结核杆菌和梅毒螺旋体等；免疫性角膜炎是一些自身免疫性全身病引起的角膜病变，如类风湿关节炎；邻近组织的炎症可波及角膜，如结膜炎（引起周边角膜浸润性炎症）、巩膜炎（导致硬化性角膜炎）、虹膜睫状体炎（影响角膜内皮）等；某些全身病也可以波及角膜，如维生素 A 缺乏引起角结膜干燥或角膜软化。角膜瘢痕主要是由于角膜炎、角膜软化症及角膜外伤后迁延不愈进而留下的后遗症。

（二）发病机制

致病因子侵袭角膜，引起角膜缘血管网充血，炎性渗出液及炎症细胞随即侵入病变区，产生的酶和毒素扩散，造成角膜组织结构破坏，形成局限性灰白色混浊灶；坏死的角膜上皮和基质脱落形成角膜溃疡，病灶区角膜水肿，严重时病灶侵犯角膜基质深层发生角膜穿孔或角膜瘘；溃疡区上皮再生，前弹力层和基质缺损由成纤维细胞产生的瘢痕组织修复，形成角膜薄翳、斑翳、白斑等。

三、临 床 表 现

1. 眼部刺激 眼痛、畏光、流泪、眼睑痉挛、分泌不同性状的分泌物、视力不同程度下降等症状。

2. 眼球充血 睫状充血或混合性充血。

3. 角膜浸润、混浊、溃疡 角膜上皮溃疡，溃疡下面边界模糊、有致密的浸润病灶，周围组织水肿——浸润病灶迅速扩大，形成溃疡，溃疡表面及结膜囊有脓性或黏液性分泌物，可伴不同程度前房积脓。

4. 视力障碍 当角膜发生不同程度的瘢痕时将造成视力降低甚至致盲。

四、诊 断

1. 询问病史 询问患者是否有眼外伤史、接触镜佩戴史、感冒发热史、眼部或全身长期用药及全身相关疾病史等。检查时应注意视力是否有下降，结膜、虹膜是否有炎症，角膜病变的大小、形态、颜色特点，分泌物的多少及颜色，有无角膜穿孔征，前房有无积脓，角膜知觉有无下降。

2. 临床表现 若出现眼部刺激症状及睫状充血、角膜浸润混浊或角膜溃疡形态特征，可以诊断为角膜炎。若裂隙灯显微镜检查有不同程度、范围的非浸润性角膜混浊，可以诊断为角膜瘢痕。

3. 实验室检查 通过溃疡刮片镜检（细菌、真菌培养）进行诊断。

五、治 疗

（一）常用化学药物及现代技术

1. 抗微生物治疗 针对病原微生物选择有效的药物进行局部滴眼治疗，对于严重的角膜溃疡，可采用在球结膜下注射抗生素的方法。对于细菌培养及药物敏感试验结果尚未知晓而病情较为严重的溃疡，开始时可同时试用多种广谱抗生素。

2. 糖皮质激素 应用糖皮质激素治疗应严格掌握适应证，其可用于过敏性角膜炎、角膜基质炎的治疗。细菌性角膜炎急性期、真菌性角膜炎禁用糖皮质激素。

3. 口服药物 对重症角膜炎，可加用口服药物，增加局部营养，促进溃疡愈合。常用维生素 C、维生素 B_2 及鱼肝油丸等。

4. 手术　角膜瘢痕影响视力者可行角膜移植或人工造瞳术。

（二）中成药名方治疗

中医药治疗角膜炎与西药一样分为局部治疗和全身治疗。不同之处在于西药的局部治疗和全身治疗均以减轻症状和抗菌为主要目的，中医药全身治疗以全身调节即以退翳明目和清肝明目为主，从而达到治疗目的。

第二节　中成药名方的辨证分类与药效

中医学将角膜炎称为黑睛疾病。黑睛疾病的辨证多从肝胆着手，如病情轻、角膜损伤较小者，多为肝经风热，如病情进展、角膜损伤加重者，多为肝胆实火或肝胆湿热，角膜翳障时隐时现、反复发作者，多为肝阴不足等。也有兼夹其他脏腑病机者，故辨证要全面。

中成药治疗原则为早期多以祛风清热为主；中期常以清肝泻火、通腑泻热、清热利湿为主；后期常用退翳明目之法。

常用中成药的辨证分类及其主要药效[1-7]如下：

一、退翳明目类

热毒型角膜炎表现为头目痛，异物感，流泪畏光，气轮红赤，眼内黄液，瞳神小，视物模糊不清。化脓性角膜炎属此。治则以泻火解毒。

退翳明目药可抗病原微生物、抗炎、解痉、改善眼部微循环。

常用中成药：拨云退翳丸、消朦眼膏、消朦片（胶囊）、拨云散眼药、拨云锭。

二、清肝明目类

风热型角膜炎表现为眼睑红肿，畏光流泪，头痛发胀，眼睛刺痛症，气轮红赤。疱疹性角膜炎属此。治则以祛风清热、泻火解毒为主。

清肝明目药可清肝利胆、抗病原微生物、抗炎。

常用中成药：双黄连滴眼液、羊肝明目片。

参 考 文 献

[1] 王明芳，周华祥，肖放，等. 熊胆眼药水治疗病毒性结膜炎 128 例临床观察[J]. 中国中医眼科杂志，1993，（1）：14-16.

[2] 朱炜敏. 沪上中医名家养生保健指南丛书：常见眼部疾病的中医预防和护养[M]. 上海：复旦大学出版社，2013：31-32.

[3] 柳青川. 结膜炎中医辨证治疗[J]. 大家健康（学术），2013，7（22）：60-61.

[4] 焦洁，赵鸽. 眼睑炎症的诊治[J]. 全科医学知识窗，2006，13（6）：54-55.

[5] 田曼，刘映. 中医治疗单纯疱疹病毒性角膜炎的经验总结[J]. 湖北中医杂志，2019，14（10）：20-26.

[6] 谢鹏飞，霍勤. 中药治疗病毒性角膜炎用药规律的探讨[J]. 中医临床研究，2019，11（19）：49-51.

[7] 白玉玲，安坤杰，赵亚茹，等. 清热解毒、散风除翳法治疗肝经风热型细菌性角膜炎的临床效果观察[J]. 临床合理用药杂志，2019，12（23）：91-92.

（长春中医药大学　张大方、刘　佳，江西中医药大学　艾志福、陈　浩）

第三节　中成药名方

一、退翳明目类

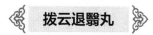
拨云退翳丸

【药物组成】　密蒙花、蒺藜、菊花、水贼、蛇蜕、蝉蜕、荆芥穗、蔓荆子、薄荷、当归、川芎、黄连、地骨皮、花椒、楮实子、天花粉、甘草。

【处方来源】　元·倪维德《原机启微》。《中国药典》（2015 年版）。

【功能与主治】　散风清热，退翳明目。用于风热上扰所致的目翳外障、视物不清、隐痛流泪。

【药效】　主要药效如下：

1. 抑菌　本品有抑菌作用，对革兰氏阴性菌、葡萄球菌等有较强抗菌活性。

2. 抗炎　本品有抗炎作用，研究表明其可以抑制小鼠的炎症反应。

3. 抑制醛糖还原酶　现代研究认为，醛糖还原酶是导致糖尿病性白内障的重要原因，密蒙花、蒺藜、菊花有明显抑制醛糖还原酶作用。本品的这种作用可能与含有这些药物有关。

【临床应用】　用于治疗风热及肝热所致的外眼感染性目疾、白内障。肝经风热引起的火眼外障、目赤肿痛、云翳遮目、胬肉攀睛、热泪痒痛。

1. 角膜薄翳　因风热上扰所致，黑睛生聚星障、凝脂翳，或外伤、病愈后遗留瘢痕，白睛红赤轻微，畏光流泪已止，惟仍有轻度磨涩感。本品适用于角膜薄翳见上述证候者。

2. 翼状胬肉　因风热上扰所致，伴轻度刺痒磨涩。每过食辛辣刺激之物或饮酒、少眠，则胬肉红赤肥厚增甚。本品适用于翼状胬肉见上述证候者。

3. 白内障　肝肾亏虚所致，视物不清，眼前黑影扰乱，视物模糊。本品适用于老年性白内障早、中期阶段见上述证候者[1]。

【不良反应】　尚不明确。

【使用注意】　①忌辛辣食物。②有高血压、心脏病、肝病、糖尿病、肾病等慢性病严重者应在医师指导下服用。③儿童、孕妇、哺乳期妇女、年老体弱、脾虚便溏者应在医师指导下服用。④服药 3 天症状无缓解，应去医院就诊。⑤对本品过敏者禁用，过敏体质者慎用。⑥本品性状发生改变时禁止使用。⑦如正在使用其他药品，使用本品前请咨询医师或药师。⑧服用前应除去蜡皮、塑料球壳。本品可嚼服，也可分份吞服。

【用法与用量】　口服。一次 1 丸，一日 2 次。

参 考 文 献

[1] 孙莺，杨文琴. 中西医结合治疗早期老年性白内障 50 例临床观察[J]. 浙江中医杂志，2010，45（8）：594.

（长春中医药大学　张大方、李玉梅，江西中医药大学　张　琦、陈　浩）

消朦眼膏

【药物组成】　珍珠、熊胆、冰片、蝉蜕、防风、羌活、谷精草、当归、红花、大黄、夏枯草、赤芍、炉甘石。

【处方来源】　东汉·张仲景《金匮要略》。《中国药典》（2015年版）。

【功能与主治】　用于白内障、角膜炎症、角膜溃疡所致的角膜瘢痕（角膜白斑、云翳、斑翳）及角膜混浊，也可用于石灰烧伤、麻疹、水痘、天花、高热、腹泻等疾病。

【药效】　主要药效如下：

1. 促进角膜瘢痕的吸收　本品可抑制角膜上皮细胞及角膜实质层结缔组织增生和成纤维细胞的活性，促进角膜瘢痕的吸收，提高视力[1]。

2. 抗炎　本品有抗炎作用，可减轻角膜炎症引起的水肿和混浊等。

【临床应用】

角膜瘢痕　本品用于多种病因所遗留的角膜瘢痕，包括角膜炎症、角膜溃疡所致的角膜瘢痕（角膜白斑、云翳、斑翳）及角膜混浊。对石灰烧伤、麻疹、水痘、天花、高热、腹泻等疾病或创伤形成的陈旧性角膜瘢痕均有效[1]。

【不良反应】　尚不明确

【使用注意】　眼压高者忌热敷。

【用法与用量】　涂入结膜囊内，涂后最好作温热敷30分钟，一次适量（如绿豆大小），一日4次。

参 考 文 献

[1] 张明亮，张健. 退翳眼膏治疗角膜瘢痕的临床研究[J]. 辽宁中医杂志，2001，28（1）：22-23.

（长春中医药大学　张大方、李玉梅，江西中医药大学　张　琦、侯吉华）

消朦片（胶囊）

【药物组成】　珍珠层粉、葡萄糖酸锌。

【处方来源】　研制方。国药准字 Z14020596。

【功能与主治】　明目退翳，镇静安神。用于角膜薄翳、斑翳、白斑、白内障及神经衰弱。

【药效】　主要药效如下[1,2]：

1. 改善代谢　消朦片中的珍珠含有多种氨基酸、微量元素和牛磺酸等，可补充人体缺乏的物质，进而改善糖和脂肪代谢，促进体内氧化物质的清除。

2. 抗氧化　本品可促进自由基过氧化物（过氧化脂质）的清除；本品可与氧化物质结合形成稳定的化合物，保护组织免受过氧化物的伤害。

【临床应用】

1. 白内障　本品用于预防和治疗老年性白内障[2]。

2. 角膜溃疡　本品对视网膜、视神经、视网膜色素上皮的疾病、角膜溃疡等均有一定的治疗作用。

3. 黄斑变性　消朦片对气阴两虚兼痰瘀互结证干性年龄相关性黄斑变性患者有一定的治疗作用[3]。

4. 其他　本品对于抗衰老，改善心、血管系统功能，防止动脉硬化，预防和治疗糖尿病、高血压等有一定功效。

【不良反应】　尚不明确。

【使用注意】　①忌辛辣油腻食物、忌烟酒。②脾胃虚弱，消化不良，大便稀溏者应予慎用。③对本品过敏者禁用，过敏体质者慎用。④本品性状发生改变时禁止使用。⑤如正在使用其他药品，使用本品前请咨询医师或药师。

【用法与用量】　口服。片剂：一次3片，一日3次。胶囊剂：一次3粒，一日3次。

参 考 文 献

[1] 曹文轩，袁玉玲，黄焕光，等. 消朦片对人体微量元素的影响[J]. 眼科新进展，1990，（4）：8-10.
[2] 雷洪涛. 白内停联合消朦片治疗三硝基甲苯白内障的临床分析[J]. 中国医药指南，2015，13（7）：100-101.
[3] 王燕，庞龙，欧扬，等. 消朦片治疗气阴两虚兼痰瘀互结证干性年龄相关性黄斑变性疗效观察[J]. 新中医，2014，46（7）：133-135.

（长春中医药大学　张大方，北京中医药大学　张超）

拨云散眼药

【药物组成】　人工牛黄、人工麝香、冰片、朱砂、琥珀、硇砂、硼砂、炉甘石。

【处方来源】　清·赵学敏《串雅全书》。国药准字 Z13021677。

【功能与主治】　清热消炎，明目退翳。用于暴发火眼，眼边赤烂，云翳遮睛。

【药效】　主要药效如下：

1. 抗炎作用　本品有抗炎作用，消除局部炎症和水肿。

2. 抗菌作用　本品有抗菌作用。

3. 促进局部组织代谢　本品能促进局部组织代谢，消除局部氧自由基。

【临床应用】　用于急性结膜炎、流行性出血性结膜炎、睑缘炎等的治疗，均获良效；用于预防和治疗早期白内障；用于治疗角膜薄翳、斑翳和白斑等[1-3]。

【不良反应】　角膜病变加重。

【使用注意】　运动员慎用。

【用法与用量】　每次用少许，点入眼角，一日2～3次。

参 考 文 献

[1] 韩月芝，王岳，苏平菊. 气相色谱法测定拨云散眼药中冰片的含量[J]. 现代中西医结合杂志，2010，19（13）：1634-1636.
[2] 郑芳，丁功奎. 滥用拨云散眼药致角膜病变加重76例报告[J]. 湖南中医杂志，2004，（3）：30-31.
[3] 赵滢瑜，柴芳明，赵滢瑾. 自拟拨云散治疗老年白内障63例疗效观察[J]. 齐齐哈尔医学院学报，2002（2）：167.

（长春中医药大学　张大方、李丽静）

拨 云 锭

【药物组成】　炉甘石、冰片、麝香、乳香、没药、龙胆浸膏、硼砂、明矾、芒硝、玄明粉。

【处方来源】　清·顾世澄《疡医大全》。国药准字 Z42021916。

【功能与主治】　明目退翳，解毒散结，消肿止痛。用于暴发火眼，目赤肿痛，沙眼刺痛，目痒流泪，翼状胬肉，牙龈肿痛，喉舌红肿。

【药效】　主要药效如下：

1. 抗菌作用　对金黄色葡萄球菌、白色葡萄球菌、甲型链球菌、乙型链球菌抑菌活力较强，对大肠杆菌、枯草杆菌有一定抑菌作用，对铜绿假单胞菌、痢疾杆菌、变形杆菌抑菌作用较弱。拨云锭在高浓度时对金黄色葡萄球菌，白色葡萄球菌，甲、乙型链球菌呈现杀菌作用，拨云锭眼药具有广谱抗菌作用[1-3]。

2. 抗炎作用　本品有抗炎作用，减轻局部水肿。

【临床应用】　用于治疗暴发火眼、目赤肿痛、沙眼刺痛、风痒流泪、翼状胬肉、白内障等，疗效确切；现代多用于急慢性结膜炎、结膜充血、角膜炎、巩膜炎、虹膜炎、化脓性角膜溃疡和沙眼等疾患。

【不良反应】　尚不明确。

【使用注意】　①忌烟、酒、辛辣食物，忌鱼虾腥物。②小儿应在医师指导下应用。③用药后有眼痒、眼睑皮肤潮红、结膜水肿者停用，并到医院就诊。④如与其他眼药联合使用，应间隔 1 小时后滴用。⑤用药 3 天后症状无改善者应到医院就诊。⑥对本品过敏者禁用，过敏体质者慎用。⑦本品性状发生改变时禁止使用。⑧儿童必须在成人监护下使用。⑨请将本品放在儿童不能接触到的地方。⑩如正在使用其他药品，使用本品前请咨询医师或药师。

【用法与用量】　外用。临用时，取本品 2 锭，加入滴眼用溶剂中，振摇使之溶解，摇匀后即可滴入眼睑内，一日 2～4 次。牙龈肿痛、喉舌炎症可含服，一次 1 锭，一日 3 次。

参 考 文 献

[1] 杨松华，林淑茹，戴海燕. 拨云锭治疗慢性骨髓炎窦道实验观察报告[J]. 中医正骨，2005，(7)：16-17，80.

[2] 王晋民. 拨云锭与眼泰的疗效对比观察[J]. 云南中医学院学报，1992，(3)：9-10.

[3] 王迪，郑英，陈金秀. 拨云锭眼药对 9 种常见致病菌的体外抗菌作用观察[J]. 眼科研究，2002，(4)：365-366.

（长春中医药大学　张大方，李玉梅）

二、清肝明目类

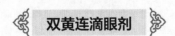

双黄连滴眼剂

【药物组成】　金银花、黄芩、连翘。

【处方来源】　研制方。国药准字 Z20010152。

【功能与主治】　祛风清热，解毒退翳，用于风邪热毒型单纯疱疹病毒性树枝状角膜炎。

【药效】 主要药效如下[1]：

1. 抗菌作用 本品对金黄色葡萄球菌、大肠杆菌、铜绿假单胞菌、肺炎链球菌均具有较好的抑制作用。

2. 抗病毒作用 研究表明本品具有抗人类免疫缺陷病毒-1（HIV-1）的作用，并可以控制大鼠柯萨奇病毒感染的病毒性脑炎。

3. 抗炎作用 本品对组胺引起的大鼠毛细血管通透性增加具有明显抑制作用。

【临床应用】

1. 角膜炎 本品用于治疗单纯疱疹病毒性角膜炎及深层型单疱性角膜炎[2, 3]。

2. 其他 本品还可用于急慢性结膜炎、泪囊炎等细菌及病毒性疾病。

【不良反应】 偶有眼部疼痛、流泪等轻度刺激症状。

【使用注意】 ①如药液发生混浊，应停止使用；配制好的滴眼液，应连续用完，不宜存放后使用，在使用过程中如药液发生混浊，应停止使用。②药粉与溶剂混匀后，残留于玻璃瓶内的药液量在剂量范围之外，请勿刻意取净。③取塞、扣接、混合过程中避免瓶口污染。

【用法与用量】 滴入眼睑内（临用前将一支药粉与一支溶剂配制成溶液，使充分溶解后使用）。一次1～2滴，一日4次。疗程为4周。

参 考 文 献

[1] 马满玲，刘璐，孙淑英. 透明质酸钠作为双黄连滴眼液增黏剂的实验研究[J]. 中国中药杂志，2005，（16）：1246-1248.

[2] 高殿文，陈立忠，王爱媛. 双黄连滴眼液治疗单纯疱疹病毒性角膜炎疗效观察[J]. 中国中西医结合杂志，2003，9：711.

[3] 周卫军. 双黄连滴眼液配合中药治疗深层型单疱性角膜炎60例小结[J]. 湖南中医药导报，2003，5：52-53.

（长春中医药大学 张大方、李玉梅，北京中医药大学 张 超）

❧ 羊肝明目片 ❧

【药物组成】 当归、夜明砂、羊肝粉、蝉蜕、木贼。

【处方来源】 研制方。国药准字Z20025530。

【功能与主治】 养血祛风，散热退翳。用于黑眼云翳，干眼夜盲，迎风流泪。

【药效】 主要药效如下：

1. 抗氧化作用 本品具有抗氧化、清除自由基的作用。

2. 改善内皮细胞功能 本品可抑制人视网膜血管内皮细胞的增生。

【临床应用】 用于治疗泪溢症、眼干燥症[1, 2]。

【不良反应】 尚不明确。

【使用注意】 忌辛、辣食物。

【用法与用量】 口服。一次4片，一日2次；或遵医嘱。

参 考 文 献

[1] 蔡颖欣. 高效液相法测定羊肝明目片中阿魏酸的含量[J]. 黑龙江医药，2010，23（4）：506-508.

[2] 孙河，谭宏彦，姚靖. 明目羊肝片治疗泪溢症临床观察[J]. 中医药学报，2000，（3）：17.

（长春中医药大学 张大方、刘 智）

第三章

青光眼中成药名方

第一节 概 述

一、概 念

青光眼（glaucoma）是一组以视盘萎缩及凹陷、视野缺损及视力下降为共同特征的疾病，病理性眼压增高、视神经供血不足是其发病的原发危险因素，视神经对压力损害的耐受性也与青光眼的发生和发展有关。

青光眼是导致人类失明的三大致盲眼病之一，我国人群中青光眼发病率约为 0.67%，40 岁以上的发病率约为 1.68%。本病有一定的遗传倾向，在患者直系亲属中，10%～15% 的个体可能发生青光眼。

临床上根据病因、房角、眼压描记等情况将青光眼分为原发性、继发性和先天性三大类。原发性青光眼根据眼压升高时前房角的状态，分为闭角型青光眼和开角型青光眼，闭角型青光眼根据发病急缓，分为急性闭角型青光眼和慢性闭角型青光眼。闭角型青光眼多为急症，目前常规治疗以激光或手术为主，慢性闭角型或开角型青光眼在控制目标眼压的同时可以辅助中成药治疗。

中医学将原发性闭角型青光眼归属于"绿风内障"，将原发性开角型青光眼归属于"青风内障"，将青光眼绝对期归属于"黄风内障"，将慢性闭角型青光眼归属于"黑风内障"，将继发性青光眼归属于"乌风内障"范畴。

二、病因及发病机制

（一）病因

目前青光眼确切病因尚不明确，是由遗传因素和多危险因素共同作用导致的复杂的眼部疾病。局部解剖因素、眼压、视力、种族、年龄、家族史、皮质类固醇敏感性、氧化应激和心血管系统的异常等均是青光眼的危险因素。其中，房水循环的动态平衡受到破坏导致的病理性眼压增高是主要的危险因素，遗传因素也发挥着重要作用[1-6]。

（二）发病机制

青光眼发病机制尚未明确。

1. 闭角型青光眼的瞳孔阻滞机制　目前认为主要是眼轴较短、角膜较小、前房浅、房角狭窄，或晶状体较厚、位置相对靠前，使瞳孔缘与晶状体前表面接触紧密，房水越过瞳孔时阻力增加，后房压力相对高于前房，并推挤虹膜向前膨隆，使前房变浅，房角进一步狭窄。

2. 慢性青光眼发病机制　目前一般认为是房水外流受阻于小梁网 Schlemm 管系统，小梁网胶原纤维和弹性纤维变性，小梁内皮细胞脱落或增生，小梁条索增厚，网眼变窄或闭塞，Schlemm 管塌陷、虹膜内管的病理改变及房水组成的异常。

三、临 床 表 现

1. 眼球功能的病理性改变　眼压升高。
2. 眼球内组织学器质性改变　视神经受压，视盘供血不足。
3. 视功能损害　慢性期视野缺损。急性期可损害中心视力。

四、诊　　断

（1）眼压＞21mmHg；
（2）青光眼性视盘损害和（或）视网膜神经纤维层缺损；
（3）青光眼性视野缺损；
（4）房角开放。
具有以上 4 项或具有（1）（4）项与（2）项或（3）项者诊断为原发性开角型青光眼。

五、治　　疗

（一）常用化学药物及现代技术[7-9]

1. β-肾上腺素受体阻滞药　是目前最常用的降眼压滴眼液，常用 0.25%～0.5%噻吗洛尔，每天 1～2 次，对眼压一般性增升有降压作用，可降至正常，但对夜间的眼压控制较差。对眼压极度增高者，须联合应用其他降眼压药。

2. 肾上腺素受体激动剂　可以通过增加小梁网途径房水外流降眼压，主要用于开角型青光眼和高眼压症的患者，一般分为两种，一种是 β-肾上腺素受体激动剂，如地匹福林，另一种是 α-肾上腺素受体激动剂，如溴莫尼定，后者也可以直接抑制房水生成，具有双重的降眼压作用。

3. 毛果芸香碱　多用于闭角型青光眼或 β-受体阻滞剂不能较好控制眼压时的一种联合用药。常用 1%～2%浓度，必要时可用 4%溶液或眼膏，每天滴眼 4～6 次，滴眼次数不宜频繁，用药浓度不宜太高，以尽量防止睫状肌痉挛的发生。

4. 碳酸酐酶抑制剂　通过减少房水生成而降眼压。常用药有乙酰唑胺（diamox）片剂，常在手术前短期应用。碳酸酐酶抑制剂属于磺胺类药，虽然是眼部滴用，但仍能被全身吸收，为了防止产生全身的作用，一般不宜长期服用。

5. 前列腺素类似药　可有效减少房水生产，增加葡萄膜巩膜通路的房水引流，是目前治疗开角型青光眼的一线药物。常用的药物有拉坦前列素、曲伏前列素和比马前列素等，每日使用 1 次，晚间使用效果最好。

在药物治疗下眼压仍不能控制者或视盘、视野损害进展时，可考虑手术治疗，可做小梁切除术或其他滤过性手术，也可激光治疗。

（二）中成药名方治疗

青光眼患者除了西药或手术治疗外，中医治疗可以帮助患者控制或延缓病情发展。中医药治疗青光眼目前主要以活血化瘀、益气、健脾、利水、祛风、滋补肝肾等为主。中医药对青光眼的治疗，能够提高视神经的兴奋性，使部分尚未造成不可逆损害的视神经恢复功能，提高患者的视功能，具有独特的优越性。

第二节　中成药名方的辨证分类与药效

青光眼患者常常眼外观良好，病在神水及瞳神以内，属内障眼病，内应于脏腑，与肝、脾、肾密切相关。本病初期多为实证，肝火、痰浊为主，年老体弱者初期也可出现虚实夹杂证，病变后期多以虚实夹杂证或虚证为主。本虚多为脾气亏虚、肝肾不足、气血虚弱等；标实多为痰浊、瘀血，是疾病发展过程中的病理产物，为继发因素，又成为致病的因素。选用中成药辨证论治时，应先分析病机、确定病位，即病在何脏何腑、寒热虚实、气血盛衰等情况，在正确辨证的前提下，再行遣方、灵活用药。实证者以疏风清热、平肝凉血为法；虚证或虚实夹杂证则应遵从标本兼治的大法，可根据具体情况，佐以祛痰除湿、活血行气、和胃止呕等中成药，以提高疗效[10, 11]。

常用中成药的辨证分类及其主要药效如下：

一、清肝明目类

此类药物所治病证以目赤疼痛，畏光流泪、视物模糊、烦躁易怒、口苦咽干、舌红苔黄、脉弦细数为主要证候，治以清肝泻热，滋阴明目。

常用中成药：熊胆开明片、（加味丹栀逍遥丸）丹栀逍遥丸（片、胶囊）。

二、益肾明目类

此类药物所治病证以头痛眩晕、视物昏朦、夜盲、耳鸣耳聋、失眠多梦、脉弦细、苔少或无、舌红少津为主要证候，治以滋养肝肾，开窍明目。

常用中成药：复明片（胶囊、颗粒）。

参 考 文 献

[1] 金露，兰琼，谯雪，等. 动机性访谈对青光眼患者随访依从性及自我管理行为的影响[J]. 医药高职教育与现代护理，2019，2（2）：121-124.

[2] 董泽英，陈志萍，朱光，等. 激光虹膜成形术与小梁切除术治疗闭角型青光眼的疗效比较[J]. 淮海医药，2019，37（2）：163-165.

[3] 陈君毅，孙兴怀. 从美国眼科临床指南（PPP）原发房角关闭分册看两国原发性闭角型青光眼诊疗思路的不同[J]. 中国眼耳鼻喉科杂志，2019，19（2）：75-77.

[4] 范祥雨，洪佳旭，徐建江. 角膜内皮失代偿者 302 例临床分析[J]. 中国眼耳鼻喉科杂志，2019，19（2）：105-109.

[5] 洪晓芳. 认知疗法联合放松训练对原发性青光眼手术病人负性情绪及睡眠状况的影响[J]. 全科护理，2019，17（8）：919-921.

[6] 李瑞，孙金芳，余小金，等. SIX6 基因 rs10483727 多态性与原发性开角型青光眼发病关联性的 Meta 分析和试验序贯分析[J]. 中国循证医学杂志，2019，19（3）：310-317.

[7] 项燕，司长峰，徐楠，等. 可调节缝线在青光眼小梁切除术中的应用[J]. 中国临床研究，2019，32（3）：401-403.

[8] 尚笑，李若溪. 针刺配合药物治疗肝肾阴虚型原发性开角型青光眼疗效观察[J]. 上海针灸杂志，2019，38（3）：307-311.

[9] 李忠凯. 青光眼引流器植入联合小梁切除术治疗难治性青光眼的临床效果观察[J]. 临床合理用药杂志，2019，（8）：158-159.

[10] 陈健华，梁丹丹，黄镒. 青光眼睫状体炎综合征临床表现特点和鉴别诊断研究[J]. 中国现代药物应用，2019，（6）：19-21.

[11] 吕晶，王成鑫，黄萱. 眼部疾病的分布范围及病变类型分析[J]. 江汉大学学报（自然科学版），2019，47（2）：163-166.

（长春中医药大学　张大方，江西中医药大学　张　琦）

第三节　中成药名方

一、清肝明目类

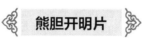

【药物组成】　熊胆粉、石决明、菊花、石决明、枸杞子、泽泻、龙胆、茺蔚子。

【处方来源】　研制方。国药准字 Z19990029。

【功能与主治】　清肝泻热，滋阴明目。用于肝胆郁热，阴精不足所致瞳神紧小、青风内障，症见目赤疼痛、畏光流泪、视物模糊、烦躁易怒、口苦咽干，以及急性虹膜睫状体炎、原发性开角型青光眼见以上述证候者。

【药效】　主要药效如下：

1. 抗炎镇痛　熊胆开明片具有清热解毒、平肝滋肾、化瘀通络、明目除障等作用，现代药理作用研究表明其具有明显的抗炎镇痛作用[1]。

2. 降低眼压　眼压升高是青光眼发病机制之一，眼压越高，对青光眼性视功能损害越大，降低眼压，对于青光眼的治疗至关重要。现代药理作用研究表明其具有明显的降低眼压效果[2]。

3. 缓解青少年视疲劳　熊胆开明片对肝胆郁热型青少年视疲劳症状如眼睛干湿、畏光流泪、眼红痒、眼胀痛、视物模糊、阅读持久性差、睑痉挛、头晕、头痛等症状均有缓解作用，是由于熊胆开明片中从根本上起到清肝火、缓解视疲劳的作用[3]。

【临床应用】　用于急性虹膜睫状体炎、原发性开角型青光眼见下述证候者。

1. 急性虹膜睫状体炎　症见疼痛、畏光、流泪及视力减退等。

2. 原发性开角型青光眼　症见眼压升高、视神经受压、视盘供血不足、视野缺损等。

【**不良反应**】　偶见轻度腹泻，停药后一般可缓解。

【**使用注意**】　孕妇忌服。

【**用法与用量**】　口服。一次 4 片，一日 3 次，或遵医嘱。

参 考 文 献

[1] 赵珉，齐勇，韩杨. 熊胆开明片镇痛及抗炎作用的动物实验[J]. 白求恩医科大学学报，1999，（3）：44.

[2] 赵珉，齐勇. 熊胆开明片降眼压作用实验研究[J]. 长春中医药大学学报，2007，（1）：27-28.

[3] 洪流，李延娟，曲兵. 熊胆开明片对青少年视疲劳症状影响观察[J]. 中国现代药物应用，2008，（5）：62-63.

（长春中医药大学　张大方，吉林工程技术师范学院　王书丹，江西中医药大学　张　琦、侯吉华）

丹栀逍遥丸（加味丹栀逍遥丸）（片、胶囊）

【**药物组成**】　牡丹皮、栀子、柴胡、白芍、当归、茯苓、白术、薄荷、甘草。

【**处方来源**】　宋·太平惠民和剂局《太平惠民和剂局方》逍遥散的基础上，加丹皮、栀子二药而成。《中国药典》（2015 年版）。

【**功能与主治**】　疏肝解郁，清热调经。用于肝郁化火、胸胁胀痛、烦闷急躁、颊赤口干、食欲不振或有潮热，以及妇女月经先期、经行不畅、乳房与少腹胀痛。

【**药效**】　主要药效如下[1]：

1. 抗炎　丹栀逍遥散能使促炎因子下调，抑炎因子上调，两种因子的平衡，有利于患者身体机能恢复。

2. 抗新生血管生成　本品可能通过调控 HIF/VEGF/Notch 信号通路来抑制血管新生的过程[2]。

3. 调节免疫　本品有调节免疫功能作用。

【**临床应用**】

1. 青光眼　丹栀逍遥散治疗青光眼可以有效控制眼压，提高视力、视野，促使新生血管消退，是一种安全有效的治疗方式，值得临床推广应用[2]。

2. 视网膜静脉阻塞　丹栀逍遥散与桃红四物汤合激光光凝治疗视网膜静脉阻塞，具有促进视网膜出血、渗出的吸收，提高视力，缩短病程，减少视细胞损害的功能，总有效率达 90%[3]。

3. 缺血性视神经病变　丹栀逍遥散联合针刺治疗前部缺血性视神经病变可以有效提高患者视力 [4]。

4. 视神经炎　丹栀逍遥散治疗急性视神经炎，患者视力见提高，随访稳定[5]。

【**不良反应**】　目前尚未检索到不良反应的报道。

【**使用注意**】　①脾胃虚寒、脘腹冷痛、大便溏稀者慎用；孕妇、月经期妇女慎用。②宜清淡饮食，忌辛辣、生冷及油腻食物。③应保持心情舒畅。④脾胃虚寒者不宜用。⑤使用本品时，应配合外用控制眼压的眼药水或其他治疗。

【**用法与用量**】　丸剂：口服，水丸一次 6～9g，一日 2 次。片剂：口服，薄膜衣片一次 6～8 片，一日 2 次。胶囊剂：口服，一次 3～4 粒，一日 2 次。

参 考 文 献

[1] 金廷恒. 加味丹栀逍遥散对肝胆火炽型急性葡萄膜炎临床疗效及对细胞因子的影响研究[J]. 中药材, 2018, 41（1）: 225-257.

[2] 段颖, 张淑清, 于俊义. 丹栀逍遥散加减对肝郁气滞型新生血管性青光眼的临床应用及机制探讨[J]. 世界中医药, 2016, 11（7）: 1282-1285.

[3] 林颖, 柯小清. 丹栀逍遥散与桃红四物汤合激光光凝治疗肝郁血滞型视网膜静脉阻塞 30 例[J]. 康复学报, 2013, 23（5）: 1-4.

[4] 王琪, 朱宁云. 联用针刺与丹栀逍遥散治疗前部缺血性视神经病变的效果探析 [J]. 当代医药论丛, 2016, 14（7）: 2526.

[5] 王笑可, 阿琴. 加味丹栀逍遥散治疗急性视神经炎[J]. 中国民间疗法, 2001, 9（3）: 31-32.

（中日友好医院　金　明，江西中医药大学　张　琦、艾志福）

二、益肾明目类

 复明片（胶囊、颗粒）

【**药物组成**】　山茱萸、枸杞子、菟丝子、女贞子、熟地黄、地黄、石斛、决明子、木贼、夏枯草、黄连、菊花、谷精草、牡丹皮、羚羊角（水牛角代替）、蒺藜、石决明、车前子、木通、泽泻、茯苓、槟榔、人参、山药。

【**处方来源**】　研制方。《中国药典》（2015 年版）。

【**功能与主治**】　滋补肝肾、养阴生津、清肝明目。用于青光眼，白内障初、中期，肝肾阴虚所致的视物模糊、畏光等。

【**药效**】　主要药效如下：

1. 抗氧化作用　复明片能够升高晶状体中 SOD 活性，降低 MDA 含量，从而起到抗氧化的作用[1]。

2. 保护正常的视网膜组织形态结构　Muller's 细胞是视网膜主要的神经胶质细胞，对于损伤呈高反应性，它的增生和肥大主要表现为 10nm 的中间丝蛋白 IFPs 表达增加，神经胶质酸性蛋白（GFAP）是 IFPs 的主要成分之一，在视网膜上 Muller's 细胞特异性表达，GFAP 的表达增加，反映了 Muller's 细胞分化增生的活跃程度。本品能抑制视网膜脱落后 Muller's 细胞对损伤的过度反应，从而提高视功能[2]。

3. 细胞保护作用　本品能够显著抑制视网膜神经节细胞的凋亡、抑制晶状体上皮细胞（LEC）的凋亡，从而起到一定的保护作用[3]。

4. 抗炎作用　本品能下调基质金属蛋白酶-2（MMP-2）的表达，减轻炎症反应，阻断 MMP-2 对 ECM 的降解从而抑制细胞的迁移及增殖，阻止增生性玻璃体视网膜病变（PVR）发展，促进视功能的恢复[4]。

【**临床应用**】

1. 青光眼　因肝肾阴虚，肝火上攻所致，初起自觉眼球作胀，甚则额角偏痛，鼻根部酸痛，检查眼压在正常范围内或稍高，视野有相应缺损，多发作于疲劳或郁怒之后；青光眼见上述证候者。

2. 白内障　因肝肾阴虚，目失所养所致，多见于 50 岁以上老年人，双眼同时或先后发病，早期眼前可有不动之小黑点，视物有轻烟薄雾遮挡，视力逐渐下降，后期瞳神渐渐变为淡白色或深棕色，直至失明；老年性白内障见上述证候者。

【不良反应】　尚未明确。

【使用注意】　忌食辛辣刺激，孕妇禁用。

【用法与用量】　口服。片剂：一次 5 片，一日 3 次。胶囊：一次 5 粒，一日 3 次。每一个疗程 30 天。

参 考 文 献

[1] 柯希振. 复明片临床研究应用总结[J]. 临床医药实践，2009，18（9）：207-209.

[2] 刘娉，彭清华，李建超，等. 复明片对兔视网膜脱离后视网膜色素上皮细胞增殖的影响[J]. 湖南中医药大学学报，2007，（5）：36-39.

[3] 朱志容，彭清华，陈吉. 复明片对实验性视网膜脱离复位 Müller 细胞神经胶质纤维酸性蛋白表达的影响[J]. 中国中医眼科杂志，2006，（3）：165-167.

[4] 刘娉，彭俊，彭清华，等. 复明片对兔视网膜脱离后视网膜组织中基质金属蛋白酶-2 表达的影响[J]. 中华中医药学刊，2011，29（3）：493-497.

（长春中医药大学　张大方，吉林工程技术师范学院　王书丹，江西中医药大学　张　琦、侯吉华）

第四章

白 内 障

第一节 概 述

一、概 念

白内障（cataract）是指任何先天性或者后天性的因素，如遗传、代谢异常、外伤、辐射、中毒、营养障碍等，引起晶状体透明度降低或者颜色改变所导致的光学质量下降的退行性改变。本病是我国第一位的致盲性眼病，尤其是老年性白内障，其患病率随年龄增长而明显增高，估计我国现有 60 岁以上老年人中，因白内障所致老年盲人及低视力患者占73.13%。白内障的防治仍是我国目前防盲治盲的重点工作。

中医学将老年性白内障归属于"圆翳内障"，先天性白内障归属于"胎患内障"，并发性白内障归属于"金花内障"，外伤性白内障归属于"惊振内障"范畴。

二、病因及发病机制

（一）病因

晶状体处于眼内液体环境中，任何影响眼内环境的因素，如衰老、物理损伤、化学损伤、手术、肿瘤、炎症、药物（包括中毒）及某些全身性代谢性或免疫性疾病，都可以直接或间接破坏晶状体的组织结构、干扰其正常代谢而使晶状体混浊，因此诱发白内障。

（二）发病机制

1. 晶状体蛋白质损伤变性 随着年龄的增长，晶状体中的不溶性蛋白质增加，使晶状体内的可溶性蛋白质减少，相应地非均匀介质增多，影响晶状体的透光性和折射能力，是诱发白内障的物质基础。

2. 自由基氧化应激损伤 氧化应激是指氧化物质与抗氧化物质失衡，引起核酸、脂质、蛋白质及碳水化合物过氧化，从而激活信号转导途径和转录因子，导致慢性炎症和组织功能障碍。

3. 晶状体上皮细胞过度凋亡　白内障的产生是由于各种致病因素刺激正常机体细胞，使细胞发生过度凋亡，导致组织发生一系列病理改变。

三、临 床 表 现

1. 视力下降：表现为逐渐加重的、无痛性的视力减退，在强光（如太阳光或亮灯光）下，因瞳孔收缩，进入眼睛的光线减少，反而比光线暗的情况下视物更不清楚。矫正视力在 0.7 或者以下，是最明显也最重要的症状。

2. 屈光改变：患者感觉视力有所"提高"，看书、看报反而不需要戴老花镜了，产生了视力"返老还童"的错觉。实际上这并不是视力的提高，而是晶状体核硬化引起的近视抵消了老花镜的远视所引起的。

3. 复视或眩光：患者会感觉视物变形，有时将一个物体看成两个，称为复视；或者注视时感觉周围有彩晕而产生眩光。

4. 视野缺损：患者可自觉眼前有固定不动的朦胧黑影，在阳光、灯光下黑影更为明显，这是晶状体早期局限性混浊的表现，但要注意与视网膜脱离引起的眼前清晰而进行性扩大的黑影相区别。

5. 其他：对比敏感度下降、色觉改变等。

四、诊 断

1. 眼科检查　可在肉眼、聚光灯或裂隙灯显微镜下观察并定量。不同类型的白内障具有其特征性的混浊表现。对晶状体周边的混浊须散瞳后方可看到。

2. 临床分级　根据核的颜色进行分级，将核硬度分为以下 5 级：Ⅰ度（透明，无核，软性）；Ⅱ度（核黄白色或黄色，软核）；Ⅲ度（核呈深黄色，中等硬度核）；Ⅳ度（核呈棕色或琥珀色，硬核）；Ⅴ度（核呈棕褐色或黑色，极硬核）。

五、治 疗

（一）常用化学药物及现代技术

1. 药物治疗

目前国内外都处于探索研究阶段，一些早期白内障，临床用药以后病情会减慢发展，视力也稍有提高，白内障的早期进展至成熟是一个较漫长的过程，它有可能自然停止在某一发展阶段而不至于严重影响视力。早期白内障可口服维生素 C、维生素 B_2、维生素 E 等，也可用一些药物延缓病情发展。通常一些中期白内障患者，用药后视力和晶状体混浊程度也可得到一定改善。但成熟期的白内障，药物治疗则无实际意义[1-5]。

2. 手术治疗

（1）白内障超声乳化术：为近年来国内外开展的新型白内障手术。使用超声波将晶状体核粉碎使其呈乳糜状，然后连同皮质一起吸出，术毕保留晶状体后囊膜，可同时植入房型人工晶状体。老年性白内障发展到视力低于 0.3，或白内障的程度和位置显著影响或干扰视觉功能，患者希望有好的视觉质量时，即可行超声乳化白内障摘除手术。其优点是切口小，组织损伤少，手术时间短，视力恢复快[6-9]。

（2）白内障囊外摘除：切口较囊内摘除术小，将混浊的晶状体核排出，吸出皮质，但留下晶状体后囊。后囊膜被保留，可同时植入后房型人工晶状体，术后可立即恢复视力功能。因此，白内障囊外摘除已成为目前白内障的常规手术方式[10]。

（二）中成药名方治疗

患者白内障初期或未达到手术适应指征时，西医往往束手无策，中医治疗可以发挥一定的疗效，填补这一空白。中医药治疗肝肾阴虚型白内障主要以补益肝肾、滋阴明目为主；脾胃气虚型白内障主要以健脾益气、养胃明目为主；气滞血瘀型白内障主要以活血化瘀、祛障明目为主。

第二节　中成药名方的辨证分类与药效

中医学将晶状体称为晶珠，又称黄精或睛珠，在五轮学说中属水轮（瞳神），内应于肾。晶状体的病变属于内障眼病，归属为瞳神疾病范畴。老年性白内障多与脏腑虚损密切相关，其病机转化决定于人体正气的强弱和气血的盛衰。随着年龄的增长，机体的衰老，脏腑功能减退，抗病能力下降，外邪侵袭，气血受损，晶珠失养而发病。另外部分患者也可为实证，如情绪抑郁，肝气不疏，玄府闭塞，气血运行不畅而致晶珠混浊。还有部分患者表现为年老体衰合并气滞血瘀，病属虚实夹杂证。在疾病早期可以通过中成药治疗控制病情发展，如进展至晶珠灰白色混浊，已明显妨碍瞳神，此时药物治疗难以奏效，宜行手术治疗。

常用中成药的辨证分类及其主要药效如下：

一、退翳明目类

《中医眼科学》指出，退翳明目所退之翳乃指黑睛之翳障。退翳明目法是用具有退翳作用的方药，来消退黑睛翳障而达到明目作用的眼科独特治法。黑睛生翳后期，以退翳为主。退翳明目类药物可能具有消除炎症、抑制过敏反应及促进混浊吸收等功效，可用于治疗白内障。

常用中成药：麝珠明目滴眼液、障翳散、除障则海甫片。

二、清肝明目类

此类药物所治病证以目赤疼痛、畏光流泪、视物模糊、烦躁易怒、口苦咽干为主要证候，治法以清肝泻热，滋阴明目。

常用中成药：十五味萝蒂明目丸。

三、益肾明目类

此类药物所治病证以头痛眩晕、视物昏朦、夜盲、耳鸣耳聋、失眠多梦、脉弦细、苔少或无、舌红少津为主要证候，治法以滋养肝肾。

常用中成药：石斛夜光颗粒（丸）、障眼明片（胶囊）、金花明目丸。

参 考 文 献

[1] 贺新,刘宁. 不同手术治疗方式对青光眼合并白内障患者视力眼压散光度及并发症的影响[J]. 河北医学,2019,（3）:555-559.

[2] 何晓静, 刘红梅. 老年糖尿病眼底病变患者白内障术后的黄斑囊样水肿及预后[J]. 中国老年学杂志, 2019,（7）: 1578-1580.

[3] 李新颖. 光学相干断层扫描仪早期诊断青光眼合并白内障的临床价值[J]. 医疗装备, 2019,（6）: 88-89.

[4] 胡欢, 韩玲玲. 白内障摘除术后角膜上皮功能障碍临床分析[J]. 山西医药杂志, 2019, 48（6）: 691-693.

[5] 阮小菱, 彭程, 秦婷婷, 等. 静默疗法与抚触在高龄白内障手术患者中的应用研究[J]. 中国临床保健杂志, 2019, 22（2）: 275-277.

[6] 杨晓艳. 白内障超声乳化术后干眼患者的针对性护理效果观察[J]. 基层医学论坛, 2019, 23（12）: 1639-1641.

[7] 陈丽艳, 张虹. 综合护理干预措施在老年青光眼合并白内障超声乳化人工晶体植入术中的应用效果观察[J]. 基层医学论坛, 2019, 23（12）: 1706-1708.

[8] 卢静. 人文关怀护理对老年白内障患者的心理情绪及并发症的影响[J]. 基层医学论坛, 2019, 23（12）: 1726-1728.

[9] 孔令稚. 超声乳化白内障吸除术治疗闭角型青光眼的临床效果[J]. 中国冶金工业医学杂志, 2019, 36（2）: 160-161.

[10] 简飞龙, 孙康, 毕伍牧, 等. 新型多焦点人工晶状体临床应用新进展[J]. 中国临床新医学, 2019, 12（3）: 338-342.

（长春中医药大学　张大方，北京中医药大学　张　超）

第三节　中成药名方

一、退翳明目类

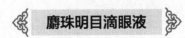

麝珠明目滴眼液

【药物组成】　珍珠、麝香、冬虫夏草、石决明、黄连、黄柏、大黄、冰片、蛇胆汁、猪胆膏、炉甘石、紫苏叶、荆芥。

【处方来源】　研制方。国药准字 Z19990015。

【功能与主治】　消翳明目。用于老年性初、中期白内障，以及视疲劳，症见眼部疲倦、眼酸胀痛、眼干涩、视物模糊。

【药效】　主要药效如下：

1. 改善新陈代谢　本品有极强的穿透力，可透过房水屏障，参与房水和晶状体内的新陈代谢，抑制晶状体蛋白质变性的发生和发展，抑制实验性白内障形成。

2. 降眼压　本品具有降低水负荷引起的眼压升高的作用。

3. 抗氧化　本品具有提高组织对缺氧的耐受力、降低血清脂质过氧化物水平、降低平滑肌张力和消炎的作用。

4. 抗菌、抗病毒　本品体外对金黄色葡萄球菌、乙型溶血性链球菌有一定的抑制作用；体外对单纯疱疹病毒和腺病毒有一定抑制作用。

【临床应用】

1. 老年性白内障　肝虚内热所致，视物不清或单眼复视、多视，眼干涩不舒，不能久视。适用于老年性白内障早、中期阶段见上述证候者[1-3]。

2. 其他　尚有用麝珠明目滴眼液治疗视疲劳及慢性单纯性青光眼、准分子激光屈光性角膜切削术（PRK）术后角膜上皮下混浊的临床报道[4-6]。

【不良反应】　偶见用药后球结膜充血、轻度水肿。

【使用注意】　①忌烟、酒、刺激性食物。②用药后有眼痒、眼睑皮肤潮红、结膜水肿者停用，并到医院就诊。③用药后如视力下降明显应到医院就诊检查。④治疗过程中局部出现炎症反应，立即停药，并对症治疗。⑤本品配成眼药水须在 15 天内用完。⑥配制使用时应防止污染。滴眼时要充分振摇，滴后旋紧瓶盖。⑦对本品过敏者禁用，过敏体质者慎用，运动员慎用。⑧本品性状发生改变时禁止使用。⑨如正在使用其他药品，使用本品前请咨询医师或药师。

【用法与用量】　滴眼。取本品 1 支（0.3g）倒入装有 5ml 生理盐水的滴眼瓶中，摇匀，即可滴眼，每次 1 滴闭眼 15 分钟。白内障者：每次 3 滴，一日 2 次。视疲劳者：每次 1～2 滴，一日 3 次。一个疗程 4 周。

参 考 文 献

[1] 冯利. 麝珠明目滴眼液治疗早中期老年性白内障 46 例报告[J]. 陕西医学杂志，1999，（8）：502.

[2] 张守康，高健生. 麝珠明目滴眼液治疗老年性白内障 107 例[J]. 中国民间疗法，1999，（4）：39-40.

[3] 闫钟蒲，郭英. 综合疗法治疗老年性白内障 84 例. 河南中医，2007，27（8）：45-46.

[4] 林颖，金威尔，洪桂英，等. 麝珠明目滴眼液治疗视疲劳 40 例临床观察[J]. 福建中医学院学报，2002，12（2）：14.

[5] 李广志，刘俊庆，高志强. 麝珠明目滴眼液治疗慢性单纯性青光眼 43 例. 中华中西医杂志，2001，2（6）：562.

[6] 刘怡. 麝珠明目滴眼液对 PRK 术后角膜上皮下混浊并发激素性高眼压的影响[J]. 中国实用眼科杂志，2003，21（5）：386-387.

（长春中医药大学　张大方，北京中医药大学　张　超）

障 翳 散

【药物组成】　丹参、红花、茺蔚子、青葙子、决明子、蝉蜕、没药、黄芪、昆布、海藻、木通、炉甘石、牛胆干膏、羊胆干膏、珍珠、琥珀、天然冰片、人工麝香、硼砂、海螵蛸、盐酸小檗碱、山药、无水硫酸钙、荸荠粉、维生素 B_2。

【处方来源】　研制方。国药准字 Z33020120。

【功能与主治】　行滞祛瘀，退障消翳，用于老年性白内障及角膜翳属气滞血瘀证。

【药效】　本品能透过血-房屏障，作用于晶状体，明显改善晶状体的混浊程度。

【临床应用】

1. 老年性白内障　治疗老年因气滞血瘀，热邪内郁所致的视物模糊，或单眼复视，阅读不能持久；早、中期阶段年龄相关性白内障见上述证候者[1-4]。

2. 其他　还可用于角膜翳的治疗[5]。

【不良反应】　尚不明确。

【使用注意】　①忌用量过多，且不可点于下睑穹隆部，否则有损黑睛。②运动员慎用，孕妇忌用。

【用法与用量】　外用。临用时，将本品倒入滴眼用溶剂瓶中，摇匀后滴入眼睑内，一次2~3滴，一日3~4次，或遵医嘱。

参 考 文 献

[1] 齐瑞玲，郑承华，蔡玉环，等. 障翳散治疗早期老年性白内障临床疗效分析[J]. 亚太传统医药，2014，10（22）：104-105.

[2] 王跃进. 障翳散治疗老年性早期白内障70例[J]. 中国中医药现代远程教育，2013，11（1）：18-19.

[3] 周永辉. 障翳散的疗效观察[J]. 中国社区医师（医学专业），2010，12（33）：158.

[4] 白河. 障翳散滴眼液[N]. 医药养生保健报，2007-03-19（005）.

[5] 马一民. 障翳散治疗老年性白内障及角膜翳的疗效分析[J]. 浙江中医学院学报，1986，10（6）：17-19.

（长春中医药大学　张大方、李玉梅）

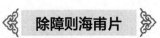

除障则海甫片

【药物组成】　芦荟、盒果藤、玫瑰花、诃子肉、乳香、西红花、司卡摩尼亚脂。

【处方来源】　研制方。国药准字Z20093302。

【功能与主治】　清除异常黑胆质及胆液质，除障明目。用于白内障。

【药效】　主要药效如下[1,2]：

1. 抗氧化　本品有局部抗氧化作用。

2. 清除自由基　本品能清除局部自由基作用。

【临床应用】　用于白内障。

【不良反应】　尚不明确。

【使用注意】　①忌烟、酒及辛辣食物。②患慢性腹泻、痢疾及月经过多者不宜服用。③服药期间不宜同时服用止泻药。④服用2周症状无改善者，应去医院就诊。⑤按用法用量服用。儿童、孕妇应在医师的指导下服用。⑥长期服用，应向医师咨询。⑦对本品过敏者禁用，过敏体质者慎用。⑧本品性状发生改变时禁止使用。⑨儿童必须在成人的监护下使用。

【用法与用量】　口服。一次5~7片，一日1次。

参 考 文 献

[1] 李小安，史美佳. HPLC法测定除障则海甫片中芦荟苷的含量[J]. 西北药学杂志，2008，23（2）：78-79.

[2] 万一. 用药导航[J]. 食品与药品，2011，13（6）：40-41.

（长春中医药大学　张大方、李丽静）

二、清肝明目类

 十五味萝蒂明目丸

【**药物组成**】 萝蒂、寒水石、藏茴香、石灰华、甘草、红花、渣驯膏、丁香、金钱白花蛇、绿绒蒿、铁屑、诃子、余甘子、代赭石、毛诃子。

【**处方来源**】 藏药。国药准字 Z63020255。

【**功能与主治**】 清肝，明目。用于早期白内障、结膜炎。

【**药效**】 主要药效如下：

1. 抗氧化 本品可减少晶状体不溶性蛋白质产生，可清除活性氧，防止与延缓晶状体混浊发生。所含藏药材含有丰富维生素 C，为体内抗氧化剂，防止自由基对晶状体蛋白损害。

2. 促进晶状体混浊吸收 本品可使晶状体混浊物质吸收，晶状体透明度明显改善，晶状体混浊逐渐消退。蒂提取物能激活晶状体内蛋白水解酶活性，可使晶状体混浊物质变性蛋白水解消散。

3. 杀菌、抑菌、消除致病微生物 本品对金黄色葡萄球菌、肺炎球菌、溶血性链球菌、铜绿假单胞菌有明显杀灭作用；对流感病毒亦有灭活作用。

4. 促进代谢、解除睫状肌痉挛、改善眼屈光状态 本品具有促进生物氧化，维护视神经、眼肌、视力、上皮功能的作用。促进代谢重要物质。促进眼部血循环，改善眼部代谢：扩张眼部血管、改善眼部营养，促进眼部代谢。从而消除眼肌痉挛，净化屈光系统，对眼肌疲劳有明显疗效[1-5]。

【**临床应用**】

1. 早期白内障 本品用于治疗老年性白内障等[6-8]。

2. 结膜炎 本品对细菌性或病毒性结膜炎有一定的治疗效果。

3. 其他 本品还可用于治疗青光眼等[9]。

【**不良反应**】 尚不明确。

【**使用注意**】

1. 注意休息，不要用眼过度疲劳。

2. 注意补充营养。

3. 少食辛辣之物。

【**用法与用量**】 口服。一次 2～3g（10～15 丸）；一次 2～3 丸，一日 1 次，早晨服。

参 考 文 献

[1] 姚鹏，杨惠婷. 晶珠十五味萝蒂明目丸治疗青光眼疗效分析[J]. 内蒙古中医药，2017，36（20）：50.

[2] 2011-2015 年重点推广眼药：十五味萝蒂明目丸[J]. 家庭医药（快乐养生），2014，（1）：89.

[3] 王红，刘亚蓉. 十五味萝蒂明目丸质量标准研究[J]. 青海医学院学报，2011，32（1）：64-68.

[4] 李伟华，亢泽峰. 藏药十五味萝蒂明目丸对紫外线诱导的白内障大鼠晶状体上皮细胞的保护作用[J]. 眼科新进展，2010，30（12）：1105-1107，1110.

[5] 李伟华，亢泽峰，韩培. 藏药十五味萝蒂明目丸对紫外线诱导的永生化人晶状体上皮细胞系 HLEC-B3 的保护作用[J]. 眼科

新进展，2010，30（10）：909-913.

[6] 李伟华，亢泽峰，梁丽娜，等. 藏药十五味萝蒂明目丸对紫外线诱导的大鼠白内障的防治作用及晶体图像分析[J]. 中国中医眼科杂志，2010，20（4）：187-189.

[7] 村华. 晶珠十五味萝蒂明目丸为白内障患者送光明[J]. 科学大观园，2006，（20）：96.

[8] 韩兵. "晶珠十五味萝蒂明目丸" 助白内障患者重见光明[J]. 科学大观园，2006，（10）：88.

[9] 王凤敏. 晶珠十五味萝蒂明目丸治疗青光眼 93 例[J]. 辽宁中医杂志，2003，（6）：477.

（长春中医药大学　张大方、刘　智，江西中医药大学　张　琦、陈　浩）

三、益肾明目类

石斛夜光颗粒（丸）

【药物组成】　石斛、人参、山药、茯苓、甘草、肉苁蓉、枸杞子、菟丝子、地黄、熟地黄、五味子、天冬、麦冬、苦杏仁、防风、川芎、枳壳、黄连、牛膝、菊花、盐蒺藜、青葙子、决明子、水牛角浓缩粉、山羊角。

【处方来源】　元·沙图穆苏《瑞竹堂经验方·羡补门》。《中国药典》（2010 年版）。

【功能与主治】　滋阴补肾，清肝明目。用于肝肾两亏，阴虚火旺，内障目暗，视物昏花。

【药效】　主要药效如下[1-3]：

1. 提高视力　本品能提高睫状肌舒缩能力，增强晶状体弹性，抑止晶状体混浊发展及兴奋视网膜感光细胞的新陈代谢作用，从而达到提高视力的目的。

2. 改善白内障结膜微循环　大鼠及家兔实验研究证明，本品有改善白内障结膜微循环的作用。

3. 补益强身　石斛夜光丸除了在眼科上有卓著治疗用途外，还是中老年人及体弱、脾虚者的补益强身之品。

【临床应用】　主要临床应用如下[4]：

1. 老年白内障　表现为双眼同时发病或先后发病，早期眼前有黑影随眼珠动而转动，视物昏花，不耐久视，老花眼的度数减低，或变为近视，单眼复视或多视，以后视力逐渐减退。临床诊断为老年性白内障，见上述表现者，属此范围。

2. 缩瞳　表现为瞳神扩大，不能敛聚缩小，视物模糊，双眼干涩不适，头晕耳鸣，腰膝酸软，舌红少苔，脉虚细而数。

3. 开角型青光眼　表现为时轻时重，眼压常波动在 30mmHg 左右。眼胀，头额偏痛，视力疲劳，神疲乏力，心烦易怒，舌红，苔薄黄，脉细数。青盲：发病缓慢，一眼或双眼视力逐渐下降，视物昏矇，直至不辨人物，多为双眼同时或先后发病，瞳神内无任何气色可辨，全身见头晕耳鸣，腰酸遗精，双目干涩。

4. 风流眼　初始遇冷风刺激则泪出较多，以后不分冬夏，有风无风皆泪水常流，由于频频揩擦，致使内眦及下睑部皮肤潮红或粗糙皲裂；全身见神疲乏力，腰膝酸软，脉细数无力。西医之泪囊吸力不足，见上述表现者，按此辨治。

【不良反应】　尚不明确。

【使用注意】 尚不明确。

【用法与用量】 口服。水蜜丸一次 7.3g，小蜜丸一次 11g，大蜜丸一次 2 丸，一日 2 次。

参 考 文 献

[1] 徐春娟，王河宝. 石斛夜光丸研究进展[J]. 中国中医眼科杂志，2016，26：（4）266-268.

[2] 孙兆泉，彭源贵，首弟武，等. 石斛夜光颗粒对大鼠实验性白内障及家兔结膜微循环的影响[J]. 中国中医眼科杂志，1998，8：（1）3-6.

[3] 张沛沛，乔新玲. 中西药合用治疗中老年干眼症疗效观察[J]. 实用中医药杂志，2018，34：（2）205-208.

[4] 张荣. 石斛夜光丸应用之我见[J]. 中西医结合眼科杂志，1994，1：21-22.

（长春中医药大学 张大方，江西中医药大学 张 琦、侯吉华）

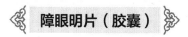

障眼明片（胶囊）

【药物组成】 石菖蒲、肉苁蓉、决明子、葛根、青葙子、党参、蔓荆子、枸杞子、车前子、白芍、山茱萸、甘草、菟丝子、升麻、薏仁、菊花、密蒙花、川芎、黄精、熟地黄、黄柏、黄芪。

【处方来源】 东汉·张仲景《伤寒杂病论》内障丸加减方。《中国药典》（2015 年版）。

【功能与主治】 补益肝肾，退翳明目。用于肝肾不足所致的干涩不舒、单眼复视、腰膝软，或轻度视力下降，以及早、中期老年性白内障见上述证候者。

【药效】 主要药效如下[1-3]：

1. 增加房水营养物质 本品能改善血液循环，增强睫状体上皮分泌功能，使房水营养物质增加，从而抑制晶状体混浊发展。

2. 提高睫状肌收缩功能和晶状体弹性 本品针对肝肾亏损、精血不足进行治疗，能够有效地改善患者脾虚失调、肝经瘀热的情况。通过益脾补肝、调和健脾，对全身的器官进行调节，实现睫状肌收缩功能的提高、晶状体的弹性增强，有效地抑制晶状体的进行性混浊，刺激视网膜感光细胞，减缓视力下降。

【临床应用】

1. 白内障 本品用于治疗肝肾亏损引起的老年性白内障等[2,3]。

2. 其他 本品还可用于治疗陈旧性眼底病及视疲劳等。

【不良反应】 尚不明确。

【使用注意】 忌食辛辣食物。

【用法与用量】 口服。一次 4 片，一日 3 次。

参 考 文 献

[1] 张荣. 障眼明片治疗老年性白内障 380 例疗效观察[J]. 广东医学，1984，（5）：29-31.

[2] 袁永林. 中药障眼明片治疗白内障临床观察[J]. 铁道医学，1984，12（2）：102-103.

[3] 朱鸿雁. 障眼明片、氨碘肽联合用于治疗老年性白内障患者效果评价[J]. 中国社区医师，2018，34（2）：103-105.

（北京中医药大学 张 超，江西中医药大学 侯吉华）

金花明目丸

【药物组成】 熟地黄、盐菟丝子、枸杞子、五味子、白芍、黄精、黄芪、党参、川芎、菊花、炒决明子、车前子、密蒙花、炒鸡内金、金荞麦、山楂、升麻。

【处方来源】 研制方。《中国药典》（2015 年版）。

【功能与主治】 补肝，益肾，明目。用于老年性白内障早、中期属肝肾不足、阴血亏虚证，症见视物模糊、头晕、耳鸣、腰膝酸软。

【药效】 主要药效如下[1-3]：

1. 恢复房水微循环 本品能加速眼结膜的微循环，改善眼前节的营养代谢，促进房水微循环，逐步恢复房水的正常代谢，促进晶状体混浊的吸收，使视力逐步提高，达到治疗目的。

2. 控制晶状体混浊 本品具有益肝肾、补气血、清肝行气、化障明目之功效。能加速眼前节血液循环和营养代谢，改善晶状体囊的通透性，恢复其生理屏障效应，促进晶状体蛋白质代谢，增强可溶性蛋白质的功能，有效地控制晶状体混浊，并能促进混浊吸收。

【临床应用】

1. 白内障 本品用于老年性白内障早、中期，症见视物模糊、头晕、耳鸣、腰膝酸软[2, 3]。

2. 眼干燥症 本品用于属肝肾不足、阴血亏虚所致眼干燥症。

【不良反应】 尚不明确。

【使用注意】 治疗期间请勿服用对视力有影响的药物。

【用法与用量】 口服。一次 4g，一日 3 次，饭后服用。

参 考 文 献

[1] 王玉兰. 关于金花明目丸临床应用介绍[J]. 中国民族民间医药, 2010, (6): 118.

[2] 刘芬, 张秀菊. 氨肽碘滴眼液金花明目丸治疗老年性白内障 76 例[J]. 医药导报, 2003, 22 (8): 558-559.

[3] 王建英. 药物治疗早期老年性白内障[J]. 眼科新进展, 2002, 22 (6): 415-416.

（北京中医药大学 张 超，江西中医药大学 张 琦、侯吉华）

第五章

视疲劳、眼干燥症中成药名方

第一节 概　述

一、概　念

视疲劳（asthenopia）是指在从事近距离注视的工作或学习时，由于过度使用眼睛而产生的眼部疲劳，是眼科常见疾病，常见症状有近距离用眼不能持久，眼及眼眶周围疼痛、视物模糊、眼睛干涩、流泪等，严重者头痛、眩晕。

眼干燥症（ophthalmoxerosis），又称角结膜干燥症，是指任何原因造成的泪液质或量异常或动力学异常，导致泪膜稳定性下降，并伴有眼部不适和（或）眼表组织病变特征的多种疾病的总称[1-3]。

中医学将视疲劳归属于"肝劳"范畴，眼干燥症归属于"白涩症"范畴。

二、病因及发病机制

（一）病因

1. 视疲劳　视疲劳由多种因素引起，常见的有：①眼部因素，如近视、远视、散光等屈光度不正、隐斜视、调节因素、眼肌因素、结膜炎、角膜炎等；②全身因素，如神经衰弱、身体过劳；③环境因素，如光照不足或过强，光源分布不均匀或闪烁不定，注视的目标过小、过细或不稳定等。

2. 眼干燥症　干眼的病因复杂，大致分为泪液动力学异常及眼表上皮的异常，最近研究认为，眼表面环境的改变、基于免疫的炎症反应、细胞凋亡、性激素水平的降低等都是干眼发生、发展的影响因素。

（二）发病机制

1. 视疲劳

（1）眼部因素：①屈光因素：屈光不正是引发视疲劳的主要原因之一，如远视、轻度散光、远视性散光和混合性散光、高度近视眼；过度的近距离阅读使两眼内直肌过度紧张，引发肌性视疲劳；双眼物像不等，两眼视网膜物像大小不等导致视疲劳。②双眼视功能不良性因素：双眼眼外肌肌力不平衡可导致双眼异向运动失调，造成潜在的眼位变化形成隐斜。如隐斜视度数大或融合力不足，长期过度使用融合储备可产生肌性视疲劳。③追随运动和扫视运动失能：扫视运动和追随运动不良或对追随反射需求的增加，加大视觉系统的紧张程度。④眼部疾患因素：眼部任何器质性病变均可导致视觉不适。

（2）全身因素：患者的精神状态和全身状况，社会、家庭和工作等的压力过大，在体质衰弱的患者极易引起视疲劳。

（3）环境因素：照明情况与工作性质均能够引起视疲劳。

2. 眼干燥症

（1）水液层异常：老年性泪腺功能降低或一些自身免疫性疾病造成泪腺发炎、外伤、感染、自主神经功能失调，长期使用某些眼药水或服用某些药物造成的泪液分泌不足；雄激素和催乳素的减少或干燥综合征时，泪腺的分泌功能下降。由于泪液分泌减少，溶菌酶等抗菌物质减少，眼干燥症患者容易感染致病菌。

（2）脂质层异常：当睑板腺慢性炎症时，脂质分泌物中的极性成分增加，如游离脂肪酸，其具有高度的表面活性，可快速扩散，形成持续的干燥点，造成脂质层和黏液层的相互亲和，使得泪膜破裂时间增快。

（3）黏蛋白层异常：黏蛋白主要产生于结膜的杯状细胞，首先，各种原因导致的结膜组织的损伤；其次，维生素 A 缺乏造成支持杯状细胞的微循环的破坏，使结膜角化；再次，泪液的渗透压增加可使结膜上的杯状细胞丧失；最后，杯状细胞的减少将造成黏液分泌减少。

（4）角膜上皮异常：眼睑异常或眼球突出而造成的角膜暴露可引起角膜上皮损伤，进而影响泪膜的稳定，导致泪液过度蒸发。

三、临　床　表　现

1. 视疲劳　有眼疲劳、眼干涩、异物感、眼皮沉重感、视物模糊、畏光流泪、眼球干涩、眼胀痛及眼部充血等，严重者还可出现头昏、精神萎靡、注意力不集中，少数患者可出现复视、立体视觉功能障碍、眼压升高、角膜损害等，有青光眼、眼表面或眼前节疾病患者还可因眼的过度疲劳而引发或加重原有眼病。

2. 眼干燥症　常见的症状是眼部干涩和异物感，其他症状有烧灼感、痒感、畏光、充血、疼痛、视物模糊易疲劳、黏丝状分泌物等[4]。

四、诊　　　断

（一）视疲劳的诊断

1. 一般检查　视力检查；外眼、裂隙灯、检眼镜、眼压检查；验光配镜和原佩戴眼镜的屈光矫正度数检查。

2. 专项检查　干眼和睑板腺功能障碍（MGD）检查，眼位与眼肌检查，双眼单视功能检查，视疲劳度测定。特别是辐辏和辐散功能、调节幅度、调节灵敏度和双眼调节平衡检查、融合功能储备、对比敏感度等检查。

3. 其他新技术　泪液检测。

（二）眼干燥症的诊断[3]

1. 泪液分泌试验　正常值为 10~15mm，大于 10mm 为低分泌，小于 5mm 为干眼。

2. 泪膜破裂时间　小于 10 秒为泪膜不稳定。

3. 活检及印迹细胞学检查　眼干燥症患者结膜杯状细胞密度降低、细胞核浆比增大、上皮细胞鳞状化生、角膜上皮结膜化。通过计算结膜中杯状细胞密度，可间接评估疾病严重程度。

4. 荧光素染色　阳性代表角膜上皮缺损。还可以观察泪河的高度。

5. 虎红染色　敏感性高于荧光素染色，角膜、结膜失活细胞着染色为阳性细胞。

6. 泪液溶菌酶含量　含量 $<1200\mu g/ml$，或溶菌区 $<21.5mm^2$，则提示眼干燥症。

7. 泪液渗透压　眼干燥症和接触镜佩戴者，泪液渗透压较正常人增加 25mOsm/L。如大于 312mOsm/L，可诊断眼干燥症。

8. 乳铁蛋白　小于 69 岁的患者如低于 1.04mg/ml，70 岁以上的患者如低于 0.85mg/ml，则可诊断眼干燥症。

9. 泪液清除率检查　以了解泪液清除有无延迟，应用荧光光度测定法检测。

10. 干眼仪或泪膜干涉成像仪　患者可见泪膜脂质层异常，与标准图像比照可推测干眼严重程度。

11. 角膜地形图检查　了解角膜表面的规则性，干眼患者的角膜表面规则参数高于正常人，且参数越高干眼就越重。

12. 血清学检查　干燥综合征患者常见抗核抗体（ANA）、类风湿因子等阳性。此项有利于免疫性疾病所致眼干燥症的诊断。

五、治　　疗

（一）常用化学药物及现代技术

1. 视疲劳的治疗[5-7]

（1）矫正屈光不正：可通过佩戴合适的眼镜以矫正屈光不正。

（2）药物治疗：可通过使用抗疲劳药物，口服维生素 A、B_1 或 B_{12} 等减轻视疲劳症状。

（3）训练眼外肌：配合眼外肌锻炼，以改善眼部循环，放松眼肌肉。

2. 眼干燥的治疗[8-10]

（1）局部治疗：①消除诱因：应避免长时间使用电脑，少接触空调及烟尘、环境等干眼诱因；睑板腺功能障碍者应注意清洁眼睑、应用抗生素等。②泪液成分的替代治疗：应用自体血清或人工泪液，严重患者应尽量使用不含防腐剂的人工泪液。③延长泪液在眼表的停留时间：可佩戴湿房镜、硅胶眼罩、治疗性角膜接触镜等。④其他：避免服用可减少泪液分泌的药物，如降血压药、抗抑郁药、阿托品类似物等；有免疫因素参与的类型可加用免疫抑制剂或短期局部使用激素；手术治疗等。

（2）全身治疗：主要是改善患者的营养状况，防止继发感染。食用含维生素A丰富的食物，如牛奶、鸡蛋、含胡萝卜素的蔬菜；口服鱼肝油等。

目前尚无有效治疗，为了减少痛苦可频繁滴入生理盐水、人工泪液或抗生素眼膏；或用电烙封闭小泪点，以减少泪液的流出。对于眼睑闭合不全所致的眼球干燥，可行眼睑成形术。若是因为眼睑暴露导致的泪液过度蒸发型干眼，应根据病情把握眼睑重建的手术时机进行眼睑的重建。

（二）中成药名方治疗[2-5]

通过辨证施治给予中成药口服或局部外用治疗，阴虚火旺者以明目祛翳、清热解痉为主，肝郁气滞者以疏肝理气、解郁明目为主，气滞血瘀者以活血祛瘀、调畅气机为主，肝肾亏虚者以补养肝肾、益精明目为主，气血亏虚者以益气补血明目为主。

第二节　中成药名方的辨证分类与药效

视疲劳和眼干燥归属于中医眼科的白睛、泪泉、黑睛与胞睑等疾病范畴，五轮相应为气轮、风轮与肉轮，内应于肝胆、脾胃、肺与大肠、肾与膀胱。两者以虚证为主，气血津液亏虚贯穿疾病的始终。部分虚实夹杂者以虚为本，邪实为标。由于虚为二者主要病理特点，故临床病例多表现为病程长，病情迁延不愈。综合古今文献，涉及二者的常见证候以燥热、肝郁、津亏、气虚、阴虚为主，各证候可独立或相互交叉结合形成相应证候。故在中成药治疗原则上，应抓住基本证候特点，灵活辨证。实证多用疏风散邪、清热解毒、泻火通腑、除湿止痒、凉血退赤等法；虚证多用滋阴润燥、益气生津等法。

常用中成药的辨证分类及其主要药效如下：

一、退翳明目类

外感风热之邪或体内肝胆火盛者易发病，患者常常表现为眼刺痛而干涩、畏光流泪等，或伴有白睛红赤、口渴喜饮等表现，可兼见舌红、苔黄、脉数。以明目祛翳、清热解痉为治疗原则。

常用中成药：四味珍层冰硼滴眼液、三仁合剂。

二、清肝明目类

肝开窍于目，主疏泄，调达情志，使七情平和，气血均衡。若肝疏不及，气机运行失畅可见神光焕散，视觉功能受损。平素不耐久视，视久则眼胀明显，怕光、易流泪，视物昏朦，伴见精神抑郁、情志烦躁、头昏头痛等症。以疏肝理气、解郁明目为治疗原则。

常用中成药：复方决明片、益气聪明丸、杞菊地黄丸（片、胶囊、口服液）、红花清肝十三味丸。

三、化瘀明目类

生活习惯不良、营养过剩、运动不足、久坐少动，气血运行失畅致血脉瘀阻、脾运失健。劳瞻竭视，致精血损耗，用眼过度，气血瘀滞，以活血祛瘀、调畅气机为治疗原则。

常用中成药：夏天无滴眼液、珍珠明目滴眼液。

四、益肾明目类

屈光不正、老年、久病体虚人群多见肝肾不足型视疲劳。病因为肝肾不足导致头晕目眩，视物昏花，久视后目干涩酸痛，伴见头昏耳鸣、腰膝酸软、虚烦盗汗、失眠多梦等症。以补养肝肾、益精明目为治疗原则。

常用中成药：增光片、益视颗粒。

五、益气补血类

过用目力，久视伤血以致目中神光越发无力，症见视物昏花，畏光，面色少华，神疲乏力，舌淡苔白，脉细。以益气补血明目为治疗原则。

常用中成药：四物颗粒。

参 考 文 献

[1] 张宝凤，魏学仿. 中西医结合治疗干眼症临床观察[J]. 世界最新医学信息文摘，2018，18（57）：184.

[2] 文瑾，谢琳，刘勤，等. 基于数据挖掘分析古今中医治疗干眼症的用药规律[J]. 西部中医药，2018，31（7）：69-72.

[3] 王淑兰. 干眼症研究进展的综述[J]. 世界最新医学信息文摘，2018，18（11）：32-33，38.

[4] 李青青，霍勤. 中医药治疗干眼症研究进展[J]. 河南中医，2017，37（11）：2051-2054.

[5] 杨凯莉，李玉，刘玲. 视疲劳的研究进展[J]. 世界最新医学信息文摘，2017，17（45）：60-62.

[6] 张兰华，苏艳，赵鸿玉，等. 调节性视疲劳的诊断和治疗[J]. 中国卫生标准管理，2017，8（14）：54-56.

[7] 亓祥顺，周广英，王艳. 关于视疲劳诊断、病因及其治疗方法的探讨[J]. 临床医药文献电子杂志，2017，4（29）：5733，5736.

[8] 智亚伟，郑燕林，耿艳，等. 中西医治疗干眼症现状及展望[J]. 亚太传统医药，2017，13（1）：81-82.

[9] 童毅，李晴，杨光. 干眼症的中医药治疗进展[J]. 湖南中医杂志，2016，32（8）：228-230.

[10] 陈文静. 干眼症的病因及治疗新进展[J]. 中国城乡企业卫生，2016，31（3）：26-28.

（长春中医药大学　张大方，吉林工程技术师范学院　王书丹，江西中医药大学　张　琦、侯吉华）

第三节　中成药名方

一、退翳明目类

四味珍层冰硼滴眼液（珍视明滴眼液）

【药物组成】　珍珠层粉、天然冰片、硼砂、硼酸。

【处方来源】　研制方。国药准字 Z10880003。

【功能与主治】　清热解痉，祛翳明目。用于肝阴不足，肝气偏盛所致的不能久视、青少年远视力下降，以及青少年假性近视、视力疲劳。

【药效】　主要药效如下[1,2]：

1. 缩瞳　在体及离体兔瞳孔实验表明，珍视明滴眼液有一定缩瞳作用，但不如 1%匹罗长品眼药水作用明显。

2. 抗炎、去翳　珍视明滴眼液对氢氧化钠造成小鼠角膜翳及炎症有一定治疗作用。

【临床应用】　主要临床应用如下[3]：

1. 视疲劳　用于肝阴不足、肝气偏盛所致的不能久视、疲劳等。

2. 近视　青少年假性近视、远视力下降等。

3. 其他　轻度眼胀、眼痛或青光眼见上述证候者。

【不良反应】　尚未见报道。

【使用注意】　①本品为外用滴眼液，禁止内服。②忌烟、酒、辛辣刺激性食物。③眼部有炎症者应去医院就诊。④用药后有沙涩磨痛、流泪频频、眼痒、眼睑皮肤潮红、眼胀者应停用，并到医院就诊。⑤如视力下降明显应到医院就诊。⑥滴眼时瓶口勿接触眼睛，使用后应将瓶盖拧紧，以免污染药液。⑦用药 7 天症状无缓解，应去医院就诊。⑧打开瓶盖后，15 天内用完。⑨对本品过敏者禁用，过敏体质者慎用。⑩本品性状发生改变时禁止使用。⑪儿童必须在成人监护下使用。⑫如正在使用其他一些药品，使用本品前请咨询医师或药师。

【用法与用量】　滴于眼睑内。每次 1～2 滴，每日 3～5 次，必要时酌情增加。

参 考 文 献

[1] 陈奇. 珍视明滴眼液药效学研究[Z]. 珍视明滴眼液鉴定会材料，1985 年.

[2] 陈奇. 中成药名方药理与临床[M]. 北京：人民卫生出版社，1988：1064-1065.

[3] 兰绪达. 珍视明滴眼液的临床研究[Z]. 珍视明滴眼液鉴定会资料，1985 年.

（长春中医药大学　张大方，吉林工程技术师范学院　王书丹，江西中医药大学　艾志福）

二、清肝明目类

复方决明片

【药物组成】　决明子、菟丝子、制何首乌、远志、升麻、五味子、石菖蒲、丹参、黄芪、鹅不食草、桑椹、冰片。

【处方来源】　研制方。国药准字 Z20025903。

【功能与主治】　养肝益气，开窍明目。用于气阴两虚证的青少年假性近视。

【药效】　本品具有清凉的作用。

【临床应用】　用于气阴两虚证的青少年假性近视[1]。

【不良反应】　尚未见报道。

【使用注意】　①忌烟、酒、辛辣刺激性食物。平时注意眼部卫生，加强眼部锻炼。②感冒时不宜服用。糖尿病患者应在医师指导下使用。③平时有眼胀、头痛、虹视或青光眼等的患者慎用。④眼部如有炎症或眼底病者应去医院就诊。⑤用药后如视力下降明显应到医院就诊。⑥严格按照用法用量服用，服药 2 周症状无缓解，应到医院就诊。本品不宜长期服用。⑦对本品过敏者禁用，过敏体质者慎用。⑧本品性状发生改变时禁止使用。⑨孕妇、哺乳期妇女、儿童、老人等特殊人群用药应在医师指导下使用。

【用法与用量】　口服。一次 4～8 片，一日 2 次；2 个月为一疗程。

参 考 文 献

[1] 杨波，袁芳兰. 复方决明片治疗调节性近视的疗效观察[J]. 时珍国医国药，2011，22（11）：2813.

（长春中医药大学　张大方，江西中医药大学　艾志福）

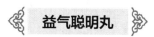

益气聪明丸

【药物组成】　升麻、葛根、黄柏、白芍、蔓荆子、党参、黄芪、炙甘草。

【处方来源】　研制方。国药准字 Z44023414。

【功能与主治】　益气升阳，聪耳明目。用于耳聋耳鸣、视物昏花。

【药效】　主要药效如下：

1. 调节近视　研究表明本品治疗青少年调节性近视在 98 只眼中总有效率为 100%，并能够改善神疲、乏力、纳少、便溏、面色萎黄等全身症状[1]。

2. 扩张血管　本品能增加血流，改善耳蜗微循环，促进内耳神经细胞再生与修复[2]。

3. 抗视疲劳作用　本品通过补中益气，开窍通络，祛瘀明目，对视疲劳有明显的疗效[3]。

【临床应用】

1. 青少年调节性近视　本品治疗青少年调节性近视，并能够改善神疲、乏力、纳少、便溏、面色萎黄等全身症状[1]。

2. 其他　本品还可用于治疗耳聋耳鸣等[2,3]。

【不良反应】　尚未见报道。

【使用注意】　①突发性耳聋者应在医师指导下应用。②本药用于虚性耳鸣耳聋，凡实证者慎用。③服药 7 天后症状无改善，或出现其他症状，应去医院就诊。④按照用法用量服用，儿童应在医师指导下服用。⑤对本品过敏者禁用，过敏体质者慎用。⑥本品性状发生改变时禁止使用。⑦如正在使用其他药品，使用本品前请咨询医师或药师。

【用法与用量】　口服。一次 9g，一日 1 次。

参 考 文 献

[1] 元旭红，马永安. 益气聪明丸治疗青少年调节性近视疗效观察[J]. 中国中医药信息杂志，2000，（5）：68.

[2] 杨志萍. 益气聪明丸治疗突发性耳聋50例疗效观察[J]. 中国实用医药，2013，8（14）：144-145.

[3] 黄青. 益气聪明丸治疗视疲劳的临床总结[J]. 临床医药实践，2016，25（5）：387-389.

（长春中医药大学　张大方，吉林工程技术师范学院　王书丹，江西中医药大学　张　琦、侯吉华）

杞菊地黄丸（片、胶囊、口服液）

【药物组成】　枸杞子、菊花、熟地黄、酒萸肉、牡丹皮、山药、茯苓、泽泻。

【处方来源】　清·董西园《医级脉诀》。《中国药典》（2015年版）。

【功能与主治】　滋肾养肝。用于肝肾阴亏，眩晕耳鸣，畏光，迎风流泪，视物昏花。

【药效】　主要药效如下[1-6]：

1. 延长泪膜破裂时间　杞菊地黄丸能够通过延长患者泪膜破裂时间，增加泪液分泌，从而发挥治疗干眼症的效果。

2. 改善睑板腺功能　杞菊地黄丸能够通过显著扩张睑板腺开口，促进其对脂质的溶解、分泌和清除，从而治疗睑板腺功能障碍性干眼症。

3. 调节机体下丘脑-腺垂体-性腺轴功能　杞菊地黄丸能够通过调节机体下丘脑-腺垂体-性腺轴的功能，进一步调控泪腺和睑板腺分泌，维持泪液基础分泌量，增加泪膜稳定性，减少角膜上皮异常性，以改善干眼症。

4. 降血压　杞菊地黄丸通过改善收缩压与舒张压，从而发挥降低单纯性收缩期高血压的药效作用[7]。

【临床应用】

1. 眼干燥症　本品用于肝肾阴虚型眼干燥症和角膜屈光术后眼干燥症[3]。

2. 白内障　本品用于白内障术后眼干燥症，肝肾亏损、肝肾俱虚证候早期年龄相关性白内障[4]。

3. 其他　本品还可用于治疗慢性虹膜睫状体炎、视神经萎缩、先兆子痫等[5,6]。

【不良反应】　尚未见报道。

【使用注意】　①忌不易消化食物。②感冒发热患者不宜服用。③有高血压、心脏病、肝病、糖尿病、肾病等慢性病严重者应在医师指导下服用。④儿童、孕妇、哺乳期妇女应在医师指导下服用。⑤服药4周症状无缓解，应去医院就诊。⑥对本品过敏者禁用，过敏体质者慎用。

【用法与用量】　口服。大蜜丸一次1丸，一日2次。

参 考 文 献

[1] 郑伟. 杞菊地黄丸治疗干眼症临床研究[J]. 中医学报，2014，29（7）：1053-1054.

[2] 邵鹏超. 杞菊地黄丸治疗睑板腺功能障碍性干眼症临床研究[J]. 河南中医，2018，38（3）：473-475.

[3] 陶娜，李亚兰，项奕. 杞菊地黄丸对白内障术后干眼症患者疗效，BUT，SIT及FL的影响[J]. 中国实验方剂学杂志，2017，23（23）：166-170.

[4] 刘洋，王立静，李力，等. 杞菊地黄丸治疗早期年龄相关性白内障临床观察[J]. 中药药理与临床，2017，33（3）：193-195.

[5] 马宏杰, 李月灵, 曹双胜. 杞菊地黄丸治疗不同角膜屈光术后干眼的临床研究[J]. 中国中医眼科杂志, 2017, 27（3）: 150-153.
[6] 赵文兵, 袁玉环. 杞菊地黄丸加减治疗慢性虹膜睫状体炎的临床观察[J]. 中国民间疗法, 2015, 23（9）: 56-57.
（长春中医药大学 张大方, 吉林工程技术师范学院 王书丹, 江西中医药大学 张 琦、陈 浩）

红花清肝十三味丸

【药物组成】 红花、丁香、莲子、麦冬、木香、诃子、川楝子、栀子、紫檀香、人工麝香、水牛角浓缩粉、人工牛黄。

【处方来源】 蒙药, 国药准字 Z15020395。

【功能与主治】 清肝热, 除"亚玛"病, 解毒。用于肝功能衰退、配毒症、"亚玛"病、腰肾损伤、尿频、尿血。配毒症指药物、食物、酒精等引起的肝脏中毒症, 如药物中毒性肝炎、酒精肝、脂肪肝。

【药效】 主要药效如下[1,2]:

1. 降低眼压作用 本品丸能够显著降低青光眼患者的眼压, 并能够保护青光眼视神经损伤, 提高青光眼患者视力。

2. 改善肝功能 本品能够有效清除乙肝病毒, 抑制病毒的复制, 可使阳性转阴, 改善肝区胀痛、胸闷、黄疸、厌油恶心、纳差、倦怠乏力及肢体困重等不良症状, 可有效保护肝细胞功能和正常结构。

3. 保护肝脏作用 本品可抑制小鼠 CCl_4 损伤后谷丙转氨酶（ALT）和谷草转氨酶（AST）的异常升高, 提高 SOD 活性, 降低 MDA 含量, 降低一氧化氮（NO）, 升高总蛋白、白蛋白水平, 从而起到保护肝脏的作用。

4. 增强免疫 本品能够增强单核巨噬系统的吞噬能力, 能够增强体液免疫反应低下小鼠脾脏溶血空斑的形成。

【临床应用】

1. 青光眼 本品可降低青光眼患者的眼压, 以达到治疗效果。

2. 结膜炎 本品对血热引起的流行性角膜结膜炎等眼表炎症有效。

3. 肝脏疾病 肝功能衰竭、药物中毒性肝炎、酒精肝、脂肪肝等。

4. 肾脏疾病 包括腰肾损伤、尿频、尿血。

5. 头面部和鼻腔疾病 包括偏正头痛、牙痛、眼眶痛、流脓涕、鼻尖发红、鼻腔发痒、呼吸困难。

【不良反应】 尚未见报道。

【使用注意】 孕妇忌服, 运动员慎用。

【用法与用量】 口服。一次 11～15 粒, 一日 1～2 次。

参 考 文 献

[1] 张秋丽, 王为, 张天资. 蒙药古日古木-13 治疗青光眼的临床疗效研究[J]. 中国现代医药杂志, 2018, 20（4）: 1-4.
[2] 李杰, 王秀兰, 奥·乌力吉. 蒙药红花清肝十三味丸[J]. 中国民族医药杂志, 2016, 22（12）: 40-44.
（长春中医药大学 张大方, 吉林工程技术师范学院 王书丹, 江西中医药大学 陈 浩、艾志福）

三、化瘀明目类

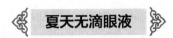

夏天无滴眼液

【药物组成】　夏天无。

【处方来源】　研制方。《中国药典》（2010 年版）

【功能与主治】　舒筋通络，活血祛瘀。用于防治青少年假性近视。

【药效】　主要药效如下[1-3]：

1. 解痉作用　夏天无总碱和普鲁托品对睫状肌有洁净作用，可用于防治青少年假性近视。

2. 镇痛作用　夏天无的普鲁托品对化学刺激和电刺激引起的疼痛有明显的抑制作用。

3. 抗视疲劳作用　夏天无滴眼液的主要成分普鲁托品通过抑制电压依赖性和受体依赖性 Ca^{2+} 浓度引起平滑肌松弛，对睫状肌有解痉作用，并能够改善微循环，从而对视疲劳产生一定的治疗作用。

【临床应用】

1. 近视　用于血瘀筋脉阻滞所致的青少年远视力下降、不能久视[3]。

2. 视疲劳　用于假性近视、视疲劳甚至伴有眼胀、头痛、眩晕等症状者[3]。

【不良反应】　尚未见报道。

【使用注意】　①本品仅为青少年近视外用药物，忌内服。②平时有头痛、眼胀、虹视等症状患者慎用。③用药后如症状加重应到医院就诊。④对本品过敏者禁用，过敏体质者慎用。⑤本品性状发生改变时禁止使用。⑥如正在使用其他药品，使用本品前请咨询医师或药师。

【用法与用量】　滴眼睑内。一次 1～2 滴，一日 3～5 次。

参 考 文 献

[1] 侯立杰，邓军，郭贞洁，等. 夏天无滴眼液对低度近视眼调节反应和瞳孔大小的影响[J]. 中国中医药科技，2018，25（1）：77-78.

[2] 梁素英. 夏天无的成分及药理研究概况[J]. 华夏医学，2007，（2）：419-421.

[3] 张俊兰. 夏天无滴眼液对缓解视疲劳的临床效果探讨[J]. 中国现代应用药学，2013，30（5）：541-543.

（长春中医药大学　张大方，吉林工程技术师范学院　王书丹，江西中医药大学　侯吉华、艾志福）

珍珠明目滴眼液

【药物组成】　珍珠液、冰片。

【处方来源】　研制方。《中国药典》（2015 年版）。

【功能与主治】　清肝、明目、止痛。用于早期老年性白内障、慢性结膜炎、视疲劳等。能近期提高早期老年性白内障的远视力，并能改善眼胀眼痛、干涩不舒、不能持久阅读等症。

【药效】　主要药效如下：

1. 抗炎　本品对巴豆油及球结膜下埋线所致家兔眼结膜炎均有抑制作用，对巴豆油所致小鼠耳肿胀有抑制作用[1, 2]。

2. 抗白内障 本品对半乳糖诱发的实验性白内障有抑制作用[2]。

3. 改善角膜上皮细胞损伤 本品对高渗诱导损伤的高渗透人角膜上皮细胞有明显的保护作用，增加存活率并降低其乳酸脱氢酶（LDH）释放量，降低细胞凋亡率，下调剪切态的 Caspase-9、Caspase-3、多腺苷二磷酸核糖聚合酶（PARP）呈浓度依赖性，该作用可能与其抑制线粒体介导的 Caspase-9/Casepase-3 细胞凋亡通路相关[3]。

4. 解痉 本品对大鼠离体胃肌条有松弛作用，并能拮抗乙酰胆碱兴奋胃肌条的作用[2]。

5. 改善微循环 本品对于静脉注射高分子右旋糖酐致家兔球结膜微循环障碍模型，可加快球结膜微动脉和尾静脉血流速度，改善血液流态，降低血液流态积分[4]。

【临床应用】

1. 慢性结膜炎 本品治疗慢性结膜炎，对视疲劳、睑结膜充血及乳头、滤泡等眼部体征的治疗明显优于氯霉素滴眼液[5]。

2. 视疲劳 本品可治疗视疲劳的视物模糊、眼睛干涩、眩晕等症状[6-8]。

3. 干眼症 本品可以改善眼干燥症患者泪膜破裂时间和角结膜荧光染色评分[9]。

4. 单纯疱疹性角膜炎 本品单用或联合干扰素均可治疗单纯疱疹性角膜炎，使患者角膜充血消失，基质层浸润水肿消退，溃疡愈合，荧光素染色呈阴性[10, 11]。

5. 角膜溃疡 本品联合自体血清治疗角膜溃疡效果优于氧氟沙星和氯霉素联合自体血清[12]。

6. 其他 本品亦可治疗视频终端综合征和早期老年性白内障[13, 14]。

【不良反应】 文献报道本品致过敏反应 1 例[2]。

【使用注意】 ①药物滴入有沙涩磨痛、流泪频频者停用。②用药后有眼痒、眼睑皮肤潮红、结膜水肿者停用，并到医院就诊。③用药 1 周后症状未减者应到医院就诊。④药品性状发生改变时禁止使用。⑤儿童必须在成人的监护下使用。⑥如正在服用其他药物，使用本品前请咨询医师或药师。

【用法与用量】 滴入眼睑内。一次 1～2 滴，一日 3～5 次。

参 考 文 献

[1] 韩蓉，茅彩萍，顾振纶. 珍珠明目液消炎作用观察[J]. 中国野生植物资源，2001，（6）：43-45.

[2] 汤祖青，陈邦树. 珍珠明目滴眼液的药效学初步研究[J]. 海峡药学，2000，（3）：32-34.

[3] 程敏，叶小弟，缪云萍，等. 珍珠明目滴眼液改善兔眼球结膜微循环的实验研究[J]. 中国临床药学与治疗学，2012，17（8）：856-859.

[4] 杜雪莹，郑姣，顾小盼，等. 珍珠明目滴眼液改善高渗诱导角膜上皮细胞损伤的作用机制研究[J]. 中草药，2017，48（16）：3425-3430.

[5] 牛耘丽，徐蔚. 珍珠明目滴眼液治疗慢性结膜炎的临床研究[J]. 同济大学学报（医学版），2005，（2）：62-64.

[6] 林龙齐. 七叶洋地黄双苷滴眼液和珍珠明目滴眼液治疗视疲劳的疗效对比[J]. 海峡药学，2017，29（12）：200-201.

[7] 王翰墨，李翔. 耳穴压丸与珍珠明目滴眼液对视疲劳（肝肾不足证）的随机对照临床研究[J]. 中国中医眼科杂志，2016，26（6）：363-367.

[8] 赵善萍，陈国孝. 杞菊地黄汤联合珍珠明目滴眼液治疗视疲劳 25 例疗效观察[J]. 云南中医中药杂志，2011，32（9）：48-49.

[9] 马琳丽，张洪燕. 珍珠明目滴眼液离子导入治疗干眼症疗效观察[J]. 实用中医药杂志，2014，30（6）：552-553.

[10] 郑松泉. 珍珠明目滴眼液联合干扰素治疗单纯疱疹性角膜炎[J]. 中国中医眼科杂志，1997，（2）：103.

[11] 王晓东. 珍珠明目滴眼液治疗单疱病毒性角膜炎[J]. 中国实用眼科杂志，1995，（12）：765.

[12] 沈爱祥，王继红，丁洁瑾，等. 珍珠明目滴眼液联合自体血清治疗角膜溃疡临床疗效分析[J]. 辽宁中医杂志，2011，38（7）：1361-1363.

[13] 郑露，李杜军. 珍珠明目滴眼液治疗视频终端综合征的临床观察[J]. 湖北中医杂志，2015，37（5）：45.

[14] 乔锦. 珍珠明目液离子导入治疗老年前期及老年性初期白内障疗效观察[J]. 实用医药杂志，1994，7（1）：66.

（长春中医药大学　张大方、刘　佳，北京中医药大学　张　超）

四、益肾明目类

增 光 片

【药物组成】　党参、石菖蒲、茯苓、泽泻、五味子、麦冬、枸杞子、当归、牡丹皮、远志。

【处方来源】　研制方。《中国药典》（2015年版）

【功能与主治】　补益气血，滋养肝肾，明目安神，增加视力。用于治疗假性近视眼。

【药效】　主要药效如下[1]：

1. 改善屈光状态　本品能够降低雏鸡形觉剥夺近视眼模型的屈光度值，从而可用于治疗假性近视。

2. 增强免疫　本品能明显提高小鼠腹腔巨噬细胞吞噬功能，有增强机体非特异性免疫功能的作用。能明显促进鸡红细胞免疫的小鼠血清溶血素（IgM）抗体生成，具有增强体液免疫功能的作用。

【临床应用】

1. 近视　青少年近视因肝肾不足、气血亏虚所致，远视力逐渐下降，近视力正常，不能久视，眼睛干涩不舒。

2. 假性近视　由偏食，饮食失节，用眼读写姿势不当，看电子屏幕距离太近、时间太长等不良卫生习惯等引起，多见于青少年群体中。

【不良反应】　尚未见报道。

【使用注意】　①孕妇有视疲劳者忌用。②有外感发热、食滞胀满者不宜服用。③有肝经湿热郁火、眼红、口臭、口舌生疮者慎用。④本品饭后1小时服用为佳。⑤儿童应在医师指导下服用。⑥对本品过敏者禁用，过敏体质者慎用。⑦本品性状发生改变时禁止使用。⑧如正在使用其他药品，使用本品前请咨询医师或药师。

【用法与用量】　口服。一次4~6片，一日3次。

参 考 文 献

[1] 杜佳林，李显华，张宏，等. 增光片药效学实验研究[J]. 中成药，2001，（6）：54-56.

（长春中医药大学　张大方，吉林工程技术师范学院　王书丹，江西中医药大学　张　琦、艾志福）

益 视 颗 粒

【药物组成】　党参、当归、五味子、山药、制何首乌、金樱子、覆盆子、厚朴、木香、白术、山楂、石楠叶、菟丝子、六神曲。

【处方来源】　研制方。国药准字 Z20044301。

【功能与主治】　滋肾养肝，健脾益气，调节视力。用于肝肾不足、气血亏虚引起的青少年假性近视及视力疲劳。

【药效】　主要药效如下：

1. 保护视神经　研究表明本品能够通过明显改善形觉剥夺性弱视鼠弱视眼闪光视觉诱发电位（F-VEP）潜伏期 N1、P1、N2，波峰 N1-P1、P1-N2 的振幅，从而对视觉剥夺性弱视有一定的治疗作用[1]。

2. 改善微循环　本品通过改善眼局部微循环以缓解眼睛疲劳症状，抗视频终端视疲劳。

【临床应用】

1. 视疲劳　研究表明本品能够通过有效改善患者临床症状，改善中西医临床症状评分，延长患者坚持近距离用眼时间，从而治疗视频显示终端视疲劳[2]。

2. 剥夺性弱视　体外实验证实本品可以改善剥夺性弱视引起的视力下降[1]。

【不良反应】　未见报道。

【使用注意】　①糖尿病患者禁服。②忌烟、酒、辛辣刺激性食物。平时注意眼部卫生，加强眼部锻炼。③孕妇慎用。感冒时不宜服用。④平时有眼胀、头痛、虹视或青光眼等的患者慎用。⑤眼部如有炎症或眼底病者应去医院就诊。⑥本品宜饭前服用。⑦用药后如视力下降明显应到医院就诊。⑧服药 2 周症状无缓解，应到医院就诊。⑨对本品过敏者禁用，过敏体质者慎用。⑩本品性状发生改变时禁止使用。⑪如正在使用其他药品，使用本品前请咨询医师或药师。

【用法与用量】　开水冲服。一次 15g，一日 3 次。

参 考 文 献

[1] 彭小维，邓燕，杨洋. 益视颗粒治疗形觉剥夺性弱视的实验研究[J]. 江西医药，2015，50（12）：1369-1371.
[2] 李玲，杨学虎. 益视颗粒治疗视频终端视疲劳的临床观察[J]. 中药药理与临床，2015，31（4）：255-257.

（长春中医药大学　张大方，吉林工程技术师范学院　王书丹）

养阴清肺丸（口服液、糖浆）

【药物组成】　地黄、麦冬、玄参、川贝母、白芍、牡丹皮、薄荷、甘草、连翘、白芍、天冬。

【处方来源】　清·吴瑭《温病条辨》增液汤加味。《中国药典》（2015 年版）。

【功能与主治】　养阴润燥，清肺利咽。用于阴虚肺燥，咽喉干痛，干咳少痰。

【药效】　主要药效如下：

1. 抗炎　本品有抗炎作用，缓解眼局部炎症引起的干涩、疼痛。

2. 祛痰镇咳　本品有祛痰和镇咳作用。

【临床应用】　用于治疗肺阴不足型眼干燥症、视疲劳等。

1. 眼干燥症　在人工泪液常规滴眼的基础上，加本药治疗 4 周后，可以明显促进泪液分泌、降低泪膜破裂时间，缓解眼睛干涩[1]。

2. 其他　本品还可用于治疗咳嗽、咽痛等不适。

　　【不良反应】　尚不明确。

　　【使用注意】　服药期间忌烟、酒及辛辣食物；支气管扩张、肺脓肿、肺心病者酌情使用；过敏体质者慎用。

　　【用法与用量】　口服。每次1支（10ml），每日2～3次。

参 考 文 献

[1] 汪伟，李妍，冯小梅，等. 养阴清肺汤治疗肺阴不足型干眼症临床观察[J]. 新中医，2011，43（12）：35-37.

（中日友好医院　金　明，江西中医药大学　张　琦）

第六章

眼底病变中成药名方

第一节 概　　述

一、概　　念

眼底病变（fundus lesion）通常是指视网膜病变（retinopathy），也包括与视网膜相关的脉络膜病变。视网膜病变涵盖了各种不同病因导致的视网膜组织结构和（或）功能损伤、产生不同病变形态的眼病，其中以视网膜血管病最为常见，如糖尿病视网膜病变（diabetic retinopathy，DR）、视网膜动脉阻塞（retinal artery occlusion，RAO）、视网膜静脉阻塞（retinal vein occlusion，RVO）等。与视网膜相关的脉络膜病变主要是黄斑疾病，如中心性浆液性脉络膜视网膜病变（central serous retinopathy，CRS）、年龄相关性黄斑变性（age-related macular degeneration，AMD）等。视网膜遗传、变性类病变如视网膜色素变性（retinitis pigmentosa，RP）近年来也受到密切关注。本章将主要围绕以上疾病介绍常用的中成药治疗。

糖尿病视网膜病变是指糖尿病患者因高血糖导致的视网膜微血管发生异常，造成视网膜病变和功能障碍，是糖尿病眼病不可逆的致盲的严重并发症。据统计，糖尿病病程 10～14 年者 26%发生糖尿病视网膜病变，病程 15 年以上者发生率约 63%，我国糖尿病患者中糖尿病视网膜病变的患病率达 44%～51.3%，其中 1/4 有明显视力障碍。

视网膜动脉阻塞是视网膜中央动脉的主干或分支阻塞引起的视网膜急性缺血、缺氧，导致视力突然急剧下降甚至视力丧失的眼病。本病多急性发病，严重损害视力，难以恢复，预后较差。

视网膜静脉阻塞是各种原因引起视网膜中央静脉的主干或分支发生阻塞，以阻塞远端静脉扩张迂曲，血流淤滞，出血和水肿为特征的病变，是仅次于糖尿病视网膜病变的常见视网膜血管病。多见于中老年人，单眼发病居多，多伴有高血压、动脉硬化、糖尿病等全身病。

中心性浆液性脉络膜视网膜病变是发生在黄斑部及其附近视网膜的局限性浆液性视网膜神经上皮层与色素上皮层分离的疾病，简称"中浆"。好发于中青年人，男性多于女性，常为单眼发病，为自限性疾病，预后良好，但可复发。

年龄相关性黄斑变性，亦称老年性黄斑变性，是指以黄斑区色素脱失或增殖、玻璃膜疣、黄斑区脉络膜新生血管、视网膜色素上皮脱离、黄斑区反复出血导致视力下降或丧失为特征的疾病。临床主要分为萎缩性黄斑变性（又称为干性黄斑变性）和渗出性黄斑变性（又称为湿性黄斑变性）。发病年龄一般在 50 岁以上，无性别差异，双眼先后或同时发病，进行性损害视力，是发达国家老年人致盲的首要原因，我国 45 岁以上人群患病率为 6%～17%。

视网膜色素变性是指以进行性视网膜感光细胞及色素上皮功能丧失为共同表现的遗传性视网膜变性疾病。临床表现为夜盲、进行性视野缺损、眼底色素沉着等。本病有明显的家族遗传性，父母或其祖代常有近亲联姻史，近亲结婚者发病率远比非近亲联姻高。但至今尚无特效疗法，预后欠佳。

中医学将糖尿病视网膜病变归属于"消渴目病"，将视网膜动脉阻塞归属于"暴盲"，将视网膜静脉阻塞归属于"暴盲""视瞻昏渺"，将中浆归属于"视瞻昏渺""视瞻有色""视直如曲"，将干性黄斑变性归属于"视瞻昏渺"，将湿性黄斑变性归属于"视直如曲"等范畴。

二、病因及发病机制[1, 2]

（一）糖尿病视网膜病变

1. 病因　长期糖代谢紊乱。
2. 发病机制　糖尿病损害视网膜的微循环：早期的病理改变为基底膜增厚，内皮细胞增生，毛细血管周细胞的选择性丧失；血管扩张导致的微动脉瘤和血管结构改变，血-视网膜屏障的损害；随后毛细血管管腔狭窄甚至闭塞，血流改变，致使视网膜缺血缺氧，最终形成新生血管等增殖性改变。

（二）视网膜动脉阻塞

1. 病因　动脉粥样硬化、血栓形成、视网膜动脉痉挛、全身性血管炎、血管外部压迫、凝血病、不同类型的栓子栓塞等。
2. 发病机制　①来源于有进行性粥样硬化的颈动脉、主动脉或大血管的胆固醇栓子，由于粥样斑坏死，溃疡暴露在血流中，含有胆固醇的物质脱落，成为栓子进入视网膜中央动脉导致血管阻塞，栓子常位于筛板处，因视网膜中央动脉经过筛板时管径变窄，特别是老年人该处组织硬化，栓子更易在此处存留；其次栓子常位于后极部动脉分叉处。②动脉硬化或动脉粥样硬化、血管内皮细胞受损，内皮下增殖变性，使血管内皮粗糙、管腔变窄，易于形成血栓。③血管痉挛常发生于血管无器质性病变但血管舒缩不稳定的青年人，以及有早期高血压的患者，也可发生于有动脉硬化的老年人。④青光眼、视盘埋藏性玻璃膜疣、视网膜脱离手术如巩膜环扎术、眼内注入膨胀气体、眼眶手术创伤、过度电凝止血、球后肿瘤或外伤致球后出血等各种血管外部压迫原因，导致眼压和眶压增高，进而诱发视网膜动脉阻塞。

（三）视网膜静脉阻塞

1. 病因 其病因复杂，可能是多种因素的综合影响，如高血压、高血脂、动脉硬化、炎症、血液高黏度及血流动力学异常等均与本病的发生有关，此外，口服避孕药、眼压增高、情绪激动也可以诱发本病。

2. 发病机制 视网膜的动、静脉血管交叉处有一共同的外膜包绕，动脉发生硬化，静脉受压迫而管腔狭窄或发生内皮增生；静脉血管炎症致使血管内壁粗糙，或血液的黏稠度和凝集性增高，或血循环动力障碍引起血流速度减慢等均易形成血栓，导致本病的发生。

（四）中心性浆液性脉络膜视网膜病变

1. 病因 常见诱发因素有精神的过度紧张、用脑过度或感染等。

2. 发病机制 由某种未明原因，导致视网膜色素上皮的屏障功能损害，脉络膜毛细血管漏出的含有大量蛋白质的液体，通过受损的色素上皮进入视网膜的神经上皮下，液体积聚于视网膜的神经上皮层和色素上皮层之间，从而形成黄斑部及其附近视网膜神经上皮层的局限性盘状脱离。

（五）年龄相关性黄斑变性

1. 病因 确切的病因尚不清楚，可能与遗传、代谢、慢性光损伤、营养不良、中毒、药物作用、免疫异常等原因有关。

2. 发病机制 目前认为是多种原因复合作用导致视网膜色素上皮的代谢功能衰退。视网膜色素上皮功能之一是吞噬视锥细胞和视杆细胞脱落的外节盘膜，随着年龄增长，细胞代谢功能亦随之衰退，色素上皮细胞细胞质中消化不全的残余物质形成脂褐质逐年增多并堆积于色素上皮与 Bruch 膜之间形成玻璃膜疣，大量玻璃膜疣引起 Bruch 膜和视网膜色素上皮变性，脉络膜毛细血管萎缩，形成干性年龄相关性黄斑变性，如玻璃膜破裂，脉络膜毛细血管（CNV）由裂缝中向色素上皮方向生长形成视网膜下新生血管膜，即形成湿性年龄相关性黄斑变性。

（六）视网膜色素变性

1. 病因 确切原因不明，主要是遗传因素，还有色素上皮吞噬功能及免疫功能异常。

2. 发病机制 ①本病的遗传方式为常染色体显性、常染色体隐性、X 连锁隐性遗传，大约 1/3 为散发病例。视网膜色素变性具有典型的遗传异质性，目前已分离出的致病基因达数十种。②视细胞（杆体）层的原发性营养不良及逐渐退变、色素上皮失去处理神经上皮外节盘膜和代谢废物的能力等可能与本病的发病有关，细胞凋亡为其共同的病理途径。

三、临 床 表 现

1. 出血 一般表现为毛细血管破裂，按出血部位可发生在视网膜、视网膜前和玻璃体。
（1）视网膜出血有深、浅之分；深层出血呈圆形的暗红色斑点，由深层毛细血管产生，位于外丛状层和 Muller's 细胞体之间，主要见于毛细血管受累的疾病如糖尿病等。表浅出血呈火焰状鲜红色，由表浅毛细血管发出，位于神经纤维层，常见于高血压性或肾炎性视网膜病变等。

（2）视网膜前出血位于视网膜内界膜与神经纤维层之间，由浅表毛细血管或视盘周围毛细血管产生，呈半月状，水平面在上，色深浓，有时其上部呈黄色。位于黄斑区时便引起绝对性暗点，经数周可消退不留痕迹。

（3）玻璃体内积血：正常情况下，内界膜较坚韧，在不同的病理状态时，如糖尿病、视网膜静脉周围炎、晶状体后纤维增生等，内界膜就变得脆弱。出血往往来自表层毛细血管网、扩张的毛细血管或新生血管，当出血突破了内界膜便进入玻璃体。

2. 水肿和渗出

（1）视网膜水肿可分为细胞性视网膜水肿和细胞外视网膜水肿。细胞性水肿由于突然的循环阻断、急性缺氧可致视网膜内层细胞和神经纤维缺氧水肿，缺氧区的视网膜呈灰白混浊。细胞外水肿由于血-视网膜屏障被突破，毛细血管通透性发生改变，细胞外基质也增加。眼底荧光血管造影可表现为荧光素渗透于血管外。

（2）渗出主要指视网膜硬性渗出，继发于视网膜水肿和视网膜出血，呈黄色，由一些成堆的脂质和变性的巨噬细胞混杂而成，形态和大小不一，有时可融合。常见于高血压性、肾炎性、糖尿病性等视网膜病变，围绕黄斑区形成黄色星芒状斑，难消退，严重时可永久存在。

3. 动脉改变　动脉颜色可能变浅淡，见于白血病、脂血症和严重贫血等；也可能变深，见于红细胞增多症。

4. 静脉改变　在静脉炎症后或静脉长期淤滞时可出现静脉鞘膜，在静脉阻塞、血黏稠度增高时，静脉会过度扩张而迂曲。

5. 毛细血管改变　当分支静脉阻塞形成静脉间短路，甚至动静脉短路能使血流在阻塞旁流过时，毛细血管闭塞引起的视网膜缺氧区也可发生毛细血管改变。

6. 视网膜增殖性改变　视网膜缺氧或供氧不足能使神经胶质细胞产生胶原丰富的结缔组织，形成条束并伴有新生血管，开始呈透明状，增厚后便不透明，呈大片灰黄色纤维组织和新生血管，由视网膜或视盘进入玻璃体。

7. 视力下降或骤降，或眼前黑影遮挡　眼底或见视盘水肿、充血，视盘有小的浅层火焰状出血，或视网膜点、片状出血，或静脉迂曲、怒张，或静脉旁有白鞘伴行，或玻璃体泥沙样混浊；或黄斑中心凹或中心凹旁的象限内，有一不规则的类圆形病灶，呈灰白色或黄白色，病灶周围或表面有出血及反光晕。

8. 视网膜色素改变　先天性发育异常、变性疾病及炎症等可发生色素分布异常，表现为色素减少（脱色素）或紊乱，如炎症中心视网膜色素上皮层受损色素脱失，毗邻的视网膜色素上皮细胞增生而色素沉着，严重者发生色素上皮细胞萎缩。

四、诊　断

散瞳后进行荧光素眼底血管造影（fluorescein fundus angiography）检查是各种视网膜

病变诊断的金标准，吲哚青绿眼底血管造影（indorqual green fundus angiography）是各类黄斑病变诊断的金标准。

诊断眼底出血先询问病史，根据患者的情况做相关检查，包括眼底检查，检查是否有出血，如不能确定出血的原因进行光学相干断层扫描（OCT）检查和眼底造影检查；在诊断眼底出血的过程中，需要鉴别引起眼底出血的疾病的性质，通过眼底照相、OCT、眼底造影鉴别全身性疾病如糖尿病、高血压引起的眼底出血，以及眼局部的病变如高度近视引起的黄斑病变从而引发的眼底出血。

五、治　疗

（一）常用化学药物及现代技术

1. 糖尿病视网膜病变治疗　应早期用饮食及药物控制糖尿病。每年定期做眼底荧光血管造影，对增殖型早期应采用视网膜激光光凝术治疗病变区的视网膜新生血管和毛细血管无灌注区。对玻璃体积血引起的混浊和机化组织可试行玻璃体切割术，不过出血也易复发。

2. 视网膜动脉阻塞治疗　应作急症处理，应用扩张血管药如阿托品或山莨菪碱（654-2）球后注射，或舌下含服硝酸甘油等。口服胰激肽释放酶或静脉滴注改善微循环、活血类药物。嘱患者按摩眼球或口服乙酰唑胺类药物降低眼压。

3. 视网膜静脉阻塞治疗　应用肝素、双香豆素，用时必须每日检查凝血酶原时间，以免发生全身性出血的危险。也可采用尿激酶或纤维蛋白溶酶以溶解血栓，低分子右旋糖酐或枸橼酸钠以降低黏稠度。炎症因素引起者还须以抗生素及皮质类固醇治疗。在综合治疗中尚可采用维生素 D、芦丁、碘剂及其他血管扩张剂。目前采用视网膜激光局部光凝治疗视网膜静脉阻塞也逐渐广泛应用，伴发黄斑水肿者可行局部格栅样光凝。

4. 中心性浆液性脉络膜视网膜病变治疗　本病有一定的自限性，也可以使用维生素 C、E，芦丁，卡巴克洛等减少毛细血管通透性的药。睡眠不良者可口服镇静剂。肾上腺皮质激素可以诱发本病或使神经上皮层下浆液性漏出增加，甚至形成泡状视网膜脱离，故应禁用。

5. 年龄相关性黄斑变性治疗　干性黄斑变性一般定期观察，湿性黄斑变性治疗的重点集中在脉络膜新生血管的抑制或消退上，目前激光光凝、光动力疗法（PDT）、经瞳孔温热疗法（TTT）、放射治疗、玻璃体腔内注射抗血管内皮生长因子（VEGF）疗法，以及黄斑转位、黄斑下 CNV 切除等手术方法均有报道，但远期疗效和复发率有待进一步评价。

（二）中成药名方治疗

中医治疗眼底病变以辨虚实为本，实则泻之、虚则补之，同时结合脏腑津液辨证和气血津液辨证等指导治疗。气滞血瘀者以疏肝健脾、活血化瘀为主，肝肾阴虚者以滋阴明目为主，气虚血瘀者以益气活血通络明目为主，痰湿阻滞者以利湿化痰、降浊明目为主，心脾亏虚者以补益心脾、摄血明目为主，阳虚血瘀者以温补肾阳、通络明目为主。

第二节　中成药名方的辨证分类与药效[3-8]

古代医家受限于历史条件，不能直视眼内结构，无法细辨眼内组织，故将瞳孔及其后的全部内眼组织统称为瞳神。根据五轮学说，瞳神为水轮，内应于肾，而肝肾同源，故视网膜发病多责之肝肾，同时与其他脏腑及气血津液密切相关。中医治疗视网膜疾病往往根据眼底征象进行局部辨证，再结合发病及全身情况进行辨证。如视网膜出血，根据其颜色、性状、部位及发病时间等不同，辨证常见心肝火盛、灼伤目络，或阴虚阳亢、肝失藏血，或脾虚气弱、气不摄血，或肝气郁结、气滞血瘀等不同病机特点；又如视网膜水肿，根据其部位、范围及病因等不同，辨证常见脾气虚弱、内生痰湿，或脾肾阳虚、水湿泛滥，或气滞血瘀、痰瘀互结等不同病机。

视网膜疾病有虚有实。虚证主要由脏腑内损，气血不足，真元耗伤，不能上荣于目所致；实证多因火邪攻目，痰湿内聚，气郁血瘀，目窍不利而起。若阴虚火旺、肝阳化风、脾虚湿停、气虚血滞等证候，则属虚实夹杂之证。虚则补之，实则泻之，因此，使用中成药治疗视网膜病变应注意攻补兼施。"攻"是祛除外邪和内在病理产物，涵盖了清热、泻火、化痰、利湿、行气、活血、祛瘀等法，"补"是补益脏腑虚弱，涵盖了补脾胃、补肝肾等法。

常用中成药的辨证分类及其主要药效如下：

一、化瘀明目类

主症：外眼端好，视力骤降，眼胀，眼底血管充盈、怒张，或血管闭塞，出血量多而色鲜，有黄白色点状渗出等。次症：伴烦躁易怒或性情抑郁，或胁肋胀痛，口干苦，纳差或便溏。舌暗或边尖红或边有齿印，苔薄或腻，脉弦细数。治以疏肝健脾，活血化瘀。

常见中成药：止血祛瘀明目片、和血明目片、速效救心丸。

二、滋阴明目类

肝肾阴虚者，因水不涵木，脾虚失命，上注于肝。

主症：视力减退，眼目干涩，眼前暗影，眼底反复出血、渗出，或伴少许新生血管等。次症：伴口干咽燥，腰膝酸软，头晕耳鸣，大便干结，小便黄赤。舌质红，苔微黄，脉细数。治以滋阴益肾，润燥生津。

常用中成药：芪明颗粒、双丹明目胶囊、知柏地黄丸、石斛夜光丸（颗粒）。

三、活血明目类

主症：视物模糊，或视物疲劳，眼胀，眼底出血、血管瘤等。次症：伴头痛头晕，神疲乏力，失眠健忘，胸胁满闷等。舌质嫩胖，边有瘀斑，脉细或涩。治以益气活血，通络明目。

常用中成药：复方血栓通胶囊（颗粒、片）、丹红化瘀口服液。

四、利湿化痰类

主症：视物昏朦日进，眼底水肿、渗出日久不消。次症：伴头重眩晕，咳嗽痰多，胸闷脘胀，体胖虚喘等。舌淡边有齿痕，苔白或黄腻，脉弦滑。治以利湿化痰，降浊明目。

常用中成药：五苓散（片、胶囊）、参苓白术散（丸）、三仁合剂。

五、补益心脾类

主症：视物模糊反复发作，眼底出血色淡，或伴少量渗出。次症：伴面白少华，神疲乏力，倦怠懒言，心悸怔忡，纳呆便溏等。舌淡，苔白，脉细弱。治以补益心脾，摄血明目。

常用中成药：归脾丸（浓缩丸、合剂）。

六、温补肾阳类

主症：严重视力模糊或视野障碍，眼前固定暗影，眼底毛细血管闭塞、萎缩，或伴陈旧性出血，水肿反复发作。次症：伴腰酸肢冷，阳痿早泄，夜尿频多，小便清长，大便溏泄等。舌淡或胖，苔白，脉沉细弱。治以温补肾阳，通络明目。

常用中成药：右归丸。

参 考 文 献

[1] 王彤云. 眼底出血的中医辨证论治初探[J]. 中国中医眼科杂志, 2013, 23（1）: 51-52.

[2] 孙丽平, 董玉, 王鹏. 眼底出血疾病的中医临证施治体会[J]. 云南中医中药杂志, 2014, 35（5）: 101-103.

[3] 于静, 李兴锁. 中西医结合治疗眼底出血的疗效观察[J]. 中西医结合心血管病电子杂志, 2015, 3（29）: 10-11.

[4] 孙丽平, 董玉, 王鹏. 眼底出血疾病的中医病名探讨[J]. 云南中医中药杂志, 2014, 35（1）: 7-8.

[5] 王晶, 郑燕林, 王兴, 等. 中医对眼底出血的认识[J]. 湖南中医杂志, 2013, 29（3）: 105.

[6] 薛航. 基于病证结合观察芪明颗粒加味干预糖尿病微血管病变眼肾损害的临床疗效[D]. 成都: 成都中医药大学, 2017.

[7] 张琳钧, 冯学祯. 理气化瘀清肝明目方治疗糖尿病性视网膜病变疗效观察[J]. 陕西中医, 2014, 35（4）: 452-453.

[8] 尚庆阳. 观察理气化瘀清肝明目方治疗糖尿病性视网膜病变的临床效果[J]. 糖尿病新世界, 2015,（3）: 61.

（长春中医药大学　张大方, 吉林工程技术师范学院　王书丹, 中日友好医院　金　明）

第三节　中成药名方

一、化瘀明目类

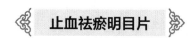

止血祛瘀明目片

【药物组成】　丹参、三七、赤芍、地黄、墨旱莲、茺蔚子、牡丹皮、女贞子、夏枯草、毛冬青、大黄、黄芩。

【处方来源】　研制方。国药准字 Z20025316。

【功能与主治】　化瘀止血，滋阴清肝，明目。用于阴虚肝旺，热伤络脉所致的眼底出血。

【药效】　主要药效如下[1, 2]：

1. 扩张局部血管　研究表明，本品能够通过改善机体 VEGF、内皮素-1（ET-1）和 NO 细胞因子水平，明显提高视力，从而发挥治疗视网膜中央静脉阻塞的药效学作用。

2. 改善微循环　本品可改善微循环，从而增加眼底局部血流量，改善视网膜供血、供氧，消除局部瘀血和促进局部瘀血的吸收与消除。

3. 抗炎　本品有抗炎作用，从而减轻眼底局部水肿。

【临床应用】

1. 视网膜静脉阻塞　本药可以扩张血管，增加血流量，调节机体微循环，治疗视网膜静脉阻塞[3]。

2. 眼底出血　止血祛瘀明目片对急性炎症早期的毛细血管通透性增高及渗出肿胀有明显的对抗作用，促进玻璃体、视网膜、脉络膜出血吸收，改善视网膜供血、供氧，促进水肿、渗出吸收，有效治疗各种原因引起的眼底出血[4]。

【不良反应】　尚未见报道。

【使用注意】　孕妇忌服；脾胃虚弱者不宜。

【用法与用量】　口服。一次 5 片，一日 3 次；或遵医嘱。

参 考 文 献

[1] 唐健青, 刘锦魁. 止血祛瘀明目片联合卵磷脂络合碘治疗视网膜中央静脉阻塞的临床研究[J]. 现代药物与临床, 2016, 31（7）：1075-1078.

[2] 宋丽君. 止血祛瘀明目片治疗非缺血型视网膜静脉阻塞的临床疗效观察[J]. 临床合理用药杂志, 2014, 7（36）：138-139.

[3] 顾建军, 吴楚忠. 止血祛瘀明目片治疗非缺血型视网膜静脉阻塞的临床观察[J]. 当代医学, 2011, 17（22）：149.

[4] 莫萍萍, 楼倚天, 潘冰心, 等. 止血祛瘀明目片联合云南白药治疗眼底出血[J]. 中国乡村医药, 2010, 17（4）：45-46.

（北京中医药大学　张　超，江西中医药大学　张　琦、陈　浩）

和血明目片

【药物组成】　蒲黄、丹参、地黄、墨旱莲、菊花、黄芩、决明子、车前子、茺蔚子、女贞子、夏枯草、龙胆、郁金、木贼、赤芍、牡丹皮、当归、川芎。

【处方来源】　研制方。国药准字 Z20025067。

【功能与主治】　凉血止血，滋阴化瘀，养肝明目。用于阴虚肝旺，热伤络脉所引起的眼底出血。

【药效】　主要药效如下[1, 2]：

1. 止血　对大小鼠的实验证明，本品对于出血时间有明显的缩短，有明显的止血作用。

2. 促血凝　本品对内源性和外源性凝血均有促进作用，可激活多种凝血因子，增强血小板聚集功能。能明显促进血凝块吸收，加快血液流动速度。

3. 促血块吸收　外伤后血凝块将发生降解吸收，产生大量生物毒性物质，本品可以促进血管吸收以减少管内高压，而且能降低血块吸收过程中生物毒物对视神经轴突的损害刺激时间与程度。

4. 抗炎　对小鼠耳壳炎症的实验表明，本品对急性炎症早期的毛细血管通透性增高及渗出肿胀有明显的对抗作用。

5. 改善微循环　实验证明，本品能明显缩短荧光出现时间，对微循环电流速度有增加作用，促进眼部循环。

【临床应用】　主要临床应用如下[2-7]：

1. 视网膜静脉阻塞　本品可用于治疗阴虚肝旺，热伤络脉所引起视网膜静脉阻塞，并有效促进视网膜出血吸收。

2. 糖尿病性视网膜病变　本品通过改善视网膜微循环，减轻糖尿病性视网膜病变的损害。

3. 其他　本品还可用于治疗视网膜血管炎或玻璃体积血等。

【不良反应】　尚未见报道。

【使用注意】　尚不明确。

【用法与用量】　口服。一次 5 片，一日 3 次。

参 考 文 献

[1] 叶秀玲，郭晓娜，熊飞. 口服羟苯磺酸钙联合和血明目片治疗非增殖性糖尿病视网膜病变临床观察[J]. 川北医学院学报，2019，34（2）：223-225.

[2] 朱琳. 和血明目片治疗翼状胬肉自体干细胞移植术后球结膜下出血[J]. 临床医药文献电子杂志，2019，6（28）：22-23.

[3] 张玉蓉. 和血明目片治疗玻璃体积血患者的有效性分析[J]. 中外女性健康研究，2019，（6）：112，142.

[4] 俞惠珍. 和血明目片联合沃丽汀治疗早期玻璃体积血的临床观察[J]. 世界最新医学信息文摘，2019，19（5）：166.

[5] 刘洪安，李若溪. 和血明目片治疗视网膜静脉阻塞性眼底出血的临床疗效[J]. 中国药物经济学，2018，13（7）：80-82.

[6] 张玉蓉，王卫星. 和血明目片治疗糖尿病视网膜病变的效果[J]. 中国医药指南，2018，16（11）：42-43.

[7] 周黎纹. 和血明目片在糖尿病视网膜病变性眼底出血治疗中的有效运用[J]. 中国现代药物应用，2018，12（7）：90-92.

（长春中医药大学　张大方，北京中医药大学　张　超）

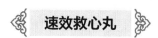

速效救心丸

【药物组成】　川芎、冰片。

【处方来源】　研制方。《中国药典》（2015 年版）。

【功能与主治】　行气活血，祛瘀止痛，增加冠脉血流量，缓解心绞痛。用于气滞血瘀型冠心病、心绞痛。

【药效】　具有保护血管、抗缺氧、抗凝血和抗血栓形成等作用[1]。

1. 抗动脉弱样硬化　本品能明显降低胆固醇、低密度脂蛋白胆固醇及载脂蛋白-B水平，从而降低血脂，抑制动脉内膜斑块形成；并通过抑制细胞脱氧核糖核酸合成及 S 期和分裂活性期的活性，明显地抑制主动脉平滑肌细胞增殖，从而具有较好的抗动脉粥样硬化的作用。

2. 抗缺血、缺氧　本品可提高抗氧化酶活性，抑制及清除大量氧自由基，减轻钙超载，减少中性粒细胞炎性因子的释放，通过这些作用来对抗心肌缺血-再灌注产生的损伤。

3. 抗凝血和抗血栓形成　本品能抑制血小板聚集，降低血液黏度及改善微循环；改善微循环的血液流态，溶解纤维蛋白原，降低血液黏度，降低各种血细胞的聚集性，增加红细胞表面的负电荷和变形能力，从而保持微血管功能。

【临床应用】

1. 视网膜动脉阻塞　本品用于治疗视网膜动脉阻塞急性发作期属于气血瘀阻型。急性视网膜动脉阻塞视力严重下降或光感消失甚至黑矇，舌下含服速效救心丸 10 粒，20～30分钟后患者视力提高[2]。

2. 一过性黑矇　本品可以芳香开窍、活血化瘀，能迅速扩张血管，改善人脑血液循环，用于治疗血管性偏头痛引起的一过性黑矇、一过性偏盲等[3]。

【不良反应】　目前尚未检索到不良反应的报道。

【使用注意】　①孕妇禁用。②寒凝血瘀、阴虚血瘀胸痹心痛不宜单用。③有过敏史者慎用。④伴有中重度心力衰竭的心肌缺血者慎用。⑤在治疗期间，心绞痛持续发作，宜加用硝酸酯类药。

【用法与用量】　丸剂：急性发作时，一次 10～15 粒，舌下含服，一日 3 次。

参 考 文 献

[1] 巴音孟克. 速效救心丸药理及临床研究进展[J]. 内蒙古中医药，2015，3：104，108.

[2] 胡光伟，胡光春，李克进. 速效救心丸治疗视网膜动脉阻塞疗效观察[J]. 中西医结合眼科杂志，1995，2：77-78.

[3] 张大鸾. 速效救心丸治疗闪辉性暗点[J]. 医学文选，1994，（6）：68.

（中日友好医院　金　明，中山大学中山眼科中心　秦亚丽）

二、滋阴明目类

芪 明 颗 粒

【药物组成】　黄芪、葛根、地黄、枸杞子、决明子、茺蔚子、蒲黄、水蛭。

【处方来源】　研制方，国药准字 Z20090036。

【功能与主治】　益气生津、滋养肝肾、通络明目。用于 2 型糖尿病视网膜病变单纯型，中医辨证属气阴亏虚、肝肾不足、目络瘀滞证，症见视物昏花、目睛干涩、神疲乏力、五心烦热、自汗盗汗、口渴喜饮、便秘、腰膝酸软、头晕、耳鸣。

【药效】　主要药效如下：

1. 降血糖、调血脂　本品能升高链脲佐菌素诱导的糖尿病模型大鼠的体重，降低HbA1c 和血糖水平，降低全血黏度、血浆黏度、全血还原黏度、红细胞刚性指数、红细胞集聚指数和纤维蛋白原含量[1]。

2. 降低视网膜病变程度　本品能降低链脲佐菌素诱导的糖尿病模型大鼠视网膜毛细血管基底膜厚度，减轻视网膜血管病变程度，降低视网膜毛细血管内皮细胞与周细胞的比值；降低链脲佐菌素诱导的糖尿病模型大鼠视网膜组织葡萄糖、山梨醇、果糖的含量；升高链脲佐菌素诱导的糖尿病模型大鼠闪光视网膜电图 a 波和 b 波的振幅，缩短 b 波峰潜时，升高视网膜震荡电位的振幅并缩短峰潜时[1,2]。本品早期干预放射引起的视网膜损伤，可抑制 VEGF 的产生，减轻视网膜水肿，保护视网膜组织结构[3]。

3. 抗氧化　本品可降低链脲佐菌素诱发糖尿病大鼠模型晶状体中 MDA 含量，提高 SOD、谷胱甘肽过氧化物酶（GSH-px）活性，增强糖尿病模型大鼠抗氧化能力，减轻晶状体的氧化损伤[4]。

4. 保护肾脏　本品可以降低链脲佐菌素诱导的糖尿病模型大鼠肾组织 *WT1*、*Ang Ⅱ*、*ET-1* 基因的表达，以起到保护肾脏的作用[5, 6]。

【临床应用】

1. 糖尿病微血管病变　本品加味可降低糖尿病微血管病变眼肾损害患者的尿微量白蛋白肌酐比、血肌酐、改善肾小球滤过率、视力、眼底情况[1, 7, 8]。

2. 眼干燥症　本品单用或联合使用对 2 型糖尿病患者的角膜荧光素染色评分、结膜充血症状评分具有显著改善作用[9]，泪液分泌量、泪膜破裂时间明显优于对照组[10, 11]。

【不良反应】　个别患者用药后出现胃脘不适等。

【使用注意】　①服用本品期间仍需服用基础降糖药物，以便有效地控制血糖。②服用本品期间应忌食辛辣油腻食物。③脾胃虚寒者，出现湿阻胸闷、胃肠胀满、食少便溏，或痰多者不宜使用。④ 个别患者服药后出现 ALT 的轻度升高，尚不能完全排除与本品有关。⑤服药期间出现胃脘不适、大便稀溏者，可停药观察。⑥与大剂量养阴生津、活血化瘀中药合用，或与大剂量扩张血管药物合用，应咨询有关医师。

【用法与用量】　开水冲服。一次 1 袋，一日 3 次。疗程为 3～6 个月。

参 考 文 献

[1] 陈俊宏. 复方血栓通胶囊对 DM 模型大鼠视网膜 PKC 和血管基底膜 IV-C 的影响[D]. 成都：成都中医药大学，2014.

[2] 叶河江. 芪明颗粒对实验性糖尿病大鼠视网膜组织多元醇通路的影响[C]//中国中西医结合实验医学专业委员会.第九届中国中西医结合实验医学学术研讨会论文汇编. 北京：中国中西医结合实验医学专业委员会，2009：6.

[3] 邓永红. 芪明颗粒干预放射性视网膜病变 Shh 信号通路的实验研究[D]. 成都：成都中医药大学，2016.

[4] 刘爱琴，廖品正，郑燕林，等. 芪明颗粒对糖尿病大鼠晶体抗氧化反应的影响[J]. 成都中医药大学学报，2004，（1）：9-10，64.

[5] 赵建红，王军媛，刘颖，等. 芪明颗粒对 2 型糖尿病肾病大鼠模型肾脏保护作用研究[J]. 中医药信息，2017，34（5）：42-45.

[6] 王军媛，赵建红，刘颖，等. 芪明颗粒对糖尿病肾病大鼠肾组织 WT1、Ang Ⅱ、ET-1 的影响[J]. 四川中医，2017，35（5）：59-62.

[7] 薛航. 基于病证结合观察芪明颗粒加味干预糖尿病微血管病变眼肾损害的临床疗效[D]. 成都：成都中医药大学，2017.

[8] 陈新. 芪明颗粒对糖尿病微血管病变眼肾损害的影响[D]. 成都：成都中医药大学，2013.

[9] 赵智华，樊芳，马清敏，等. 芪明颗粒的应用可改善 T2DM 患者眼科手术后干眼症[J]. 基因组学与应用生物学，2018，37（1）：80-86.

[10] 陆诗林，张红芳. 芪明颗粒治疗 2 型糖尿病患者干眼症的临床分析[J]. 中国实用医药，2017，12（19）：24-26.

[11] 王锋. 芪明颗粒治疗 2 型糖尿病患者干眼症的临床观察[J]. 中国社区医师（医学专业），2012，14（20）：206-207.

（长春中医药大学　张大方、刘　佳，江西中医药大学　张　琦、侯吉华）

双丹明目胶囊

【药物组成】　女贞子、旱墨莲、三七、红土茯苓、牛膝、丹参、山茱萸、山药、丹皮、茯苓、泽泻。

【处方来源】　研制方。《中国药典》（2015 年版）。

【功能与主治】　益肾养肝，活血明目。主治肝肾阴虚、瘀血阻络所致的糖尿病视网膜病变。

【药效】 主要药效如下[1-4]：

1. 抗炎、降糖、抗肿瘤 本品在抗炎、降糖、抗肿瘤等方面作用明显。

2. 改善胰岛素抵抗 本品能改善胰岛素抵抗，其机制可能是通过抑制蛋白酪氨酸磷酸酶 1B（PTP1B）的表达，进而促进了 P-AKT/AKT 信号通路的活化。

3. 保护心血管、抗血栓、抗氧化 本品中所含酚酸类成分具有心血管保护、抗血栓、抗炎、抗氧化等活性。

【临床应用】 用于治疗 2 型糖尿病视网膜病变单纯型[1,4]，肝肾阴虚，瘀血阻络证，耳鸣。

【不良反应】 尚不明确。

【使用注意】 请仔细阅读说明书并遵医嘱使用。

【用法与用量】 口服。一次 4 粒，一日 3 次。

参 考 文 献

[1] 符超君，凌艳君，颜家朝，等. 双丹明目胶囊对糖尿病视网膜病变大鼠视网膜 Ras-Raf-1-MEK-ERK 通路的调控作用[J]. 湖南中医药大学学报，2018，38（7）：728-731.

[2] 龙红萍，秦裕辉，刘峥嵘，等. UPLC-Q-TOF-MS 法分析双丹明目胶囊入血成分[J]. 中成药，2017，39（10）：2204-2206.

[3] 龙红萍，秦裕辉，刘峥嵘，等. UPLC-Q-TOF 法分析双丹明目胶囊化学成分[J]. 中成药，2017，39（7）：1527-1531.

[4] 秦裕辉，李文娟，张熙，等. 双丹明目胶囊对糖尿病视网膜病变大鼠视网膜 VEGF 和 VEGFR 蛋白表达的影响[J]. 湖南中医药大学学报，2015，5（6）：167.

（长春中医药大学　张大方，江西中医药大学　张　琦）

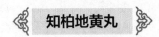

知柏地黄丸

【药物组成】 知母、黄柏、熟地黄、山茱萸、牡丹皮、山药、茯苓、泽泻。

【处方来源】 清·吴谦《医宗金鉴》。《中国药典》（2015 年版）。

【功能与主治】 滋阴降火。用于阴虚火旺，潮热盗汗，口干咽痛，耳鸣遗精，小便短赤。

【药效】 主要药效如下[1,2]：

1. 改善微循环 本品可以改善微循环，从而增加眼底之供血。

2. 抗氧化及抗自由基损伤 本品可以抗氧化及抗自由基损伤，减轻局部细胞损害。

3. 抑制非酶糖基化 本品具有抑制非酶糖基化（NEG）的作用。非酶糖基化反应，使蛋白质产生褐色、荧光和交联。非酶糖基化与衰老和疾病的关系日益受到关注。在人及动物体内的糖尿病并发症及一些老化疾病，均与非酶糖基化反应有关。

【临床应用】

1. 糖尿病视网膜病变 知柏地黄丸与生脉散联合激光治疗糖尿病视网膜病变，有益气活血、滋阴降浊、开窍明目的功效。可减少新生血管的产生，促进视网膜水肿渗出的吸收，提高视力[3]。

2. 中心性浆液性脉络膜视网膜病变 知柏地黄健脾汤治疗中心性浆液性脉络膜视网膜病变效果满意，改善视力、视网膜渗漏的疗效优于西医常规治疗，且无明显副作用[4]。

【不良反应】　目前尚未检索到不良反应的报道。

【使用注意】　①忌不易消化食物。②感冒发热患者不宜服用。③有高血压、心脏病、肝病、糖尿病、肾病等慢性病严重者应在医师指导下服用。④儿童、孕妇、哺乳期妇女应在医师指导下服用。⑤服药 4 周症状无缓解，应去医院就诊。⑥对本品过敏者禁用，过敏体质者慎用。⑦如正在使用其他药品，使用本品前请咨询医师或药师。

【用法与用量】　大蜜丸：一次 1 丸，一日 2 次。浓缩丸：一次 8 丸，一日 3 次。水蜜丸：一次 6g，一日 2 次。小蜜丸：一次 9g，一日 2 次。

参 考 文 献

[1] 曾庆华. 中医眼科学[M]. 北京：中国中医药出版社，2003：94-97.

[2] 韩磊，宋艳丽. 知柏地黄丸的药理作用和临床应用研究进展[J]. 中国药房，2012，23（15）：1430-1432.

[3] 臧乐红，杨玉青. 知柏地黄丸与生脉散联合激光治疗糖尿病视网膜病变 36 例[J]. 陕西中医，2011，32（1）：37-38.

[4] 刘晋荣. 知柏地黄健脾汤治疗中心性浆液性脉络膜视网膜病变的研究[J]. 中国现代药物应用，2009，3（19）：108.

（中日友好医院　金　明，中山大学中山眼科中心　秦亚丽）

石斛夜光丸（颗粒）

【药物组成】　石斛、天冬、麦冬、地黄、熟地黄、枸杞子、肉苁蓉、菟丝子、五味子、牛膝、人参、山药、茯苓、甘草、水牛角浓缩粉、羚羊角、黄连、决明子、青葙子、菊花、蒺藜、川芎、防风、苦杏仁、枳壳。

【处方来源】　元·萨迁撰《瑞竹堂经验方》。《中国药典》（2015 版）。

【功能与主治】　滋阴补肾，清肝明目。用于肝肾两亏、阴虚火旺所致的视物昏花、内障目暗。

【药效】　主要药效作用如下[1-3]：

1. 改善微循环　本品颗粒及丸剂均能部分抑制高分子右旋糖酐致家兔弥漫性血管内凝血，增加血流速度，改善微循环。

2. 影响免疫功能　本品颗粒及丸剂对泼尼松所致小鼠免疫器官脾脏、胸腺重量的降低有一定拮抗作用。

3. 抑制白内障形成　本品颗粒及丸剂对大鼠半乳糖性白内障中期病变有一定的防治作用，能延缓白内障的形成。

4. 抗疲劳　本品颗粒及丸剂能延长正常小鼠的游泳时间。

【临床应用】

1. 视网膜色素变性　石斛夜光丸具有显著的抗光损伤诱导的光感受器细胞退行性改变的作用，可以保护视网膜形态基本完整清晰[4]。

2. 年龄相关性黄斑变性　石斛夜光丸配合局部应用施图伦治疗年龄相关性黄斑变性总有效率69.70%，用药前后患者视力及视敏感度显著提高，Amsler 表检查改善明显[5]。

3. 圆翳内障　多因肝肾不足，阴虚火旺所致，多发于五十岁以上的人群，双眼同时或先后发病，早期眼前有黑影，随眼球转动而动，视物昏花，不能久视，老花眼的度数减低，或变为近视，或单眼视物时有复视或多视，以后视力逐渐减退，最后只能辨别手动或光感；

年龄相关性白内障的早、中期见上述证候者[1, 2]。

【不良反应】 目前尚未检索到不良反应的报道。

【使用注意】 ①本品肝经风热、肝火上攻实证者不宜使用。②本品脾胃虚弱，运化失调者慎用。③本品孕妇慎服。

【用法与用量】 颗粒剂：开水冲服。一次 2.5g，一日 2 次。丸剂：口服。水蜜丸一次 6g，小蜜丸一次 9g，大蜜丸一次 1 丸，一日 2 次。

参 考 文 献

[1] 徐春娟，王河宝. 石斛夜光丸研究进展[J]. 中国中医眼科杂志，2016，26（4）：266-268.

[2] 李敦云. 中西医结合治疗中心性浆液性脉络膜视网膜病变[J]. 铁道医学，1994，22（3）：171.

[3] 李翔，张敏，王超，等. 石斛夜光丸联合羟糖甘眼液治疗干眼临床研究[J]. 辽宁中医杂志，2012，（1）：8-10.

[4] 吴晗晗，徐静，卞敏娟，等. 石斛夜光丸光感受器细胞保护效应的研究[J]. 上海中医药杂志，2018，52（8）：83-87.

[5] 彭志华. 石斛夜光丸联合弱剂量光动力治疗慢性迁延性中心性浆液性脉络膜视网膜病变 38 例疗效观察[J]. 中国激光医学杂志，2012，21（5）：341.

（北京中日友好医院眼科　金　明，中山大学附属第三医院　张　浩）

三、活血明目类

复方血栓通胶囊（颗粒、片）

【药物组成】 三七、黄芪、丹参、玄参。

【处方来源】 研制方。《中国药典》（2015 年版）。

【功能与主治】 活血化瘀，益气养阴。用于治疗血瘀兼气阴两虚证的视网膜静脉阻塞。症见视力下降或视觉异常，眼底瘀血征象，神疲乏力，咽干、口干等。以及用于血瘀兼气阴两虚的稳定性劳累型心绞痛，症见胸闷痛、心悸、心慌、气短乏力、心烦口干者。

【药效】 主要药效如下：

1. 保护微血管　可以上调链脲佐菌素致糖尿病大鼠视网膜色素上皮衍生因子（PEDF）表达，减少糖尿病组大鼠视网膜基底膜厚度，减轻内皮细胞肿胀程度和线粒体肿胀[1]。

2. 抗视网膜氧化应激损伤　本品可使链脲佐菌素致糖尿病大鼠视网膜组织细胞损伤程度明显下降，氧化应激指标 SOD 升高、MDA 下降，并降低生物活性因子 VEGF-mRNA、iNOS-mRNA 表达[2, 3]。

3. 抗血栓　复方血栓通胶囊组下腔静脉血栓模型和动-静脉旁路血栓模型大鼠下腔静脉、动-静脉旁路血栓的湿重和干重减轻，颈总动脉血栓的湿重减轻，凝血时间和凝血酶时间延长，血小板聚集能力降低[4]。

【临床应用】

1. 糖尿病视网膜病变　本品联合羟苯磺酸钙治疗糖尿病视网膜病变可以更明显地降低患者出血斑点面积、黄斑厚度、视野灰度值、微血管瘤数量及血清中胰岛素样生长因子-1（IGF-1）、血清高敏 C 反应蛋白（hs-CRP）和 VEGF 的水平，并提高舒张末期血流速度（EDV）及收缩期峰值血流速度（PSV），延缓血管增殖，降低复发率[5, 6]。

2. 视网膜静脉阻塞　本品联合中西医治疗视网膜静脉阻塞可显著改善视力、眼压、眼底出血、血液流变学，加快血栓溶解，改善黄斑水肿及视网膜循环状态[7, 8]。

3. 其他　本品还可用于治疗前房积血、黄斑出血、颈动脉粥样硬化，预防脑梗死复发，治疗眼干燥症、高血压、心绞痛[9]。

【不良反应】　个别用药前 GPT 异常的患者服药过程中出现 GPT 增高，是否与服用药物有关，尚无结论[8]。

【使用注意】　孕妇慎服；过敏体质者慎服。

【用法与用量】　口服。一次 3 片，一日 3 次。

参 考 文 献

[1] 邢玉微. 复方血栓通胶囊对糖尿病大鼠微血管保护作用及机制探讨[D]. 上海：第二军医大学，2010.

[2] 邢玉微，邹俊杰，石勇铨，等. 复方血栓通胶囊对糖尿病大鼠视网膜氧化应激损伤的保护作用[J]. 医学研究杂志，2016，45（1）：40-43.

[3] 刘忠政，梁洁萍，聂怡初，等. 复方血栓通胶囊基于血液循环和凝血过程相关靶点的网络药理学研究[J]. 中山大学学报（自然科学版），2013，52（2）：97-100.

[4] 聂勇胜，文思，刘静，等. 复方血栓通胶囊抗血栓作用的实验研究[J]. 中国实验方剂学杂志，2014，20（8）：178-181.

[5] 喻巍，林柏松，马淑凤，等. 羟苯磺酸钙联合复方血栓通胶囊治疗早期糖尿病性视网膜病变的疗效及对血清 IGF-1 和 VEGF 水平的影响[J]. 中国老年学杂志，2017，37（21）：5311-5313.

[6] 裴瑞，高萍. 复方血栓通胶囊联合羟苯磺酸钙治疗早期糖尿病性视网膜病变的疗效及对 hs-CRP、VEGF 和 IGF-1 水平的影响[J]. 现代中西医结合杂志，2015，24（35）：3896-3898，3907.

[7] 卢奕峰，杨灵萍，钟绍烤. 血栓通胶囊联合西医治疗视网膜静脉阻塞的效果观察[J]. 中华中医药学刊，2014，32（6）：1515-1517.

[8] 李元. 复方血栓通胶囊治疗视网膜静脉阻塞临床观察[J]. 光明中医，2009，24（8）：1497-1498.

[9] 国家药典委员会.中华人民共和国药典临床用药须知：中药成方制剂卷（2015 年版）[M]. 北京：中国医药科技出版社，2017：901-902.

（长春中医药大学　张大方、李丽静，江西中医药大学　张　琦、艾志福）

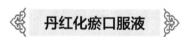

丹红化瘀口服液

【药物组成】　丹参、当归、川芎、桃仁、红花、柴胡、枳壳。

【处方来源】　研制方。《中国药典》（2015 年版）。

【功能与主治】　活血化瘀，行气通络。用于气滞血瘀引起的视物不清，突然不见症，以及视网膜中央静脉阻塞的吸收期见上述证候者。

【药效】　主要药效如下：

1. 改善眼底微循环　本品能促进 Q-开关红宝石激光多脉冲辐射法致家兔眼内出血的吸收，恢复模型眼闪光视网膜点图 a、b 波振幅，抑制体外血栓的形成，改善血液流变学及眼底微循环[1]。

2. 抑制胶原纤维及胶原组织增生　本品可增加巨噬细胞数而增进其吞噬能力，抑制胶原纤维和胶原组织的增生[1]。

【临床应用】

1. 糖尿病视网膜病变　本品单用或联合用胰岛素、羟苯磺酸钙胶囊等西药均能阻止及延缓糖尿病视网膜病变的发生，且能减少大鼠对胰岛素产生耐受性的发生。本品可改善视网膜各层水肿，减少内界膜新生血管生成；改善视网膜毛细血管网分布紊乱，抑制内皮细胞的增生；改善主动脉血管内皮损伤、抑制内皮增生、保护血管[2]，降低患者 VEGF、碱性成纤维细胞生长因子（bFGF）水平[3]。

2. 视网膜中央静脉阻塞　本品联合雷珠单抗或激光治疗能提高视网膜中央静脉阻塞患者的视力，并能调节房水 VEGF、肿瘤坏死因子-α（TNF-α）和 bFGF 水平，降低单核细胞趋化蛋白-1（MCP-1）和可溶性细胞间黏附分子-1（ICAM-1）等细胞因子水平，对眼底出血吸收和静脉充盈也具有改善作用[4, 5]。

3. 眼底出血　本品可以促进眼底出血的吸收[6]。

【不良反应】　尚不明确，可能会引起严重腹痛[7]。

【使用注意】　①有出血倾向者、视网膜中央静脉阻塞出血期患者及孕妇禁用。②阴虚阳亢者慎用。③个别患者服药后出现口干舌燥症状。④用药期间应定期检查出、凝血时间。

【用法与用量】　口服，一次 1~2 支，一日 3 次，用时摇匀。

参 考 文 献

[1] 王峰，杨志艳，苏颖，等. 丹红化瘀口服液治疗视网膜静脉阻塞临床观察[J]. 中国中西医结合急救杂志，2001（3）：178.

[2] 钟春梅. 丹红化瘀口服液对糖尿病视网膜病变的防治作用及机制研究[D]. 广州：广州中医药大学，2014.

[3] 朱惠明，江玉，李玲，等. 丹红化瘀口服液治疗单纯型糖尿病视网膜病变[J]. 中国实验方剂学杂志，2013, 19（17）：320-323.

[4] 符郁，郭翠玲. 丹红化瘀口服液对视网膜中央静脉阻塞细胞因子网络的调节作用[J]. 中国实验方剂学杂志，2017, 23（18）：210-215.

[5] 贾洪亮，万琦. 丹红化瘀口服液联合激光治疗视网膜中央静脉阻塞临床研究[J]. 河南中医，2015, 35（8）：1897-1899.

[6] 张春雨，刘子琦，胡宝荣. 丹红化瘀口服液治疗眼底出血 86 例[J]. 中国中医药科技，2011, 18（6）：509.

[7] 张春雨，刘子琦，江立. 丹红化瘀口服液引起严重腹痛 1 例[J]. 中国药师，2008, 11（8）：917.

（长春中医药大学　张大方、李玉梅，江西中医药大学　陈　浩）

四、利湿化痰类

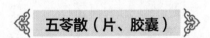

五苓散（片、胶囊）

【药物组成】　茯苓、泽泻、猪苓、肉桂、炒白术。

【处方来源】　东汉·张仲景《伤寒论》。《中国药典》（2015 年版）。

【功能与主治】　温阳化气，利湿行水。用于阳不化气、水湿内停所致的水肿，症见小便不利、水肿腹胀、呕逆泄泻、渴不思饮。

【药效】　主要药效如下[1,2]。

1. 利尿　本品利尿作用，可能是抑制肾小管重吸收。本品利尿作用使尿量增加，Na+ 排泄明显增加。

2. 降血压　对大鼠肾型高血压实验模型有温和、持续降压作用。

3. 抑制肾结石　抑制草酸钙结石和生长。

【临床应用】　用于治疗视网膜静脉阻塞、糖尿病视网膜病变等伴发的黄斑水肿或中心性浆液性脉络膜视网膜病变等。

1. 视网膜静脉阻塞　　五苓散联合雷珠单抗可改善视网膜中央静脉阻塞性黄斑水肿的视野缺损及电生理情况，降低黄斑区域视网膜神经上皮层厚度，提高临床疗效，优于单纯抗 VEGF 治疗[3]。

2. 糖尿病性黄斑水肿　　中药五苓散加味治疗糖尿病性黄斑水肿具有较好的临床疗效，治疗后能够有效提升患者的视力，并使黄斑的厚度和总面积减小，其治疗效果与较为主流的球周注射曲安奈德药物相似[4]。

3. 青光眼、中心性视网膜脉络膜炎　　五苓散可降低青光眼的眼压，改善中心性视网膜脉络膜炎视力[2]。

4. 肾炎及高血压　　五苓散可改善肾炎及高血压症状。

【不良反应】　目前尚未检索到不良反应的报道。

【使用注意】　孕妇禁用。

【用法与用量】　散剂：一次 6～9g，一日 2 次。胶囊：口服。一次 3 粒，一日 2 次。片剂：口服。一次 4～5 片，一日 3 次。

参 考 文 献

[1] 顾展旭. 五苓散的药理研究与临床应用进展[J]. 吉林医学，2010，31（35）：6542-6544.

[2] 陈奇. 中成药名方药理与临床[M]. 北京：人民卫生出版社，1998：916-920.

[3] 刘宏真. 五苓散联合雷珠单抗治疗视网膜中央静脉阻塞性黄斑水肿效果观察[J]. 实用中医药杂志，2018，34（8）：971-972.

[4] 张林平. 中药五苓散加味治疗糖尿病黄斑水肿的临床分析[J]. 糖尿病新世界，2014，7：5-6.

（中日友好医院　金　明，长春中医药大学　张大方）

参苓白术散（丸）

【药物组成】　人参、白术、茯苓、山药、薏苡仁、莲子、白扁豆、砂仁、桔梗、甘草。

【处方来源】　宋·太平惠民和剂局《太平惠民和剂局方》。《中国药典》（2015 年版）。

【功能与主治】　补脾胃，益肺气。用于脾胃虚弱，食少便溏，气短咳嗽，肢倦乏力。

【药效】　主要药效如下[1]：

1. 改善微循环　　本品具有改善视网膜、脉络膜血液循环，抑制缺氧状态下局部 VEGF 表达的作用。

2. 消肿　　本品可减少视网膜毛细血管渗漏，促进视网膜水肿消退，加速黄斑形态的修复。

【临床应用】

1. 年龄相关性黄斑变性　　参苓白术散在改善脾虚湿困型老年性黄斑变性患者的视力、眼底临床表现方面无明显优势，中医症状疗效为 80.0%，优于常规西药治疗，可提高脾虚湿困型老年性黄斑变性患者的生存质量[2]。

2. 糖尿病视网膜病变　　参苓白术散加减联合雷珠单抗治疗糖尿病黄斑水肿疗效佳，可以提高患者中心视力，明显降低黄斑中心凹视网膜厚度[3]。

【不良反应】　目前尚未检索到不良反应的报道。

【使用注意】　①泄泻兼有大便不通畅、肛门有下坠感者忌服。②本品性状发生改变时禁止使用。③忌肥甘油腻等不易消化食物。④感冒发热患者不宜服用。⑤有高血压、心脏病、肝病、糖尿病、肾病等慢性病严重者应在医师指导下服用。⑥儿童、孕妇、哺乳期妇女应在医师指导下服用。⑦服药4周症状无缓解，应去医院就诊。

【用法与用量】　散剂：口服，一次1袋（6g），一日2~3次。丸剂：口服，一次6g，一日3次。

参 考 文 献

[1] 陈冬生，陈一兵，秦伟，等.口服煎剂参苓白术散对PHACO术后黄斑水肿的干预作用观察[J]. 山东医药，2015，55（39）：84-86.

[2] 刘婉君. 参苓白术散治疗脾虚湿困型老年性黄斑变性的临床研究[D]. 广州：广州中医药大学，2009.

[3] 刘宏真. 参苓白术散加减联合雷珠单抗治疗糖尿病黄斑水肿40例疗效观察[J]. 实用中医药杂志，2018，34（8）：971-972.

（中日友好医院　金　明，长春中医药大学　张大方）

五、补益心脾类

归脾丸（浓缩丸、合剂）

【药物组成】　党参、炒白术、炙黄芪、炙甘草、茯苓、制远志、炒酸枣仁、龙眼肉、当归、木香、大枣（去核）。

【处方来源】　宋·严用和《济生方》。《中国药典》（2015年版）。

【功能与主治】　益气健脾，养血安神。用于由心脾两虚所致视力渐降、夜盲、视野逐渐缩小等伴气短心悸、失眠多梦、头晕头昏、肢倦乏力、食欲不振。

【药效】　主要药效如下[1-4]。

1. 促进造血功能　本品对于血虚小鼠，能促进其造血功能，增加红细胞的血红蛋白含量，增加红细胞数量。

2. 增加免疫功能　本品对小鼠免疫功能作用的实验表明，其能明显增加经鸡红细胞免疫小鼠所产生的特异性抗体溶血素的含量，可提高环磷酰胺抑制性小鼠的免疫功能，使特异性抗体（溶血素）达到正常水平。归脾汤可增强小鼠的体液免疫应答能力，提高抗体生成水平。

3. 增强体质　本品使小鼠游泳时间延长到与对照组比较有显著性差异；还能明显延长小鼠耐缺氧时间。

4. 抗氧化功能　自由基的过氧化作用是导致疾病和衰老的重要机制。归脾汤能抑制小鼠脑和肝中过氧化脂质的生成，并对脑内脂褐素生成也有显著抑制作用。实验还观察到该方剂能提高动物体内防御自由基酶系中两种重要酶——SOD和过氧化氢酶（CAT）的活性，从而提示归脾汤有抑制过氧化脂质和脂褐素生成的作用。其提高机体SOD和CAT活性，是该方降低自由基诱发过氧化反应的重要机理之一。因此，推理分析，其是本品可以减轻机体包括眼组织的过氧化损害机制之一。

5. 抗应激作用　归脾汤口服液具有增强机体耐疲劳、耐缺氧、抗寒、抗高温能力的作用，研究证实其能有效地改善机体的抗应激作用，调整机体非特异性紧张状态，使之转为正常的平衡状态。

【临床应用】

1. 视神经萎缩　采用归脾汤为主治疗视神经萎缩50例（87眼），疗效观察显效22眼，进步52眼，无效13眼。绝大部分患者在治疗1个疗程内视力改善，临床症状、体征明显好转，少数患者在治疗3个疗程后始见疗效，对血液循环障碍性萎缩、青光眼性视神经萎缩尽早治疗是取得疗效的关键[5]。另有报道，用归脾汤辨证治疗视神经萎缩，治疗组采用中药归脾汤辨证治疗，对照组采用常规化学药治疗，结果治疗组比对照组有显著性差异[6]。

2. 中心性浆液性脉络膜视网膜病变　归脾汤治疗迁延性中心性浆液脉络膜视网膜病变明显有效，1年后随访复发率低[7]。

3. 其他眼病　归脾汤还可用于治疗视网膜色素变性或眼科气血两虚证，症见视力渐降、日久失明、视盘多苍白等；或眼肌型重症肌无力、角膜溃疡、眼底出血等[8, 9]。

4. 失眠、慢性疲劳综合征、功能性子宫出血　见其他篇章。

【不良反应】　目前尚未检索到不良反应的报道。

【使用注意】　①阴虚火旺者忌用。②外感或实热内盛者不宜服用。③忌油腻食物。④归脾丸宜饭前服用。

【用法与用量】　大蜜丸：一次1丸，一日3次。浓缩丸：一次8～10丸，一日3次。水蜜丸：一次6g，一日3次。小蜜丸，一次9g，一日3次。合剂：口服，1次10～20ml，一日3次，用时摇匀。

参 考 文 献

[1] 戴诗文，张伟敏，王绪平，等. 归脾颗粒剂的药效学研究[J]. 中药新药与临床药理，1999，10（3）：175-177.

[2] 杨光，邱泽文，罗红，等. 中药方剂归脾汤对小鼠抗体激发水平的影响[J]. 大连医科大学学报，2014，（36），1：11-12.

[3] 吴春福，于庆海，庄丽萍，等. 归脾汤的抗氧化作用[J]. 中国中药杂志，1991，16（12）：752-753.

[4] 柳春兴，戴汶灼，姚太军. 归脾汤口服液对小鼠抗应激作用的实验研究[J]. 新疆中医药，2016，34（2）：1-2.

[5] 李利军，于之敬，郭明，等. 归脾汤加减治疗视神经萎缩50例临床观察[J]. 河北中医，2008，30（7）：746-747.

[6] 罗秀梅，李红珏，车月玖，等. 归脾汤辨证治疗视神经萎缩临床研究[J]. 河北中医，2004，26（7）：541-542.

[7] 陶黛芸，李彩琴. 归脾汤治疗迁延性中心浆液性脉络膜视网膜病75例[J]. 实用中医药杂志，1997，6：5.

[8] 杨纯新. 对归脾汤的再研究[J]. 中国医药科学，2014，34（3）：95-96.

[9] 田霞. 归脾汤治疗眼科疾病应用举例[J]. 中医研究，2007，20（7）：45-46.

（中日友好医院　金　明，江西中医药大学　张　琦）

六、温补肾阳类

右 归 丸

【药物组成】　当归、杜仲、附子、枸杞子、鹿角胶、肉桂、山药、山茱萸、熟地黄、菟丝子。

【处方来源】　明·张介宾《景岳全书》。《中国药典》（2015年版）。

【功能与主治】　温补肾阳，填精止遗。用于肾阳不足，命门火衰，腰膝酸冷，精神不振，怯寒畏冷，阳痿遗精，大便溏薄，尿频而清。

【药效】　具有调节下丘脑-垂体-靶腺轴、调节神经系统、保护肾功能、抗细胞凋亡等作用[1]。

【临床应用】

1. 糖尿病视网膜病变　基于"阴中求阳"立法之右归丸可以通过影响 PI3K 和 Akt 蛋白表达水平，抑制 PI3K/Akt 信号通路活化，从一定程度上抑制视网膜新生血管形成，延缓糖尿病视网膜病变的病变进程[2]。

2. 其他　本品可用于治疗视网膜色素变性、斜视、眼睑下垂或眼科肾阳亏虚证，症见眼前固定暗影、眼目干涩、视物不清等[3]。

【不良反应】　目前尚未检索到不良反应的报道。

【使用注意】　①忌油腻食物。②感冒患者不宜服用。③服药 2 周或服药期间症状无改善，或症状加重，或出现新的严重症状，应立即停药并去医院就诊。

【用法与用量】　口服。一次 9g，一日 2～3 次，儿童减半。

参 考 文 献

[1] 陆惠，丁青. 右归丸现代药理研究新进展[J]. 湖南中医药大学学报，2012，32（6）：71-73.

[2] 李欢，罗向霞，冯玉沛. 右归丸对糖尿病视网膜病变大鼠 PI3K/Akt 信号通路的影响[J]. 国际眼科杂志，2016，16（12）：2195-2199.

[3] 周瑞芳. 眼肌型、全身型重症肌无力辨证论治文献研究[D]. 广州：广州中医药大学，2015.

（中日友好医院　金　明，北京中医药大学　张　超）

第七章

视神经病变中成药名方

第一节 概　述

一、概　念

视神经病变（optic neuropathy）是指由各种原因导致的视神经变性，失去传导功能，导致视物模糊甚至失明。临床上常见的视神经病变主要包括视神经炎（optic neuritis，ON）、缺血性视神经病变（ischemic optic neuropathy，ION）、视神经萎缩（optic atrophy，OA）、外伤性或遗传性视神经病变等。

视神经炎一般分为视神经乳头炎和球后视神经炎两类。视神经乳头炎为视神经球内段或紧邻眼球的球后段视神经的急性炎症，如波及视网膜，亦成为"视神经视网膜炎"。本病以发病急、视力严重受损和瞳孔光反射异常为临床特点，可单眼或双眼同时发病，多见于儿童或青壮年，40岁以下者占86%。球后视神经炎为视神经穿出巩膜后至视交叉前的一段神经发生的炎症，依炎症对视神经损害部位不同分轴性视神经炎、视神经囊膜周围炎和横断性视神经炎，分别表现为视神经轴心的乳头黄斑束、神经鞘及周围纤维和神经整个横断面受损。

缺血性视神经病变是供给视神经的血管发生阻塞、缺血，引起筛板前后的视神经供血不足，产生梗塞而致视神经功能损害的疾病。临床上可分为前部缺血性视神经病变（AION）和后部缺血性视神经病变（PION），多发生于中老年人，国内发病年龄较国外低，平均约49岁。

视神经萎缩是指在各种病因影响下发生视神经退行性病变，导致视盘颜色变淡或苍白的疾病，是多种眼及全身病变对视神经损伤的最终结局，如血管性（视网膜动、静脉阻塞等）、视神经节细胞纤维变性、炎症（视神经脊髓炎、多发性硬化、眼内炎）、中毒（烟酒中毒、乙胺丁醇中毒等）、代谢性（糖尿病）、眼压升高（青光眼）、遗传变性（视网膜色素变性）、外伤、肿瘤压迫（脑膜瘤等）等因素。其发病率高，治疗困难，是常见的致盲或低视力的主要疾病之一。

中医将视神经炎归属于"目系暴盲"，将缺血性视神经病变归属于"暴盲""视瞻昏渺"，将视神经萎缩归属于"青盲"等范畴。

二、病因及发病机制

（一）视神经炎

1. **病因**　病因较多，全身疾病如多发性硬化等脱髓鞘病变、脑膜炎、肺炎、流感、结核、败血症等；局部病变如中耳炎、牙周炎、眶蜂窝织炎、葡萄膜炎等，铅及某些药物中毒；梅毒、艾滋病等；哺乳等。

2. **发病机制**　视神经炎发病过程中的病理改变可能是各种感染或自身免疫性疾病等因素导致视神经发生非特异性炎性病变。急性期的病理改变主要为白细胞浸润，中性粒细胞多在病灶周围集聚，神经纤维出现肿胀甚至崩解，随后出现巨噬细胞，以清除变性的脱髓鞘质。慢性期的病理改变主要以淋巴细胞和浆细胞浸润为主要表现。因为炎性细胞的大量浸润，导致视神经组织肿胀，视神经内压力升高，轴浆运输受限，并且压力增高会导致局部缺血、缺氧加重，视神经纤维逐步萎缩，神经胶质细胞逐渐取代正常的神经细胞[1]。

（二）缺血性视神经病变

1. **病因**　高血压、动脉硬化、糖尿病、颞动脉炎等引起视神经局部血管狭窄或阻塞，血液成分及流变学异常，急性血压下降如大出血、休克，眼压升高使眼压与灌注失去平衡等。

2. **发病机制**　非动脉炎性主要是位于筛板前或筛板后部的视神经纤维坏死，并可伴有少量炎性细胞或星形细胞反应。早期坏死的神经纤维内含有酸性黏多糖物质，晚期显示视神经纤维消失和胶质细胞大量增生。

（三）视神经萎缩

1. **病因**　本病可由多种原因引起，如炎症、退变、缺血、压迫、外伤、中毒、脱髓鞘及遗传性疾病等。

2. **发病机制**　视神经纤维变性、坏死、脱髓鞘引起的视神经传导功能损害、视盘苍白，可能是因为视盘胶质细胞的增生、毛细血管变少或消失所致。单纯性视神经萎缩病理特征是神经轴突纤维萎缩消失，不伴明显的炎性反应或胶质的增生；继发性者除了轴突纤维萎缩外，还会见到星形胶质细胞增生，因而导致视盘轻度隆起，视盘边缘模糊不清。

三、临 床 表 现

1. **缺血性视神经病变**　视力突然下降，与生理盲点相连的视野缺损；头痛、眼痛，特别是由于颞动脉炎引起；视盘充血水肿或呈灰白色水肿；荧光素眼底血管造影显示视盘弱荧光或荧光充盈慢或不充盈；部分患者手足有雷诺现象。

2. 视神经炎　视力急骤或缓慢下降，眼外观正常，伴有眼球转动痛或头痛，瞳孔对光反射迟钝或消失，视野呈中心或旁中心暗点，眼底视盘水肿，边界模糊。

3. 视神经萎缩　视力下降明显且不能矫正，视野缺损以周边向心性缩小为主，瞳孔对光反射迟钝或消失，伴有色觉障碍或全身病变。

四、诊　　断

（1）检查眼底，区别视神经炎与前部缺血性视神经病变；注意与假性视神经炎、视盘水肿，以及与屈光不正、癔症、伪盲及眼底改变不很明显的黄斑疾病如黄斑囊样水肿等疾病相鉴别。视神经萎缩眼底检查可见视盘色淡或苍白。

（2）检查视力、屈光状态、瞳孔、暗适应、色觉和视野、暗点、视网膜电流图、视觉诱发电位、荧光素眼底血管造影等。

（3）必要时作 X 线检查、CT、超声波和磁共振成像（MRI），并请神经科会诊。

五、治　　疗

（一）常用化学药物及现代技术

1. 病因治疗，如清除病灶及治疗原发疾病，并给予大量维生素 B_1、维生素 B_{12}、能量合剂等。

2. 根据病情全身及局部应用抗生素及皮质类固醇药物[2-4]。

3. 有手术指征者，可行手术治疗。

（二）中成药名方治疗[2-4]

中医治疗视神经病变当抓住主证，分析病位，结合临床检查以辨证论治。肝肾亏虚者以补益肝肾、明目养神为主，气血亏虚者以益气养血、宁神开窍为主，肝郁气滞者以清热疏肝、活血明目为主，血瘀络阻者以行气活血、通络明目为主。

第二节　中成药名方的辨证分类与药效

中医将视神经称之为"目系"，在五轮学说中，目系归属水轮，为肾所主。但现代医学研究认为，目系与全身脏腑气血均有密切关系，气、血、精、津等均上濡目窍，滋养目系。目系病变可因外邪侵袭、情志病变、气郁血瘀、痰饮积聚、正气亏损、外伤等多种因素导致。在病机上与肝肾二脏关系更为密切，故在中成药治疗视神经病变时，应以全身辨证与局部辨证、辨病相结合。若本病病情迁延日久可自数月至数年，久病多虚多瘀，治疗应以补虚为重，但不同时期或先开导消瘀后补之，或攻补兼施，或补虚勿忘化瘀通络等。

常用中成药的辨证分类及其主要药效如下：

一、益肾明目类

症见视力减退，目涩畏光，视物模糊，迎风流泪。治以补肝益肾，明目养神。

常见中成药：琥珀还睛丸、明目地黄丸。

二、补益气血类

症见视力渐降，日久失明，面乏华泽，神疲乏力，懒言少语，心悸气短，舌质淡，苔薄，脉细。治以益气养血，宁神开窍。

常见中成药：人参归脾丸、四物颗粒、十全大补丸。

三、清肝明目类

症见视物模糊，中央有大片暗影遮挡，日渐加重而盲无所见，心烦郁闷，口苦胁痛，头晕目胀，舌质红，舌苔薄白，脉弦或数。治以清热疏肝，活血明目。

常见中成药：丹栀逍遥丸（片、胶囊）。

四、行气活血类

多见于外伤后，症见视物昏朦，头痛眼胀，健忘，失眠多梦，舌质暗红，或有瘀斑，苔薄白，脉涩。治以行气活血，通络明目。

常见中成药：银杏叶片（胶囊、口服液、滴丸、颗粒）。

参 考 文 献

[1] 杜红彦. 李志英中医、中西医结合诊治视神经疾病学术经验总结[D]. 广州：广州中医药大学，2014.

[2] 祁清芬，颉瑞萍. 前部缺血性视神经病变中西医治疗进展[J]. 亚太传统医药，2018，14（5）：92-95.

[3] 刘俞佐，李若溪. 中西医诊疗前部缺血性视神经病变研究进展[J]. 亚太传统医药，2017，13（6）：69-72.

[4] 梁玉，张丽霞，高健生，等. 前部缺血性视神经病变中西医治疗进展[J]. 中国中医药信息杂志，2015，22（3）：134-136.

（长春中医药大学　张大方，吉林工程技术师范学院　王书丹）

第三节　中成药名方

一、益肾明目类

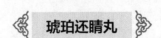

琥珀还睛丸

【药物组成】　琥珀、菊花、青葙子、沙苑子、枸杞子、杜仲（炭）、水牛角浓缩粉、羚羊角粉、黄柏、地黄、当归、黄连、知母、石斛、麦冬、天冬、党参（去芦）、山药、茯苓、甘草（蜜炙）、枳壳（去瓤麸炒）、苦杏仁（去皮炒）、川芎、熟地黄、菟丝子、肉苁蓉（酒炙）。

【处方来源】　《北京市中药成方选集》。《中国药典》（2010 年版）。

【功能与主治】　补益肝肾，清热明目。用于肝肾两亏，虚火上炎引起的内外翳障，瞳仁散大，视力减退，夜盲昏花，目涩畏光，迎风流泪。

【药效】　主要药效如下[1, 2]：

1. 抗血小板凝聚　研究表明本品对胶原诱发家兔血小板凝聚及释放有抑制作用。

2. 抗菌作用　本品对葡萄球菌、链球菌有较强的抗菌活性。

【临床应用】　主要临床应用如下[1-4]：

1. 视神经炎、视神经萎缩　因肝肾两亏，虚火上炎所致，眼外部无异样表现，亦无疼痛不适，唯觉视物昏渺蒙昧不清，伴见头晕耳鸣，腰膝酸软，脉细数，舌红少苔；慢性球后视神经炎、视神经萎缩见上述证候者。

2. 视网膜色素变性　因肝肾两亏，精血不足所致，早期双眼外观如常，入暮不见，天晓复明，以后视野逐渐缩小，唯见顶上之物，此疾自幼生成，伴见先天畸形，耳鸣耳聋，腰膝酸软，晚期继发青盲或金黄色内障，乃至完全失明；视网膜色素变性见上述证候者。

3. 迎风流泪　肝肾两亏，眼液失约，年老或体弱，肝肾不足之人，迎风流泪，或在室内亦可见流泪，冲洗泪道检查，泪道仍然畅通无阻，久则无风亦流泪；泪囊吸引功能不良见上述证候者。

【不良反应】　尚未见报道。

【使用注意】　风热、肝火上扰致目疾不宜用，忌食辛辣油腻食物。

【用法与用量】　口服。一次 2 丸，一日 2 次。

参 考 文 献

[1] 高嘉良，陈光，何浩强，等.《中国药典》收录补肾中成药的组方规律分析[J].中国实验方剂学杂志，2017，23（6）：203-209.

[2] 徐春娟，王河宝. 石斛夜光丸研究进展[J]. 中国中医眼科杂志，2016，26（4）：266-268.

[3] 张红，张津京，庄曾渊. "病证结合"诊疗模式的研究现状[J]. 中国中医眼科杂志，2012，22（6）：458-461.

[4] 水彩红，曹红，陈玉敏，等. 高效液相色谱法测定琥珀还睛丸中盐酸小檗碱的含量[J]. 中国医药指南，2012，10（26）：73-74.

（长春中医药大学　张大方，中山大学附属第三医院　张　浩）

明目地黄丸（浓缩丸）

【药物组成】　熟地黄、山茱萸、牡丹皮、山药、茯苓、泽泻、枸杞子、菊花、当归、白芍、蒺藜、石决明。

【处方来源】　明·龚廷贤《万病回春》。是杞菊地黄丸基础上加蒺藜和石决明。《中国药典》（2015 年版）。

【功能与主治】　滋肾，养肝，明目。用于肝肾阴虚，目涩畏光，视物模糊，迎风流泪。

【药效】　主要药效如下：

1. 抗氧化损伤　研究表明明目地黄丸通过调节 SOD、GSH-Px、MDA 水平，提高晶状体的抗氧化能力，减少脂质过氧化反应，从而起到抗氧化损伤作用[1]。

2. 提高泪膜稳定性　研究表明明目地黄丸通过提高泪膜稳定性以起到对眼干燥症的治疗作用[2]。

3. 改善微循环　明目地黄丸能够改善毛细血管充血情况，通过改善视网膜微循环，促使视网膜血流通畅，而达到减轻或清除视网膜毛细血管渗漏和视网膜水肿的目的，从而改善视网膜病变[3]。

【临床应用】

1. 视神经病变　因劳神竭视，血少，元气弱或精血亏损所致，眼外观端好，无异常人，自觉视力渐降，蒙昧不清；一些慢性视神经视网膜疾病如慢性球后视神经炎、轻度视神经萎缩、视网膜黄斑部的退行性病变见上述证候者。

2. 眼干燥症　因劳瞻竭视，过多思虑，或房劳过度，致伤神水，目干涩不爽，视物昏花，甚则黑睛枯干光损。常伴口干鼻燥，妇女月经不调，白带稀少；角膜结膜干燥症见上述证候者。

3. 溢泪症　是因泪道发生功能障碍，导致泪液外溢。异物、炎症、鼻腔疾患或其他疾病，导致泪液不能流入泪道。本品适宜用于年老体衰，或泪囊吸收功能不良等使泪道狭窄或阻塞发生溢泪者。

【不良反应】　尚未见报道。

【使用注意】　暴发火眼者忌用，其表现为眼白充血发红、怕光、流泪、眼眵多。

【用法与用量】　口服。一次 8～10 丸，一日 3 次。

参 考 文 献

[1] 李斐. 明目地黄丸对糖尿病大鼠视网膜氧化损伤的保护作用[J]. 中国老年学杂志，2015，35（20）：5735-5736.

[2] 郑东兴，雷帅臣，蔡光辉. 石斛夜光丸及明目地黄丸治疗干眼症的疗效对比[J]. 中国现代医药杂志，2016，18（4）：40-42.

[3] 徐赵钗，章仕森，刘玲玲. 明目地黄丸对糖尿病视网膜病变大鼠细胞自噬及 Akt-mTOR 通路的影响[J]. 中国医药导报，2018，15（20）：16-20，32.

（江西中医药大学　张　琦、陈　浩）

二、补益气血类

人参归脾丸

【药物组成】　人参、炙黄芪、当归、龙眼肉、麸炒白术、茯苓、远志、炒酸枣仁、木香、炙甘草。

【处方来源】　宋·严用和《济生方》。《中国药典》（2010 年版）。

【功能与主治】　益气补血，健脾养心。用于气血不足，心悸，失眠，食少乏力，面色萎黄，月经量少，色淡。

【药效】　主要药效如下：

1. 调节中枢神经系统功能　人参可改善神经反射传导过程的灵活性，调节神经活动，使紊乱的神经过程得以恢复。

2. 镇静、催眠　酸枣仁、茯苓、远志有镇静、催眠作用，与人参、黄芪为伍使用，可起调节大脑皮质功能的作用，既可改善失眠烦躁症状，又可防止疲乏、嗜睡之弊。

【临床应用】 主要临床应用如下[1, 2]：

1. 视神经萎缩 本品用于治疗气血两虚的视神经萎缩，或以气虚或血亏为重的视神经萎缩均可用。

2. 其他 本品可用于治疗慢性疲劳综合征或心悸、失眠、食少乏力、面色萎黄、月经量少、色淡等。

【不良反应】 目前尚未检索到不良反应的报道。

【使用注意】 ①宜食营养丰富、易消化吸收食物，饮食有节；忌烟酒、浓茶及生冷食物。②保持精神舒畅，劳逸适宜；忌过度思虑，避免恼怒、抑郁、惊恐等不良情绪。

【用法与用量】 丸剂：大蜜丸一次 1 丸，小蜜丸一次 9g，水蜜丸一次 6g，一日 2 次。

参 考 文 献

[1] 张丽梅，高学功. 人参归脾丸治疗慢性疲劳综合征 26 例[J]. 时珍国医国药，2002，13（7）：423.

[2] 肖泉翔，魏淳. 近年眼病从脾论治概要[J]. 北京中医杂志，1991，（2）：52-54.

（中日友好医院　金　明，长春中医药大学　张大方）

十全大补丸

【药物组成】 熟地黄、党参、白术、茯苓、炙黄芪、当归、酒白芍、肉桂、川芎、炙甘草。

【处方来源】 宋·太平惠民和剂局《太平惠民和剂局方》是四君子汤、四物汤加入黄芪、肉桂而成。《中国药典》（2015 年版）。

【功能与主治】 温补气血。用于气血两虚，面色苍白，气短心悸，头晕自汗，体倦乏力，四肢不温，月经量多。

【药效】 主要药效如下[1,2]。

1. 增强免疫 本方可增加机体的细胞免疫和体液免疫功能。

2. 改善及促进造血功能 本方能促进骨髓的造血功能。

3. 抗放射损伤，促进 RNA、DNA 的生物合成，提高机体的适应性。

【临床应用】 主要临床应用如下[1-3]。

1. 视神经萎缩 本品用于治疗视网膜色素变性或视神经萎缩等气血两虚证，症见视力渐降，日久失明，视盘多苍白等。

2. 其他 文献报道本品可用于治疗气血亏虚所致的疲劳症状，抗肿瘤及放、化疗毒副反应、贫血等。

【不良反应】 目前尚未检索到不良反应的报道。

【使用注意】 ①外感风寒、风热，阴虚阳亢者不宜服用。②用药期间不宜食用辛辣厚味、肥甘滋腻食物。

【用法与用量】 大蜜丸一次 1 丸，小蜜丸一次 9g，水蜜丸一次 6g，一日 2～3 次；水丸一次 6g，一日 2 次；浓缩丸一次 8～10 丸，一日 3 次。

参 考 文 献

[1] 何国兴. 十全大补丸的临床新用途[J]. 家庭中医药, 2010, 3：50-51.

[2] 陈奇. 中成药名方药理与临床[M]. 北京：人民卫生出版社, 1998：496-499.

[3] 黄倬伟, 黄文轩. 十全大补汤药理研究及临床应用近况[J]. 中医药信息, 1992,（2）：14-15.

（中日友好医院　金　明，中山大学中山眼科中心　秦亚丽）

三、行气活血类

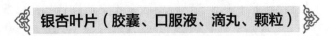

银杏叶片（胶囊、口服液、滴丸、颗粒）

【**药物组成**】　银杏叶。

【**处方来源**】　研制方。《中国药典》（2015 年版）。

【**功能与主治**】　活血化瘀通络。用于瘀血阻络引起的胸痹心痛、中风、半身不遂、舌强语謇，以及冠心病稳定型心绞痛、脑梗死见上述证候者。

【**药效**】　主要药效如下：

1. 改善微循环　本品可以扩张小血管，改善血液流变学，抑制血小板聚集和血栓形成，进而改善组织微循环。

2. 清除自由基　本品可建议减轻视网膜或视神经细胞内氧化损伤，增强细胞内能量代谢。

【**临床应用**】　主要临床应用如下[1-3]：

1. 前部缺血性视神经病变　银杏叶提取物治疗非动脉炎性前部缺血性视神经病变水肿期有明显的疗效，并对非动脉炎性前部缺血性视神经病变造成的视神经损害有一定的保护作用，总有效率（66.7%）优于对照组（46.9%）。

2. 视神经萎缩　本品用于治疗瘀血阻滞型视神经萎缩等，银杏叶可以保护持续性高眼压引起的视网膜神经节细胞的活性，阻止视神经萎缩加重。

3. 其他　冠心病、中风、老年痴呆、神经性耳聋等，见有关篇章。

【**不良反应**】　尚未见报道。

【**使用注意**】　①经期妇女、有出血倾向者禁用。②孕妇慎用。③忌烟酒、浓茶及生冷、辛辣、油腻食物。

【**用法与用量**】　口服。胶囊：一次 1～2 粒，一日 3 次。片剂：一次 1～2 片，一日 3 次。滴丸剂：一次 5 丸，一日 3 次。颗粒剂：开水冲服。一次 2 袋，一日 3 次。口服液：一次 10ml，一日 3 次，4 周一疗程。酊剂：一次 2ml。

参 考 文 献

[1] 王小东, 王彤, 张红兵, 等. 银杏叶提取物治疗非动脉炎性前部缺血性视神经病变的疗效观察[J]. 陕西医学杂志, 2012, 41（10）：1382-1383.

[2] 李海龙, 李红. 银杏叶提取物对大鼠持续性高眼压下的视网膜神经节细胞活性的保护作用[J]. 国际眼科杂志, 2011, 11（6）：970-972.

[3] 郭桂芬. 银杏叶提取物对眼科疾病临床疗效研究[J]. 亚太传统医药, 2014, 10（14）：125-126.

（中日友好医院　金　明，长春中医药大学　张大方）

五官科卷

耳鼻咽喉口腔册

第八章

外耳及中耳疾病中成药名方

第一节 概　　述

一、概　　念[1, 2]

外耳及中耳常见疾病包括外耳道炎、分泌性中耳炎、化脓性中耳炎等。它们的病位虽然有所不同，但其发生病机有类似之处。因此，临床许多中成药可以兼治外耳及中耳疾病，故一并讨论。

外耳道炎（external otitis）属于中医"耳疖耳疮"范畴，可分为两类：局限性外耳道炎，又称外耳道疖（furunculosis of external auditory meatus）；外耳道皮肤的弥漫性炎症，又称弥漫性外耳道炎（diffuse external otitis）。

分泌性中耳炎（secretory otitis media，SOM）属于中医"耳胀"范畴，是以耳内胀闷堵塞感、耳鸣、听力下降、自听增强等为主要特征的中耳非化脓性疾病。冬春季多发，儿童多见。本病可分为急性和慢性两种。

化脓性中耳炎（suppurative otitis media）属于中医学"脓耳"的范畴。根据病程长短可分为急性化脓性中耳炎（acute suppurative otitis media）和慢性化脓性中耳炎（chronic suppurative otitis media）。急性化脓性中耳炎是细菌感染引起的中耳鼓室黏膜的急性化脓性炎症，但鼓窦、咽鼓管、乳突亦常受累。临床上以耳痛，耳内流脓，鼓膜充血、穿孔为特点。慢性化脓性中耳炎是中耳黏膜、骨膜或深达骨质的慢性化脓性炎症。临床上以耳内长期间断或持续性流脓、鼓膜穿孔、伴有或不伴有听力下降为特点。在一定条件下，可以引起颅内、外并发症[2]。

二、病因及发病机制

（一）病因

外耳道炎：外耳道疖是外耳道皮肤毛囊或皮脂腺的局限性化脓性炎症。挖耳为最常见的诱因，游泳、外耳道冲洗、中耳长期流脓及外耳道湿疹等也可诱发本病。全身因素如糖尿病、内分泌紊乱、慢性便秘等易发本病。病原菌主要为葡萄球菌。弥漫性外耳道炎是外耳道皮肤及皮下组织的广泛性感染性炎症，外耳道进水、化脓性中耳炎长期脓液的刺激等是其诱因。常见的致病菌为金黄色葡萄球菌。

分泌性中耳炎：目前认为，咽鼓管功能障碍为本病的基本病因。此外，可能与感染、免疫反应、气压损伤相关。

化脓性中耳炎：急性化脓性中耳炎发病的直接原因是细菌感染，主要致病菌为肺炎链球菌、流感嗜血杆菌、乙型溶血性链球菌、葡萄球菌及铜绿假单胞菌等。中耳的原发性真菌感染较少见。慢性化脓性中耳炎的病因：①急性化脓性中耳炎未获恰当而彻底的治疗，病程迁延长达8周以上；或急性坏死性中耳炎，病变深达骨质者。②鼻、咽部存在腺样体肥大，慢性扁桃体炎，慢性化脓性鼻窦炎等疾病，易致中耳炎反复发作，经久不愈。③全身或局部抵抗力下降，如营养不良、慢性贫血、糖尿病等。婴幼儿患急性中耳炎时较易迁延成慢性。

（二）发病机制

外耳道炎：因外耳道皮肤的毛囊、皮脂腺及皮下组织被细菌感染而出现的急、慢性炎症。

分泌性中耳炎：咽鼓管功能障碍时，中耳鼓室腔内形成相对负压，引起中耳黏膜静脉扩张、瘀血、血管壁通透性增强，鼓室内出现漏出液。此时若负压不能解除，中耳黏膜可发生一系列病理变化，主要表现为上皮增厚，上皮细胞化生，鼓室前部低矮的假复层柱状上皮变为增厚的纤毛上皮，鼓室后部的单层扁平上皮变为假复层柱状上皮，杯状细胞增多，分泌亢进，上皮下层病理性腺体组织形成，固有层血管周围出现以淋巴细胞及浆细胞为主的圆形细胞浸润。

化脓性中耳炎：发病机制是细菌侵入鼓室，侵袭中耳，导致中耳感染。早期鼓室黏膜充血，水肿，炎性细胞浸润并渐成脓性。脓液增多后鼓膜受压而缺血，并出现血栓性静脉炎，导致鼓膜局部溃破、穿孔，脓液外泄。病变主要位于鼓室，亦可侵犯中耳的其他部位。若黏膜上皮遭到破坏，炎症侵入其附近的骨质，如听小骨、鼓室内壁、鼓沟、鼓窦、乳突，甚至面神经骨管，可发生慢性骨炎或骨疡，局部有肉芽或息肉生成，病变长期不愈合者，中耳黏膜局部可发生鳞状上皮化生成伴纤维组织增生，形成粘连或产生硬化病变。

三、临 床 表 现

外耳道炎：耳痛、灼热，张口咀嚼时加重，脓肿成熟溃破后，外耳道内有脓血或流出耳外，此时耳痛减轻。

分泌性中耳炎：①听力减退。听力下降，自听增强。头位前倾或偏向健侧时，因积液离开蜗窗，听力可暂时改善。②耳痛或耳内胀闷闭塞感。急性者有隐隐耳痛或耳闷塞感，慢性者耳痛不明显，往往以胀闷闭塞为主，按压耳屏后可暂时缓解。③耳鸣。多为低调间歇性的嗡嗡声或流水声。当头部运动或打哈欠、擤鼻涕时，耳内可出现气过水声。

化脓性中耳炎：①耳痛。多数患者鼓膜穿孔前疼痛剧烈，如为搏动性跳痛或刺痛，可向同侧头部或牙齿放射，鼓膜穿孔流脓后耳痛减轻。少数患者可无明显耳痛症状。②听力减退及耳鸣。病程初期患者常有明显耳闷、低调耳鸣和听力减退。鼓膜穿孔排出后耳聋反而减轻，原因是影响鼓膜及听骨链活动的脓液已排出。耳痛剧烈者，听觉障碍常被忽略，有的患者可伴眩晕。③流脓。鼓膜穿孔后耳内有液体流出，初为脓血样，以后变为脓性分泌物，久病者，耳内反复流脓或持续流脓。④全身症状。轻重不一。可有畏寒、发热、倦怠、食欲减退。小儿全身症状较重，常伴呕吐、腹泻等类似消化道中毒症状。一旦鼓膜穿孔，体温很快恢复正常，全身症状明显减轻。

四、诊　　断

外耳道炎：可有挖耳、污水入耳或耳内流脓病史。表现为耳痛、灼热，张口咀嚼时加重，脓肿成熟溃破后，外耳道内有脓血或流出耳外，此时耳痛减轻。检查有耳郭牵引痛及耳屏压痛，外耳道软骨部可见皮肤疖肿或外耳道皮肤弥漫性红肿，外耳道壁上可积聚分泌物，外耳道腔变窄，耳周淋巴结肿痛。慢性者外耳道发痒，有少量渗出物。外耳道壁皮肤增厚、皲裂、脱屑分泌物积存，甚至可造成外耳道狭窄。

分泌性中耳炎：自觉耳内闷胀堵塞伴听力下降，或兼耳鸣，检查见鼓膜内陷，有鼓室积液征，呈传导性聋，典型鼓室导抗图呈 B 型或 C 型。必要时可做诊断性鼓膜穿刺术而确诊。

化脓性中耳炎：急性化脓性中耳炎：有上呼吸道感染或污水入耳或耳外伤的病史，伴发热、耳痛、耳鸣、黏脓性耳漏、听力减退，听力检查多为传导性聋。专科检查可见鼓膜充血、肿胀、穿孔。慢性化脓性中耳炎往往是急性化脓性中耳炎失治误治，迁延不愈转化而来，根据病史及检查结果，诊断不难。慢性化脓性中耳炎可分为单纯型、骨疡型、胆脂瘤型三型，此三型无明显的阶段性联系，骨疡型和胆脂瘤型可合并存在。共同的症状是长期或间歇耳内流脓，或有耳鸣，不同程度的听力下降。

五、治　　疗

（一）常用化学药物及现代技术

外耳道炎：①局部用药：鱼石脂甘油、3%过氧化氢溶液、糖皮质激素（如泼尼松龙、地塞米松等）、硼酸滴耳液等。②全身用药：大环内酯类、头孢菌素类、青霉素类抗生素和类固醇激素，以控制感染。外耳道疖的早期，局部可热敷或做超短波透热等理疗；疖已成熟而未穿破者，有明显的波动，可用纯苯酚烧灼脓头，使其破溃，或局麻下切开引流；疖肿已破溃，用 3%过氧化氢溶液将脓液清洗干净，保持引流通畅。

分泌性中耳炎：病因治疗，改善中耳通气引流及清除中耳积液为本病的治疗原则。药物治疗：①抗生素：急性期可根据病变严重程度选用合适的抗生素。②保持鼻腔及咽鼓管通畅：可用 1%麻黄碱液和含有激素的抗生素滴鼻液交替滴鼻（仰卧悬头位）。③促纤毛运动及排泄功能：稀化黏素类药物有利于纤毛的排泄功能，降低咽鼓管黏膜的表面张力和咽鼓管开放的压力。④糖皮质激素类药物：地塞米松或泼尼松等口服，作为辅助治疗咽鼓管吹张。手术治疗：①鼓膜穿刺抽液；②鼓膜切开术；③鼓室置管术。儿童及婴幼儿分泌性中耳炎的治疗：由于分泌性中耳炎为自限性疾病，有一定的自愈率，在给予儿童及婴幼儿患者行有创治疗前应该严密观察 3 个月。

化脓性中耳炎：急性化脓性中耳炎，早期应用足量抗生素或其他抗菌药物控制感染，务求彻底治愈。①鼓膜穿孔前：可用 1%酚甘油滴耳，消炎止痛；1%麻黄碱液和含有激素的抗生素滴鼻液交替滴鼻，可改善咽鼓管通畅度，减轻局部炎症。②鼓膜穿孔后，先以 3%过氧化氢溶液彻底清洗并拭净外耳道脓液或用吸引器将脓液吸净。局部用抗生素水溶液滴耳，如 0.3%氧氟沙星滴耳液、复方利福平液等。禁止使用粉剂，以免与脓液结块，影响引流。脓液减少、炎症逐渐消退时，可用甘油或乙醇制剂滴耳，如 3%硼酸乙醇甘油、3%硼酸乙醇等。

慢性化脓性中耳炎：引流通畅者，以局部用药为主，炎症急性发作时，宜全身应用抗生素。有条件者，用药前先取脓液做细菌培养及药敏试验，以指导用药。局部用药种类：抗生素溶液，如 0.3%氧氟沙星滴耳液等；酒精或甘油制剂，如 3%～4%硼酸甘油、3%～4%硼酸酒精等。

慢性化脓性中耳炎除了药物治疗外，当出现下列情况时须考虑手术治疗：①中耳有肉芽或息肉。②中耳炎症已完全吸收，遗留鼓膜紧张部中央性穿孔者，可行鼓室成形术。

（二）中成药名方治疗

中成药治疗外耳道炎、分泌性中耳炎、化脓性中耳炎不同于化学药是单一的对症治疗，中医药治疗是作用于人体自身，使人体阴阳平调，增强人体自身正气，使疾病向愈的过程。三种疾病常见的病机有风热外袭、肝胆湿热，除此之外，分泌性中耳炎还可见到脾虚湿困和气滞血瘀证，化脓性中耳炎还可见到脾虚湿困和肾元亏虚证，治法分别为疏风清热、清泻肝胆、健脾渗湿、补肾培元。

第二节　中成药名方的辨证分类与药效

中药治疗外耳及中耳疾病是辨证用药。常用中成药的辨证分类及其主要药效如下：

一、清泻肝胆类

分泌性中耳炎的肝胆湿热证者会出现耳内胀闷堵塞感、耳内微痛、耳鸣、自听增强、听力下降，以及烦躁易怒、口苦口干、胸胁苦闷等症，伴有舌红苔黄腻，脉弦数。

分泌性中耳炎肝胆湿热证者多考虑为情绪刺激致内环境紊乱，血管收缩，血液黏滞度增高，血流动力学改变，内耳微循环障碍，导致听力下降。

清肝泻火类中成药可改善不良情绪，调节内环境，扩张血管，缓解内耳微循环障碍。药理学研究认为该类中药配方有改善微循环、减轻水肿、减少炎性渗出、促进炎症吸收并抗菌的作用。

化脓性中耳炎肝胆湿热证者，主症见耳痛剧烈，痛引腮脑，鼓膜红赤，或鼓膜穿孔，耳脓多为而黄稠或带红色，耳聋，全身可见发热、口苦咽干、小便黄赤、大便秘结。小儿可见高热、啼哭、拒食、烦躁不安、惊厥等症状。舌质红，苔黄腻，脉弦数有力。

化脓性中耳炎肝胆湿热证者主要病理变化是鼓室内炎性渗出物增多，压力升高，鼓膜膨隆，渗出物聚集于鼓室，并渐变成脓性，脓液增多后鼓膜因受压而缺血，并出现血栓性静脉炎，最终导致鼓膜局部溃破、穿孔，脓液外泄。

清肝泻火药有抑菌作用，可减轻炎症反应，促进脓液消散或排出。

常见的中成药：龙胆泻肝丸（水丸、大蜜丸、片、颗粒、胶囊、口服液）。

二、除湿消肿类

分泌性中耳炎证属湿浊困阻者，症见耳内闷胀堵塞感，日久不愈，可伴有胸闷纳呆，腹胀便溏，肢倦乏力，面色不华，舌质淡红，或舌体胖，边有齿痕，脉细滑或细缓。

化脓性中耳炎证属湿浊困阻者，症见耳内流脓缠绵日久，脓液清稀，量较多，无臭味，听力下降或有耳鸣。全身可见有头晕，头重或乏力，面色不华，纳少便溏，舌质淡，苔白腻，脉缓弱。

分泌性中耳炎及化脓性中耳炎湿邪亢盛者，脾胃运化功能失调，导致津液运化无力，痰湿停留耳窍，导致中耳腔分泌物无法及时吸收，出现耳胀闷堵塞感，耳鸣，听力下降，长期或间断流脓，局部有肉芽或息肉生成，少数有硬化灶或组织粘连并存等症状。

除湿消肿类中成药可改善反复耳内流脓，保持中耳干燥，改善中耳炎性情况。

常见中成药：滴耳油、耳炎液、红棉散。

参 考 文 献

[1] 熊大经.《中医耳鼻咽喉科学》[M]. 上海：上海科学技术出版社，2008：6，24-27，35-39.

[2] 黄选兆，汪吉宝，孔维佳.《实用耳鼻咽喉头颈外科学》第 2 版[M]. 北京：人民卫生出版社，2017：12，842，843，848-857.

（重庆市永川区中医院　毛得宏，浙江省中医院　唐旭霞）

第三节　中成药名方

一、清泻肝胆类

龙胆泻肝丸（大蜜丸、片、颗粒、胶囊、口服液）

【药物组成】　龙胆、黄芩、栀子（炒）、车前子（盐炒）、泽泻、木通、当归（酒炒）、生地黄、柴胡、炙甘草。

【处方来源】　清·汪昂《医方集解》。《中国药典》（2015 年版）。

【功能与主治】　清肝胆，利湿热。用于肝胆湿热所致分泌性中耳炎，耳胀耳闭，头晕目赤，耳鸣耳聋，耳肿疼痛，胁痛口苦等。

【药效】　主要药效如下[1, 2]：

1. 抗炎　本品中含有栀子苷，栀子苷可通过 TLR4/NF-κB 信号转导通路抑制 NF-κB 的活化，进而控制细胞炎性因子的释放而发挥抗炎作用。

2. 抗过敏　龙胆泻肝胶囊可抑制羊红细胞（SRBS）和 2，4-二苯基氯苯（DNCB）致小鼠迟发过敏反应，能提高小鼠血清溶血值，对碳粒清除吞噬指数和单核巨噬细胞吞噬功能无明显影响。对大鼠被动皮肤过敏反应有限制抑制作用；还能显著增加幼鼠胸腺重量，明显提高巨噬细胞的吞噬功能。该药煎液对大鼠被动皮肤过敏有显著抑制作用，能显著保护豚鼠过敏性休克、死亡。

3. 免疫调节　本品对乙酸所致小鼠毛细血管通透性增高及大鼠蛋清性足肿胀均有显著抑制作用。

4. 保肝利胆　含白木通的龙胆泻肝丸能显著增加 α-萘异硫氰酸酯致胆汁淤积大鼠的胆汁分泌量，并降低肝损伤及胆管损伤的程度，有降低血清总胆红素和直接胆红素水平的趋势。但对模型大鼠血清 ALT（谷丙转氨酶）、AST（谷草转氨酶）、SOD（超氧化物歧化酶）、MDA（丙二醛）、GSH（谷胱甘肽）水平无明显影响。

5. 利尿　本品对家兔有显著的利尿作用，可显著提高动物的泌尿量。

【临床应用】

1. 分泌性中耳炎　本品治疗因肝胆实火上炎而致分泌性中耳炎，症见耳胀，耳闭，伴耳鸣耳聋，头痛，眩晕，面红，目赤，烦躁易怒，口苦而干，舌红苔黄，脉弦数等。

2. 耳鸣耳聋　本品治疗因情志所伤，肝郁化火，上扰耳窍而致耳鸣耳聋，症见耳鸣如风雷声，耳聋时轻时重，每于郁怒之后加重，头痛，眩晕，心烦易怒，舌红苔黄，脉弦数；神经性耳聋见上述证候者。

3. 脓耳　本品治疗因肝胆湿热，蕴结耳窍所致脓耳，可见耳内流脓，色黄而稠，耳内疼痛，听力减退，舌红苔黄，脉弦数。

4. 耳疖　本品可治疗因肝胆湿热，上结耳道，郁结肌肤经络，气滞血瘀而致的耳疖，可见耳肿疼痛，口苦咽干，小便黄赤，大便秘结，舌红苔黄，脉弦数；外耳道疖肿见上述证候者。

【不良反应】　其不良反应主要为对肾功能的损害，文献报道龙胆泻肝丸有致慢性间质性肾炎、急性肾功能衰竭、慢性肾功能衰竭、肾损害、慢性肾损害、尿毒症、马兜铃酸肾病、肾毒性的不良反应。

【使用注意】　①本品苦寒，易伤正气，体弱年迈者慎服，即使体质壮实者，也当中病即止，不可过服、久服。②本品清肝胆实火，若脾胃虚寒，症见纳呆腹胀、脘腹痛而喜温喜按、口淡不渴、四肢不温、大便稀溏者忌用。③肾功能不全者禁用，使用期间注意监测肾功能、尿常规，如有异常，立即停药，对症处理。

【用法与用量】　丸剂：口服。水丸一次 3～6g，一日 2 次。大蜜丸一次 1～2 丸，一日 2 次。颗粒剂：温开水送服。一次 4～8g，一日 2 次。口服液：口服。一次 10ml，一日 3 次。

参 考 文 献

[1] 张泽鑫，黄志凯，曾慕煌，等. 龙胆泻肝汤方的药理研究进展[J]. 国医论坛，2018，33（4）：67-70.
[2] 武梅芳，楚立，张建平. 龙胆泻肝汤的药理及毒理学实验研究[J]. 河北中医学院学报，1996，（1）：1-3.

（重庆市永川区中医院　毛得宏，浙江省中医院　唐旭霞）

二、除湿消肿类

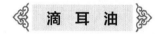

滴 耳 油

【药物组成】　黄柏、冰片、五倍子、薄荷油、核桃油。

【处方来源】　研制方。国药准字 Z36020974。

【功能与主治】　清热解毒，燥湿消肿。用于肝经湿热蕴结所致的耳鸣耳聋、听力下降、耳内生疮、肿痛刺痒、耳流脓水、久不收敛。亦可用于急慢性化脓性中耳炎、外耳道炎见上述症状者。

【药效】　主要药效如下[1]：

1. 抑菌　外耳道疖为外耳道皮肤上的皮囊和皮脂腺被葡萄球菌感染而致，弥漫性外耳道炎为金黄色葡萄球菌、链球菌、铜绿假单胞菌等引起的弥漫性炎症。现代药理与临床研究表明，本品中黄柏含小檗碱、黄柏碱等多种生物碱。此外，还有黄柏酮、黄柏内酯等。黄柏抗菌谱和抗菌效力与黄连相似，对痢疾杆菌、伤寒杆菌、结核杆菌、金黄色葡萄球菌、溶血性链球菌等多种致病菌均有抑制作用；对某些皮肤真菌、钩端螺旋体、乙肝表面抗原也有抑制作用。

2. 降糖、抑制渗出　现代药理与临床研究表明本品外用可促使皮下渗血的吸收；黄柏还有降血糖及促进小鼠抗体生成作用。

3. 其他　本品还有利胆、利尿、降压、解热等作用。

【临床应用】　主要临床应用如下[2]：

1. 外耳道炎　本品能治疗因肝胆湿热上结耳道，熏灼肌肤而致的外耳道炎。症见耳肿疼痛，口苦咽干，小便黄赤，大便秘结，舌红苔黄，脉弦数。

2. 化脓性中耳炎　由肝经湿热，邪毒蕴结耳内，久而不愈，化腐为脓所致。症见耳鸣及听力下降，耳内生疮，肿痛刺痒，破流脓水，久不收敛，伴头痛，眩晕，面红，目赤，口苦，烦躁易怒，舌红苔黄，脉弦数。本品适用于急慢性化脓性中耳炎见上述症状者。

此外，本品还有用于湿热蕴结引起脚癣的报道。

【不良反应】　目前尚未检索到不良反应报道。

【使用注意】　①耳内流脓日久，属虚证者，或虚实夹杂之证者慎用。②消炎且脓液吸收后，可行耳膜修补术等综合治疗，尽快恢复听力。③外耳道疖肿破溃者慎用本品。④凡耳病如化脓性中耳炎出现头痛重者忌用。

【用法与用量】　滴耳：先擦净脓水，每次滴 2～3 滴，一日 3～5 次。治疗脚癣：将患脚用肥皂洗净，取滴耳油均匀涂抹于溃烂处，任其自然干燥，每晚 1 次。

参 考 文 献

[1] 张志颖. 滴耳油治疗慢性化脓性中耳炎患者 40 例临床观察[J]. 工企医刊，2010，（2）：28-29.

[2] 李成玉. 滴耳油治疗脚癣[J]. 中国乡村医生，1997，13（9）：35.

（重庆市永川区中医院　毛得宏，浙江省中医院　唐旭霞）

耳 炎 液

【药物组成】　白矾、竹叶柴胡、硼砂、麝香。

【处方来源】　研制方。国药准字 Z10920026。

【功能与主治】　清热消肿，敛湿祛脓。用于肝胆湿热所致的急慢性化脓性中耳炎和外耳道耳疖，疖肿已破溃者。

【药效】　主要药效如下[1, 2]：

1. 抑菌　耳疖多为挖耳损伤外耳道皮肤或洗澡时及游泳后外耳道积水，使局部表皮软化，被细菌侵入感染所致。体外抑菌实验表明，耳炎液对金黄色葡萄球菌，甲、乙型溶血性链球菌，变形杆菌，铜绿假单胞菌，白念珠菌等均有抑菌作用。

2. 抗炎　耳炎液对小鼠巴豆油实验性耳炎模型有抗炎效应。

【临床应用】

1. 外耳道炎　耳炎液用于治疗肝胆湿热，耳痛剧烈，外耳道局限性红肿，肿甚者可堵满外耳道，若耳疖成脓则顶部可见脓点，若溃破则外耳道可见黄稠脓液，舌质红，苔黄腻，脉弦数之外耳道炎。

2. 化脓性中耳炎　由肝经湿热，邪毒蕴结耳内，久而不愈，化腐为脓所致。症见耳鸣及听力下降，耳胀痛，耳内生疮，肿痛刺痒，破流脓水，久不收敛，伴头痛，眩晕，面红，目赤，口苦咽干，烦躁易怒，舌红苔黄，脉弦数。耳炎液适用于急、慢性化脓性中耳炎见上述证候者。

【不良反应】　目前尚未检索到不良反应报道。

【使用注意】　①使用前，用消毒棉签清除净耳内分泌物和脓液。②本品攻邪力量强，虚证或虚实夹杂证者慎用。

【用法与用量】　滴耳。一次 2～3 滴，一日 2～3 次。

参 考 文 献

[1] 王槐富，刘茂辉，曾宪敏，等. 中药耳炎液局部治疗中耳炎疗效总结[J]. 医学科技，1995：30.

[2] 揭金阶，马俊玲，刘想虎，等. 临床中成药物学[M]. 武汉：湖北科学技术出版社，2004：462.

（重庆市永川区中医院　毛得宏，浙江省中医院　唐旭霞）

红 棉 散

【药物组成】　枯矾、胭脂、炉甘石、冰片。

【处方来源】　研制方。国药准字 Z11020516。

【功能与主治】　除湿止痒，消肿定痛。用于耳内生疮，破流脓水，痛痒浸淫。

【药效】　主要药效如下[1,2]：

1. 抑菌　研究表明，本品体外实验对大肠杆菌、痢疾杆菌、白色葡萄球菌、金黄色葡萄球菌、变形杆菌、炭疽杆菌、甲型副伤寒沙门菌、伤寒杆菌均有明显的抑菌作用。

2. 止痛　耳疖以耳痛、外耳道局限性红肿为特征。研究表明，本品局部应用对感觉神经有轻微刺激，有一定的止痛作用。

【临床应用】　临床应用如下[3-5]：

1. 外耳道炎　本品用于治疗肝胆湿热，耳痛剧烈，外耳道局限性红肿，肿甚者可堵满外耳道，若耳疖成脓则顶部可见脓点，若溃破则外耳道可见黄稠脓液，舌质红，苔黄腻，脉弦数之外耳道炎。

2. 分泌性中耳炎、化脓性中耳炎　由肝经湿热，邪毒蕴结耳内，久而不愈，灼腐黏膜，化而为脓所致。症见耳内生疮，肿痛刺痒，破流脓水，久不收敛，听力下降，耳鸣或伴头痛，眩晕，面红，目赤，口苦咽干，烦躁易怒，舌红苔黄，脉弦数。本品适用于分泌性中耳炎、化脓性中耳炎见上述证候者。

【不良反应】　目前尚未检索到不良反应报道。

【使用注意】　①本品攻邪力量强，虚证或虚实夹杂证者慎用。②本品为外用药，治疗期间忌食辛辣发物及油腻之品。

【用法与用量】　外涂。先用棉花揩净耳内脓水后，再用少量药粉干掺。

参 考 文 献

[1] 乌恩，杨丽敏，白文明. 白矾及其炮制品枯矾体外抑菌作用研究[J]. 内蒙古医学院学报，2007，（4）：260.

[2] 孙晓萍，欧立娟，宓穗卿，等. 冰片抗炎镇痛作用的实验研究[J]. 中药新药与临床药理，2007，（5）：353.

[3] 刘君，娄秀萍. 红棉散治疗过敏性冠状沟炎[J]. 四川中医，1991，（7）：37.

[4] 周世恒. 红棉散治疗慢性单纯性中耳炎[J]. 上海中医药杂志，1966，（1）：4.

[5] 谭景阳. 用中药"红棉散"治疗慢性化脓性中耳炎[J]. 中级医刊，1958，（5）：46.

（重庆市永川区中医院　毛得宏，浙江省中医院　唐旭霞）

第九章

感音神经性聋中成药名方

第一节 概 述

一、概 念

感音神经性聋（neurosensory deafness；sensorineural deafness）简称耳聋，是指因内耳毛细胞、血管纹、螺旋神经节、听神经或听觉中枢器质性病变阻碍声音的感受与分析、影响声信息传递而引起的听力减退或丧失[1]。临床上以不同程度的听力下降为主要特征，可伴有耳内闷堵感、耳鸣、前庭功能障碍等症状。本病属于祖国医学"耳聋"的范畴，主要由于实邪蒙蔽清窍或脏腑虚损、清窍失养所致。

感音神经性聋可分为先天性耳聋和后天性耳聋。先天性耳聋目前主要以产前诊断及筛查等方式减少出生缺陷；后天性耳聋包括爆震性耳聋、药物中毒性耳聋、老年性耳聋、外伤性耳聋、突发性耳聋、噪声性耳聋等，这些耳聋虽发病原因不同，但病理结果类似，治疗上也有许多共同之处，这些引起耳聋的疾病也是临床上我们运用中成药治疗的重点。

二、病因及发病机制

（一）病因

感音神经性聋病因主要分为两类，即先天性耳聋和后天性耳聋。先天性耳聋多因遗传、妊娠期感染等因素所致；后天性耳聋多因爆震、药物中毒、感染、外伤、噪声、慢性疾病、免疫疾病等所致。很多因素都与感音神经性耳聋的预后相关，如病程、年龄、听力损伤的程度等，其中公认病程是影响预后的一个重要因素，所以突发性耳聋的及时治疗显得尤为重要。突发性耳聋是一种突然发生而原因不明的感音神经性聋，目前多认为急性血管阻塞和病毒感染是引起本病的常见原因。病变可累及螺旋器，甚或前庭膜、蜗窗膜破裂。

中华医学会耳鼻咽喉头颈外科学分会制定的《突发性聋诊断和治疗指南（2015年）》，认为目前突聋的病因和病理生理机制尚未完全阐明，常见的病因有血管性疾病、病毒感染、自身免疫性疾病、传染性疾病、肿瘤等。精神紧张、压力大、情绪波动、生活不规律、睡眠障碍等被认为可能是突聋的主要诱因。

（二）发病机制

感音神经性聋目前较公认的可能发病机制如下：①内耳微循环障碍：迷路动脉（又称内听动脉）是内耳血供的唯一动脉。内耳动脉系统的特点是管径纤细，行走路径蜿蜒迂曲，血液流变学改变容易导致其供血状况改变，而内耳供血障碍可以导致螺旋神经节、耳蜗毛细胞等供血障碍，导致营养缺乏，进一步引起功能细胞萎缩、变性、坏死，最终导致感音功能减退。②血管纹功能障碍：血管纹是内耳能量代谢、维持微环境稳定的重要场所，血管纹中的部分细胞成分先天性缺失或缺陷可引起耳蜗内电位的降低或消失，可导致耳聋。血管纹对缺氧、Na^+-K^+依赖性 ATP 酶抑制剂非常敏感，因此任何影响 ATP 生成和利用的因素均可使耳蜗内电位消失而出现负电位，导致血管纹功能改变，出现听力障碍。③膜迷路积水：当交感神经兴奋时，副交感神经处于相对抑制状态，β 受体激动，M 受体负反馈调节受抑制，使 K^+ 通道排钾异常增加，内淋巴液分泌增多，机械性压力增大并作用于感觉上皮，出现代谢产物滞留，产生相应的症状，如耳蜗积水时，则出现耳鸣和听力减退，前庭积水则出现眩晕，全部内耳积水可出现耳聋、眩晕、耳鸣等症状。④毛细胞损伤：缺血、药物刺激、炎性反应等直接损伤毛细胞，导致听力下降。

三、临床表现

1. 听力下降　是核心的临床症状，但不同类型的感音神经性耳聋的表现形式略有区别，老年性耳聋、噪声性耳聋往往表现为缓慢出现、从高频向语言频率发展的听力下降，爆震性耳聋、突发性耳聋、传染中毒性耳聋的临床症状表现为突发的听力下降。

2. 耳鸣　感音神经性耳聋患者常有耳鸣，多先于耳聋出现。耳鸣为高频声，常为单侧，有时虽然双侧都有，但只注意到较重的一侧。

3. 眩晕及平衡障碍　内耳中的前庭病变所致的错觉。眩晕发作时，患者常自觉周围的景物都在旋转。

4. 其他　部分患者会出现精神心理症状如焦虑、睡眠障碍等。

四、诊　断

根据临床病史、症状、查体（外耳道、鼓膜无明显病变）与听力学检查（纯音听阈测试：纯音听力曲线示感音神经性聋，多为中度或重度聋。导抗检测：鼓室导抗图正常。耳声发射及耳蜗电图提示蜗性损害）的结果，除外其他疾病引起的听力下降后，可做出临床诊断。

耳聋的分型：根据纯音听阈测试所测得的听力损失累计的频率和程度，分为低频下降型、高频下降型、平坦下降型、全聋型（含极重度聋）。

（1）低频下降型：1000Hz（含）以下频率听力下降，至少 250Hz、500Hz 处听力损失 ≥20dBHL。

（2）高频下降型：2000Hz（含）以上频率听力下降，至少 4000Hz、8000Hz 处听力损失≥20dBHL。

（3）平坦下降型：所有频率听力均下降，250～8000Hz 平均听阈≤80dBHL。

（4）全聋型：所有频率听力均下降，250～8000Hz 平均听阈≥81dBHL。

分级：临床上以 500～2000Hz 的平均听阈为准进行分级。世界卫生组织（WHO）、国际标准化组织（ISO，1980）的分级方法：平均听力损失 26～40dB、41～55dB、56～70dB、71～90dB、90dB 以上分别为轻度聋、中度聋、中重度聋、重度聋和极重度聋。

五、治　　疗

（一）常用化学药物及现代技术

耳聋治疗目前多采用综合治疗的方法，急性期（3 周内）运用糖皮质激素联合银杏叶提取物、巴曲酶等血液流变学治疗；急性期或急性期后加用甲钴胺、神经营养因子等营养神经药物，硫辛酸、银杏叶提取物等抗氧化剂。

针对突发性耳聋，《突发性聋诊断和治疗指南（2015 年）》中推荐用药如下。根据听力下降类型选择对应药物：低频下降型，糖皮质激素+银杏叶提取物（金纳多）；高频下降型，糖皮质激素+金纳多+利多卡因；平坦下降型和全聋型，金纳多+巴曲酶+糖皮质激素。一般而言，爆震性耳聋、急性传染中毒性耳聋也可以参考这一原则选择药物治疗。

化学药物适用于突聋急性发作期，疗程一般为 10～15 天。

除用药物治疗外，还可用高压氧疗法[2]、配备助听器或人工耳蜗等听觉辅助装置、听觉言语训练等治疗。

（二）中成药名方治疗[3, 4]

感音神经性耳聋属于中医学"耳聋"范畴，由邪蒙蔽清窍，或脏腑虚损、清窍失养所致，耳聋有虚实之分，实者多因外邪、肝火、痰饮、瘀血等蒙蔽清窍，虚者多因为脾、肾等脏腑虚损，清窍失养，治疗上多以行气活血、清肝泻火等祛邪开窍，健脾益气、填补肾精等补虚濡养清窍，使得耳得闻五音。

第二节　中成药名方的辨证分类与药效

治疗感音神经性耳聋常用中成药的辨证分类及其主要药效如下：

一、行气活血类

耳聋气滞血瘀证的患者，常伴耳闷胀感或耳痛，耳鸣不止，或伴眩晕，或有爆震史，舌质暗红，或有瘀点，舌下瘀青，苔薄，脉涩。

耳聋气滞血瘀证者主要的病理变化是内耳供血障碍，微循环障碍，血液流变学异常等。行气活血类药可改善微循环，扩张血管，增加血流量，清除自由基，改善血流动力学等。

常用中成药：银杏叶提取物注射液（片、丸、胶囊、口服液、滴丸）。

二、清肝泻火类

耳聋肝火上扰证患者听力下降常出现或加重于情绪波动后，或伴耳鸣，或有眩晕、头痛，胸胁胀痛，口苦，咽干，面红，目赤，尿黄，便秘，舌红苔黄，脉弦数。

耳聋肝火上扰证者主要病理变化是内耳微循环障碍，自由基活跃，血液黏度增高等。

清肝泻火类药可改善微循环，清除自由基，改善血液流变学，且具有抗炎镇痛等作用。

常用中成药：通窍耳聋丸、耳聋丸（胶囊）。

三、健脾益气类

耳聋气血亏虚证患者听力减退劳累后加重，平素倦怠乏力，面色无华，食欲不振，脘腹胀满，大便溏薄，心悸失眠，舌淡苔薄白，脉细弱。

耳聋气血亏虚证者主要病理变化是内耳血供不足，微循环障碍，血液流变学异常等。

健脾益气类药能调节机能，补其机体不足，增强机体抗病能力，改善微循环及改善血液流变学等。

常用中成药：益气聪明丸（片）。

四、补肾填精类

耳聋肾精亏损证者听力下降病程较长，伴头昏眼花、腰膝酸软、虚烦失眠、夜尿频多、发脱齿摇，舌红苔少，脉细弱或细数。

耳聋肾精亏损证者主要病理变化是自由基活跃，毛细胞的不同程度损伤和凋亡等。

补肾填精类药能滋补肝肾，调节机体的内分泌，可提高免疫功能及抗病能力，增加机体非特异性抵抗力。

常用中成药：耳聋左慈丸（浓缩丸）。

参 考 文 献

[1] 林颖，王锦玲，孙菲，等. 波动性低频感音神经性耳聋[J]. 临床耳鼻咽喉头颈外科杂志，2018，32（6）：474-476.

[2] 李源，张启星，杨薇，等. 突发性感音神经性耳聋高压氧综合治疗的时机选择[J]. 全科口腔医学电子杂志，2018，5（15）：68.

[3] 王瑜. 感音神经性耳聋的中医药研究进展[J]. 湖南中医杂志，2018，34（2）：164-166.

[4] 杨宝旺，肖震心，岳倩文. 中医治疗感音神经性耳聋的研究进展[J]. 中国社区医师，2017，33（23）：8-10，12.

（成都中医药大学　熊大经、谢　慧）

第三节　中成药名方

一、行气活血类

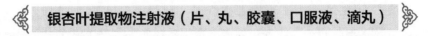

【药物组成】　银杏叶。

【处方来源】　研制方。国药准字 H20627020。

【功能与主治】　主要用于脑部及周边等血液循环障碍。①急慢性脑功能不全及其后遗症：脑卒中、注意力不集中、记忆力衰退、痴呆。②耳部血流及神经障碍：耳鸣、眩晕、听力减退、耳迷路综合征。③眼部血流及神经障碍：糖尿病引起的视网膜病变及神经障碍、老年黄斑变性、视力模糊、慢性青光眼。④周围循环障碍：各种动脉闭塞症、间歇性跛行症、手脚麻痹冰冷、四肢酸痛。

【药效】　主要药效如下[1-5]（图 9-1）：

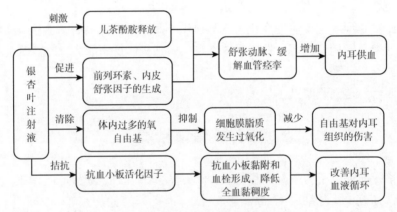

图 9-1　银杏叶提取物注射液药效机制

1. 调整循环系统，增加内耳供血　银杏叶提取物通过刺激儿茶酚胺的释放和抑制降解，以及通过刺激前列环素和内皮舒张因子的生成而产生动脉舒张作用，缓解血管痉挛，共同保持动脉和静脉血管的张力，增加内耳供血[1]。

2. 清除自由基　有研究表明过高浓度的氧自由基（OFRs）和过氧化脂质（LPO）及其代谢产物可破坏细胞的生物膜，造成细胞结构和功能的改变和损伤，破坏内耳组织[2]。

银杏黄酮可剂量依赖性地抑制小鼠肝匀浆在 37℃下 MDA 的自发形成，表明其可清除体内过多的氧自由基，抑制细胞膜的脂质发生过氧化反应，从而保护细胞膜，防止自由基对内耳组织的伤害[3]。

3. 改善血流动力学　内耳供血障碍学说认为，中、老年人特别是合并动脉硬化、高血压者，可因迷路动脉的某一终末支出现血栓或栓塞而引起突聋。

银杏叶提取物有较强拮抗血小板活化因子、抗血小板黏附和血栓形成作用，改善血液流变学，减慢血黏滞性增加速率，降低全血黏稠度，增进红细胞和白细胞的可塑性，改善血液循环[3]。

4. 增加局部供氧和供能　本品由于增加局部血液循环，可增加对缺血组织氧气及葡萄糖的供应量，保护组织细胞免受缺血、缺氧的损害[4]。

5. 增加神经递质受体的数量　银杏叶提取物注射液可增加某些神经递质受体如毒蕈碱型受体、去甲肾上腺素、5-羟色胺等的数量，提高神经兴奋性[5]。

【临床应用】

1. 感音神经性聋　本品适用于感音神经性聋证属气滞血瘀型者，可见耳闷胀感或耳痛，耳鸣不止，或伴眩晕，或有爆震史，舌质暗红，或有瘀点，舌下瘀筋，苔薄，脉涩等。

有文献报道，将突发性耳聋 66 例，随机分为观察组 30 例，采用本品静脉滴注；对照组 36 例，采用盐酸丁咯地尔静脉滴注。治疗 10 天后，2 组听力、耳鸣、眩晕症状均有改善。纯音测听检查气、骨导均有明显提高，与治疗前比较，差异均显著，本品改善眩晕程度明显优于对照组[6]。

有文献报道对突发性耳聋气滞血瘀证患者在常规使用前列地尔、泼尼松的基础上增加使用银杏叶提取物进行治疗，可显著提高临床疗效，缓解临床症状，促进患者听力的恢复，且不会增加不良反应的发生[7]。

2. 治心脑血管病及应用于眼部血流及神经障碍、周围循环障碍等　见有关篇章。

【不良反应】　①本品偶可见胃肠道不适、头痛、血压降低、过敏反应等，一般不需要特殊处理即可自行缓解。②注射剂长期静注时，应改变注射部位以减少静脉炎的发生。

【使用注意】　①银杏叶提取物不影响糖代谢，因此适用于糖尿病患者。②高乳酸血症者、甲醇中毒者、果糖山梨醇耐受性不佳者及 1,6-二磷酸果糖酶缺乏者，注射剂给药剂量每次不可超过 25ml。③根据中药注射剂临床使用基本原则，本品不能与其他药物混合使用，请勿在稀释时加入其他药物。④有出血倾向者，同时服用抗凝、溶栓药物者，年老体弱者慎用。

【用法与用量】　注射液：注射治疗，每日或每隔一日深部肌内注射或缓慢静脉推注（患者平卧）5ml；输液治疗，根据病情，一日 1～2 次，一次 2～4 支，必要时可调整一次 5 支，一日 2 次，突聋患者疗程一般为 10～15 天。给药时可将本品溶于生理盐水、葡萄糖或低分子右旋糖酐或羟乙基淀粉中，混合比例为 1∶10。若输液为 500ml，滴注时间控制在 2～3 小时。片剂：口服，一日 2～3 次，一次 1～2 片。或遵医嘱。胶囊：口服，一日 3 次，一次 2 粒。口服液：口服，一日 3 次，一次 10ml。丸：口服，一日 3 次，一次 5 丸。

参　考　文　献

[1] 刘春玲，张少燕，梁久平，等. 金纳多联合巴曲酶治疗突发性耳聋疗效及对血液流变学与内皮功能影响[J]. 临床军医杂志，2018，46（04）：99-100，103.

[2] 陈唯唯，徐娅苹，王辉萼. 血液中氧自由基浓度与突发性耳聋的关系及其临床意义[J]. 浙江大学学报（医学版），2000，

29（4）：159.

[3] 路虹，徐鸥，赵春芳，等. 金纳多减轻顺铂耳毒性的超氧化物歧化酶检测及扫描电镜观察[J]. 中国耳鼻咽喉头颈外科，2004，11（2）：121-124.

[4] 李德炳，冯勇，王槐富. 突发性聋治疗的新进展[J]. 听力学及言语疾病杂志，2004，（5）：349-351.

[5] 刘永胜，冀永进，马敏. 金纳多的临床应用及作用机制[J]. 临床医药实践，2005，14（2）：91-92.

[6] 常英展，罗伟，王旭平，等. 银杏叶提取物治疗突发性耳聋效果观察[J]. 人民军医，2008，51：10：165-166.

[7] 于玲，徐静. 银杏叶提取物治疗突发性耳聋气滞血瘀证临床研究[J]. 中医学报，2018，（1）：145-148.

（成都中医药大学附属医院　谢　慧）

二、清肝泻火类

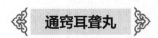

通窍耳聋丸

【**药物组成**】　柴胡、龙胆草、芦荟、熟地黄、黄芩、青黛、天南星（矾炙）、木香、青皮（醋炙）、陈皮、当归、栀子（姜炙）。

【**处方来源**】　研制方，国药准字 Z11020668。

【**功能与主治**】　清肝泻火，通窍润便。用于肝经热盛所致的耳鸣耳聋、听力下降、耳底肿痛、头目眩晕、目赤口苦、胸膈满闷、大便秘结。

【**药效**】　主要药效如下[1]：

1. 改善内耳微循环　内耳微循环障碍被认为是突发性耳聋发生的重要原因之一。内耳微循环受阻，耳蜗毛细胞因供血不足而损伤听力。本品有改善血液微循环作用。内耳的血液循环改善，则耳聋症状可减轻。

2. 改善血液流变学　既往研究发现突发性耳聋患者病情严重程度与血浆黏度及全血黏度增加有关。血液黏度增加，血液流变学变化十分明显，受损的毛细胞会延长去极化时间，当大脑皮质感知到神经元的异常放电时，可产生耳鸣。关于通窍耳聋丸治疗突发性耳聋的研究中，临床观察组在治疗后血浆黏度均显著低，提示通窍耳聋丸可改善突发性耳聋患者血液流变学。

3. 抗菌、抗炎、镇痛　本品有一定的抗菌、抗炎、镇痛作用。

【**临床应用**】　主要用于感音神经性耳聋[1，2]。

1. 感音神经性耳聋　本品用于由肝经热盛所致的感音神经性耳聋，症见听力下降，头目眩晕，耳聋蝉鸣，耳底肿痛，目赤口苦，胸膈满闷，大便燥结，舌红，脉弦数。临床研究表明通窍耳聋丸与局部激素联合治疗可有效改善突发性耳聋患者听力和耳鸣症状。

2. 外耳道疖肿　本品用于实邪热盛的外耳道疖肿，症见耳道红肿，顶部可见黄色脓头，发热，小便短赤，大便干结，红肿热痛明显。通窍耳聋丸具有抗菌、抗炎、镇痛的作用，可明显改善局部红肿热痛症状。

【**不良反应**】　目前尚未检索到不良反应的报道。

【**使用注意**】　①本品由泻火通便之药组成，对年迈体弱，脾胃虚寒者慎用。②本品有泻下药及苦寒药，孕妇禁服。③疖肿局部配合外用药涂敷患处，可增加效果。④服药期间忌食辛辣油腻食物。

【**用法与用量**】　口服。一次 6g，一日 2 次。

参 考 文 献

[1] 梁云，雷刚，王林林. 通窍耳聋丸联合局部激素对突发性耳聋患者听力、耳鸣症状的影响[J]. 中药药理与临床，2018，34（3）：183-185.
[2] 唐琳. 通窍耳聋丸治疗突发性耳聋35例疗效观察[J]. 湖南中医杂志，2013，29（11）：65-66.

（成都中医药大学附属医院　谢　慧）

耳聋丸（胶囊）

【药物组成】　龙胆、黄芩、地黄、泽泻、川木通、栀子、当归、九节菖蒲、甘草、羚羊角。

【处方来源】　研制方。《中国药典》（2010年版）。

【功能与主治】　清肝泻火，利湿通窍。用于上焦湿热，头晕头痛，耳聋耳鸣，耳内流脓。

【药效】　主要药效如下[1]：

1. 改善血液流变学　本品联合地塞米松治疗突发性耳聋，可降低患者血液高切黏度、低切黏度、红细胞聚集指数、红细胞比容和血浆黏度，改善突发性耳聋患者的血液流变学。

2. 增强机体的免疫功能　有研究认为，突发性耳聋可能与自身免疫或免疫介导有关。本品联合地塞米松可提高突发性耳聋患者 CD3$^+$、CD4$^+$、CD4$^+$/CD8$^+$值，同时发现治疗后 IgA、IgG 低于对照组，说明本品联合地塞米松可改善突发性耳聋患者的免疫功能。

3. 抗炎　本品能抑制二甲苯所致小鼠急性耳肿胀和组胺致大鼠急性足趾肿胀，说明其具有抗炎作用。

4. 镇痛　耳聋丸能够显著减少小鼠扭体次数，提高小鼠热板痛阈百分率，具有明显的镇痛效果。

【临床应用】

1. 感音神经性耳聋　本品适用于感音神经性耳聋证属肝胆湿热者，可见听力下降，耳闷胀感或耳痛，且伴有脘闷食少、口苦口干、大便秘结、小便短黄、舌红、苔黄腻、脉弦等。有文献报道，将突发性耳聋161例，随机分为对照组80例，肌内注射天麻素注射液；治疗组81例，在对照组的基础上口服耳聋胶囊。治疗4周后，两组言语频率平均听阈、耳鸣、眩晕症状均有改善，同组治疗前后及组间比较差异均有统计学意义[2]。

2. 分泌性中耳炎　本品适用于分泌性中耳炎证属肝胆湿热者，可见耳内胀闷堵塞感、耳痛，或耳不闻声，或烦躁易怒，口苦口干，胸胁苦闷，舌红苔黄，脉弦数等。有文献报道对分泌性中耳炎患者在常规治疗的基础上增加使用耳聋胶囊进行治疗，可明显提高临床疗效，缓解临床症状[3]。

3. 突发性耳鸣　本品适用于突发性耳鸣证属肝火上扰者，可见耳鸣如潮或风雷声，鸣声大，常突然发作，或伴听力减退，面红目赤，口苦胁痛，便秘尿黄，舌红苔黄。有文献报道，将突发性耳鸣108例，随机分为对照组54例，甲钴胺口服；治疗组54例，在对照组的基础上加服耳聋胶囊。发现耳聋胶囊联合甲钴胺治疗可明显改善患者的耳鸣症状、提高治疗有效率，临床疗效明显优于单一甲钴胺治疗，同时发现联合治疗能有效改善患者的不良情绪[4]。

4. 外耳道炎　耳聋丸用于治疗肝经湿热，邪毒蕴结耳道，久而不愈，腐灼黏膜，化而为外耳道炎，对外耳道肿痛刺痒、流脓、久不收敛，以及伴发的头痛、眩晕、面红、目赤、口苦咽干、烦躁易怒等症均有缓解。

【不良反应】　目前尚未检索到不良反应的报道。

【使用注意】　①忌食辛辣、鱼腥刺激性食物。②年老体弱、大便溏软及脾肾虚寒症者慎用。③不宜在服药期间同时服用温补性中成药。④孕妇忌服。有出血倾向者慎用。

【用法与用量】　丸剂：口服，每次 1 丸，一天 2 次。胶囊：口服，一次 3 粒，一日 2 次。

参 考 文 献

[1] 陈晓红，李海同，骆云珍，等. 耳聋胶囊联合地塞米松治疗突发性耳聋疗效及对细胞免疫功能、体液免疫功能和血液流变学的影响[J]. 中华中医药学刊，2018，36（9）：2301-2304.

[2] 蒋虹，董雅萌. 耳聋胶囊联合天麻素注射液治疗突发性耳聋的疗效观察[J]. 现代药物与临床，2017，32（12）：2422-2425.

[3] 徐翔，肖才文，何庆文，等. 耳聋胶囊治疗纯音听阈呈感音神经性聋的分泌性中耳炎患者的临床疗效观察[J]. 江汉大学学报（自然科学版），2012，40（5）：98-99.

[4] 彭裕萍，白志刚，高娟，等. 耳聋胶囊联合甲钴胺治疗突发性耳鸣的效果观察及对患者不良情绪的影响[J]. 延安大学学报（医学科学版），2018，16（4）：70-72，75.

（成都中医药大学附属医院　谢　慧）

三、健脾益气类

益气聪明丸

【药物组成】　党参、黄芪、甘草、葛根、蔓荆子、白芍、黄柏、升麻。

【处方来源】　金·李杲《东垣试效方》。国药准字 Z20063647。

【功能与主治】　益气升阳，聪耳明目。用于耳聋耳鸣，视物昏花。

【药效】　主要药效如下[1-6]：

1. 改善内耳微循环　内耳微循环障碍被认为是突发性耳聋发生的重要原因之一。内耳微循环受阻，耳蜗毛细胞因供血不足而损伤听力。本品能改善内耳微循环，增强内耳血流量，增强内耳毛细胞耐缺氧能力，有效改善耳蜗微循环并有抗炎及促进噪声损伤毛细胞修复的作用。内耳的血液循环改善，则耳聋症状可减轻。

2. 降血脂，改善血液流变学　研究表明，本品中能降低血脂，增加红细胞比容，并使红细胞电泳加快，从而增加血流速度，改善血液流变学，改善血液循环，从而减轻耳聋症状。

【临床应用】

1. 突发性耳聋[5-7]　本品用于由脾气亏虚，清阳不升所致的突发性耳聋，症见耳聋，头晕，目眩，视力减退，倦怠乏力，纳呆便溏，面色萎黄，舌淡苔白，脉弱。临床研究显示益气聪明汤与葛根素注射液联合应用能够有效提高突发性耳聋的临床疗效。

2. 分泌性中耳炎[8]　本品用于邪毒留滞、气血瘀阻所致的分泌性中耳炎，症见耳内胀闷阻塞感，日久不愈，甚则如物隔阻，听力可逐渐减退，少气纳呆，舌淡，脉细缓。临床研究显示该方在分泌性中耳炎的治疗中，特别是那些无法行咽鼓管吹张，咽鼓管功能难以恢复者，辅以合适的西医治疗，可提高疗效。

3. 耳鼻喉科慢性疾病[9, 10]　本品还可用于耳鼻喉科慢性疾病，如中耳炎、鼻窦咽喉炎、脾虚型耳鸣。

【不良反应】　目前尚未检索到不良反应的报道。

【使用注意】　①忌油腻生冷及不易消化之食物。②目疾属血虚肝热或耳鸣耳聋属肝胆湿热者禁用。③乏力气虚明显者疗效好。

【用法与用量】　丸剂：口服，成人每次服6丸，一日2～3次，温开水送下，小儿可酌情减量。

参 考 文 献

[1] 李绍文. 加味益气聪明汤治疗椎基底动脉供血不足的临床观察[D]. 哈尔滨：黑龙江中医药大学，2014.

[2] 陈玉卿，孙宣东，邹嘉平，等. 长春西汀联合益气聪明汤治疗 TCD 异常突发性聋的疗效观察[J]. 中国中西医结合耳鼻咽喉科杂志，2013，21（2）：89-91.

[3] 闫锡联. 加减益气聪明汤治疗突发性耳聋38例观察[J]. 中医耳鼻喉科学研究杂志，2011，10（1）：39-40.

[4] 张铭，吴敦序，朱满芳等. 益气聪明汤对老年人脑动脉硬化患者记忆活动的影响[J]. 上海中医药杂志，1992，（5）：41-43.

[5] 王霞. 益气聪明丸治疗突发性耳聋27例[J]. 现代中西医结合杂志，（27）：3463.

[6] 苑明茹. 益气聪明汤联合葛根素注射液治疗突发性耳聋的临床观察[J]. 社区医学杂志，2016，14（12）：63-64.

[7] 杨志萍. 益气聪明丸治疗突发性耳聋50例疗效观察[J]. 中国实用医药，2013，8（14）：144-145.

[8] 车翔. 益气聪明汤治疗分泌性中耳炎[J]. 湖北省卫生职工医学院学报，2001，14（3）：30.

[9] 范济平. 益气聪明汤治疗耳鼻喉慢性炎症[J]. 云南中医杂志，1992，13（5）：23.

[10] 郭亚玲. 益气聪明汤加味治疗脾虚耳鸣50例[J]. 云南中医杂志，1990，（3）：133.

（成都中医药大学附属医院　谢　慧）

四、补肾填精类

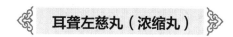

耳聋左慈丸（浓缩丸）

【药物组成】　熟地黄、山茱萸（制）、山药、泽泻、茯苓、牡丹皮、竹叶柴胡、磁石（煅）。

【处方来源】　清·凌奂《饲鹤亭集方》。《中国药典》（2015年版）。

【功能与主治】　滋肾平肝。用于肝肾阴虚，耳鸣耳聋，头晕目眩。

【药效】　主要药效如下[1-11]：

1. 保护耳蜗毛细胞琥珀酸脱氢酶及溶酶体的完整性，降低庆大霉素耳毒性　加减味耳聋左慈丸能显著降低庆大霉素引起的豚鼠脑干听觉诱发电位（brainstem auditory evoked potential，BAEP）反应阈值的上升幅度，减轻琥珀酸脱氢酶及酸性磷酸酶染色缺失，通过保护耳蜗毛细胞琥珀酸脱氢酶，维持耳蜗毛细胞的溶酶体的完整性，从而减少了溶酶体内水解酶逸出而造成的毛细胞自溶性损伤，维持了毛细胞能量代谢，从而提高了毛细胞对庆大霉素耳毒性的抵抗力。

2. 调控线粒体凋亡通路，拮抗庆大霉素对毛细胞的损伤　有文献报道引起毛细胞凋亡可能是庆大霉素耳毒性损伤的重要途径之一。细胞凋亡相关的信号途径很多，其中死亡受体介导途径及线粒体依赖途径是主要的传导模式。

已有实验证实，庆大霉素能够引起内耳毛细胞 Caspase-3、Caspase-9 酶活性明显增强，凋亡调节因子 Bcl-2/Bax 蛋白表达明显下降。而耳聋左慈丸能明显抑制庆大霉素激活的 Caspase-9 酶的活性，对 Caspase-3 酶活性有抑制趋势，对 Bcl-2/Bax 蛋白表达有明显上调作用。熟地黄泽泻药对、泽泻单味均能明显抑制庆大霉素诱导毛细胞区域凋亡酶 Caspase-3、Caspase-9 的激活，显著上调 Bcl-2/Bax 蛋白表达，从而减轻毛细胞凋亡。因此，耳聋左慈丸、熟地黄泽泻药对及泽泻单味可能通过纠正线粒体凋亡信号转导途径的异常变化，拮抗庆大霉素对毛细胞的损伤。

3. 抑制 TNF-α、IL-6、IL-1β 等细胞因子介导的炎性反应，减少听神经细胞炎症　当机体受到外界刺激时，巨噬细胞能向靶组织迁移并释放细胞因子，如 TNF-α、IL-6、IL-1β，这些致炎因子广泛参与免疫应答，与炎症密切相关。促炎细胞因子的增多使氧化应激反应产生的大量自由基，促使细胞的凋亡。研究发现老年肾虚耳聋的发生机制主要与线粒体 DNA 突变、氧化应激有密切的关系。通过实验证实，耳聋左慈丸能显著降低老年肾虚耳聋小鼠听脑干反应（ABR）阈值及血清 TNF-α、IL-6、IL-1β 水平，从而推测其作用机理可能与抑制 TNF-α、IL-6、IL-1β 等细胞因子介导的炎性反应，减少听神经细胞炎症有关。

4. 上调耳蜗组织 AQP4 蛋白表达，调节内耳环境的稳定　已有实验通过免疫组化和 Western blot 检测发现，老年肾虚耳聋小鼠 AQP4 蛋白表达降低，而耳聋左慈丸能使其 AQP4 蛋白表达增强，提示耳聋左慈丸治疗肾虚耳聋可能是通过上调耳蜗组织 AQP4 蛋白表达而发挥治疗作用。但肾虚通过何种途径或何种通路影响耳蜗组织 AQP4 的表达，还有待进一步探讨。

5. 抗自由基损伤，减轻细胞的损伤和凋亡　大量研究发现内耳氧化或抗氧化失衡在老年性耳聋过程中扮演了重要的角色。实验证实，耳聋左慈丸治疗组的小鼠听力改善，且血清的 SOD 活性提高、MDA 的含量降低，提示了耳聋左慈丸治疗老年性耳聋的机制之一可能是抗自由基损伤；血清蛋白激酶 C（PKC）含量降低，提示了耳聋左慈丸通过降低小鼠血清 PKC 的含量，起到了调节环腺苷酸（cAMP）/PKC 信号通路的作用，进一步提示了该信号通路可能在抗自由基损伤方面与 SOD 等抗氧化酶有协同作用，具体耳聋左慈丸如何通过降低小鼠血清 PKC 的含量起抗自由基损伤的作用，从而改善老年性耳聋的病情，是否可能与该信号通路相关的其他因素有关，有待进一步研究。

【临床应用】

1. 药物中毒性耳聋[7]　耳聋左慈丸可显著降低庆大霉素大鼠各频率 ABR 阈值，且能降低肾功能各指标，明显改善肾组织形态学结构。耳聋左慈丸可同时缓解庆大霉素引起的肾毒性和耳毒性。目前大量研究仅针对耳聋左慈丸对庆大霉素中毒性耳聋模型的药理作用，对于临床疗效的观察则少有报道。因此，亟须开展耳聋左慈丸的大样本、随机临床对照试验研究以确定其临床疗效。

2. 老年性耳聋[8]　耳聋左慈丸能显著抑制 TNF-α、IL-6、IL-1β 等细胞因子介导的炎性反应，减少自由基的产生，并通过抗自由基损伤来减轻毛细胞的损伤和凋亡，从而改善老年性耳聋的听力情况。临床研究显示，耳聋左慈丸联合银杏叶提取物注射液治疗老年肾虚耳聋疗效较盐酸氟桂利嗪胶囊联合银杏叶提取物注射液治疗更佳，对听力改善更为明显。

3. 突发性耳聋[12]　　由于突发性耳聋的发病机制尚不明确，而且目前耳聋左慈丸的药理研究仅针对庆大霉素中毒性耳聋模型，对于突发性耳聋则少有报道。耳聋左慈丸对突发性耳聋的作用机理尚不清楚，可能通过上述多条途径来减轻耳蜗毛细胞的损伤，从而改善听力情况。临床研究用耳聋左慈丸加减配合巴曲酶治疗突发性耳聋，结果耳鸣得到明显改善，听力恢复正常，疗效显著。

【不良反应】　目前尚未检索到不良反应的报道。

【使用注意】　①本品滋腻，痰瘀阻滞证者慎用。②注意饮食调理，忌食或少食辛辣刺激及油腻食物。③禁与四环素类药物合用。④另有同名耳聋左慈丸，是在本方基础上再加生地、五味子、菊花、通草组成，养阴清热之力更强，须区别运用。

【用法与用量】　口服。丸剂：水蜜丸一次 6g，小蜜丸一次 9g，大蜜丸一次 1 丸，均一日 2 次。浓缩丸：一次 8 丸，一日 3 次。

参 考 文 献

[1] 邱芳，刘洁. 加减味耳聋左慈丸对耳蜗琥珀酸脱氢酶的保护作用[J]. 中国新药杂志，2004，13（11）：991.

[2] 李同德，史永芝，史献君. 加减味耳聋左慈丸对庆大霉素耳毒性的防治及其机制研究[J]. 中国临床康复，2004，28（8）：6150-6151.

[3] 董杨，王静，丁大连，等. 耳聋左慈汤含药血清对庆大霉素致小鼠耳蜗毛细胞损伤的拮抗作用[J]. 中药药理与临床，2009，25（4）：3.

[4] Dong Y, Cao B Y, Wang J, et al. Effects of Erlong Zuoci Pill and its disassembled prescriptions on gentamicin-induced ototoxicity model in vitro[J]. Chinese Journal of Integrative Medicine，2010，16（3）：258.

[5] 王静，郭春荣，董杨，等. 耳聋左慈丸及有效拆方拮抗庆大霉素诱导毛细胞凋亡实验研究[J]. 中国中药杂志，2010，35（18）：2464.

[6] 宋海燕，董杨，王静，等. 耳聋左慈丸药对拆方拮抗庆大霉素所致耳蜗毛细胞损伤的研究[J]. 上海中医药杂志，2013，47（8）：70-73.

[7] 宋海燕，董杨，王静，等. 耳聋左慈丸防治庆大霉素诱发大鼠肾耳毒性实验研究[J]. 上海中医药杂志，2014，48（5）：101-103.

[8] 李雅妮，王哲. 耳聋左慈丸对老年肾虚耳聋小鼠血清 TNF-α、IL-1β、IL-6 表达影响随机平行对照研究[J]. 实用中医内科杂志，2015，29（3）：8-10.

[9] 罗艳，马玉卓，刘文军，等. 耳聋左慈对老年肾虚耳聋患者血清 TNF-α、IL-1β 和 IL-6 的影响[J]. 现代医学生物进展，2015，25（15）：4930-4933.

[10] 吕元杰，王哲，马贤德，等. 耳聋左慈丸对老年肾虚耳聋小鼠耳蜗组织水通道蛋白 4 表达的影响[J]. 中国中医药信息杂志，2015，22（5）：69-71.

[11] 张海静，王哲，武莹，等. 耳聋左慈丸对老年性耳聋模型小鼠血清 SOD、MDA、PKC 的影响[J]. 中国中医药现代远程教育，2016，14（1）：136-138.

[12] 赵宇平，董杨，宋海燕，等. 耳聋左慈丸研究进展[J]. 中国实验方剂学杂志，2013，19（23）：335-338.

（成都中医药大学附属医院　谢　慧）

第十章

梅尼埃病中成药名方

第一节 概　述

一、概　念[1, 2]

梅尼埃病（Ménière disease），是一种原因不明的、以膜迷路积水为主要病理特征的内耳病。临床表现为反复发作性眩晕，波动性、进行性感音神经性聋，耳鸣，可有耳内胀闷感[1]；一般单耳发病，随着病程延长，双耳均可受累。本病多发生于30~50岁的中青年人。男女发病无明显差别，双耳患病者占10%~50%。

梅尼埃病归属于中医学"耳眩晕"的范畴，是指以头目眩晕、如立舟船、天旋地转，甚或恶心呕吐为主要特征的疾病。

二、病因及发病机制[1, 2]

梅尼埃病病因不明，可能与内淋巴产生和吸收失衡有关。目前公认的发病机制主要有内淋巴管机械阻塞与内淋巴吸收障碍学说、免疫反应学说、内耳缺血学说等。通常认为梅尼埃病的发病有多种因素参与，其诱因包括劳累、精神紧张及情绪波动、睡眠障碍、不良生活事件、天气或季节变化等[2]。

三、临 床 表 现[1, 2]

梅尼埃病的临床表现主要有眩晕、耳聋和耳鸣。

（1）眩晕：①持续20分钟至12小时；②发作时无意识丧失；③发作时伴自主神经症状及平衡功能障碍；④间歇期无眩晕发作，可伴有平衡功能障碍。

（2）耳聋：①为波动性感音神经性聋；②发作期加重，缓解期减轻；③耳聋程度每况愈下，可有听觉重振现象。

（3）耳鸣：发作期常伴有耳鸣和（或）耳内胀闷感。疾病早期间歇期可无耳鸣和（或）耳内胀闷感，随着病情发展，耳鸣和（或）耳内胀闷感可持续存在。

四、诊　　断[1, 2]

本病诊断分为临床诊断和疑似诊断。

（一）临床诊断

诊断标准：①2 次或 2 次以上眩晕发作，每次持续 20 分钟至 12 小时。②病程中至少有一次听力学检查证实患耳有低到中频的感音神经性听力下降。③患耳有波动性听力下降、耳鸣和（或）耳闷胀感。④排除其他疾病引起的眩晕，如前庭性偏头痛、突发性聋、良性阵发性位置性眩晕、迷路炎、前庭神经炎、前庭阵发症、药物中毒性眩晕、后循环缺血、颅内占位性病变等。⑤此外，还需要排除继发性膜迷路积水。

临床分期：根据患者最近 6 个月内间歇期听力最差时 0.5、1.0 及 2.0kHz 纯音的平均听阈进行分期。梅尼埃病的临床分期与治疗方法的选择及预后判断有关。双侧梅尼埃病，须分别确定两侧的临床分期。一期：平均听阈≤25dBHL；二期：平均听阈为 26～40dBHL；三期：平均听阈为 41～70dBHL；四期：平均听阈＞70dBHL。

注：①梅尼埃病的诊断和鉴别诊断必须依据完整翔实的病史调查和必要的听-平衡功能检查、影像学检查等；②如梅尼埃病患者合并其他不同类型的眩晕疾病，则须分别做出多个眩晕疾病的诊断；③部分患者的耳蜗症状和前庭症状不是同时出现的，中间有可能间隔数月至数年。

（二）疑似诊断

诊断标准：①2 次或 2 次以上眩晕发作，每次持续 20 分钟至 24 小时。②患耳有波动性听力下降、耳鸣和（或）耳闷胀感。③排除其他疾病引起的眩晕，如前庭性偏头痛、突发性聋、良性阵发性位置性眩晕、迷路炎、前庭神经炎、前庭阵发症、药物中毒性眩晕、后循环缺血、颅内占位性病变等。④此外，还需要排除继发性膜迷路积水。基本检查包括耳镜检查、纯音测听和声导抗检查。

五、治　　疗[3-12]

（一）常用化学药物及现代技术

治疗目的：减少或控制眩晕发作，保存听力，减轻耳鸣及耳闷胀感。

发作期的治疗原则：控制眩晕、对症治疗。主要使用前庭抑制剂包括抗组胺类、苯二氮䓬类、抗胆碱类及抗多巴胺类药物，可有效控制眩晕急性发作，原则上使用时间不超过 72 小时。临床常用药物包括异丙嗪、苯海拉明、地西泮、氯苯甲嗪、普鲁氯嗪、氟哌利多等。如果急性期眩晕症状严重或听力下降明显，可酌情口服或静脉给予糖皮质激素。如恶心、呕吐症状严重，可加用补液支持治疗。

间歇期的治疗原则：减少、控制或预防眩晕发作，同时最大限度地保护患者现存的内耳功能。可以进行患者教育，调整生活方式，应用倍他司汀、利尿剂，鼓室注射糖皮质激素，鼓室低压脉冲治疗，鼓室注射庆大霉素，手术治疗，前庭康复训练，听力康复等治疗。

（二）中成药治疗

梅尼埃病是一种原因不明的、以膜迷路积水为主要病理特征的内耳病。西医对本病的治疗主要是使用前庭抑制剂、糖皮质激素等药物，控制眩晕发作。从中医学角度来说，梅尼埃病属于"耳眩晕"范畴，系脏腑功能失调，清窍失于荣养或者痰浊瘀血停滞耳窍，功能失调而引起眩晕，主要病因包括外邪侵袭、痰浊中阻、肝阳上亢、寒水上泛、髓海不足、上气不足等，中医主要采取辨证论治，治法分别是疏风散邪、化痰降浊、平肝潜阳、温肾散寒、补肾填精、补益气血等。相关研究表明，临床也常在西医常规疗法的基础上加用中医药来治疗梅尼埃病，有较好的疗效。

第二节　中成药名方的辨证分类与药效

治疗梅尼埃病常用中成药的辨证分类及其主要药效[13-16]如下：

一、平肝潜阳类

梅尼埃病属于肝阳上亢证者常表现为头晕目眩，常伴有头痛，耳鸣如潮，心烦易怒，失眠多梦，口苦、咽干，舌质红，苔薄黄，脉弦滑等[16]。

肝阳上亢证梅尼埃病的病理变化可能是肝脏代谢能力下降诱发血脂代谢失常，高血脂蓄积于血液中与自由基结合生成过氧化脂，并且通过脂质浸润破坏血管内壁，诱发动脉硬化，引发膜迷路破裂，引起内耳电解质紊乱。

平肝潜阳药通常可以降低血压，调节血脂水平，抑制血管平滑肌细胞的增殖，即对血管重构具有逆转作用。

常用中成药：全天麻胶囊、晕痛定片（胶囊）、羚羊角胶囊及晕可平颗粒等。

二、化痰降浊类

梅尼埃病属于痰浊上蒙证者常表现为视物昏暗旋转，头重如裹，胸闷恶心，食少多痰，苔白腻，脉濡滑等。

痰浊上蒙证梅尼埃病的病理变化是血清中总胆固醇、甘油三酯、低密度脂蛋白胆固醇升高，导致血黏度增高，内淋巴积水。

化痰降浊类中药能降低总胆固醇、甘油三酯、低密度脂蛋白胆固醇，降低血液黏稠度，减少内淋巴积水。

常用中成药：晕复静片、眩晕宁片（颗粒）和天麻眩晕宁颗粒（合剂）等。

三、补肾填精类

梅尼埃病属于髓海不足证者常表现为眩晕经常发作，耳鸣耳聋，腰膝酸软，精神萎靡，失眠多梦，记忆力差，男子遗精，手足心热，舌质嫩红，苔少，脉细数等。

髓海不足证梅尼埃病的病理变化是球囊、蜗管和椭圆囊膨胀引起各壁互相接触，导致其间的纤维组织增生，引起前庭的纤维化，或部分患者耳蜗顶区神经元的局灶变性、丧失。

补肾填精类中药具有抑制球囊、蜗管和椭圆囊膨胀，保护耳蜗神经元的作用。

常用中成药：杞菊地黄丸。

四、补益气血类

梅尼埃病属于气血亏虚证者常表现为眩晕，面色苍白，唇甲无华，失眠，心悸，精神疲倦，舌淡，苔白，脉濡细等。

气血亏虚证梅尼埃病的病理变化多是椎-基底动脉供血不足，心肌供血不足，心输出量减少，同时前庭水管直径过小，内淋巴囊增生不良，囊周结缔组织纤维化所致，或膜迷路萎缩，或毛细胞丧失所致的感觉器病变。

补益气血药可改善血流动力学，改善耳周微循环，促进内淋巴囊增生，改善前庭纤维化，营养毛细胞，防止膜迷路积水。

常用中成药：参麦注射液、舒血宁（银杏叶）注射液及复方血栓通胶囊等。

本病治疗涉及的中药多为内伤疾病所用，因此在使用时患者如遇到外感应当暂停服用，中老年患者的风阳上扰、肝阳暴涨而致的眩晕，除考虑本病外，还需要警惕中风的发生，如果在眩晕症状的发生过程中，有阳化风动，血随气逆，症见恶心呕吐、肢体抽搐、神志不清等，则不是梅尼埃病，要考虑中枢病变，要立即送医救治。另外，耳源性眩晕除梅尼埃病，临床常见的还有良性阵发性位置性眩晕、前庭神经元炎、迷路炎等，均可以参考本章选药治疗。

参 考 文 献

[1] 中华医学会耳鼻咽喉头颈外科杂志编辑委员会，中华医学会耳鼻咽喉科学分会. 梅尼埃病诊断和治疗指南（2017）[J]. 中华耳鼻咽喉头颈外科杂志，2007，3：167.

[2] 王正敏. 梅尼埃病概述[耳显微外科2007版（三十三）][J]. 中国眼耳鼻喉科杂志，2013，12（3）：134-136.

[3] 李玉凤. 长春西汀与丁咯地尔治疗梅尼埃氏病临床疗效观察[J]. 内蒙古中医药，2013，32（5）：116-117.

[4] 贺红霞. 高压氧与药物联合治疗美尼尔症疗效观察[J]. 河北医科大学学报，2011，32（12）：1414-1416.

[5] 刘俊扇，孙志强，尹艳艳，等. 利多卡因联用盐酸西替利嗪和氟桂嗪治疗美尼尔氏综合征的疗效观察[J]. 中国保健营养（下旬刊），2012，22（9）：3066-3067.

[6] 吴志燕. 丁咯地尔与利多卡因治疗梅尼埃氏病的疗效比较[J]. 中国现代药物应用，2011，5（5）：114-115.

[7] 肖汉琼，张国明，吴倩如，等. 小剂量庆大霉素鼓室内注射治疗难治性梅尼埃病对听力影响的研究[J]. 中国耳鼻咽喉头颈

外科，2015，22（5）：233-235.

[8] 刘慧. 激素治疗梅尼埃病给药途径的研究进展[J]. 听力学及言语疾病杂志，2014，22（4）：432-435.

[9] 王利一，吕凡，黄魏宁. 口服呋塞米治疗一期梅尼埃病的疗效观察[J]. 中国医刊，2014，49（8）：54-55.

[10] 付佳，陈翠霞. 梅尼埃病患者采取七叶皂苷钠注射治疗的临床疗效观察[J]. 中国医学创新，2013，10（27）：137-138.

[11] 孙伟忠，卢湘云. 天麻素与甘油果糖联合治疗梅尼埃病的疗效观察[J]. 海峡药学，2012，24（10）：182-183.

[12] 叶家豪. 美尼尔病的中医研究近况[J]. 陕西中医，2012，33（4）：501-503.

[13] 袁一展. 清肝定眩丸配合针灸治疗肝阳上亢证眩晕[J]. 中医临床研究，2013，5（18）：42-43.

[14] 国家食品药品监督管理总局执业药师资格认证中心. 中药学综合知识与技能[M]. 7版. 北京：中国医药科技出版社，2018：97.

[15] 陈旭. 化痰降浊汤对高脂血症血脂的影响[J]. 吉林中医药，2014，34（6）：597-598.

[16] 邹月媚，刘畅. 眩晕证分证论治研究[J]. 长春中医药大学学报，2013，29（4）：229-230.

（第86医院　袁　靖，成都中医药大学　徐世军）

第三节　中成药名方

一、平肝潜阳类

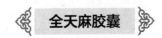

全天麻胶囊

【药物组成】　天麻。

【处方来源】　研制方。《中国药典》（2015年版）。

【功能与主治】　平肝、息风、止痉。用于肝风上扰所致的眩晕、头痛、肢体麻木、癫痫抽搐。

【药效】　主要药效作用如下[1-9]：

1. 营养神经　局部尤其是脑部缺氧缺血，造成营养不足，是产生眩晕的重要原因之一。全天麻胶囊能营养神经系统，扩张脑血管，提高脑细胞抗缺氧能力，增加脑血流量，减少脑血管阻力，升高中央和外周动脉的顺应性，降低外周血管阻力；并有降低血压，改善微循环的作用[1-6]。

2. 改善脑血管系统的血液供应　全天麻胶囊可以降低血液的黏滞度，加速红细胞流速，改善血小板的聚集功能，从而改善脑血管系统的血液供应。

全天麻胶囊与养血清脑颗粒联合使用，可以显著改善脑血管微循环、提高脑血流量，提高慢性脑供血不足患者的临床治疗效果，同时改善患者的血液流变学指标和认知功能[8]。

3. 防治血管性痴呆等慢性脑缺血疾病　全天麻胶囊能明显上调Bcl-2蛋白表达，减少额叶神经元凋亡，从而改善大鼠的认知能力，且大剂量效果更明显，故对血管性痴呆等慢性脑缺血疾病具有防治作用[3]。

全天麻胶囊联合养血清脑颗粒具有降低血液黏度的功能，并且能够加快红细胞的流速，在一定程度上还能够使血小板的聚集功能得到改善，从而有益于患者的脑血管系统，与养血清脑颗粒药用能够提高对老年慢性脑供血不足的治疗效果[9]。

4. 镇痛　全天麻胶囊中天麻可以降低血液的黏滞度，加快红细胞流速，改善血小板的聚集功能，从而改善脑血管系统的血液供应，增加脑血流量来调节颅内血管紧张度，以缓解头痛[2]。

全天麻胶囊联合复方丹参片能够舒张脑血管，防止血管痉挛，有助于偏头痛的防治。两药合用具有舒张血管、降低血管阻力、加快微循环流速的功能，能抑制血小板聚集，降低血液黏度，提高血液中的氧含量，提高氧的利用率，从而改善脑部循环，具有镇静、安眠、镇痛等中枢抑制作用[2]。

【临床应用】

1. 眩晕[5,6]　全天麻胶囊用于肝阳上亢所致的眩晕，症见眩晕，常伴见耳鸣，面红目赤，口苦咽干，舌红，脉细数等。

经过临床观察，全天麻胶囊联合甲钴胺胶囊营养神经与单用甲钴胺胶囊相比，可有效地改善脑部缺血缺氧，提高疗效，并促进眩晕症状改善。

2. 头痛、偏头痛　全天麻胶囊用于肝阳上亢所致的头痛、偏头痛，症见头胀痛，头痛为一侧或两侧，常伴有头晕目眩，心烦易怒，面红目赤，口苦胁痛，失眠多梦。

通过临床观察发现全天麻胶囊配合苯磺酸氨氯地平（络活喜）在缓解临床症状和脑血管血流动力学上明显优于单用络活喜，全天麻胶囊联合复方丹参片能够舒张脑血管，防止血管痉挛，有助于偏头痛的防治。

3. 癫痫　全天麻胶囊用于肝阳上亢所致的癫痫，症见突然昏倒，不省人事，口吐涎沫，两目上视或口中怪叫，伴面红目赤、口苦胁痛。

通过观察使用全天麻胶囊及天麻素联合卡马西平抗癫痫治疗，能提高卡马西平对戊四唑诱导癫痫小鼠的抗癫痫作用，提高其抗癫痫效果[7]。

4. 慢性脑供血不足　全天麻胶囊用于肝阳上亢所致的脑供血不足，症见头昏头痛、面红目赤、口苦胁痛。全天麻胶囊能够降低外周血管的阻力，增强患者的动脉血管顺应性，在各种神经衰弱、头痛、缺血性心脑血管病中具有非常好的效果[8]。全天麻胶囊与养血清脑颗粒联合使用，可以显著改善脑血管微循环，提高脑血流量，改善慢性脑供血不足，临床效果显著[9]。

【不良反应】　偶见胃部不适，头胀，月经量过多。

【使用注意】　①忌生冷及油腻难消化的食物。②服药期间要保持情绪乐观，切忌生气恼怒。③有高血压、心脏病、肝病、糖尿病、肾病等慢性病严重者应在医师指导下服用。④气血亏虚引起的眩晕不适宜用本品。

【用法与用量】　口服。一次2~6粒，一日3次。

参 考 文 献

[1] 李锐，陆小强. 全天麻胶囊治疗美尼尔氏病疗效观察[J]. 医学美学美容（中旬刊），2014，（2）：146.

[2] 许小泰. 复方丹参片联合全天麻胶囊治疗偏头痛临床观察[J]. 中国医院用药评价与分析，2015，15（4）：494-495.

[3] 董冰，马凤杰，孙晓鹏，等. 全天麻胶囊治疗血管性痴呆大鼠的实验研究[J]. 现代中西医结合杂志，2012，21（6）：591-592.

[4] 李雄根，廖习清，赖真. 全天麻胶囊治疗高血压头痛36例临床研究[J]. 中国民康医学，2007，（3）：146-147.

[5] 王学航，翟性娥. 全天麻胶囊治疗肝阳上亢型眩晕30例[J]. 中国中医药现代远程教育，2012，10（15）：26.

[6] 崔书国，郑顺山，郑双民. 全天麻胶囊治疗颈性眩晕204例疗效观察[J]. 河北中医药学报，1997，12（2）：16-17.

[7] 党翔吉，王艺璇，焦海胜. 全天麻及天麻素联合卡马西平对癫痫小鼠脑部海马体神经元及基因mrp1表达的影响[J]. 中国新

药杂志，2017，26（13）：1556-1561.

[8] 胡海华. 全天麻胶囊联合养血清脑颗粒治疗慢性脑供血不足的疗效观察[J]. 中国中医药科技，2015，22（5）：554-555.

[9] 燕建锋. 全天麻胶囊联合养血清脑颗粒治疗老年慢性脑供血不足的临床应用[J]. 内蒙古中医药，2017，36（17）：8-9.

（中国人民解放军第86医院　袁　靖，成都中医药大学　徐世军）

晕痛定片（胶囊）

【药物组成】　川芎。

【处方来源】　研制方。国药准字 Z10880012。

【功能与主治】　镇痛，止痛。用于偏头痛，神经官能症，对高血压、脑血管病等头痛及头（眩）晕有一定疗效。

【药效】　主要药效如下[1,2]（图 10-1）：

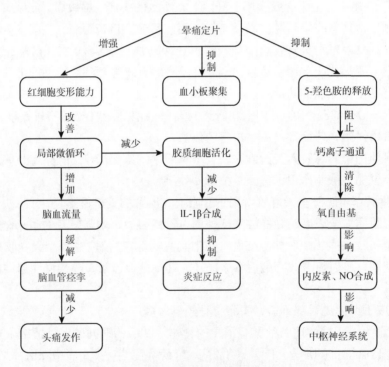

图 10-1　晕痛定片药效机制

1. 改善微循环　本品主要能抗血小板聚集，增强红细胞变形能力，能改善微循环，增加脑血流量，缓解脑血管痉挛，从而抑制头痛发作而达到止痛功效。研究提示，晕痛定胶囊可改善偏头痛的疼痛程度、持续时间、发作次数及伴随症状，治疗偏头痛疗效显著。

2. 抗炎　晕痛定片可以抗血小板聚集和抑制 5-羟色胺的释放，通过阻止钙离子通道、清除氧自由基、影响内皮素和一氧化氮合成等对中枢神经系统产生的多种作用，以及改善缺血局部微循环而减少胶质细胞的活化，从而使 IL-1β 合成减少，抑制炎症反应。

3. 镇静、抗惊厥　本品对中枢神经有抑制作用，具有镇静、抗惊厥的作用。

【临床应用】　主要临床应用如下[3,4]：

1. 眩晕　眩晕证候属肝阳上亢者，症见眩晕，常可伴见耳鸣，面红目赤，口苦咽干，舌红，脉细数等。本品能降低血小板表面活性和聚集性，提高红细胞和血小板表面电荷，降低血液黏度，改善血液流变学。能改善脑、肾微循环，改善心肌缺血缺氧状态，并能抑制动物大脑活动和神经中枢，故有镇静、镇痉等作用。经过半年对晕痛定胶囊治疗眩晕患者的临床观察，发现晕痛定胶囊治疗梅尼埃病、颈椎病、脑动脉供血不足等引起的眩晕有显著的疗效。

2. 头痛、偏头痛　本品用于肝阳上亢所致的头痛、偏头痛，症见头胀痛，头痛为一侧或两侧，常伴有头晕目眩，心烦易怒，面红目赤，口苦胁痛，失眠多梦。临床用于治疗各种眩晕、神经衰弱、失眠、耳鸣、四肢麻木等症。相关研究发现晕痛定胶囊通过对机体的综合调节，可以治疗由神经、精神及心脑血管等多种原因引起的偏正头痛。晕痛定胶囊可改善偏头痛的疼痛程度、持续时间、发作次数及伴随症状，治疗偏头痛疗效显著。

【不良反应】　临床应用偶有轻微口干、恶心、嗜睡等，无须停药。

【使用注意】　适用于肝阳上亢所致眩晕、头痛。眩晕、头痛为虚证者慎用。

【用法与用量】　口服。一次 3～4 片，一日 3 次，或遵医嘱。每 10 天为 1 个疗程，可连服 2～3 个疗程。

参 考 文 献

[1] 张慧荣. 晕痛定胶囊治疗偏头痛的近期疗效观察[J]. 中外医学研究，2012，10（9）：102-103.

[2] 井延涛，程乾，鲁秀荣，等. 晕痛定胶囊联合盐酸氟桂利嗪治疗慢性偏头痛 94 例疗效分析[J]. 现代诊断与治疗，2017，28（14）：2616-2617.

[3] 白迎堂，吴循敏，夏翔. 晕痛定胶囊治疗 90 例眩晕临床报告[J]. 中国中医药信息杂志，1997，（7）：32-33.

[4] 卢斌. 晕痛定 天麻丸治疗血管神经性头痛 1080 例分析[J]. 中国实用乡村医生杂志，2005，（10）：51.

（第 86 医院　袁　靖，成都中医药大学　徐世军）

羚羊角胶囊

【药物组成】　羚羊角粉。

【处方来源】　研制方。《中国药典》（2015 年版）。

【功能与主治】　平肝息风，清肝明目，散血解毒。用于肝风内动，肝火上扰，血热毒盛所致的高热惊痫，神昏痉厥，子痫抽搐，癫痫发狂，头痛眩晕，目赤，翳障，瘟毒发斑。

【药效】　主要药效如下[1-8]：

1. 镇静　研究表明羚羊角胶囊对中枢神经系统有抑制作用，能增加动物对缺氧的耐受能力，有镇静作用，配合西药治疗癫痫有显著疗效。研究表明，复方羚羊角胶囊对利血平化低 5-羟色胺的偏头痛模型小鼠有调节 5-羟色胺的过度降低作用，其中高剂量组有极显著性差异，复方羚羊角胶囊高剂量组 5-羟吲哚乙酸含量明显高于对照组，表明脑内 5-羟色胺代谢速率增高，单胺氧化酶活性增加。

2. 解热、抗惊厥　现代研究证实羚羊角胶囊具有抗炎、解热、抗惊厥及降压作用，治疗高热病症尤为显效，研究显示羚羊角胶囊通过延缓患儿体温上升的速度，使正常体温维持更持久，以减少惊厥的发作。

【临床应用】

1. 眩晕[6-8]　羚羊角胶囊适用于眩晕证候属肝阳上亢者，症见眩晕，常可伴见耳鸣、面红目赤，口苦咽干，舌红，脉细数等。

羚羊角胶囊与贝那普利合用具有降血压的作用，可用于高血压引起的眩晕。

2. 癫痫[4, 5]　羚羊角胶囊可用于肝火动风之癫痫，症见面红目赤，心烦失眠，口苦咽干，便秘溲黄，发作时昏扑抽搐、吐涎，或有吼叫，舌红，苔黄腻，脉弦滑而数。

3. 惊厥、高热、小儿多发性抽动症[6-9]　羚羊角胶囊可用于肝风内动之惊厥、高热，症见高热神昏，四肢抽搐，角弓反张，舌质红绛，舌苔薄黄或少苔，脉弦细而数。

羚羊角胶囊对中枢神经系统有抑制作用，能增加动物对缺氧的耐受力，还有镇静作用，能降低小鼠的惊厥发生率，并有解热作用。羚羊角胶囊为中药制剂，有显著的平肝息风的功效，对于脾虚肝亢、肝亢风动型多发性抽动症均有显著疗效。

【不良反应】　偶有嗜睡、乏力、头晕、恶心、腹胀及情绪不稳等轻微反应[4]。

【使用注意】　孕妇及过敏体质者慎用。

【用法与用量】　口服。一次2～4粒，一日1次。

参 考 文 献

[1] 国家药典委员会. 中华人民共和国药典. 一部（2015年版）[M]. 北京：中国医药科技出版社，2015：1519.

[2] 赖盼建，李小兵. 羚羊角胶囊治疗小儿复杂性热性惊厥62例疗效观察[J]. 中药药理与临床，2015，31（2）：196-197.

[3] 孙宝森. 动物角类的药用研究概况[J]. 中医药信息，2004，（3）：25-26.

[4] 杨君祥，张洪波. 羚羊角胶囊联合左乙拉西坦治疗难治性癫痫25例[J]. 浙江中医杂志，2013，48（6）：420.

[5] 樊永平，曹静，丁成赟. 羚羊角胶囊治疗癫痫中医临床症状观察[J]. 云南中医学院学报，2007，（4）：41-44，70.

[6] 黄莉萍，赖权安，王丽珍，等.羚羊角胶囊联合胞磷胆碱钠胶囊治疗小儿多发性抽动症45例临床观察[J].中医儿科杂志，2017，13（3）：56-59.

[7] 方晓江，钱宝庆. 羚羊角胶囊对老年单纯收缩期高血压患者血压变异性、脉压及左心室质量的影响[J]. 中华中医药杂志，2010，25（6）：936-938.

[8] 杜佳林，贾冬，李显华，等. 复方羚羊角胶囊药效学研究[J]. 中国中医药信息杂志，2001，（9）：32-33.

[9] 颜永潮，田平，何连璋. 羚羊角胶囊治疗外感高热200例[J]. 中国中医药科技，1997，（3）：146.

（第86医院　袁　靖，成都中医药大学　徐世军）

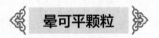

晕可平颗粒

【药物组成】　赭石、夏枯草、法半夏、车前草。

【处方来源】　研制方。国药准字Z32020363。

【功能与主治】　潜阳镇肝。用于内耳眩晕症、头晕、目眩症。

【药效】　主要药效如下[1]：

1. 缓解眩晕　本品可对抗旋转所引起的病理变化，增强动物脑组织对缺血、缺氧的耐受力[2]，并降低脑干听觉诱发电位异常比例，从而达到治疗眩晕的目的。

2. 改善血液流变学　本品可以显著改善椎-基底动脉收缩峰最大流速、血管搏动指数，改善血液流变学指标，促进内耳微循环。

3. 镇痛　本品对乙酸刺激腹膜引起的疼痛有显著的抑制作用。

【临床应用】

1. 内耳眩晕[3, 4]　本品适用于肝阳上亢所致的内耳眩晕，症见眩晕，常可伴见耳鸣、面红目赤、口苦咽干，舌红，脉细数等。

肝旺痰阻引起的饮水留滞"窗笼"可能是内耳膜迷路积水的病理机制。用晕可平合剂治疗内耳眩晕症，有效率高。作用机制似与调节自主神经、体液代谢等有关。

2. 颈性眩晕[1]　本品适用于肝阳上亢所致颈性眩晕，症见眩晕或伴恶心、呕吐，转头或体位变动时眩晕加重，颈项僵硬或疼痛，心烦易怒，口干口苦，耳鸣，舌苔白或黏腻，脉弦滑。临床有人使用本品治疗颈性眩晕，本品对于颈性眩晕的主要症状、体征、理化检查指标均有明显的改善作用，能够有效地改善眩晕症状，显著改善椎-基底动脉最大峰值流速-血管搏动指数，以及血液流变学指标，降低脑干听觉诱发电位异常比例，从而达到治疗颈性眩晕之目的。

【不良反应】　目前尚未检索到不良反应的报道。

【使用注意】　本品适用于肝阳上亢型内耳眩晕或颈性眩晕，虚证眩晕者慎用。

【用法与用量】　开水冲服。一次 10g，一日 3 次。

参 考 文 献

[1] 谷万里，赵建伟，袁燕，等. 晕可平颗粒治疗肝旺痰阻型颈性眩晕临床研究[J]. 中国中医急症，2009，18（10）：1585-1587.

[2] 晕可平合剂治疗内耳眩晕症 116 例[J]. 江苏医药，1975，（6）：58-59.

[3] 史载祥，丁恒山. "晕可平"合剂治疗内耳眩晕症[J]. 新医药学杂志，1975，（10）：23.

[4] 贺玉琢，富杭育，李晓芹，等. 试探晕可平糖浆的药理作用[J]. 中成药，1991，（10）：26-27.

（第 86 医院　袁　靖，成都中医药大学　徐世军）

二、化痰降浊类

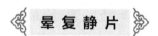

晕 复 静 片

【药物组成】　制马钱子、珍珠、九里香、僵蚕（炒）。

【处方来源】　研制方。国药准字 Z20054803。

【功能与主治】　化痰，息风，止眩。用于痰浊中阻，清阳不升所引起的头晕目眩、耳胀耳鸣、胸闷、恶心、视物旋转，以及梅尼埃病、晕船、晕车等外周性眩晕具有上述症状者。

【药效】　主要药效如下[1-6]：

1. 改善微循环　晕复静对胶原和腺苷二磷酸（ADP）诱导的血小板聚集有抑制作用；对外周血管有松弛作用，并可阻断由去甲肾上腺素引起的血管收缩，改善内耳血管微循环障碍，缓解迷路积水[1]。Coriolis 实验证明，晕复静通过改善微循环，能延长前庭受刺激的耐受性。

2. 调节皮质中枢的兴奋性　晕复静能延长前庭受刺激的耐受时间，从而具有调节内耳自主神经的作用，提高机体抗眩晕的阈值；晕复静对大脑皮质兴奋和调节作用，使皮质下中枢处在相对抑制状态，抑制了自主神经前庭反射，从而起到减轻和预防运动病症状的作用；临床观察表明，晕复静方能加强脊髓神经的反射功能，因而能提高大脑皮质调节功能，调控自主神经系统的兴奋与抑制功能，促进神经系统的相对平衡而达到控制眩晕的目的。

3. 抑制眼球震颤　眼球震颤是梅尼埃病（眩晕）症状之一，其发生与耳部缺血和前庭功能受损有很大关系。相关研究表明，晕复静片对大白鼠旋转后眼球震颤有明显的抑制作用。

4. 改善基底动脉血供　晕复静配合葛根素使药上行，化痰祛风，活血行气，息风止眩，葛根素以改善脑循环为主，晕复静以调节前庭功能见长，相得益彰，两者合用治疗椎基底动脉供血不足效果十分明显，改善临床症状完全，且晕复静治疗后起效更为迅捷。

【临床应用】

1. 梅尼埃病[3-5]　晕复静片用于痰浊中阻，清阳不升所引起的梅尼埃病，症见头晕目眩、耳胀耳鸣、胸闷、恶心、视物旋转等。

晕复静能延长前庭受刺激的耐受时间，减轻前庭自主反应的效能，从而具有调节内耳自主神经的作用，可提高机体抗眩晕的阈值，促进神经系统的相对平衡而起到控制眩晕的作用。晕复静能抑制大白鼠血小板聚集，对小白鼠外周血管有松弛作用，能阻止血管收缩，Coriolis实验证明，晕复静能延长前庭受刺激的耐受性，对梅尼埃病有较好的临床效果[5]。

2. 眩晕[5-7]　晕复静片适用于痰湿中阻所致的基底动脉供血不足型眩晕、椎动脉型颈椎病眩晕等，症见眩晕，常伴见头重昏蒙，或伴视物旋转，胸闷恶心，呕吐痰涎，食少多寐，舌苔白腻，脉濡滑。

晕复静片能延长前庭受刺激的耐受时间，减轻前庭自主神经功能紊乱。临床使用晕复静片治疗基底动脉供血不足型眩晕，治疗组椎基底动脉血流速度改善明显优于对照组。临床使用晕复静片治疗椎动脉型颈椎病眩晕，治疗组基底动脉的收缩期峰值改善明显优于对照组。

3. 基底动脉供血不足[6]　主要表现为眩晕，视野障碍，复视，共济失调，耳鸣，构音吞咽障碍，运动、感觉障碍等。

晕复静片以调节前庭功能见长，与葛根素合用治疗椎基底动脉供血不足效果十分明显。

【不良反应】　①服药期间个别患者偶有胃部不适等症状，不影响继续服药。②个别患者服药期间精力过旺，夜间有失眠现象，为暂时性症状，服用地西泮可消除。

【使用注意】　①本品含有制马钱子，不宜过量服用。②本品服用7日为1个疗程，可连续服用1～2个疗程。

【用法与用量】　饭后服。一次1～3片，一日3次，或遵医嘱。晕车、晕船者于开车、行船前半小时服用。

参 考 文 献

[1] 邓夕军，张均田，石成璋，等. 晕复静抑制大白鼠及自愿者前庭刺激反应的研究[J]. 中国中药杂志，1990，（4）：48-49，64.

[2] 王天友，袁靖，朱元元，等. "晕复静"片预防渡海登陆部队晕船的效果观察[J]. 南京部队医药，1998，（6）：72-73.

[3] 张建国，张学鉴，葛莉. 晕复静治疗常见眩晕的疗效观察[J]. 蚌埠医学院学报，2001，（3）：249-250.

[4] 赵玲, 朱文. 晕复静片治疗梅尼埃病 13 例[J]. 现代中西医结合杂志, 2007, (28): 4187.

[5] 刘新华, 谭开林, 师克忠. 中药制剂晕复静治疗梅尼埃病 30 例的疗效观察[J]. 云南医药, 1997, (3): 65.

[6] 陈怀珍, 鲍远程, 杨兴涛, 等. 晕复静治疗椎基底动脉供血不足 90 例临床研究[J]. 中西医结合心脑血管病杂志, 2005, (12): 1050-1051.

[7] 王军. 晕复静片治疗椎动脉型颈椎病眩晕 35 例临床观察[J]. 中国中医药科技, 2003, (2): 107.

（第 86 医院　袁　靖，成都中医药大学　徐世军）

眩晕宁片（颗粒）

【药物组成】　泽泻、白术、茯苓、半夏（制）、女贞子、墨旱莲、菊花、牛膝、陈皮、甘草。

【处方来源】　研制方。国药准字 Z45020605。

【功能与主治】　健脾利湿，滋肾平肝。用于痰湿中阻、肝肾不足引起的头昏头晕。

【药效】　主要药效如下[1-3]：

1. 改善脑部血液循环　眩晕宁片可能通过降血脂、扩张血管来降低血压，改善微循环，从而缓解高血压患者的眩晕症状。脑血流供应顺畅能间接防止眩晕的发生，眩晕宁片可增加脑血流，减少血管阻力，改善脑血液循环。

2. 镇静　眩晕宁片具有镇静作用，可以提高脑组织去甲肾上腺素含量、松弛胃肠道平滑肌、缓解眩晕时的恶心呕吐，改善血液循环，改善睡眠，降低眩晕患者的焦虑紧张情绪，有助于症状的缓解。

3. 利尿　眩晕宁片通过解除小动脉平滑肌痉挛而增加尿量，对解除迷路小动脉痉挛、减少膜迷路积水确能起到治疗作用。

【临床应用】

1. 梅尼埃病[2-7]　眩晕宁片适用于痰浊上蒙所致的梅尼埃病，表现为视物昏暗旋转，头重如裹，胸闷恶心，食少多寐，苔白腻，脉濡滑。

在常规治疗的基础上加服眩晕宁片治疗梅尼埃病，效果显著，尤其对改善并发症状效果相当明显，临床研究表明眩晕宁片治疗梅尼埃病疗效明显。

2. 眩晕[8-11]　眩晕宁片适用于痰湿中阻所致的后循环缺血性眩晕、颈性眩晕、良性阵发性位置性眩晕等，症见眩晕，常伴见头重如裹，视物旋转，胸闷作恶，呕吐痰涎，苔白腻，脉濡滑。

眩晕宁片能明显改善椎基底动脉供血，有效治疗后循环缺血性眩晕[8]。现代研究发现，眩晕宁颗粒对椎基底动脉供血不足型眩晕患者恶心、呕吐、发作性眩晕等症状有明显作用，眩晕宁颗粒加减联合长春西汀治疗椎基底动脉供血不足型眩晕，观察组的临床疗效及椎-基底动脉血流速度、氧化应激指标改善情况均优于对照组，临床疗效显著。眩晕宁联合甲磺酸倍他司汀片（敏使朗）治疗良性阵发性位置性眩晕，治疗组有效率明显高于对照组。

【不良反应】　轻微恶心感、食欲减退、腹部不适、头部胀痛等，罕见脸部红斑型药疹。

【使用注意】　①少吃生冷及油腻难消化的食品。②服药期间要保持情绪乐观，切忌生气恼怒。③本品应餐后服用。④有高血压、心脏病、糖尿病、肝病、肾病等慢性病严重者应在医师指导下服用。

【用法与用量】　口服。一次2~3片（1袋），一日3~4次。

参 考 文 献

[1] 何胜旭，张陆勇，江振洲，等. 眩晕宁片对麻醉犬脑循环的影响[J]. 现代中西医结合杂志，2012，21（32）：3552-3554.

[2] 赵树波，宁金梅，刘德华. 眩晕宁治疗美尼尔综合征120例患者的临床研究[J]. 中国医药指南，2012，10（25）：611，613.

[3] 谷慧敏. 眩晕宁片治疗美尼尔氏综合症72例[J]. 中医临床研究，2011，3（4）：97，99.

[4] 张立红. 眩晕宁片治疗美尼尔氏综合症的疗效分析[J]. 中外健康文摘，2012，9（22）：184-185.

[5] 管鸽，赵熙婷. 速尿针合眩晕宁治疗美尼尔氏综合征32例[J]. 中国现代药物应用，2011，5（19）：65-66.

[6] 刘喜花，刘强. 眩晕宁颗粒联合长春西汀治疗椎-基底动脉供血不足性眩晕疗效观察[J]. 中国药业，2018，27（17）：54-56.

[7] 丁云东. 眩晕宁治疗美尼尔病的临床研究[J]. 中国现代医生，2010，48（3）：149-150.

[8] 李红金，刘道兰，朱富新，等. 眩晕宁片治疗眩晕症临床疗效观察[J]. 实用心脑肺血管病杂志，2008，（4）：39-40.

[9] 王非，张京兰，鲁铭. 眩晕宁片治疗眩晕120例疗效观察[J]. 实用心脑肺血管病杂志，2008（11）：56.

[10] 常红娟，孟欣，陈燕. 眩晕宁片治疗后循环缺血性眩晕临床疗效观察[J]. 中国现代药物应用，2012，6（18）：18-19.

[11] 李云燕，谢艳，冯小莉，等. 敏使朗联合眩晕宁治疗良性阵发性位置性眩晕疗效观察[J]. 实用中医药杂志，2016，32（12）：1205-1206.

（第86医院　袁　靖，成都中医药大学　徐世军）

天麻眩晕宁颗粒（合剂）

【药物组成】　天麻、钩藤、泽泻（制）、半夏（制）、白术、茯苓、白芍、竹茹、川芎、炙甘草、陈皮、生姜。

【处方来源】　研制方。国药准字 Z20060009。

【功能与主治】　祛痰定眩，和胃止呕。用于眩晕，恶心，呕吐，舌淡，苔白滑者。

【药效】　主要药效如下[1-3]：

1. 增强内耳血液循环　研究表明，天麻眩晕宁颗粒（合剂）具有增强内耳微循环，促进前庭功能恢复，从而缓解眩晕症状的作用。

2. 保护心脑血管　天麻眩晕宁颗粒能够降低外周和中央血管的阻力，加快血液流动，改善脑部血液循环，保护心脑血管功能。

【临床应用】

眩晕[1-3]　本品适用于因痰湿中阻所致的眩晕，症见眩晕、头重昏蒙，或伴视物旋转，胸闷恶心，呕吐痰涎，食少多寐，舌苔白腻，脉濡滑。

天麻眩晕宁合剂治疗颈性眩晕与盐酸氟桂利嗪胶囊相比，治疗组有效率明显高于对照组，说明天麻眩晕宁合剂治疗痰浊中阻型颈性眩晕临床效果明显[4]。

【不良反应】　偶见瞌睡、口干[3]。

【使用注意】　有实热症者禁用，待实热症退后可以用。

【用法与用量】　颗粒剂：开水冲服。一次1袋，一日3次。合剂：口服，一次30ml，一日3次。

参 考 文 献

[1] 康凤河. 天麻眩晕宁颗粒加减治疗眩晕症的临床效果观察[C]//中国民族医药学会，中国民族医药学会国际交流与合作分会. 2014中国传统医药国际健康服务高峰论坛论文集. 北京：中国民族医药学会，2014：135-138.

[2] 刘峰. HPLC法测定天麻眩晕宁合剂中天麻素和芍药苷的含量[J]. 药学研究，2014，5（7）：386-388.

[3] 宋鑫, 晋舒, 刘佳, 等. 眩晕宁颗粒联合天麻素注射液治疗眩晕的疗效观察[J]. 现代药物与临床, 2017, 32（8）: 1437-1440.

[4] 朱晓娜, 李天浩, 郭珍, 等. 天麻眩晕宁合剂治疗颈性眩晕 92 例[J]. 陕西中医药大学学报, 2018, 41（1）: 32-34.

（第 86 医院　袁　靖，成都中医药大学　徐世军）

三、补肾填精类

杞菊地黄丸

【药物组成】　枸杞子、菊花、熟地黄、酒萸肉、牡丹皮、山药、茯苓、泽泻。

【处方来源】　清·董西园《医级宝鉴》。《中国药典》（2015 年版）。

【功能与主治】　滋肾养肝。用于肝肾阴亏，眩晕耳鸣，羞明畏光，迎风流泪，视物昏花。

【药效】　主要药效如下[1,2]：

1. 降压　现代研究结果显示，杞菊地黄丸可促血液循环，软化血管，并清除血管内垃圾物质，进而达到降血压的效果。在常规西药疗法的基础上加用杞菊地黄丸联合天麻钩藤饮能明显改善血液中的 NO、ET 水平，促进血液循环，达到良好的降压效果。

2. 增强免疫功能　杞菊地黄丸对 T、B 淋巴细胞功能有增强作用。

【临床应用】

1. 眩晕　杞菊地黄丸适用于因肝肾不足所致眩晕，因肝肾不足、阴血亏虚所致症见头目眩晕、腰酸腰痛、口燥咽干、周身力乏。临床使用杞菊地黄丸治疗椎基底动脉供血不足型眩晕，能明显改善眩晕和其他症状，临床疗效值得肯定。

2. 高血压[3,4]　在原发性高血压治疗中，杞菊地黄丸联合天麻钩藤饮加减治疗血压控制效果理想，临床研究证明，杞菊地黄丸治疗老年单纯收缩期高血压临床效果显著，且无明显不良反应。杞菊地黄丸联合天麻钩藤饮与西药降压药联合应用可协同降压，减少西药降压药物的用量，减轻其副作用。表明杞菊地黄丸联合天麻钩藤饮加减与西药降压药联合应用治疗原发性高血压效果优于单纯西药治疗。治疗后观察组血压均显著低于对照组。说明杞菊地黄丸联合天麻钩藤饮加减与西药降压药联合应用对原发性高血压患者的降压更有优势。

3. 复发性中心性浆液性视网膜炎[5]　针对复发性中心性浆液性视网膜炎患者实施杞菊地黄丸联合光动力治疗所取得的临床效果，比光动力单独用治疗效果更好，更加符合临床治疗的需要，有效预防了疾病的再次复发，改善和提高了患者的生活质量。

【不良反应】　文献报道 1 例因服用杞菊地黄丸出现过敏症状的病例，表现为全身发热，呼吸急促，皮肤发痒，面部出现红色丘疹[6]。

【使用注意】　①儿童及青年患者应去医院就诊。②脾胃虚寒，大便稀溏者慎用。

【用法与用量】　口服。水蜜丸一次 6g，小蜜丸一次 9g，大蜜丸一次 1 丸，一日 2 次。

参 考 文 献

[1] 黄晓玲, 屈增强, 李垚. 杞菊地黄丸联合天麻钩藤饮加减治疗原发性高血压的临床效果[J]. 临床医学研究与实践, 2018, 3（24）: 100-101.

[2] 陈奇. 中成药名方药理与临床[M]. 北京：人民卫生出版社，1998：542-543.

[3] 苏庆侦. 杞菊地黄丸治疗老年单纯收缩期高血压疗效观察[J]. 临床合理用药杂志，2018，11（13）：17-18.

[4] 侯翠荣. 杞菊地黄丸联合天麻钩藤饮加减治疗原发性高血压的疗效分析[J]. 内蒙古中医药，2017，36（11）：20-21.

[5] 刘英伟，徐颖，代海燕. 杞菊地黄丸联合光动力治疗复发性中浆的临床疗效观察[J]. 中医临床研究，2018，10（17）：110-112.

[6] 王艳君，李爱华. 杞菊地黄丸致不良反应1例[J]. 中国中医药现代远程教育，2007，5（12）：50.

（第 86 医院　袁　靖，成都中医药大学　徐世军）

四、补益气血类

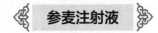

参麦注射液

【**药物组成**】　红参、麦冬。

【**处方来源**】　唐·孙思邈《备急千金要方》。国药准字 Z13020888。

【**功能与主治**】　益气固脱，养阴生津，生脉。用于治疗气阴两虚型之休克、冠心病、病毒性心肌炎、慢性肺心病、粒细胞减少症。

【**药效**】　主要药效如下[1-3]：

1. 改善微循环　参麦注射液能够有效扩张脑血管，降低血液黏度，提升动脉压，提高椎-基底动脉平均血流速度，明显增加脑组织及内耳的供血量，改善微循环，改善内耳膜迷路水肿，解除眩晕症状。使用参麦注射液联合血府逐瘀胶囊可促进血液循环，加速耳内淋巴液代谢，降低淋巴管压力，并能舒张脑血管，改善微循环，从而改善内耳迷路水肿引起的一系列症状。

2. 增强免疫功能　参麦注射液对免疫系统的药理作用突出，尤其是对于小鼠胸腺、脾和肠系膜淋巴结细胞凋亡的保护作用。参麦注射液在腹透液中不会明显影响吞噬细胞数量，但其可致大鼠腹腔中 C3 和 IgG、IgM、IgA 的含量增加，且用药后可增强腹腔局部防御系统的能力。

【**临床应用**】

1. 梅尼埃病[4, 5]　参麦注射液适用于气血不足所致的梅尼埃病，症见眩晕时发，劳累时加重或发作，可伴耳鸣、耳聋，面色苍白，唇甲不华，舌质淡，脉细弱等。

临床研究表明，梅尼埃病患者在常规治疗基础上，使用参麦注射液联合血府逐瘀胶囊能加速缓解内耳迷路水肿的症状，疗效明显优于采用镇静、镇吐、利尿、扩血管等常规治疗方法。

2. 眩晕[3, 6-8]　临床研究表明，参麦注射液对后循环缺血性眩晕、颈性眩晕、椎基底动脉供血不足型眩晕等均有良好的治疗作用。参麦注射液联合倍他司汀片治疗后循环缺血眩晕，能够有效改善脑部组织及内耳供血量不足状况，抑制前庭对中枢神经系统放电率，缓解因眩晕引起的临床症状，具有非常显著的临床疗效。黄芪注射液联合参麦注射液可改善脑循环，保护脑细胞，提高大脑耐缺氧能力，从而促进神经细胞的修复，能够有效治疗颈性眩晕。

【**不良反应**】　少数患者使用本品有过敏、胸闷、心悸、口干、溶血和发热等不良反应，应立即停止使用。

【使用注意】　①静脉推注，速度宜慢（5分钟以上）。②肌内注射每次不宜超过4ml，以避免疼痛。③本品含有皂苷，最好不要与其他药物在同一容器内混合使用。④本品不宜与藜芦或五灵脂同时使用。

【用法与用量】　静脉注射或静脉滴注，也可肌内注射。静脉注射或静脉滴注每次20～200ml，每日1～2次；肌内注射每次2～4ml，每日1～2次。

参 考 文 献

[1] 黄泽清，胡铁宏. 参麦注射液的药理和临床研究进展[J]. 临床医药文献电子杂志，2017，4（14）：2762-2763.

[2] 张美霞，赵金池，吕红旗. 参麦注射液配合针灸治疗突发性耳聋疗效分析[J]. 中国医药导报，2007，4（11）：94-95.

[3] 邢海辉，李本红，李巧云，等. 参麦注射液联合甲磺酸倍他司汀片治疗后循环缺血眩晕的临床疗效探讨[J]. 当代医学，2017，23（27）：113-115.

[4] 谢海双，林两楷，朱菁锋，等. 血府逐瘀胶囊联合参麦注射液治疗梅尼埃氏综合征临床疗效观察[J]. 临床医学工程，2012，19（11）：1983-1984.

[5] 黄文勇. 参麦注射液联合五苓散治疗内耳眩晕症8例[J]. 实用中医药杂志，2006，（8）：480-481.

[6] 李志泉，谢忠培. 盐酸倍司汀联用参麦注射液治疗椎-基动脉供血不足眩晕临床疗效观察[J]. 中国现代医药杂志，2006，（11）：117.

[7] 单斌楚. 参麦注射液治疗突发性眩晕43例疗效观察[J]. 中国乡村医药，2007，（8）：43.

[8] 葛军，史亚楠，张珂，等. 黄芪注射液联合参麦注射液治疗颈性眩晕临床观察[J]. 临床合理用药杂志，2014，7（2）：51.

（第86医院　袁　靖，成都中医药大学　徐世军）

舒血宁（银杏叶）注射液

【药物组成】　银杏叶。

【处方来源】　研制方。国药准字Z20043734。

【功能与主治】　扩张血管，改善微循环。用于缺血性心脑血管疾病、冠心病、心绞痛、脑栓塞、脑血管痉挛等。

【药效】　主要药效如下[1-3]：

1. 改善微循环　舒血宁注射液能清除体内自由基，抑制细胞膜的脂质发生过氧化反应，从而保护细胞膜，对血管的张力起调节作用，保护动脉和静脉血管的张力，使收缩的血管舒张，抑制血管壁通透性亢进，改善及抑制水肿，降低全血黏稠度，扩张血管、改善微循环，改善局部迷路水肿，从而缓解眩晕的症状。

2. 增加脑血流量　研究证实，舒血宁注射液能拮抗血小板活化因子，抑制血小板聚集和微血栓形成，提高红细胞变形能力，降低血液黏度和纤维蛋白原水平，改善梗死区血液供应，增加脑组织对葡萄糖及氧的摄取，加强脑组织的能量代谢，刺激前列环素和血管内皮舒张因子生成，扩张脑血管，降低血管阻力，增加脑血流量。

【临床应用】

1. 梅尼埃病[1-3]　舒血宁注射液适用于气血不足所致的梅尼埃病，症见眩晕时发，劳累时加重或发作，可伴耳鸣、耳聋，面色苍白，唇甲不华，舌质淡，脉细弱等。

临床研究表明，在盐酸氟桂利嗪的基础上联合使用银杏叶提取物注射剂治疗梅尼埃病，治疗组患者的眩晕、耳鸣、耳聋消失时间均显著短于对照组，眩晕、耳鸣和听力减退恢复率均显著高于对照组。提示使用银杏叶提取物注射液联合氟桂利嗪治疗梅尼埃病的疗效显著，能改善局部血液循环，降低血液黏度，进而改善梅尼埃相关症状。甘露醇联合银杏叶注射剂能明显改善梅尼埃病患者眩晕、耳聋、耳鸣的症状，临床疗效确切。

2. 眩晕[4-8]　临床研究表明，舒血宁注射液可治疗后循环缺血性眩晕、颈性眩晕、椎基底动脉供血不足型眩晕。研究显示，银杏叶注射液联合氟桂利嗪治疗眩晕明显优于单用氟桂利嗪；银杏叶注射液联合常压氧疗法治疗后循环缺血性眩晕比单用银杏叶注射液能更有效减轻后循环缺血的眩晕症状，从而提高疗效。

【不良反应】　①过敏反应：皮肤潮红、瘙痒、皮疹、荨麻疹、过敏性皮炎、血管神经性水肿、喉头水肿、呼吸困难、哮喘、憋气、发绀、血压下降、过敏性休克等。②全身性损害：寒战、高热、发热、疼痛、多汗、过敏性紫癜、昏迷等。③呼吸系统反应：呼吸急促、咳嗽等。④心脑血管系统反应：心悸、胸闷、心率加快、血压升高等。与其他抗血小板药或抗凝药合用时，有颅内出血的病例报道。⑤消化系统反应：口干、食欲减退、恶心、呕吐、胃肠道不适、腹胀、腹痛、腹泻、便秘，以及肝脏生化指标异常（如转氨酶上升）等，有消化道出血的病例报道。⑥皮肤及其附件反应：皮下出血点及瘀斑等。⑦精神及神经系统反应：头晕、头痛、抽搐、震颤、失眠等。⑧其他：静脉炎、眼内出血、血尿等。

【使用注意】　①本品为纯中药制剂，保存不当可能影响产品质量。②发现药液出现浑浊、沉淀、变色、漏气等现象时不能使用。③对银杏过敏体质者不建议使用此药。④对乙醇过敏者慎用。

【用法与用量】　肌内注射，一次 2～4ml（1～2 支），一日 1～2 次。静脉滴注，每日 20ml（10 支），用 5% 葡萄糖注射液稀释至 250ml 或 500ml 后使用，或遵医嘱。

参 考 文 献

[1] 陈小云. 银杏叶注射液治疗梅尼埃病 40 例[J]. 中国中医急症，2011，20（12）：2037.

[2] 邵文琰. 甘露醇与银杏叶提取物注射液联合治疗梅尼埃病 38 例观察[J]. 浙江中医杂志，2011，46（4）：249.

[3] 汪永宽，骆阳阳，雷杰，等. 银杏叶提取物注射液联合氟桂利嗪治疗梅尼埃病的疗效观察[J]. 现代药物与临床，2019，（3）：627-630.

[4] 刘艳霞，张成玉. 舒血宁联合长春西汀治疗中老年后循环缺血性眩晕的效果[J]. 国际医药卫生导报，2016，22（5）：659-662.

[5] 陈汝杰，翁小雄，张进东. 舒血宁联合纳洛酮治疗椎-基底动脉供血不足眩晕 30 例疗效观察[J]. 中国医学创新，2011，8（10）：61-62.

[6] 赵雄辉，王枫，张春荣，等. 静脉滴注舒血宁治疗颈性眩晕疗效观察[J]. 医药前沿，2013，（19）：28-29.

[7] 李晓峰. 舒血宁注射液治疗椎-基底动脉供血不足眩晕 118 例[J]. 中国医药导刊，2012，14（7）：1176，1178.

[8] 史勇，王雷. 舒血宁注射液药理作用研究新进展[J]. 医学综述，2012，18（10）：1555-1557.

（第 86 医院　袁　靖，成都中医药大学　徐世军）

❀ **复方血栓通胶囊** ❀

【药物组成】　三七、黄芪、丹参、玄参。

【处方来源】　研制方。《中国药典》（2010 年版）。

【功能与主治】　活血化瘀，益气养阴。用于血瘀兼气阴两虚证的视网膜静脉阻塞，症见视力下降或视觉异常、眼底瘀血征象、神疲乏力、咽干、口干；以及用于血瘀兼气阴两虚的稳定性劳累型心绞痛，症见胸闷、胸痛、心悸、心慌、气短、乏力、心烦、口干。

【药效】　主要药效如下[1, 2]：

1. 改善微循环　本品能扩张血管，降低血管阻力，增加动脉血流量，改善微循环。

2. 降血脂　本品能降低血中低密度脂蛋白的含量，降低主动脉壁胆固醇含量。

【临床应用】

1. 眩晕[1]　本品适用于血瘀兼气阴两虚所致的眩晕，症见眩晕时发，神疲乏力，咽干，口干，可伴耳鸣、耳聋，舌质淡，脉细弱等。

相关研究显示，氟桂利嗪胶囊联合复方血栓通胶囊治疗内耳眩晕，联合用药疗效明显优于单纯使用氟桂利嗪胶囊，能显著改善内耳血流，降低血液黏度，有效控制内耳眩晕急性发作。

2. 视网膜静脉阻塞　本品适用于血瘀兼气阴两虚所致的视网膜静脉阻塞，症见视力下降或视觉异常，眼底瘀血征象，神疲乏力，咽干，口干，脉细，舌红少苔。

3. 心绞痛　本品适用于血瘀兼气阴两虚的稳定性劳累型心绞痛，症见胸闷，胸痛，心悸，心慌，气短，乏力，心烦，口干，脉细，舌红少苔。

【不良反应】　个别用药前谷丙转氨酶异常的患者服药过程中出现谷丙转氨酶增高，是否与服用药物有关，尚无结论。

【使用注意】　孕妇慎服；过敏体质者慎服。

【用法与用量】　口服。一次 3 粒，一日 3 次。

参 考 文 献

[1] 甘海宁，文思，刘静，等. 复方血栓通胶囊对实验性大鼠脑缺血的保护作用[J]. 广东药学院学报，2014，30（3）：337-340.

[2] 彭仕军. 复方血栓通胶囊治疗内耳眩晕疗效观察[J]. 吉林医学，2014，35（1）：29-30.

（第 86 医院　袁　靖，成都中医药大学　徐世军）

第十一章

外鼻炎性疾病中成药名方

第一节 概 述

一、概 念

外鼻炎性疾病即外鼻部因炎性反应而引起病变的疾病，一般包括鼻前庭炎（nasal vestibulitis）和鼻疖（nasal furuncle）。

鼻前庭炎属于中医学"鼻疮"范畴，是指鼻前庭皮肤受鼻腔分泌物、长期性粉尘环境刺激及挖鼻等不良习惯引起的反复性损伤。这种反复性损伤导致鼻前庭皮肤表现出局部急、慢性弥漫性炎症，急性期主要表现为鼻孔内微痛，局部皮肤红肿，触痛，重者皮肤糜烂，表面盖有薄痂皮，严重时可扩展至上唇皮肤；慢性期主要表现为鼻前庭皮肤发痒，干燥，有异物感，伴灼热，触痛，局部皮肤增厚，鼻毛因脱落而稀少[1]。

鼻疖属于中医学"鼻疔"范畴，它是指鼻前庭毛囊、皮脂腺和汗腺因鼻分泌物刺激，细菌从皮肤毛囊根部进入皮下组织形成的局限性化脓感染。局限性化脓感染可引起明显的局部疼痛，且伴有以低热为主要表现的临床症状。严重者患侧上唇及面颊部出现肿胀，并有发冷发热和全身不适。若因鼻疖扩展或挤压，则可致球后神经炎和海绵窦血栓静脉炎（thrombophlebitis of the cavernous sinus）等严重并发症[1]。

二、病因及发病机制

（一）病因

鼻前庭炎是鼻腔内分泌物尤其是脓性分泌物经常刺激鼻前庭皮肤所致。鼻腔任何急性或慢性、特异性或非特异性炎症，鼻腔异物，肿瘤等都可以并发鼻前庭炎。长期有害粉尘（如烟草、皮毛、水泥、石棉等）刺激，挖鼻或摩擦致鼻前庭皮肤损伤引起继发感染也是本病病因之一。

鼻疖是外鼻或鼻前庭皮肤的毛囊、皮脂腺或汗腺的局限性急性化脓性炎症，致病菌多为金黄色葡萄球菌。它常由慢性鼻前庭炎，或因不良习惯如挖鼻、拔鼻毛造成皮肤损伤发炎，或因患糖尿病抵抗力弱而引发。

（二）发病机制

鼻前庭炎的发病机制是经常挖鼻，急、慢性鼻炎和鼻窦炎，变态反应或鼻腔异物（多见于小儿）的分泌物刺激，或长期在粉尘（如烟草、皮毛、水泥、石棉等）环境中工作，导致鼻前庭皮肤受损，进而出现急、慢性弥漫性炎症而易诱发或加重本病。

鼻疖的发病机制为慢性鼻前庭炎，或不良习惯如挖鼻、拔鼻毛造成皮肤损伤，并伴有致病菌（多为金黄色葡萄球菌）入侵毛囊、皮脂腺或汗腺，引起机体免疫应答，进而出现急性化脓性炎症。

三、临　床　表　现

鼻前庭炎临床可分为急性和慢性鼻前庭炎两种。前者表现为鼻前庭剧痛，局部及其附近皮肤弥漫性红肿或糜烂；后者表现为鼻前庭瘙痒、干灼和异物感，鼻毛脱落稀少，局部皮肤增厚，甚至结痂或皲裂，揭除痂皮可有小出血。

鼻疖临床表现为局部红肿、胀痛或跳痛，可伴有发热和全身不适。初起病变局部隆起，周围浸润发硬、发红、局部跳痛，疖肿成熟后顶部有黄白色脓点，溃破则流出脓液，有时排出黄绿色脓栓。严重者或处理不当可致"疔疮走黄"的重症，主要包括上唇及面部蜂窝织炎，甚至可引起海绵窦血栓性静脉炎、脑脓肿等。如果脓栓流入颈静脉，可引起肺栓塞、胸痛、肺炎或胸膜炎。

四、诊　　断

鼻前庭炎：①病史：有挖鼻或摩擦导致鼻前庭皮肤损伤的病史，有长期有害粉尘接触病史。②症状：急性者感鼻前庭处剧痛，尤以擤鼻或挖鼻时明显；慢性者感鼻前庭有痒、灼热、干燥及异物感。③检查：急性者检查见鼻前庭内及其与上唇交界处皮肤弥漫性红肿，或有皲裂及浅表糜烂，鼻毛上附有黏脓块等。慢性者检查见鼻前庭鼻毛稀少，局部皮肤增厚，甚至结痂或皲裂，揭除痂皮可有小出血创面。血象可见白细胞计数增高。

鼻疖：①病史：有挖鼻、拔鼻毛或外伤致鼻前庭皮肤损伤的病史，有鼻前庭炎或鼻腔、鼻窦化脓性炎症病史，有糖尿病病史。②症状：初期鼻前庭内出现丘状隆起，周围组织因浸润发硬、发红，局部跳痛。检查时触痛明显。疖肿成熟后，丘状隆起顶部出现黄色脓点，继而破溃，脓液流出，疼痛随之减轻。

五、治　　疗

（一）常用化学药物及现代技术

鼻前庭炎主要是消除病因，如鼻炎、鼻窦炎、鼻腔异物和不良挖鼻习惯等。糖尿病患者应治疗原发病，与职业有关者，采取适当保护或变换职业。另外，急性期可用抗生素软膏外涂，可考虑局部湿热敷或局部理疗（红外线照射），严重者酌情全身应用抗生素；慢性结痂者用3%过氧化氢溶液清除痂皮和脓液，再涂用1%～2%黄降汞软膏或抗生素软膏；渗出较多者，用5%氧化锌软膏涂擦；皮肤糜烂和皲裂处涂以10%硝酸银，再涂抗生素软膏，每日3次。

鼻疖在不同时期，应遵循控制感染、严禁挤压、预防并发症的原则。①疖未成熟者：或局部热敷，或氦-氖激光局部照射，或超短波、透热疗法，以消炎止痛；用10%鱼石脂甘油棉栓或软膏敷其表面，促其成熟穿破；同时应给予足量抗生素；剧痛者可适当服用镇痛剂。②疖已成熟者：可待其穿破或在无菌操作下用小探针蘸少许纯碳酸或15%硝酸银腐蚀脓头，促其破溃排脓，亦可以尖刀挑破脓头后用小镊子钳出脓栓，也可用小吸引器头吸出脓液；切开时务必不要切及周围浸润部分，切忌挤压。③疖溃破后：局部清洁消毒，促进引流；破口涂以抗生素软膏，即可保持伤口不致结痂，达到消炎、促进愈合之目的。此外，应适当注意休息，多饮水，通大便；慢性病例和屡发者应排除糖尿病，并加强营养和锻炼；放化疗导致白细胞减少者，可以应用提升白细胞药物。

（二）中成药名方治疗

外鼻炎性疾病主要病因为火毒上攻或阴虚血燥，治法分别是清热解毒和清营凉血，滋阴润燥。药品说明书中提及治疗本病的药物有硫软膏、当归苦参丸、皮肤病血毒丸。在临床实际应用中，辨证论治，还有一些药物可以治疗外鼻炎性疾病，如连翘败毒丸、湿疹散、六神丸、清热解毒丸（片、糖浆、口服液、注射液）、二丁颗粒、黄连解毒丸、消炎退热颗粒（胶囊、合剂）、二冬膏、生脉颗粒等，中医治疗这类疾病在改善症状及防止迁延复发方面具有明显优势。

第二节　中成药名方的辨证分类与药效

中药治疗外鼻炎性疾病是辨证用药，中成药名方的常见辨证分类及其主要药效如下[2]：

清热解毒类

外鼻炎性疾病热毒蕴结证的症状主要是鼻前庭灼热干燥、红肿，脂水溢出或结黄浊痂，鼻部出现粟粒状小丘，或伴身热口渴，大便干燥，小便黄赤，苔黄少津，脉浮数或滑数。

外鼻炎性疾病热毒蕴结证的主要病理变化是局部毛细血管通透性增加，微循环障碍，机体免疫应答障碍等。

清热解毒类药物具有抗菌抗微生物的作用，可降低毛细血管通透性，改善微循环，调节免疫等。

常用中成药：连翘败毒丸、黄连解毒丸、当归苦参丸、皮肤病血毒丸等。

参 考 文 献

[1] 孔维佳. 耳鼻咽喉头颈外科学[M]. 北京：人民卫生出版社，2010：259-262.
[2] 熊大经. 中医耳鼻咽喉科学[M]. 上海：上海科学技术出版社，2008，6：82-85.

（成都中医药大学　夏丽娜）

第三节　中成药名方

清热解毒类

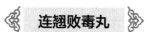

连翘败毒丸

【药物组成】　连翘、金银花、苦地丁、天花粉、黄芩、黄连、大黄、苦参、荆芥穗、防风、白芷、羌活、麻黄、薄荷、柴胡、当归、赤芍、甘草。

【处方来源】　明·王肯堂《证治准绳》连翘败毒散加减方。国药准字 Z11020149。

【功能与主治】　清热解毒，散风消肿。用于脏腑积热，风热湿毒引起的疮疡初起，红肿疼痛，憎寒发热，风湿疙瘩，遍身刺痒，大便秘结。

【药效】　主要药效如下：

1. 抑菌　本品具有明显抗菌活性，对多种致病菌具有抑制作用，可抵抗病原微生物入侵机体，减少鼻前庭炎症的发生。

2. 抗炎　本品具有抗炎作用，可抑制鼻腔局部炎症反应。

【临床应用】

1. 鼻前庭炎　由邪热侵袭所致，症见鼻前庭周围肌肤红肿糜烂，灼热焮痛，口干口渴，舌红，苔黄，脉滑数等。

2. 鼻疖　由风热毒邪蕴结肌肤所致，症见鼻尖或鼻前庭局限性红肿，疼痛，形小根深，顶有黄白色脓点，舌尖红，脉数等。

3. 急性荨麻疹[1]、痤疮[2]　详见相关文献。

【不良反应】　文献报道本品可致药物性肝炎[3]、药疹[4]。

【使用注意】　①孕妇禁用。②忌食辛辣厚味。③疮疡阴证者慎用。④脾胃虚寒者慎用。

【用法与用量】　口服。一次 6g，一日 2 次。

参 考 文 献

[1] 温治江. 连翘败毒丸治疗急性荨麻疹 18 例报告[J]. 中西医结合杂志，1986，（11）：696.
[2] 李连锦，刘云波. 丹参酮治疗青春期痤疮 85 例疗效观察[J]. 滨州医学院学报，2002，25（3）：186-187.
[3] 刘涛. 连翘败毒丸致亚急性重症药物性肝炎 1 例[J]. 中国社区医师，2008，24（346）：32-33.

[4] 霍艳丹，彭水平，陈明岭. 中西医结合治疗连翘败毒丸致药疹 1 例[J]. 吉林中医药，2010，30（7）：595-596.

（成都中医药大学　夏丽娜）

黄连解毒丸

【药物组成】　黄连（酒浸）、黄柏（酒炒）、黄芩（酒蒸）、大黄（酒炒）、栀子（炒）、滑石、川木通。

【处方来源】　唐·王焘《外台秘要》。国药准字 Z20025356。

【功能与主治】　泻火，解毒，通便。用于三焦积热所致的口舌生疮，目赤头痛，便秘溲赤，心胸烦热，咽痛，疮疖。

【药效】　主要药效如下[1,2]：

1. 抗菌　本品对福氏痢疾杆菌、伤寒杆菌、金黄色葡萄球菌、大肠杆菌、乙型溶血性链球菌、变形杆菌、枯草杆菌等 7 种细菌均有体外抑菌作用，可有效阻止细菌对外鼻炎性疾病病变的加剧。

2. 抗炎镇痛　外鼻炎性疾病的主要病变是炎症反应，其形成与微生物、高温、低温及外源性物质入侵密切相关，红、肿、热、痛又是炎症反应的重要特征。黄连解毒丸具有抑制毛细血管通透性的作用，可降低二甲苯所致小鼠耳肿胀度，同时还可提高动物痛阈值，减少乙酸所致扭体次数，从而解除炎症，缓解病痛。

3. 改善免疫　本品联合利巴韦林可提高疱疹性口炎患者治疗后的免疫球蛋白及外周血 T 细胞亚群水平，具有改善免疫的作用。

【临床应用】

1. 鼻前庭炎　由邪热侵袭所致，症见鼻前庭及周围肌肤红肿糜烂，灼热焮痛，口干口渴，舌红，苔黄，脉滑数等。

2. 鼻疖　由风热毒邪蕴结肌肤所致，症见鼻尖或鼻前孔局限性红肿，疼痛，形小根深，顶有黄白色脓点，舌尖红，脉数等。

3. 疱疹性口炎　症见口腔黏膜溃疡、发热、水疱及糜烂，疼痛剧烈等。本品联合利巴韦林治疗小儿疱疹性口炎有效率高，可缩短患儿发热、口腔疱疹和流涎等症状的缓解时间，并能快速改善患儿免疫功能[2]。

【不良反应】　本品尚未有不良反应的报道，但黄连复方偶会发生胃肠道不适，如纳差、恶心、腹胀、腹泻、便秘等胃肠道反应，偶见转氨酶升高[3]。

【使用注意】　①不宜在服药期间同时服用滋补性中药。②不宜长期服用。③脾胃虚寒者禁用，孕妇禁用。

【用法与用量】　口服。一次 3g，一日 1～3 次。小儿酌减。

参 考 文 献

[1] 马云淑，陈凌云，淤泽溥，等. 黄连解毒滴丸的药理作用初步研究[J]. 云南中医中药杂志，2000，21（3）：35-36.

[2] 樊英，康淑红. 黄连解毒丸联合利巴韦林治疗小儿疱疹性口炎的临床研究[J]. 现代药物与临床，2016，31（12）：1971-1975.

[3] 赵锡艳，仝小林，赵林华，等. 黄连复方及其制剂不良反应现代研究进展[J]. 中国中药杂志，2013，38（4）：546-547.

（成都中医药大学　夏丽娜）

当归苦参丸

【药物组成】　当归、苦参。

【处方来源】　研制方。国药准字 Z11020318。

【功能与主治】　凉血，祛湿。用于血燥湿热引起的头面生疮、粉刺疖肿、湿疹刺痒、酒糟鼻赤。

【药效】　主要药效如下[1]：

1. 抗炎　本品所含苦参碱可对抗巴豆油或二甲苯引起的正常小鼠及摘除肾上腺小鼠的耳郭肿胀，对抗乙酸引起正常小鼠及摘除肾上腺小鼠的腹腔毛细血管通透性增高，具有抗炎作用，可抑制局部炎症反应。并可减少皮脂分泌，收敛毛孔，恢复皮下毛细血管活力，促进受损细胞生长和修复，起到保护鼻前庭皮肤的作用。

2. 抑制免疫　本品所含苦参碱可抑制细胞因子信号转导抑制因子-3 表达，纠正 Th1/Th2 的失衡[即上调干扰素-γ（IFN-γ）和下调白细胞介素（IL）水平]。

【临床应用】

1. 鼻疖　由风热毒邪蕴结肌肤所致，症见鼻尖或鼻前庭局限性红肿，疼痛，形小根深，顶有黄白色脓点，舌尖红，脉数等。

2. 痤疮[2]、脂溢性皮炎[3]、脱发[4]、慢性湿疹[5]等　详见相关文献。

【不良反应】　目前尚未检索到不良反应的报道。

【使用注意】　①用药期间不宜同时服用温热性药物。②如有多量结节、囊肿、脓疱不宜服用。③忌烟酒、辛辣、油腻及腥发食物。

【用法与用量】　口服。一次 1 袋（6g），一日 2 次。

参 考 文 献

[1] 江金成，张庆. 当归苦参丸联合夫西地酸乳膏治疗中轻度寻常型痤疮疗效观察[J]. 长江大学学报（自科版），2016，13（30）：41-42.

[2] 吕继君，徐坤，吴刚. 当归苦参丸治疗寻常痤疮疗效观察[J]. 中国现代药物应用，2011，5（16）：57-58.

[3] 麦丽霞，杨广智. 脂溢洗方外洗加当归苦参丸内服治疗头部脂溢性皮炎的疗效观察[J]. 北方药学，2012，9（7）：67-68.

[4] 杨顶权，刘云贞，鞠海，等. 生发酊联合当归苦参丸治疗雄激素源性脱发的临床观察[J]. 世界中西医结合杂志，2010，5（4）：327-329.

[5] 裴宇，万军，李龙学. 当归苦参丸联合咪唑斯汀片治疗慢性湿疹临床疗效观察[J]. 长江大学学报（自科版），2011，8（4）：165-165.

（成都中医药大学　夏丽娜）

皮肤病血毒丸

【药物组成】　茜草、桃仁、荆芥穗（炭）、蛇蜕（酒炙）、赤芍、当归、白茅根、地肤子、苍耳子（炒）、地黄、连翘、金银花、苦地丁、土茯苓、黄柏、皂角刺、桔梗、益母草、苦杏仁（去皮炒）、防风、赤茯苓、白芍、蝉蜕、牛蒡子（炒）、牡丹皮、白鲜皮、熟地黄、大黄（酒炒）、忍冬藤、紫草、土贝母、川芎（酒炙）、甘草、白芷、天葵子、紫荆皮、鸡血藤、浮萍、红花。

【处方来源】　研制方。国药准字 Z11020834。

【功能与主治】　清血解毒，消肿止痒。用于经络不和，湿热血燥引起的风疹、湿疹、皮肤刺痒、雀斑粉刺、面赤鼻齇、疮疡肿毒、脚气疥癣、头目眩晕、大便燥结。

【药效】　主要药效如下[1]：

1. 抗炎　本品对小鼠蛋清性足肿胀及二甲苯致小鼠耳郭肿胀均有抑制作用，具有抗炎作用。

2. 抗瘙痒　本品能明显延长右旋糖苷所致小鼠皮肤瘙痒潜伏期和缩短皮肤瘙痒持续总时间，有效缓解鼻前庭炎症所致的瘙痒。

3. 抑菌　体外抑菌试验显示本品对金黄色葡萄球菌、铜绿假单胞菌、大肠杆菌、沙门氏菌、白念珠菌、乙型溶血性链球菌均有抑制作用，可减少因细菌感染所致的鼻腔或鼻窦化脓性疾病，进而减少鼻疖的发生。

【临床应用】

1. 鼻疖　因血热风盛，湿毒瘀结所致，症见鼻尖或鼻前庭肌肤红赤，肿胀，微热，疼痛，舌尖红，脉浮数。

2. 脂溢性皮炎[2]、痤疮[3]、黄褐斑[4]、寻常型银屑病[5]等　详见相关文献。

【不良反应】　文献报道本品致过敏性休克 1 例[6]。

【使用注意】　①感冒期间停服。②风寒证或肺脾气虚证荨麻疹不宜使用。③忌烟酒、辛辣、油腻及腥发食物。

【用法与用量】　口服。一次 20 粒，一日 2 次。

参 考 文 献

[1] 李瑾翡，黎旸，林丽英，等. 皮肤病血毒丸药效学研究[J]. 中药药理与临床，2008，24（1）：66-67.

[2] 陈励. 皮肤病血毒丸治疗面部脂溢性皮炎 72 例[J]. 河南中医，2009，29（3）：279-280.

[3] 吴晓燕，罗燕. 自拟皮肤病血毒联合克林霉素凝胶及红蓝光照射对寻常型痤疮临床观察[J]. 深圳中西医结合杂志，2016，26（3）：49-50.

[4] 王蕾，廖列辉，王敏华. 皮肤病血毒丸治疗黄褐斑疗效分析[J]. 皮肤性病诊疗学杂志，2004，11（4）：348.

[5] 杨道秋，姜岩峰，张媛. 皮肤病血毒丸联合迪银片治疗银屑病疗效观察[J]. 中国中西医结合杂志，2005，（8）：740-742.

[6] 钱红，张慎友. 皮肤病血毒丸致过敏性休克[J]. 药物不良反应杂志，2002，4（1）：34-34.

（成都中医药大学　夏丽娜）

第十二章

鼻出血中成药名方

第一节 概 述

一、概 念

鼻出血（epistaxis）是临床常见症状之一，可因鼻腔鼻窦疾病引起，也可因某些全身性疾病所致。前者较为多见，可表现为单侧出血或双侧出血，可间歇反复出血，亦可为持续性出血。出血量多少不一，轻者仅涕中带血，重者可引起失血性休克。反复出血可导致贫血。

鼻出血属于中医学"鼻衄"范畴，主要因热伤血络或气不摄血引起[1]。

二、病因及发病机制

（一）病因

引起鼻出血的原因很多，可因鼻腔本身疾病引起，也可因鼻腔周围或全身性疾病诱发。鼻部损伤、鼻中隔偏曲、鼻部炎症、鼻腔鼻窦肿瘤、鼻腔异物变态反应等都会引起鼻部出血，而全身出血性疾病、部分急性发热性传染病、高血压、严重肝肾疾病、内分泌失调、维生素C缺乏、中毒等也可诱发鼻出血的发生。

（二）发病机制

外伤、炎症、肿瘤导致鼻腔黏膜血管受损，则导致鼻出血，或全身性疾病引起动脉压或静脉压增高、凝血功能障碍、血管张力改变从而致使鼻出血。

三、临床表现

鼻出血多数为单侧，也可为双侧。可间歇性出血，也可持续性出血。出血量轻者涕中带血，重者可导致失血性休克，反复出血可导致贫血。儿童、青少年出血部位多在鼻中隔前下部的利特尔区。中老年人因高血压、动脉硬化原因，出血部位多在鼻腔后部，多见下鼻甲后端的吴氏鼻-鼻咽静脉丛、鼻中隔后部动脉出血，后者出血较为凶猛，出血常流入咽部，从口吐出。

四、诊　　断

根据临床症状，排除咯血、呕血，即可诊断。对于鼻出血患者，须详细询问病史、用药史，使用前鼻镜、鼻内镜明确出血部位，积极查明出血原因，对于出血量较大者，估计出血量，评估全身状况，有无失血性休克，必要时行全身检查（测量血压、血常规检查、出血时间及凝血时间测定、毛细血管脆性试验及血小板计数等检查），有时尚须与有关科室共同会诊，寻找病因。

五、治　　疗

（一）常用化学药物及现代技术

鼻出血的治疗应分情况而定，如果属于短时间内大量出血急重症，治疗时应首先维持生命体征平稳，尽可能积极寻找出血点，止血、对因治疗；对于反复少量出血，治疗时应首先寻找出血原因，止血、对因治疗。其治疗方法主要以外治为主，药物治疗为辅。

常用药物：①局部外用：如用 0.1%肾上腺素棉片、1%麻黄碱棉片、盐酸羟甲唑啉喷雾剂收缩鼻腔黏膜血管；生理海水、重组人表皮生长因子凝胶等。②止血剂：如凝血酶、抗血纤溶芳酸、氨基己酸、酚磺乙胺。③抗生素类：如金霉素眼膏、红霉素眼膏、口服头孢类。④维生素类：维生素 C、维生素 K_4、维生素 P。

常用现代技术鼻腔止血法主要包括以下方法：①烧灼法：常用化学药物烧灼（如用30%～50%硝酸银或 30%三氯乙酸烧灼出血点）和物理烧灼（包括电烧灼、激光烧灼和微波烧灼及射频等）。此法适用于反复少量出血并有明确出血点者。②填塞术：包括前鼻孔填塞术和后鼻孔填塞术。前鼻孔填塞术常见凡士林油纱条填塞术及膨胀海绵、纳吸棉填塞等；后鼻孔填塞术常用的有导尿管后鼻孔填塞术。③动脉栓塞：在出血量大的危急情况下，可对出血部位定位并对该部位的血管进行栓塞治疗。④血管结扎术：目前一般应用较少，多应用于严重鼻出血、经上述各种治疗方法仍不能止血者。

填塞术、动脉栓塞、血管结扎术等方法主要用于急性大量出血的情况，可以迅速而有效地止血；而烧灼法多用于反复少量出血并有明确出血点者，但如果患者反复烧灼相同位置或双侧同时烧灼相对的部位，易引起鼻中隔软骨的损伤；而这种情况，中医中药可以发挥很好的作用，改善患者体质偏颇，促进黏膜的修复从而止血。

（二）中成药名方治疗

中医治疗鼻出血为整体调治，矫正脏腑失调，改善气血循环，辨证求因，审因论治，中成药以攻补兼施为特点，在提高止血效果、促进全身康复、减少复发方面有一定作用。

第二节　中成药名方的辨证分类与药效[2, 3]

中药治疗鼻出血是辨证用药，中成药名方的常见辨证分类为凉血止血类，其主要药效如下：

鼻出血血热妄行证的症状主要是鼻中出血，血色鲜红，或口干咽燥，或口渴欲饮，或烦躁易怒，舌质红，脉数。

鼻出血血热妄行出血的主要病理变化是血流加速，血管扩张。

凉血止血药可以收缩血管，升高血小板数目，促进血小板聚集，增高凝血酶活性，抑制纤溶，明显缩短出血时间。

常用中成药：血美安胶囊（片）、十灰散（丸）、一清胶囊、止血宝颗粒（胶囊）、断血流片（胶囊）等。

参 考 文 献

[1] 熊大经，刘蓬. 中医耳鼻咽喉科学[M]. 北京：中国中医药出版社，2012：135-140.
[2] 陈奇. 中成药名方药理与临床[M]. 北京：人民卫生出版社，1998：683-818.
[3] 李民. 论热毒炽盛、阴伤络损是热毒血瘀证的病理基础[J]. 中华中医药杂志，2010，（12）：1946-1948.

（成都中医药大学　刘志庆，北京中医药大学　刘大新）

第三节　中成药名方

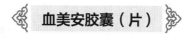

血美安胶囊（片）

【**药物组成**】　猪蹄甲、地黄、赤芍、牡丹皮。

【**处方来源**】　研制方。《中国药典》（2015年版）。

【**功能与主治**】　清热养阴，凉血活血。用于原发性血小板减少性紫癜血热伤阴夹瘀证，症见皮肤紫癜，齿衄，鼻衄，妇女月经过多，口渴，烦热，盗汗。

【**药效**】　主要药效如下[1-4]：

1. 止血　动物实验表明，本品对环磷酰胺及5-氟尿嘧啶等化学品所致大鼠的白细胞、血小板减少有拮抗作用，并有一定的促进恢复鼻腔黏膜的作用，可减少鼻腔黏膜糜烂出血。

2. 调节免疫功能　研究表明，血美安胶囊中含有枸杞多糖、枸杞多糖对丝裂原诱导的T、B淋巴细胞增殖反应及IL-2的产生有明显的促进作用，从而提高人体免疫能力。

【**临床应用**】

1. 鼻出血　本品适用于血热导致的鼻衄，可见鼻出血，鼻前孔灼热干燉、红肿，兼见口干舌燥，咽干，怕热，大便干燥，小便黄赤，舌红苔黄，脉浮数或滑数。

2. 原发性血小板减少性紫癜　本品适用于血热导致的原发性血小板减少性紫癜，可见皮肤、黏膜大小不等的斑点、痕斑，咽干，大便干燥，小便黄赤，舌红苔黄，脉滑数。

【不良反应】　偶见轻度腹胀、呕吐，大便稀，一般无须停药，可自行缓解。

【使用注意】　孕妇忌用，虚寒者慎用；服药期间忌辛辣食物。

【用法与用量】　片剂：口服，一次 6 片，一日 3 次，小儿酌减，疗程为 1 个月。胶囊：口服，一次 6 粒，一日 3 次，小儿酌减，疗程为 1 个月。

参 考 文 献

[1] 国家食品药品监督管理局. 国家食品药品监督管理局国家药品标准新药转正（中药）颁布件. 中国药品标准，2010，（5）：394-400.

[2] 朱飞跃，王华. 血美安对特发性血小板减少性紫癜小鼠免疫细胞因子的调节作用[J]. 中国老年学杂志，2015，（22）：6343-6345.

[3] 尹淑芬，周洪青. 血美安联合重组人白介素-11 对聚乙二醇干扰素 α-2a 治疗慢性丙型肝炎引起血小板减少的临床观察[J]. 湖北中医药大学学报，2014，16（1）：33-35.

[4] 梁永生，李福山. 血美安胶囊治疗再生障碍性贫血临床分析[J]. 河北医学，2001，（6）：509-511.

（成都中医药大学　刘志庆，北京中医药大学　刘大新）

十灰散（丸）

【药物组成】　大黄、栀子、茜草、大蓟、侧柏叶、荷叶、小蓟、牡丹皮、白茅根、棕榈。

【处方来源】　元·葛可久《十药神书》。国药准字 Z12020216。

【功能与主治】　血热妄行之上部出血证。呕血、吐血、咯血、嗽血，衄血等，血色鲜红，来势急暴，舌红，脉数。

【药效】　主要药效如下[1-4]（图 12-1）：

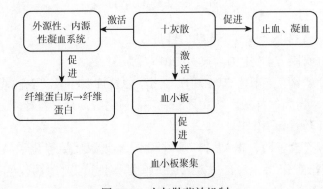

图 12-1　十灰散药效机制

1. **促进血小板黏附和聚集**　本品碳素、鞣质含量多，鞣质具有能促进血小板黏附和聚集的作用，从而可止血、凝血。

2. **激活凝血系统**　本品中同时含有较多钙离子，凝血作用时，钙离子起着不可忽视的作用，钙离子是凝血系统中的重要离子，它对内源性、外源性凝血系统和血小板有激活作用，使纤维蛋白原转化为纤维蛋白，从而使血小板聚集，促进平滑肌和内皮细胞的生长、增殖和收缩，增加血液黏滞性和外周阻力，引起内皮细胞损伤，促进胶原和去氧核糖核酸合成，趋化单核/巨噬细胞向内膜下迁移，促进红细胞黏着和血栓形成，从而起到止血、凝血作用。

3. 增强血小板功能　本品具有增强血小板功能的作用，使血小板伸出较多的突起和伪足，利于其聚集、形成血栓来栓塞血管，加强止血作用。

【临床应用】　主要临床应用如下[5, 6]：

1. 鼻出血　本品适用于治疗血热妄行导致的鼻出血，可见鼻前孔灼热干燥、红肿，脂水溢出，兼见口干舌燥，咽干，怕热，大便干燥，小便黄赤，苔黄少津，脉浮数或滑数。

2. 消化性溃疡伴出血　主要与胃酸分泌的增加和胃黏膜屏障保护功能下降有关，本品联合泻心汤可以改善胃黏膜微循环，加速黏膜细胞再生，提高溃疡愈合速度，有效止血。

3. 其他出血　呼吸系统的支气管扩张咯血，泌尿系统的尿血，妇女月经过多，功能性子宫出血等，详见相关报道。

【不良反应】　尚不明确。

【使用注意】　本品为急则治标之剂，血止之后，还当审因图本，方能巩固疗效；对虚寒性出血则不宜使用。十灰散为散剂，既可内服，又能外用，但应预先制备，使火气消退，方可使用。

【用法与用量】　温开水冲服。一次 3～9g，一日 1～2 次。

参 考 文 献

[1] 肖平. 十灰散（丸）的止血作用与临床应用[J]. 中成药研究，1985，（11）：35.

[2] 崔箭. 十灰散止血作用物质基础研究[J]. 江苏中医药，2004，（2）：46-48.

[3] 刘美玲. 十灰散加减治疗鼻衄 40 例[J]. 内蒙古中医药，2004，（3）：9.

[4] 崔箭. 十灰散止血、凝血作用机制研究[J]. 山东中医药大学学报，2004，（6）：463-466.

[5] 黄腓力，王仲干. 十灰散治疗肺结核略血二十七例[J]. 福建中医药，1960，（3）：14-15.

[6] 李淑红，刘华一，唐艳萍. 泻心汤合十灰散加减以西药治疗胃中积热型消化性溃疡伴出血的临床研究[J]. 世界中西医结合杂志，2018，13（8）：1037-1040，1045.

（成都中医药大学　刘志庆，北京中医药大学　刘大新）

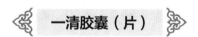

一清胶囊（片）

【药物组成】　大黄、黄芩、黄连。

【处方来源】　唐·孙思邈《千金翼方》之三黄汤。《中国药典》（2015 年版）。

【功能与主治】　清热燥湿，泻火解毒。用于火毒血热所致的身热烦躁、目赤口疮、咽喉牙龈肿痛、大便秘结、吐血、咯血、衄血、痔血，以及咽炎、扁桃体炎、牙龈炎见上述证候者。

【药效】　主要药效如下[1, 2]：

1. 止血　实验证明，本品能缩短凝血时间，降低毛细血管通透性，改善血管脆性，能使凝血因子 I（纤维蛋白原）增加，使血管收缩活性增强，能促进骨髓生成血小板，进而促进血液凝固。

2. 抑菌　现代药理研究表明，本品有明显抑菌作用，且抑菌谱广，从而具有抗炎解热的作用。

【临床应用】　临床应用如下[3,4]：

1. 鼻出血　本品适用于因肺胃热盛所致鼻燥衄血，可见鼻燥衄血、血色鲜红，伴见大便秘结、口干口臭，舌红苔黄，脉洪。研究表明，本品联合低温等离子治疗顽固性鼻衄有满意疗效，且未见明显并发症，患者痛苦少。

2. 痤疮　现代药理研究表明，一清胶囊具有拮抗细菌内毒素的作用，并具有一定的抑制皮脂腺分泌的作用，阿达帕林凝胶是一种新型的视黄醇类药物，具有抑制毛囊角质形成及细胞增生和角化、溶解角栓及粉刺的作用，还有抑制中性粒细胞趋化和抑制花生四烯酸等炎症递质生成的作用，因而有明显的抗炎作用。阿达帕林联合一清胶囊治疗痤疮，可在多环节上控制痤疮的发生，其效果显著优于单用阿达帕林，并且一清胶囊的联用并未增加患者的不良反应。

3. 咽喉炎、皮炎、角膜炎　详见其他各章。

【不良反应】　偶见皮疹、恶心、腹泻、腹痛。

【使用注意】　①忌烟、酒及辛辣食物。②不宜在服药期间同时服用滋补性中药。③糖尿病患者及高血压、心脏病、肝病、肾病等慢性病严重者应在医师指导下服用。④出现腹泻时可酌情减量。服药后大便次数每日 2～3 次者，应减量；每日 3 次以上者，应停用并向医师咨询。⑤有扁桃体化脓或发热体温超过 38.5℃ 的患者应去医院就诊。

【用法与用量】　胶囊：口服。一次 2 粒，一日 3 次。片剂：口服，一次 3 片，一日 3～4 片。

参 考 文 献

[1] 薛志平，刘杰，康文艺. 一清胶囊临床应用概况[J]. 中成药，2013，（3）：604-606.
[2] 黄锦葵，吴达才，赵云峰，等. 一清胶囊对老年鼻出血治疗临床分析[J]. 中国实用医药，2008，（16）：67-68.
[3] 粟红燕，张进，杜再坪. 低温等离子热凝加一清胶囊治疗顽固鼻衄 90 例[J]. 中国中医急症，2011，20（8）：1321-1322.
[4] 刘丽华，杨万军，何云飞，等. 阿达帕林凝胶联合一清胶囊治疗寻常痤疮疗效观察[J]. 四川医学，2013，34（8）：1161-1162.

（成都中医药大学　刘志庆，北京中医药大学　刘大新）

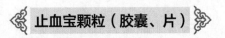

止血宝颗粒（胶囊、片）

【药物组成】　小蓟。

【处方来源】　研制方。国药准字 Z10800002。

【功能与主治】　凉血止血，祛瘀消肿。用于血热妄行所致鼻出血，吐血，尿血，便血，崩漏下血。

【药效】　主要药效如下[1,2]：

1. 止血　本品可缩短小鼠创伤性出血时间，对离体兔耳血管有收缩作用；本品联合凡士林油纱治疗鼻出血，能增强血小板凝血功能，从而有效止血。青少年在人工流产后服用止血宝颗粒，能明显缩短阴道出血的天数，减少阴道出血量，促进月经恢复。

2. 镇痛　本品可抑制巴豆油导致小鼠耳肿和乙酸引起的小鼠腹腔毛细血管通透性增加，有一定的镇痛作用。

【临床应用】

1. 鼻出血　本品适用于血热妄行所致的鼻出血，可见鼻燥衄血、血色鲜红，伴见大便秘结、口干口臭，舌红苔黄，脉洪。

本品联合凡士林油纱治疗鼻出血，可使局部药物浓度较高，作用时间较长，吸收好，促使出血部位止血时间缩短，增强血小板凝血功能，达到有效止血的目的。

2. 吐血、尿血、便血、崩漏下血　本品还可用于吐血、尿血、便血、崩漏下血。

【不良反应】　偶见皮疹、恶心、腹泻、腹痛。医师指导下服用。

【使用注意】　①阴虚火旺出血证慎用；②服药期间饮食宜选清淡易消化之品，忌食辛辣、油腻食物；③出血量多者，应采用综合急救措施。

【用法与用量】　颗粒：口服。一次1袋，一日2～3次。胶囊：口服，一次2～4粒，一日2～3次。片剂：口服，一次2～4片，一日2～3次。

参 考 文 献

[1] 陈磊，潘碧琦，陆强益，等. 止血宝颗粒防治青少年人工流产后阴道流血临床观察[J]. 中国中医急症，2006，（3）：255-256.
[2] 张德贵，汪和平，阚志强. 止血宝凡士林纱条填塞治疗鼻出血疗效观察[J]. 中国中西医结合耳鼻咽喉科杂志，2002，10（6）：300.

（成都中医药大学　刘志庆，北京中医药大学　刘大新）

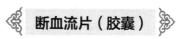

断血流片（胶囊）

【药物组成】　断血流。

【处方来源】　研制方。《中国药典》（2005年版）。

【功能与主治】　凉血止血。用于功能性子宫出血、月经过多、产后出血、子宫肌瘤出血、尿血、便血、吐血、咯血、鼻衄、单纯性紫癜、原发性血小板减少性紫癜等。

【药效】　主要药效如下[1, 2]：

1. 止血　本品中含有多种凝血因子激活物，可同时激活多种凝血因子，带动其他凝血因子迅速形成"瀑布式"反应，加速和放大了凝血反应，使凝血时间和凝血酶原时间缩短一半以上，同时提高血小板计数，降低毛细血管通透性和脆性，迅速完成止血过程。

2. 促凝血　研究表明本品可明显缩短凝血酶原时间和白陶土部分凝血活酶时间，但对大鼠优球蛋白溶解时间无明显影响，能影响内源性凝血系统和外源性凝血系统。

3. 收缩血管　本品醇提取物比水提物提高家兔离体胸主动脉、肺主动脉、子宫动脉、肾动脉、门静脉等血管的收缩力作用强，其中对子宫动脉作用最强，与去甲肾上腺素比较，作用缓坦、温和而持久。

【临床应用】　临床应用如下[3]：

1. 鼻出血　本品适用于火热气逆，血热迫血妄行所致的鼻出血，症见鼻中出血，量多，色鲜红或深红，鼻腔黏膜色深红而干燥，兼见口干舌燥，咽干，怕热，大便干燥，小便黄赤，舌红苔黄厚少津，脉浮数。

2. 功能性失调性子宫出血　本品能收缩血管,改善血管壁功能,降低毛细血管通透性,促进血小板黏附聚集，增强血栓的形成；增加子宫平滑肌收缩力，使子宫平滑肌张力提高有助于伤口血管闭合。

3. 消化道出血　详见其他章。

【不良反应】　尚不明确。

【使用注意】　①应用本品时忌食辛辣食物。②本品不属治疗大出血的药物，临床出现大出血者注意综合救治措施的实施。③孕妇禁用，肝硬化所致上消化道出血者禁用，糖尿病患者慎用。④中医辨证为脾虚证、肾虚证、血瘀证患者不宜使用。

【用法与用量】　胶囊：口服。一次 3～6 粒，一日 3 次。颗粒：开水冲服，一次 1 袋，1 日 3 次。

参 考 文 献

[1] 任宗芳，张玮琪，谷守虹，等. 断血流胶囊止血作用研究[J]. 吉林中医药，2006（6）：58.

[2] 昝丽霞，孙文基. 断血流的化学成分及药理作用研究进展[J]. 西北药学杂志，2008，23（2）：126-128.

[3] 李素红，温兰英，张云，等. 断血流片治疗功能性子宫出血 49 例[J]. 河南医药信息，2002，（19）：45.

（成都中医药大学　刘志庆，北京中医药大学　刘大新）

第十三章

鼻腔炎性疾病中成药名方

第一节 概 述

一、概 念

鼻腔炎性疾病是指由病毒、细菌、变应原、各种理化因子及某些全身性疾病引起的鼻腔黏膜的炎症。根据不同的病因、发病机制及病理改变等分为急性鼻炎、慢性鼻炎、变应性鼻炎等。

急性鼻炎（acute rhinitis）是鼻腔黏膜的急性炎症，多由病毒感染引起，具有传染性，属于中医学"伤风鼻塞"范畴。本病四季均可发病，以冬春季节更为多见。

慢性鼻炎（chronic rhinitis）是鼻黏膜及黏膜下层的慢性炎症。其主要特点是炎症持续3个月以上或反复发作，迁延不愈，间歇期亦不能恢复正常，且无明确的致病微生物，伴有不同程度的鼻塞、分泌物增多、鼻黏膜肿胀或增厚等障碍。慢性鼻炎根据病理和功能紊乱的程度，可分为慢性单纯性鼻炎和慢性肥厚性鼻炎，前者以鼻黏膜肿胀、分泌物增多为特征，后者以黏膜、黏膜下层甚至骨质的局限性或弥漫性增生肥厚为特点。本病可归属于中医学"鼻窒"范畴。

变应性鼻炎（allergic rhinitis）俗称过敏性鼻炎，是指发生在鼻黏膜的Ⅰ型变态反应性疾病，在普通人群的患病率为10%～25%，以鼻痒、喷嚏、鼻分泌亢进、鼻黏膜肿胀等为主要特点。本病可分为常年性变应性鼻炎和季节性变应性鼻炎，后者又称为"花粉症"。本病属于中医学"鼻鼽"范畴。

急、慢性鼻炎及变应性鼻炎在治疗时所用的中成药类同，故在此三病一起论述。

二、病因及发病机制

（一）病因

1. **急性鼻炎** 致病微生物为病毒。以鼻病毒、腺病毒、流感和副流感病毒，以及冠状病毒最常见。当机体由于各种诱因如受凉等而导致抵抗力下降，鼻黏膜的防御功能遭到破坏时，病毒主要通过呼吸道传染而侵入机体，同时易合并细菌性继发感染，如链球菌、葡萄球菌、肺炎球菌等而发病。

2. **慢性鼻炎**　①局部原因：急性鼻炎反复发作或发作后未获彻底治疗，鼻黏膜未能恢复正常，而演变为慢性鼻炎；局部解剖异常；鼻腔及鼻窦慢性疾病的影响；邻近感染病灶的影响；鼻腔用药不当或全身用药的影响，均可引起药物性鼻炎。②全身病因：长期慢性疾病，如内分泌失调、长期便秘等，而致鼻黏膜长期或屡发性充血或瘀血，导致慢性鼻炎的出现。③烟酒过度：可影响鼻炎患者的鼻黏膜血管舒缩而发生障碍，这也是诱发慢性鼻炎的原因。④环境因素：在烟草、煤尘、面粉或化学物质等环境中的工作者，鼻黏膜受到物理和化学因子的刺激与损害，引发慢性鼻炎。

3. **变应性鼻炎**　引起变应性鼻炎的过敏原主要为吸入物，其次是食物。常见主要的吸入过敏原有屋尘、螨、昆虫、羽毛、花粉、真菌、化学物质等，食物中常见的过敏原有面粉、蛋、奶、鱼虾及某些水果、蔬菜等。接触物有化妆品、假首饰等。

（二）发病机制

1. **急性鼻炎**　发病早期，鼻黏膜血管痉挛，腺体分泌减少；继之，黏膜中的血管和淋巴管迅速扩张，黏膜充血、水肿，腺体及杯状细胞分泌增加，单核细胞和吞噬细胞浸润；鼻涕初为水样，逐渐变为黏液性。以后黏膜中性粒细胞渐增多，渗出于黏膜表面，加之上皮细胞和纤毛脱落，鼻涕变为黏液脓性。恢复期上皮新生，黏膜逐渐恢复正常。

2. **慢性鼻炎**

（1）慢性单纯性鼻炎：鼻腔黏膜深层动脉和静脉，特别是下鼻甲海绵状组织呈慢性扩张，血管和腺体周围有以淋巴细胞和浆细胞为主的炎性细胞浸润；黏液腺功能活跃，分泌增多。

（2）慢性肥厚性鼻炎：指在单纯性鼻炎的基础上，病变继续发展，引起纤维组织增生，导致鼻腔黏膜、黏膜下层，甚至骨膜和骨质肥厚，其中以下鼻甲最为明显。鼻甲黏膜可发生结节状、桑椹状，甚至息肉样改变。药物性鼻炎是由于黏膜下层的毛细血管增多、管腔扩张、通透性增加，血浆外渗并有炎性细胞浸润。黏膜层内的各种腺体分泌增多。重者，上皮层纤毛散乱，脱落，失去功能。

3. **变应性鼻炎**　发病机制属 I 型变态反应，为机体接触变应原后产生特异性 IgE 抗体，附着于肥大细胞、嗜碱性粒细胞的细胞膜上，使鼻黏膜致敏。当相同的变应原再次进入机体时，变应原即与介质细胞膜表面的 IgE 发生桥联，并激发细胞膜产生一系列生化反应，导致以组胺为主的多种介质释放。这些介质通过其在鼻黏膜血管、腺体、神经末梢上的受体，引起鼻黏膜明显的组织反应。

三、临　床　表　现

1. **急性鼻炎**　全部病程可分为 3 期：①前驱期：1～2 天，初起觉鼻腔及鼻咽部干燥，烧灼感，打喷嚏，可有畏寒，全身不适等。②卡他期：约 2～7 天，渐有鼻塞，鼻分泌物增多，呈清水样或黏液样。晚期常为黏脓性，鼻内发痒，喷嚏频发，说话呈闭塞性鼻音，嗅觉减退。鼻黏膜呈弥漫性充血肿胀，鼻腔内充满清水样或黏液样分泌物。常伴有咽痛、不同程度的发热、倦怠、头痛等。小儿全身症状较成人重。③恢复期：鼻塞逐渐减轻，脓涕也减少，若不发生并发症，则数日可自愈。

2. 慢性鼻炎

（1）慢性单纯性鼻炎：①鼻塞：间歇性鼻塞，白天、夏季、劳动或运动时鼻塞减轻，而夜间、静坐或寒冷时鼻塞加重；交替性鼻塞，侧卧时，下侧之鼻腔堵塞，上侧鼻腔通气良好。②多涕：多为半透明的黏液性鼻涕，继发感染时可有脓涕。

（2）慢性肥厚性鼻炎：①局部症状与单纯性鼻炎相同，但鼻塞较重，多为持续性。有闭塞性鼻音，嗅觉可减退。②鼻涕不多，为黏液性或黏脓性，不易擤出。③肥大的下鼻甲后端压迫咽鼓管咽口，可出现耳鸣，听力减退。④由于经常张口呼吸及鼻腔分泌物的长期刺激，易引起慢性咽喉炎。⑤头痛、头昏、失眠及精神萎靡等。

3. 变应性鼻炎　以鼻痒、阵发性喷嚏、大量清水样鼻涕和鼻塞为主要特征，部分患者有嗅觉减退的症状，检查见鼻黏膜呈苍白、淡白、灰白或淡紫色，双下鼻甲水肿，总鼻道及鼻腔底可见清涕或黏涕。如合并感染，则黏膜充血，双侧下鼻甲暗红，分泌物呈黏脓性或脓性。病史长、症状反复发作者，可见中鼻甲息肉样变或下鼻甲肥大。花粉症的患者可伴有眼部症状，包括眼痒、流泪、眼红和灼热感等，文献报道，40%的变应性鼻炎患者可合并支气管哮喘，在有鼻部症状的同时，还可伴喘息、咳嗽、气急和胸闷等肺部症状。常年性变应性鼻炎具有常年发作的特点，而季节性鼻炎具有典型的地区性和季节性。

四、诊　　断

1. 急性鼻炎　①发病前可有受凉、过度疲劳等病史。②自觉咽干、四肢倦怠、头胀痛、发热及全身不适。③鼻内干燥、烧灼和发痒感，打喷嚏，流大量清涕，鼻塞，嗅觉减退。④鼻黏膜弥漫充血肿胀，有大量水样或其他样分泌物（后期可为脓性）。

2. 慢性鼻炎

（1）慢性单纯性鼻炎：①鼻黏膜肿胀，表面光滑，以下鼻甲最为明显，鼻甲柔软富有弹性；②另外，鼻腔内有较黏稠之黏液性分泌物，多聚集于鼻腔底部、下鼻道或总鼻道，总鼻道内可有黏液丝牵挂。

（2）慢性肥厚性鼻炎：①鼻黏膜增生、肥厚，呈暗红色或淡紫红色。②下鼻甲黏膜肥厚，鼻甲骨可肥大，常堵塞整个鼻腔。下鼻甲表面不平，呈结节状或桑椹状，下鼻甲前端及其游离缘尤为显著。③以探针轻压下鼻甲，有硬实感，不出现凹陷或虽有凹陷出现，但不易立即恢复。④以1%~2%麻黄碱生理盐水涂抹下鼻甲表面，黏膜不收缩或收缩甚微。⑤鼻腔底部或下鼻道内有黏液或黏脓性分泌物。⑥后鼻孔镜检时或可见下鼻甲后端肥大，鼻中隔后端黏膜肥厚。

3. 变应性鼻炎　①病史：有个人或家族过敏性疾病史、呼吸道及皮肤变应性疾病史等。②症状：阵发性喷嚏、清水样鼻涕、鼻痒和鼻塞等症状出现2个或以上，每天症状持续或累计在 1 小时以上，可伴有眼痒、流泪和眼红等眼部症状。③体征：双侧鼻黏膜苍白、肿胀，下鼻甲水肿，鼻腔有多量水样分泌物。眼部体征主要为结膜充血、水肿，有时可见乳头样反应。伴有哮喘、湿疹或特应性皮炎的患者有相应的肺部、皮肤体征。④变应原检测：至少 1 种变应原皮肤点刺试验和（或）血清特异性 IgE 阳性。变应性鼻炎的诊断应根据患者典型的过敏病史、临床表现及与其一致的变应原检测结果而做出。

五、治　　疗[1-6]

（一）常用化学药物及现代技术

1. **急性鼻炎**[2, 3]　　目前尚没有可直接治愈的药物，主要以支持治疗和对症治疗为主，并注意预防并发症。主要使用的药物如下：①解热镇痛药如阿司匹林、对乙酰氨基酚等。②抗病毒药物：可在发病早期使用抗病毒药物。③抗菌药物：合并细菌感染或有可疑并发症时，全身应用抗菌药物治疗。④减充血剂喷鼻，如 1%～2% 麻黄素滴鼻剂，可以减轻黏膜充血、肿胀而减轻鼻塞，改善引流。

2. **慢性鼻炎**[4]

（1）慢性单纯性鼻炎：①糖皮质激素局部治疗。②病因治疗。目前，西医学对慢性单纯性鼻炎的治疗以药物治疗为主，在积极治疗原发病的基础上，予局部应用激素类鼻喷剂、减充血剂等缓解症状。由于其存在药效持续时间短，需反复长期使用，易导致药物性鼻炎等问题而给临床应用带来了一定的局限性。

（2）慢性肥厚性鼻炎：药物治疗主要是局部运用糖皮质激素、收缩血管剂或鼻腔生理盐水冲洗等，其疗效往往不佳；手术成为慢性肥厚性鼻炎的主要治疗方法，常见的手术方法有下鼻甲硬化剂注射、下鼻甲微波治疗、下鼻甲切除术等。

3. **变应性鼻炎**　　①抗组胺药：推荐口服或鼻用第 2 代或新型 H_1 抗组胺药，疗程一般不少于 2 周，适用于轻度间歇性和轻度持续性变应性鼻炎，与鼻用糖皮质激素联合治疗中重度变应性鼻炎。②糖皮质激素：推荐鼻用糖皮质激素。中重度持续性患者的疗程不少于 4 周。对其他药物治疗无反应或不能耐受鼻用药物的重症患者可采用口服糖皮质激素进行短期治疗。不推荐肌内及静脉注射。③抗白三烯药：常用药物有扎鲁司特、孟鲁司特。④色酮类药：对缓解鼻部症状有一定效果，滴眼液对缓解眼部症状有效。⑤鼻内减充血剂：对鼻充血引起的鼻塞症状有缓解作用，疗程应控制在 7 天以内。⑥鼻内抗胆碱药物：可有效抑制流涕。⑦免疫治疗：变应原特异性免疫治疗为变应性鼻炎的一线治疗方法，临床推荐使用。研究证实这种治疗方法对变应性鼻炎具有近期和远期疗效，且有可能改变疾病的自然进程，预防变应性鼻炎发展为哮喘，减少产生新的致敏反应。目前临床常用的变应原免疫治疗方法有皮下注射法（皮下免疫治疗）和舌下含服法（舌下免疫治疗），分为剂量累加和剂量维持两个阶段，总疗程 3 年左右，推荐使用标准化变应原疫苗。⑧外科治疗：主要包括下鼻甲成形术、翼管神经切断术、鼻后神经切断术。

（二）中成药名方治疗[5, 6]

急性鼻炎属于中医学"伤风鼻塞"范畴，本病多因气候变化，寒热不调，或生活起居不慎，过度疲劳，风邪乘虚侵袭鼻窍而致，现代学者对于伤风鼻塞的辨证主要分为外感风寒、外感风热两类证型，以"辛散、通窍"为治疗之大法，并在风热、风寒证的基础上依照病情的具体情况兼以益肺固表、解表和中、清肺化痰、清泻肺胃等，同时注意到表散不宜太过，以免耗散元气，补益不宜太早，以防留有余寇。

慢性鼻炎属于中医学"鼻窒"范畴，本病多由正气虚弱，伤风鼻塞反复发作，余邪未清而致，与肺、脾二脏功能失调及气滞血瘀有关，治疗上主要以补虚散邪为主。

变应性鼻炎属中医学"鼻鼽"范畴，本病多由脏腑虚损，正气不足，腠理疏松，卫表不固，风邪、寒邪或异气侵袭所致，治疗上四诊合参，主要根据脏腑虚实来辨证论治，肺气虚寒者予以温肺散寒，脾气虚弱者予以益气健脾，肾阳不足者予以温补肾阳，肺经伏热者予以清宣肺气。

第二节　中成药名方的辨证分类与药效

中成药治疗鼻腔炎性疾病是辨证用药。中成药的常见辨证分类及其主要药效如下[6]：

一、清热解毒类

鼻腔炎性疾病热毒蕴结者，症见鼻塞、鼻涕黏稠多呈黄色，严重者会伴有高热、寒战、头痛、全身关节酸痛、便秘、尿赤、舌红苔黄、脉数等火热炎上亢奋症状。检查见鼻黏膜色红或暗红，鼻甲肿胀。

鼻腔炎性疾病热毒蕴结证的病理变化在于鼻黏膜充血、水肿，腺体分泌增加，血管和腺体周围炎性细胞浸润等。

清热解毒类药具有广谱抗菌、抑制病原微生物的作用，可抑制细胞免疫作用，恢复巨噬细胞功能，调节淋巴细胞作用，提高机体免疫力等。

常用中成药：鼻炎康片、鼻舒适片、鼻咽清毒颗粒（剂）、辛芳鼻炎胶囊、鼻炎片、千柏鼻炎片、辛夷鼻炎丸、苍鹅鼻炎片、祛风止痒口服液。

二、祛风解表类

鼻腔炎性疾病风邪侵袭者，症见头痛、鼻塞、鼻分泌物增多，初为清涕，日久转为脓涕，慢性者受寒时症状加重。

鼻腔炎性疾病风邪侵袭证的病理变化在于鼻黏膜充血、水肿，腺体分泌增加，血管和腺体炎性细胞浸润等。

祛风解表类药能够抑制病原微生物，抑制、减轻炎症细胞在鼻黏膜的浸润，降低血清

IgE、IL-4 含量。

　　常用中成药：香菊片（胶囊）、防芷鼻炎片、苍耳子鼻炎胶囊、滴通鼻炎水（喷雾剂）、鼻炎通喷雾剂（鼻炎滴剂）。

三、益气固表类

　　鼻腔炎性疾病表虚不固者，症见鼻塞，鼻痒，喷嚏频频，清涕如水，嗅觉减退，畏风怕冷，自汗，气短懒言，语声低怯，面色苍白，舌淡苔薄白，脉虚弱。检查见下鼻甲肿大光滑，鼻黏膜淡白或灰白，鼻道可见水样分泌物。

　　鼻腔炎性疾病表虚不固证的病理变化为特应性个体接触变应原后，主要由 IgE 介导的介质（主要是组胺）释放，并有多种免疫活性细胞和细胞因子等参与，鼻黏膜肿胀，腺体分泌物增多等。

　　益气固表类药能够降低肿瘤坏死因子（TNF-α）、免疫球蛋白 E（IgE）及白介素-4（IL-4）的水平，调节固有免疫系统，对单核-巨噬细胞、树突状细胞具有激活、刺激及调节作用。

　　常用中成药：辛芩颗粒、畅鼻通颗粒、补中益气丸（本品虽未见临床报道，但临床上辨证论治治疗慢性鼻炎、变应性鼻炎多用）。

四、温补肾阳类

　　鼻腔炎性疾病肾阳不足证可见鼻流长涕，鼻痒，喷嚏连连，鼻塞，面色苍白，形寒肢冷，腰膝酸软，神疲倦怠，小便清长，或见遗精早泄，舌淡苔白，脉沉细。检查见鼻黏膜苍白、肿胀，鼻道有大量水样分泌物。

　　鼻腔炎性疾病肾阳不足证主要病理变化是身体抵抗力下降，特异性变应原进入机体后，鼻腔黏膜毛细血管扩张、通透性增高，腺体分泌增加，以及嗜酸性粒细胞浸润等，大量渗出液在结缔组织内存留，压迫浅表血管，使黏膜呈苍白色。

　　温补肾阳类中成药能够增加机体免疫力，减少腺体分泌，收缩鼻腔毛细血管。

　　常用中成药：金匮肾气丸（本品虽未见临床报道，但临床上辨证论治治疗慢性鼻炎、变应性鼻炎多用）。

参 考 文 献

[1] 麦艾，文卫平，钟刚毅，等. 雌二醇对大鼠实验性急性鼻炎鼻黏膜的影响[J]. 实用医学杂志，2008，24（20）：3476-3478.

[2] 涂继宣，朱贻芬. 麻黄素地塞米松庆大霉素鼻腔雾化吸入治疗急性鼻炎的效果观察[J]. 中国新医药，2004，3（6）：102.

[3] Passali D，Salerni L，Passali G C，et al. Nasal decongestants in the treatment of chronic nasal obstruction：efficacy and safety of use [J]. Expert Opinion on Drug Safety，2006，5（6）：783-790.

[4] 吕忠，杨正光，庞晓军，等. 慢性肥厚性鼻炎的治疗进展[J]. 临床合理用药，2012，（32）：176-178.

[5] 谢强，杨淑荣，邓玲玲."升阳祛霾"针灸法治疗风寒感冒的临床研究[J]. 江西中医学院学报，2009，21（1）：23-25.

[6] 田霜. 加用中医辨证治疗慢性单纯性鼻炎疗效观察[J]. 广西中医药，2013，36（2）：47-48.

（广州中医药大学　熊天琴，北京中医药大学东方医院　王嘉玺）

第三节　中成药名方

一、清热解毒类

鼻 炎 康 片

【药物组成】　广藿香、苍耳子、鹅不食草、麻黄、野菊花、当归、黄芩、猪胆粉、薄荷油。

【处方来源】　研制方。《中国药典》（2015 年版）。

【功能与主治】　清热解毒，宣肺通窍，消肿止痛。用于风邪蕴肺所致的急、慢性鼻炎，变应性鼻炎。

【药效】　主要药效如下[1]：

1. 抗炎　本品对慢性炎症大鼠棉球肉芽肿、二甲苯所致小鼠耳郭肿胀及乙酸所致小鼠毛细血管通透性增高等急性炎症反应具有显著抑制作用。本品联合丙酸氟替卡松鼻喷剂不仅能够改善鼻腔功能，而且能够降低血清炎症因子表达水平，抑制炎症反应、调节免疫功能，对急慢性鼻炎、变应性鼻炎预后具有改善作用。

2. 抑菌　体外抑菌试验表明，本品对肺炎链球菌、肺炎克雷伯杆菌、乙型溶血性链球菌、甲型溶血性链球菌、金黄色葡萄球菌、大肠杆菌均有一定的抑菌作用。

3. 抗过敏　本品对大鼠被动皮肤过敏反应有显著的抑制作用。

4. 镇痛　本品对乙酸引起的小鼠扭体反应有显著的抑制作用，能显著抑制热板刺激诱导的小鼠疼痛反应。

【临床应用】

1. 急性鼻炎　外感风邪所致，症见鼻塞较重，鼻流黏稠黄涕，擤出不爽，鼻黏膜暗红肿胀，口渴，咳嗽，痰黄黏稠，舌尖红。研究表明本品可改善急性鼻炎患者临床指征并提升治疗有效率，安全可靠[2]。

2. 慢性鼻炎　症见鼻塞时轻时重，或交替性鼻塞，遇冷则热减，鼻气灼热，舌尖红，苔薄黄，脉浮等。

3. 变应性鼻炎　症见鼻痒，喷嚏频作，流涕黏稠，时伴咽红肿痛，大便干结，苔薄黄，舌偏红，脉濡数。相关研究表明本品联合丙酸氟替卡松鼻喷雾剂治疗常年性变应性鼻炎能够显著改善患者的血清 IL-4、IL-8 及 IgE 水平，同时鼻痒、鼻塞、流涕、喷嚏等症状得到明显改善[3]。

【不良反应】　文献报道本品可致过敏性休克[4]。

【使用注意】　①肺脾气虚或气滞血瘀者慎用。②本品含苍耳子，不宜过量、久用。③本品含扑尔敏，易引起嗜睡，用药期间不宜驾驶车辆、管理机械及高空作业。④服药期间戒烟、酒，忌辛辣食物。

【用法与用量】　口服。一次 4 片，一日 3 次。

参 考 文 献

[1] 金桂芳，张文军，谭毓治. 鼻炎康片抗炎镇痛药效研究[J]. 中药材，2009，（7）：1108-1111.
[2] 鄂晓青. 研究辛夷鼻炎丸和鼻炎康片在急慢性鼻炎治疗中的临床有效性[J]. 中国医药指南，2016，（19）：190.
[3] 熊国锋，胡建文，陈伟军，等. 鼻炎康片治疗常年性变应性鼻炎及对患者血清 IL-4、IL-8 及 IgE 水平的影响[J]. 中华中医
药学刊，2015，（9）：2213-2215.
[4] 张君. 鼻炎康致过敏性休克 1 例[J]. 医学美学美容旬刊，2012，20（12）：126-126.

（广州中医药大学　熊天琴，北京中医药大学东方医院　王嘉玺）

鼻舒适片

【药物组成】　苍耳子、野菊花、鹅不食草、白芷、防风、墨旱莲、白芍、胆南星、蒺藜、甘草。

【处方来源】　研制方。国药准字 Z44022110。

【功能与主治】　清热消炎，通窍。用于治疗慢性鼻炎引起的喷嚏、流涕、鼻塞、头痛，以及变应性鼻炎、慢性鼻窦炎。

【药效】　主要药效如下[1, 2]：

1. **抗炎**　本品能显著抑制小鼠巴豆油引起的炎症[1]，减少鼻腔黏膜嗜酸性粒细胞浸润，从而有效控制鼻腔黏膜炎症。

2. **抗过敏**　本品能显著抑制 2，4-二硝基氯苯所致小鼠迟发型超敏反应。本品能降低血清中 IgE、白三烯 B4（LTB4）、白介素-4（IL-4）、白介素-10（IL-10）、转化生长因子-α（TGF-α）的表达，升高白介素-12（IL-12）、干扰素-γ（IFN-γ）的表达，从而抑制过敏反应物质的释放，减少变应性鼻炎的发作[2]。

3. **增强免疫功能**　本品能抑制小鼠血清溶血素形成及网状内皮系统的吞噬功能。

【临床应用】

1. **慢性鼻炎**　本品治疗由风热外袭引起的鼻炎，症见鼻塞时轻时重，或交替性鼻塞，遇冷则热减，鼻气灼热，舌尖红，苔薄黄，脉浮等。

2. **变应性鼻炎**　症见鼻塞，鼻痒，流清涕，打喷嚏，鼻黏膜暗红肿大，舌红或淡红，苔薄黄，脉略数。文献报道，本品联合枸地氯雷他定治疗变应性鼻炎，可明显降低患者血清中 LTB4（白三烯 B4）、IgE、白介素-4（IL-4）、白介素-10（IL-10）及转化生长因子-α（TGF-α）水平，对鼻痒、流涕和打喷嚏等症状具有明显的缓解作用[2]。

3. **慢性鼻窦炎**　症见鼻塞，鼻涕量多而白黏或黄稠，嗅觉减退，头痛，可兼有发热恶风，汗出，或咳嗽，痰多，舌质红，舌苔薄白，脉浮数。
临床试验表明，本品对慢性鼻炎、鼻窦炎有良好的治疗效果，症状改善明显[3]。

【不良反应】　①少数可见嗜睡、疲劳、乏力、胸闷、喉咙痛、心悸或皮肤瘀斑，出血倾向、痰液黏稠。②少数出现药物性过敏反应，如瘙痒、皮疹、胃肠道过敏反应，甚至出现血常规改变。③个别使用后不出现困倦感，而有失眠、烦躁等中枢兴奋症状甚至可能诱发癫痫。

【使用注意】　①胃溃疡患者宜饭后服用。②用药期间不宜驾驶车辆、管理机器及高空作业。③新生儿、早产儿、癫痫患者、接受单胺氧化酶抑制剂治疗的患者及对本品高度

过敏者禁用。

【用法与用量】　口服，一次 4～5 片，一日 3 次。

参 考 文 献

[1] 潘建明，周永标，朱剑霞，等. 鼻舒适片药理作用的研究[J]. 中成药，1990，（9）：45.

[2] 陈阳静，李宏慧，赵瑞敏，等. 鼻舒适片联合枸地氯雷他定治疗过敏性鼻炎的临床研究[J]. 现代药物与临床，2016，31（4）：525-528.

[3] 朱冠龙. 鼻舒适片治疗慢性鼻炎、鼻窦炎的临床观察[J]. 中国中西医结合耳鼻咽喉科杂志，2004，12（4）：211-212.

（广州中医药大学　熊天琴，北京中医药大学东方医院　王嘉玺）

鼻咽清毒颗粒（剂）

【药物组成】　野菊花、重楼、两面针、苍耳子、夏枯草、茅莓根、龙胆、党参。

【处方来源】　研制方。《中国药典》（2015 年版）。

【功能与主治】　清热解毒，化痰散结。用于痰热毒瘀蕴结所致的鼻咽部慢性炎症、鼻咽癌放射治疗后分泌物增多。

【药效】　主要药效如下：

1. **抑制肿瘤细胞增殖，诱导肿瘤细胞凋亡**　研究显示，鼻咽清毒颗粒对 CNE1、CNE2、TWO3、C666-1 细胞的增殖具有明显的抑制作用，其细胞生长抑制随着药物浓度的升高和时间的延长而增加，具有量-效、时-效关系。倒置显微镜、HE 染色结果说明鼻咽清毒颗粒可以诱导鼻咽癌 CNE1、CNE2、TWO3、C666-1 细胞凋亡。同时，鼻咽清毒颗粒能明显抑制 CNE1、CNE2、TWO3、C666-1 细胞的周期变化，阻滞细胞停止于 G_1 期，使细胞周期改变而诱导细胞凋亡[1]。

2. **抗病毒**　研究显示，鼻咽清毒颗粒对 EB 病毒抗原表达具有显著的抑制作用[2]。

3. **调节免疫**　研究显示，鼻咽清毒颗粒联合盐酸氨溴索对免疫功能失调有改善作用[3]。

【临床应用】

1. **变应性鼻炎**　症见鼻痒，喷嚏频作，流涕黏稠，时伴咽红肿痛，大便干结，苔薄黄，舌偏红，脉濡数。相关研究表明，使用本品口服，对变应性鼻炎患者鼻塞、鼻痒、鼻黏膜水肿症状改善迅速[4]。

2. **鼻咽癌急性放射性口咽炎**　用于由热毒痰火蕴结所致，症见咽部红肿，疼痛较剧，发热较高，口干，大便秘结，小便黄，舌赤，苔黄，脉洪数者[5]。

3. **分泌性中耳炎**　症见耳内作胀、不适或微痛，耳鸣如闻风声，自听增强等[3]。

【不良反应】　目前尚未检索到不良反应的报道。

【使用注意】　①孕妇及儿童慎用。②忌食辛辣食物。③外感风寒肺脾气虚或气滞血瘀者慎用。④本品含苍耳子，不宜过服和久用。

【用法与用量】　口服。一次 20g，一日 2 次，30 天为一疗程。

参 考 文 献

[1] 康敏，王仁生，刘文其，等. 鼻咽清毒颗粒药物血清体外对鼻咽癌细胞增殖的影响[J]. 中药材，2013，36（1）：89-92.

[2] 刘宗潮, 简少文, 冯公侃, 等.鼻咽清毒剂对 EB 病毒抗原表达抑制作用和细胞毒作用的研究[J].中草药, 1999, 30（增刊）: 158-159.

[3] 郭英, 孙秀敏. 鼻咽清毒颗粒剂与盐酸氨溴索治疗分泌性中耳炎疗效观察[J]. Journal of Integrative Medicine, 2004, 2（4）: 277.

[4] 张仁侦. 鼻咽清毒颗粒治疗变应性鼻炎的临床疗效观察[J]. 中国中西医结合耳鼻咽喉科杂志, 2003, 11（5）: 231-233.

[5] 张蓓, 胡丕丽, 黄国贤, 等. 鼻咽清毒颗粒防治鼻咽癌急性放射性口咽炎疗效观察[J]. 广东医学, 2003, 24（6）: 658-659.

（广州中医药大学　熊天琴, 北京中医药大学东方医院　王嘉玺）

辛芳鼻炎胶囊

【药物组成】　辛夷、柴胡、薄荷、枳壳（炒）、蔓荆子（炒）、白芷、川芎、菊花、防风、龙胆、黄芩、桔梗、荆芥穗、细辛、水牛角浓缩粉。

【处方来源】　研制方。国药准字 Z14020382。

【功能与主治】　发表散风, 清热解毒, 宣肺通窍。用于风热蕴肺所致慢性鼻炎、鼻窦炎。

【药效】　主要药效如下[1]:

1. **抗炎**　本品能明显抑制大鼠棉球肉芽肿胀和大鼠蛋清性足趾肿胀。同时本品也能明显抑制巴豆油所致的小鼠耳郭肿胀, 并明显抑制小鼠腹腔毛细血管通透性, 减少鼻腔黏膜水肿, 从而有效缓解鼻塞症状。

2. **抗过敏**　本品能明显抑制肥大细胞组胺释放, 减少鼻腔过敏反应的发生。

【临床应用】

1. **慢性鼻炎**　本品适用于由风热蕴肺所致的鼻窒, 症见鼻塞时轻时重, 或交替性鼻塞, 遇冷则塞减, 鼻气灼热, 鼻涕色黄量少, 嗅觉减退, 舌尖红, 苔薄黄, 脉浮有力。

2. **鼻窦炎**　本品适用于由风热蕴肺所致的鼻渊, 症见发病急, 鼻塞, 涕黄或白黏, 量少, 多伴头痛, 发热, 畏寒, 咳嗽, 舌质红, 舌薄黄, 脉浮数。

3. **变应性鼻炎**　症见交替性鼻塞, 流涕黏黄, 可有少量喷嚏, 鼻痒, 鼻黏膜暗红肿大, 舌红或淡红, 苔薄黄, 脉略数。文献报道使用辛芳鼻炎胶囊联合氯雷他定治疗变应性鼻炎, 可使血清总 IgE、IL-4、IL-17 含量较对照组同期均显著降低, 能改善鼻腔通气功能, 抑制下气道炎症状态, 调节免疫平衡[2]。

【不良反应】　有文章报道口服辛芳鼻炎胶囊致过敏反应 2 例[3]。

【使用注意】　①忌辛辣、鱼腥食物。②孕妇慎用。③凡慢性鼻炎属虚寒证者慎用。④本品含细辛, 不宜过量及长期服用。

【用法与用量】　口服。一次 6 粒, 一日 2～3 次。小儿酌减, 15 天为一个疗程。

参 考 文 献

[1] 赵益桂, 苏雅, 岳南. 辛芳鼻炎胶囊抗炎、抗过敏的药理作用研究[C]//中国药理学会制药工业专业委员会. 中国药理学会第九届制药工业药理学术会议论文摘要汇编. 北京: 中国药理学会, 2000: 1.

[2] 王园, 郭家亮, 武文魁, 等. 辛芳鼻炎胶囊联合氯雷他定治疗过敏性鼻炎的临床研究[J]. 现代药物与临床, 2018, （8）: 2074-2078.

[3] 费炳红. 口服辛芳鼻炎胶囊致过敏反应 2 例[J]. 中国中药杂志, 2005, 30（13）: 1048.

（广州中医药大学　熊天琴, 北京中医药大学东方医院　王嘉玺）

鼻 炎 片

【药物组成】　苍耳子、辛夷、防风、荆芥、白芷、桔梗、麻黄、细辛、连翘、野菊花、知母、黄柏、五味子、甘草。

【处方来源】　研制方。《中国药典》（2015 年版）。

【功能与主治】　祛风宣肺，清热解毒。用于急、慢性鼻炎风热蕴肺证，症见鼻塞、流涕、发热、头痛。

【药效】　主要药效如下[1]：

1. 抗炎　研究显示本品可显著抑制二甲苯所致的炎症反应，可显著抑制蛋清引起的大鼠足肿胀，可显著抑制异物所致炎症的肉芽增生，能有效减轻鼻腔黏膜炎症。

2. 抗过敏　研究显示本品剂量在 390mg/kg 以上时对小鼠被动皮肤过敏反应有明显的抑制作用；可明显抑制组胺引起的皮肤毛细血管通透性的增加，其作用与剂量相关，剂量增加抑制作用增强。

【临床应用】

1. 急性鼻炎　本品适用于由风热外袭，上犯于鼻，热毒蕴肺，肺失宣肃，热壅鼻道，鼻失通畅所致的伤风鼻塞，症见鼻塞较重，鼻流黏稠黄涕，擤出不爽，鼻黏膜色红胀肿，伴发热，头痛，微恶风，口渴，咳嗽，舌尖红，舌薄黄，脉浮数。

2. 慢性鼻炎　本品适用于由风热上攻，热毒蕴肺所致的鼻窒，症见鼻塞时轻时重，或交替性鼻塞，遇冷则塞减，鼻气灼热，鼻涕色黄量少，嗅觉减退；伴头晕不轻，咳嗽痰黄，时有胸中烦热，舌尖红，苔薄黄，脉浮有力。

3. 变应性鼻炎　症见交替性鼻塞，流涕黏黄，可有少量喷嚏，鼻痒，鼻黏膜暗红肿大，舌红或淡红，苔薄黄，脉略数。本品治疗变应性鼻炎临床疗效显著，且不良反应发生率低，同时能有效改善患者血清 C 反应蛋白（CRP）、白介素-6（IL-6）、白介素-4（IL-4）因子的指标水平[2]，能显著降低复发率[3]。

【不良反应】　目前尚未检索到不良反应的报道。

【使用注意】　①忌烟酒、辛辣、鱼腥食物。②不宜在服药期间同时服滋补性中药。③严格按用法用量服用，本品不宜长期服用。④风寒袭肺者慎用。

【用法与用量】　口服。一次 3～4 片（糖衣片）或 2 片（薄膜衣片），一日 3 次。

参 考 文 献

[1] 曾凡波，崔小瑞，范颖，等. 鼻炎片药效研究[J]. 中药药理与临床，2000，16（6）：33-34.

[2] 杨皖菁，周波，张宇，等. 鼻炎片对变应性鼻炎的疗效及血清炎症因子的影响[J]. 中医药导报，2013，（7）：39-41.

[3] 刘增昌，陆永和，叶青，等. 鼻炎片防治变应性鼻炎疗效观察[J]. 实用中医药杂志，2005，（6）：332-333.

（广州中医药大学　熊天琴，北京中医药大学东方医院　王嘉玺）

千柏鼻炎片

【药物组成】　千里光、卷柏、川芎、麻黄、白芷、决明子、羌活。

【处方来源】　研制方。《中国药典》（2015 年版）。

【功能与主治】　　清热解毒，活血祛风，宣肺通窍。用于风热犯肺，内郁化火，凝滞气血所致的鼻塞、鼻炎气热、流涕黄稠，或持续鼻塞、嗅觉迟钝，以及急慢性鼻炎、急慢性鼻窦炎见上述证候者。

【药效】　　主要药效如下[1, 2]（图 13-1）：

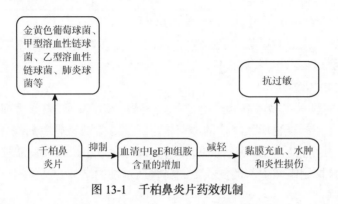

图 13-1　千柏鼻炎片药效机制

1. **抑菌**　　试管法抑菌试验结果显示本品对金黄色葡萄球菌、甲型溶血性链球菌、乙型溶血性链球菌、肺炎球菌、卡他球菌、白喉杆菌、大肠杆菌、铜绿假单胞菌、白念珠菌等呼吸道常见的病原菌和条件致病菌均有不同程度的抑制作用。其中对金黄色葡萄球菌、乙型链球菌的作用较强，对甲型链球菌、肺炎球菌和白喉杆菌作用次之。

2. **抗炎**　　本品对卡拉胶引起的豚鼠非特异性渗出炎症有显著抑制作用，并呈量效关系[1]。

3. **抗过敏**　　本品对组胺和乙酰胆碱喷雾所致豚鼠哮喘有抑制作用；明显抑制卵清蛋白和氢氧化铝变应性鼻炎导致的喷嚏、搔鼻和流清涕等典型症状，并使鼻黏膜充血、水肿和炎性损伤减轻，显著地抑制由变应性鼻炎引起的血清中 IgE 和组胺含量的增加[2]。

【临床应用】

1. **急、慢性鼻炎**　　本品适用于由风热犯肺，内郁化火，凝滞气血，鼻失通畅所致的伤风鼻塞，症见鼻塞较重，鼻流黏稠黄或白黏，量少，多有头痛，发热，畏寒，咳嗽，舌质红，舌苔黄，脉浮数。检查见鼻内黏膜红肿，中鼻道有稠涕，窦窍部位压痛。

2. **变应性鼻炎**　　症见交替性鼻塞，流涕黏黄，可有少量喷嚏，鼻痒，鼻黏膜暗红肿大，舌红或淡红，苔薄黄，脉略数。文献报道，在口服盐酸西替利嗪及维生素 C 的基础上加用千柏鼻炎片，可促进症状改善，缩短病程[3]。

【不良反应】　　口服本品，偶有胸痛、口干等。有报道长期大剂量服用可导致药源性肝炎[4]。

【使用注意】　　①忌辛辣、鱼腥食物。②孕妇慎用。③不宜在服药期间同时服用温补性中成药。④本品含千里光，不宜过量、久服。

【用法与用量】　　口服。一次 3～4 片，一日 3 次。

参 考 文 献

[1] 陈奇. 中成药名方药理与临床[M]. 北京：人民卫生出版社，1998：269.

[2] 陆宾，王再勇，陈莹，等. 千柏鼻炎片及其有效成分治疗小鼠过敏性鼻炎[J]. 中国实验方剂学杂志，2013，（12）：246-249.

[3] 贾娜，温生文. 中西药联合治疗变应性鼻炎疗效观察[J]. 临床合理用药杂志，2014，（19）：81.

[4] 张永东. 千柏鼻炎片引起肝脏损害1例[J]. 郴州医学高等专科学校学报，2003，（1）：6.

（广州中医药大学　熊天琴，北京中医药大学东方医院　王嘉玺）

辛夷鼻炎丸

【药物组成】　辛夷、薄荷、紫苏叶、甘草、广藿香、苍耳子、鹅不食草、板蓝根、山白芷、防风、鱼腥草、菊花、三叉苦。

【处方来源】　研制方。《中国药典》（2015年版）。

【功能与主治】　祛风宣窍，清热解毒。用于风热上攻，热毒蕴肺所致的鼻塞、鼻流清涕或浊涕、发热、头痛，以及慢性鼻炎、过敏性鼻炎、神经性头痛见上述证候者。

【药效】　主要药效如下[1]：

1. 抗炎　本品可抑制蛋清致大鼠足肿胀，抑制二甲苯所致小鼠耳肿胀，具有一定的抗炎作用，可减少鼻腔黏膜炎症的发生。

2. 抗病毒　本品可延长甲型流感病毒（NIH1）感染小鼠的存活率并可明显降低肺指数，说明其有一定的保护肺组织的作用。

【临床应用】

1. 急、慢性鼻炎　本品适用于由风热犯肺所致的伤风鼻塞，症见鼻塞较重，鼻流黏稠黄或白黏，量少，多有头痛，发热，畏寒，咳嗽，舌质红，舌苔黄，脉浮数。检查见鼻内黏膜红肿，中鼻道有稠涕，窦窍部位压痛。

2. 变应性鼻炎　症见交替性鼻塞，流涕黏黄，可有少量喷嚏，鼻痒，鼻黏膜暗红肿大，舌红或淡红，苔薄黄，脉略数。在辛夷鼻炎丸治疗急、慢性鼻炎及变应性鼻炎多中心随机对照试验中[2]，结果显示对轻中度急、慢性鼻炎具有较好的疗效，能有效改善变应性鼻炎引起的鼻塞、鼻痒、喷嚏、流涕等症状，取得了较好的近期疗效，远期疗效还有待进一步观察。

【不良反应】　不良反应尚不明确。长期及大量服用本品可能对肝脏产生不同程度的损伤，建议服药期间定期观察肝功能，适当服用保护肝脏的药物，减轻药物对肝脏的损伤[3]。

【使用注意】　①忌辛辣、鱼腥食物。②用药后如感觉唇部麻木应停药。③药品性状发生改变时禁止服用。

【用法与用量】　口服。一次3g，一日3次。

参 考 文 献

[1] 詹延章，洪晓锋. 辛夷鼻炎丸抗病毒作用及抗炎作用考察[J]. 中国药师，2012，2：269-271.

[2] 彭涛，曾友志，李红光，等. 辛夷鼻炎丸治疗急、慢性鼻炎及变应性鼻炎多中心随机对照试验[J]. 中国医药指南，2010，8：24-27.

[3] 刘树民，姚珠星，徐颖，等. 辛夷鼻炎丸对肝功能影响的实验研究[J]. 中国药房，2007，12：890-891.

（广州中医药大学　熊天琴，北京中医药大学东方医院　王嘉玺）

苍鹅鼻炎片

【药物组成】 苍耳子、白芷、黄芩、鹅不食草、菊花、野菊花、荆芥、广藿香、猪胆膏、薄荷、鱼腥草。

【处方来源】 研制方。国药准字 Z45020622。

【功能与主治】 清热解毒，疏风通窍。用于风热而致的变应性鼻炎，慢性单纯性鼻炎及鼻窦炎引起的头痛、鼻塞、流涕。

【药效】 主要药效如下[1]：

1. 抗过敏 本品能抑制卵蛋白和 2,4-二硝基氯苯诱发的过敏反应。

2. 抗炎 本品有抑制二甲苯诱发小鼠耳肿胀的作用，能抑制二甲苯、卡拉胶和棉球肉芽肿的炎症反应，能抑制乙酸诱发的小鼠腹腔毛细血管通透性亢进。

3. 免疫抑制 本品能抑制小鼠炭末清除能力，具有免疫抑制的作用。

4. 抗菌 体外抑菌实验显示，本品对金黄色葡萄球菌、铜绿假单胞菌、大肠杆菌、变性杆菌、卡他球菌有抑制作用。

5. 镇痛 本品能抑制乙酸诱发的小鼠扭体反应，提高小鼠热板痛阈。

【临床应用】

1. 变应性鼻炎 症见交替性鼻塞，流涕黏黄，可有少量喷嚏，鼻痒，鼻黏膜暗红肿大，舌红或淡红，苔薄黄，脉略数。

2. 慢性鼻炎 症见鼻塞时轻时重，或交替性鼻塞，遇冷则塞减，鼻气灼热，鼻涕色黄量少，嗅觉减退，伴头晕不轻，咳嗽痰黄，时有胸中烦热，舌尖红，苔薄黄，脉浮有力。

3. 鼻窦炎 本品适用于由风热蕴肺所致的鼻渊。症见发病急，鼻塞，涕黄或白黏，量少，多伴头痛，发热，畏寒，咳嗽，舌质红，舌薄黄，脉浮数。

【不良反应】 可见困倦、嗜酸、口渴、虚弱感。

【使用注意】 ①不宜在服药期间同时服用温补性中药。②脾虚大便溏者慎用。③本品不适用于慢性鼻炎属虚寒证者。④服药期间不宜驾驶车辆、管理机器及高空作业等。⑤甲状腺功能亢进、青光眼、高血压和前列腺肥大者慎用。

【用法与用量】 口服。一次 3～4 片，一日 3 次，饭后服。

参 考 文 献

[1] 周龙强, 饶伟源, 李茂, 等. 苍鹅鼻炎片的药效学研究[J]. 中药药理与临床, 2004, 4: 38-41.

（广州中医药大学　熊天琴，北京中医药大学东方医院　王嘉玺）

祛风止痒口服液

【药物组成】 赤芍、地龙、白芍、甘草、地肤子、防风、青蒿、苍耳子（炒）。

【处方来源】 研制方。国药准字 B20020371。

【功能与主治】 养血活血，清热利湿，祛风止痒。用于风热外袭所致变应性鼻炎出现的鼻塞、喷嚏，以及荨麻疹、丘疹性荨麻疹出现的皮肤瘙痒等症状的缓解。

【药效】　主要药效如下[1-3]：

1. 抗炎　本品能减少致炎物质 LTB4 的产生，从而抑制了中性粒细胞及多种白细胞的趋化，减少血管通透性和腺体分泌，从而减轻鼻腔炎症反应。

2. 抗过敏　本品具有抑制肥大细胞脱颗粒和拮抗组胺的作用，能够抑制鼻腔过敏反应的发生。

3. 调节免疫　本品可调节 Th1/Th2 细胞因子平衡状态，使失衡的 Th1/Th2 网络恢复正常，具有调节免疫功能的作用。

【临床应用】

1. 变应性鼻炎　由风热外袭所致，症见交替性鼻塞，流涕黏黄，可有少量喷嚏，鼻痒，鼻黏膜暗红肿大，舌红或淡红，苔薄黄，脉略数。临床研究显示本品治疗变应性鼻炎作用快，复发率低，且无抗组胺药的不良反应，如嗜睡、头痛、口干等，使用安全[3]。

2. 荨麻疹[4]、湿疹[5]、变应性咽炎[6]　详见相关文献。

【不良反应】　目前尚未检索到不良反应的报道。

【使用注意】　①外感风寒或肺脾气虚者慎用。②孕妇慎用。③不宜过量、久服。

【用法与用量】　口服。一次 10ml，一日 3 次，用时摇匀。

参　考　文　献

[1] 肖沙. 祛风止痒口服液治疗湿疹的临床与作用机制研究[D]. 泸州：泸州医学院，2010.

[2] 杨西群，陈德宇，林江，等. 祛风止痒口服液对皮炎湿疹患者 Th1/Th2 的调节作用[J]. 中国皮肤性病学杂志，2005，（5）：307-308.

[3] 郭筠芳，赵章，孔巧. 祛风止痒口服液治疗过敏性鼻炎疗效观察[J]. 湖北中医杂志，2010，32（10）：24-25.

[4] 王勤，薛竞. 祛风止痒口服液治疗荨麻疹研究[J]. 现代中西医结合杂志，2004，13（12）：1554-1556.

[5] 郭士军. 祛风止痒口服液治疗慢性湿疹疗效观察[J]. 中国中西医结合皮肤性病学杂志，2007，6（4）：241-242.

[6] 陈颖. 祛风止痒口服液治疗变应性咽炎临床观察[J]. 湖北中医杂志，2011，33（7）：49-50.

（广州中医药大学　熊天琴，北京中医药大学东方医院　王嘉玺）

二、祛风解表类

香菊片（胶囊）

【药物组成】　化香树果序、夏枯草、黄芪、防风、辛夷、野菊花、白芷、川芎、甘草。

【处方来源】　研制方。国药准字 Z10880024。

【功能与主治】　辛散祛风，清热通窍。用于风热袭肺，表虚不固型急、慢性鼻窦炎，鼻炎。

【药效】　主要药效如下[1-3]：

1. 抗炎　本品可通过调节水通道蛋白 3（AQP3）在变应性鼻炎大鼠鼻黏膜中的表达，从而减少黏膜下层浆液的分泌速率即打喷嚏次数减少，缓解变应性鼻炎症状[1]。

2. 提高免疫功能　本品能提高小鼠腹腔巨噬细胞功能，并能增加血清溶菌酶的含量，从而提高机体的免疫功能[2]。

3. 抗病毒 本品可诱导人体白细胞产生干扰作用，配合药物本身的抗病毒活性作用，抑制病毒的增殖，增强机体免疫力，减少或杀灭病毒和细菌的作用[3]。本品具有广泛的抗病毒谱，对单纯疱疹病毒Ⅰ、Ⅱ型，腺病毒Ⅲ型、Ⅶ型，滤泡性口腔炎病毒及呼吸道合胞病毒等都有不同程度拮抗性。

【临床应用】

1. 急、慢性鼻炎 症见鼻塞时轻时重，或交替性鼻塞，遇冷则塞减，鼻气灼热，鼻涕色黄量少，嗅觉减退，伴有头昏不清，咳嗽痰黄，时有胸中烦热，舌尖红，苔薄黄，脉浮。临床研究显示香菊片在治疗急性鼻炎中能减轻全身或局部症状，缩短和阻断病程，且起效时间短[3]。

2. 急、慢性鼻窦炎 症见发病急，鼻塞，涕黄或白黏，量少。多伴有头痛、发热、恶风，舌质红，舌薄黄，脉浮数。检查见鼻内黏膜红肿，中鼻道有稠涕，窦窍部位压痛。临床研究显示使用香菊片治疗慢性鼻窦炎能明显改善通气的功能，而且无任何毒副作用[4]。

3. 变应性鼻炎 症见交替性鼻塞，流涕黏黄，可有少量喷嚏，鼻痒，鼻黏膜暗红肿大，舌红或淡红，苔薄黄，脉略数。

【不良反应】 目前尚未检索到不良反应的报道。

【使用注意】 ①虚寒者及胆腑郁热所致鼻渊慎用。②服药期间戒酒烟，忌辛辣食物。③孕妇慎用。

【用法与用量】 片剂：口服，一次 2～4 片，一日 3 次。胶囊剂：口服，一次 2～4 粒，一日 3 次。颗粒剂：口服，一次 3～6g，一日 3 次。

参 考 文 献

[1] 黄中官，白洪亮，叶纪拓，等. 香菊片对变应性鼻炎大鼠行为和鼻黏膜水通道蛋白 3 表达影响[J]. 临床误诊误治，2018，31（8）：101-104.
[2] 仇锦春，卞慧敏，俞晶华，等. 香菊软胶囊的主要药效学研究[J]. 现代中药研究与实践，2006，（6）：19-22.
[3] 朱雪琪. 香菊片治疗急性鼻炎疗效观察[J]. 现代中西医结合杂志，2006，（11）：1470-1471.
[4] 童建松. 香菊片治疗慢性鼻窦炎临床疗效观察[J]. 海峡药学，2010，22（10）：126-128.

（广州中医药大学　熊天琴，北京中医药大学东方医院　王嘉玺）

❧ 防芷鼻炎片 ❧

【药物组成】 苍耳子、野菊花、鹅不食草、白芷、防风、墨旱莲、白芍、胆南星、甘草、蒺藜。

【处方来源】 研制方。国药准字 Z44022267。

【功能与主治】 清热消炎，祛风通窍。用于肺经蕴热、壅塞鼻窍所引起的喷嚏、鼻塞、头痛，慢性鼻炎、变应性鼻炎、慢性鼻窦炎见上述证候者。

【药效】 主要药效如下[1]：

1. 抗炎 防芷鼻炎片可有效降低变应性鼻炎患者血清中 IL-4、IL-5 水平，具有减轻鼻腔黏膜局部炎症的作用。

2. 抗过敏　防芷鼻炎片联合氯雷他定可有效降低变应性鼻炎患者血清 IgE、IgG4 水平降低，减轻对淋巴细胞的刺激，减少免疫相关蛋白分泌。

【临床应用】

1. 慢性鼻炎　症见鼻塞时轻时重，或交替性鼻塞，遇冷则塞减，鼻气灼热，鼻涕色黄量少，嗅觉减退，伴有头昏不清，咳嗽痰黄，时有胸中烦热，舌尖红，苔薄黄，脉浮无力。

2. 变应性鼻炎　症见交替性鼻塞，流涕黏黄，可有少量喷嚏，鼻痒，鼻黏膜暗红肿大，舌红或淡红，苔薄黄，脉略数。临床研究显示防芷鼻炎片联合氯雷他定治疗变应性鼻炎有较好的临床疗效，可改善患者鼻痒、鼻塞、喷嚏、流涕等临床症状和肺功能，并减轻机体变态反应和炎症反应[1]。

3. 慢性鼻窦炎　症见鼻塞重，涕黄或白黏，量少。多伴有头痛、发热、恶风，舌质红，舌薄黄，脉浮数。检查见鼻内黏膜红肿，中鼻道有稠涕，窦窍部位压痛。

【不良反应】　目前尚未检索到不良反应的报道。

【使用注意】　①胃溃疡者慎用。②孕妇慎服。③虚寒证患者禁用。

【用法与用量】　口服。一次 5 片，一日 3 次，饭后服用。

参 考 文 献

[1] 冯建华，佘文胜. 防芷鼻炎片联合氯雷他定治疗变应性鼻炎的临床研究[J]. 现代药物与临床，2018，33（3）：604-608.

（广州中医药大学　熊天琴，北京中医药大学东方医院　王嘉玺）

苍耳子鼻炎胶囊

【药物组成】　苍耳子、白芷、辛夷、石膏、冰片、薄荷、黄芩。

【处方来源】　宋·严用和《济生方》。国药准字 Z20054045。

【功能与主治】　疏风，清肺热，通鼻窍，止头痛。用于风热型鼻疾，包括急、慢性鼻炎，鼻窦炎，过敏性鼻炎。

【药效】　主要药效如下[1]：

1. 抗过敏　本品具有抗慢反应物质、抗组胺及改善微循环的作用，从而对 I 型变态反应各个阶段均有抑制作用。

2. 改善局部微循环　本品有改善血液循环的作用，能扩张鼻腔黏膜毛细血管，促进鼻腔的血液循环，改善鼻黏膜充血、肿胀的情况。

【临床应用】

1. 急性鼻炎　本品适用于由风热犯肺所致的伤风鼻塞。症见鼻塞较重，鼻流黏稠黄或白黏涕，量少，多有头痛，发热，畏寒，咳嗽，舌质红，舌苔黄，脉浮数。检查见鼻内黏膜红肿，中鼻道有稠涕，窦窍部位压痛。急性鼻炎患者使用本品可迅速缓解流涕、鼻塞、发热等症状[2]。

2. 变应性鼻炎　症见交替性鼻塞，流涕黏黄，可有少量喷嚏，鼻痒，鼻黏膜暗红肿大，舌红或淡红，苔薄黄，脉略数。文献报道使用本品治疗常年性变应性鼻炎近期和远期疗效均较好且无明显不良反应[3]。

3. 鼻窦炎　本品适用于由风热犯肺所致的鼻渊。症见发病急，鼻塞，涕黄或白黏，量少，多伴头痛，发热，畏寒，咳嗽，舌质红，舌薄黄，脉浮数。文献报道本品治疗鼻窦炎可以迅速改善鼻塞，减少鼻腔分泌物，消除鼻甲肿胀，使鼻腔从不良碱性环境向中性偏酸的正常范围转化[4]。

【不良反应】　目前尚未检索到不良反应的报道。

【使用注意】　①本品不可过量、久服。②胃肠虚寒及肝、肾功能不全者慎用。

【用法与用量】　口服。每粒0.4g，一次2粒，一日3次，饭后服。

参 考 文 献

[1] 梁巧瑾, 吕建刚. 苍耳子鼻炎滴丸治疗变应性鼻炎临床观察[J]. 四川中医, 2014, 32（1）: 156-157.
[2] 李春燕, 刘涛. 苍耳子鼻炎胶囊治疗急性鼻炎80例的临床疗效及安全性分析[J]. 中外女性健康研究, 2016,（5）: 159, 175.
[3] 吴欣华, 程永华, 漆一飞. 禾邦苍耳子鼻炎胶囊治疗常年性变应性鼻炎临床观察[J]. 临床耳鼻咽喉头颈外科杂志, 2007, 21（17）: 809-809.
[4] 刘永革, 宋秀琴, 张莉. 禾帮苍耳子鼻炎胶囊治疗鼻窦炎疗效观察[J]. 中国煤炭工业医学杂志, 2005, 8（3）: 278-279.

（广州中医药大学　熊天琴，北京中医药大学东方医院　王嘉玺）

滴通鼻炎水（喷雾剂）

【药物组成】　蒲公英、细辛、苍耳子、辛夷、麻黄、白芷、黄芩、石菖蒲。

【处方来源】　研制方。国药准字Z51021339。

【功能与主治】　祛风清热，宣肺通窍。用于风热蕴肺所致伤风鼻塞、慢性鼻炎、变应性鼻炎、鼻窦炎。

【药效】　主要药效如下[1, 2]:

1. 抗炎　研究显示本品能改善二甲苯造成小鼠耳郭肿胀，对急性炎症、慢性炎症及组胺致皮肤毛细血管通透性增加也具有明显的抑制作用。

2. 收缩血管　实验研究显示在肠系膜局部滴本品可引起大鼠血压15分钟内一过性升高，并使肠系膜微血管血流速度加快，毛细血管口径缩小。

【临床应用】

1. 急性鼻炎　本品适用于由风热外袭，上犯于鼻，肺失宣肃，热壅鼻道，风热鼓胀黏膜，鼻失通畅所致的伤风鼻塞。症见鼻塞较重，鼻流黏稠黄涕，擤出不爽，鼻黏膜色红肿胀，鼻道有黄色脓涕积留，伴发热，头痛，微恶风，口渴，咳嗽，痰黄黏稠，苔薄黄，脉浮数。本品治疗急性鼻炎，具有延长鼻塞症状缓解时间的优势，且未见不良反应[3]。

2. 慢性鼻炎　本品适用于由风热壅肺所致的鼻窒。症见鼻塞时轻时重，或交替性鼻塞，遇冷则塞减，鼻气灼热，鼻涕色黄量少，嗅觉减退；鼻黏膜与鼻甲色红肿胀，鼻甲柔软，表面光滑；伴有头昏不清，咳嗽痰黄，时有胸中烦热，舌尖红，苔薄黄，脉浮有力。文献报道，本品可迅速缓解鼻黏膜充血症状，减少鼻腔分泌物[4]。

3. 变应性鼻炎 本品适用于由风热蕴肺所致的鼻鼽。症见阵发性鼻痒，喷嚏，流鼻涕，小便色黄，大便干燥，舌尖红，苔薄黄，脉浮数。根据临床观察滴通鼻炎水喷雾剂可以明显缓解鼻炎症状，起效快，疗效持续时间长[5]。

4. 鼻窦炎 本品适用于由风热蕴肺所致的鼻渊。发病急，症见鼻塞，涕黄或白黏，量少，多有头痛、发热、畏寒、咳嗽等症，舌质红，苔薄黄，脉浮数。检查见鼻内黏膜红肿，中鼻道有稠涕，窦窍部位压痛。

【不良反应】 目前尚未检索到不良反应的报道。

【使用注意】 ①肺脾气虚者慎用。②服药期间忌食辛辣油腻食物。③本品含有麻黄，高血压、青光眼患者慎用。④本品含细辛、苍耳子，不宜过量、久用。⑤运动员禁用。

【用法与用量】 水喷剂：外用滴鼻，一次 2～3 滴，一日 3～4 次。喷雾型：外用喷鼻，一次 1～2 揿，一日 3～4 次。

参 考 文 献

[1] 鲍建伟，朱纲，黄正标，等. 滴通鼻炎水对实验动物的抗炎作用[J]. 浙江中医学院学报，2002，26（6）：49.
[2] 张杰，方伟，江从勋，等. 滴通鼻炎水的抗炎、缩血管作用及对血压的影响研究[J]. 四川生理科学杂志，2008，30（2）：59.
[3] 高春升，吴伟，刘大新. 滴通鼻炎水喷雾剂治疗伤风鼻塞(急性鼻炎)的临床研究[J]. 中国新药杂志，2010，(4)：308-310.
[4] 赵礼君，袁霞芳. 滴通鼻炎水治疗慢性单纯性鼻炎的疗效观察[J]. 中国中西医结合耳鼻咽喉科杂志，2002，10（6）：281.
[5] 李政海，阮碧芳，刘大新，等. 滴通鼻炎水喷雾剂治疗变应性鼻炎的临床研究[J]. 现代药物与临床，2011，26（4）：319-322.

（广州中医药大学 熊天琴，北京中医药大学东方医院 王嘉玺）

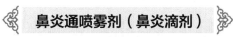

鼻炎通喷雾剂（鼻炎滴剂）

【药物组成】 金银花、辛夷、黄芩、冰片、麻黄。

【处方来源】 研制方。《中国药典》（2015 年版）。

【功能与主治】 散风清热，宣肺通窍。用于风热蕴肺所致的鼻塞，鼻流清涕或浊涕，发热，头痛，以及急、慢性鼻炎见上述证候者。

【药效】 主要药效如下[1]：

1. 抗炎 鼻炎滴剂对二甲苯所致的小鼠耳郭肿胀有非常显著的抑制作用；对慢性炎症大鼠棉球肉芽肿和卡拉胶所致大鼠足肿胀有显著的抑制作用。

2. 抑菌 鼻炎滴剂在体外对肺炎链球菌、肺炎克雷伯杆菌、乙型溶血性链球菌、甲型溶血性链球菌、金黄色葡萄球菌均有较强的抑菌作用。

3. 抗过敏 鼻炎滴剂能显著降低大鼠组胺性鼻炎鼻黏膜毛细血管通透性。

4. 解热 鼻炎滴剂对伤寒甲、乙菌苗和副伤寒甲、乙菌苗所引起的大鼠实验性发热有显著的解热作用。

5. 缩血管 鼻炎滴剂能降低兔耳灌流量，显示收缩血管的作用。

【临床应用】

1. 急性鼻炎 本品适用于由风热外袭，肺失宣肃，热壅鼻窍所致的伤风鼻塞。症见鼻塞较重，鼻流黏稠黄涕，擤出不爽，鼻黏膜色红肿胀，伴发热，头痛，微恶风，口渴，咳嗽，痰黄黏稠，舌尖红，苔薄黄，脉浮数。

2. 慢性鼻炎 本品适用于由风热蕴肺所致的鼻窒。症见鼻塞较重，鼻流清涕或浊涕，发热，头痛，咽痛。

【不良反应】 目前尚未检索到不良反应的报道。

【使用注意】 ①外感风寒、肺脾气虚者慎用。②服药期间戒烟酒，忌辛辣食物。③本品含有盐酸麻黄碱，高血压病、青光眼患者慎用。④运动员禁用。

【用法与用量】 滴鼻。一次 2～4 滴，一日 2～4 次。1 个月为 1 个疗程。

参 考 文 献

[1] 金桂芳，张文军，谭毓治. 鼻炎滴剂抗炎消肿药效学研究[J]. 广东药学院学报，2009，（3）：295-298.

（广州中医药大学 熊天琴，北京中医药大学东方医院 王嘉玺）

三、益气固表类

辛芩颗粒

【药物组成】 细辛、黄芩、苍耳子、白芷、荆芥、防风、石菖蒲、白术、桂枝、黄芪。

【处方来源】 研制方。《中国药典》（2015 年版）。

【功能与主治】 益气固表，祛风通窍。用于肺气不足、风邪外感所致的鼻痒、喷嚏、流清涕，易感冒，以及过敏性鼻炎见上述证候者。

【药效】 主要药效如下[1,2]：

1. 抑制被动过敏反应[1] 机体接触过敏原后出现肥大细胞脱颗粒，组胺释放增加均可导致过敏性鼻炎的发生。通过应用不同浓度辛芩冲剂对局部被动致敏小鼠进行研究，结果表明其对小鼠被动免疫反应有明显抑制作用。具体来说，一方面其可抑制组胺所致的肠收缩，同时预先给药也有对抗组胺的作用，在辛芩颗粒抗大鼠组胺皮肤色素渗出试验中发现，其对组胺引起的毛细血管色素渗出尤为敏感[2]。另一方面，其可抑制大鼠颅骨骨膜肥大细胞脱颗粒。

2. 抑制主动过敏反应[2] 在对豚鼠离体回肠过敏性收缩试验中，发现辛芩冲剂对过敏性豚鼠肠段的过敏性收缩有明显的抑制作用，表明其对主动过敏反应也有明显的抑制作用。

【临床应用】

1. 变应性鼻炎 症见鼻痒，喷嚏频频，清涕如水，鼻塞，嗅觉减退，畏风怕冷，或咳嗽痰稀。舌质淡，舌苔薄白，脉虚浮。下鼻甲肿大光滑，鼻黏膜淡白或灰白，鼻道可见水样分泌物。研究显示辛芩颗粒可以改善鼻痒、打喷嚏、鼻塞、流清涕等症状，缓解头昏、头痛等症状。其治疗过敏性鼻炎的临床效果确切，复发率低且未见不良反应[3,4]。

2. 急、慢性鼻炎 症见鼻塞较重，鼻流黏稠黄或白黏，量少，多有头痛，发热，畏寒，咳嗽，舌质淡，舌苔薄白，脉浮。在进行辛芩颗粒治疗急、慢性鼻炎临床观察中发现，其对急、慢性鼻炎的鼻塞、流涕、鼻痒、打喷嚏、嗅觉迟钝及鼻黏膜充血或苍白、鼻甲肿胀等症状体征均有明显的改善作用，无明显毒副作用，不引起鼻黏膜纤毛的损坏[5]。

【不良反应】　有报道辛芩颗粒致骨关节疼痛 1 例[6]。

【使用注意】　①实热证禁用。②孕妇慎用。③不宜在服药期间同时服用滋补性中药。

【用法与用量】　开水冲服。一袋 1 次，一日 3 次，20 天为一疗程。

参 考 文 献

[1] 谢琴，俞仲毅，华晓东，等. 辛芩颗粒药效学研究[J]. 时珍国医国药，2001，5：402-403.

[2] 刘祥兰，谢琴，王菊美. 辛芩冲剂抗过敏药理研究[J]. 中成药研究，1985，6：19-22.

[3] 张星煜，黄春龙，张丕华. 氯雷他定与辛芩颗粒治疗过敏性鼻炎的临床分析[J]. 中国临床研究，2015，3：377-379.

[4] 窦钟琦，刘成东. 辛芩颗粒治疗过敏性鼻炎的疗效观察[J]. 天津药学，2004，5：31-32.

[5] 黄跃，甘金梅，黄碧霞. 辛芩颗粒治疗小儿鼻炎 150 例[J]. 华西药学志，2002，4：311-312.

[6] 江峰. 辛芩颗粒致骨关节疼痛 1 例[J]. 海峡药学，2008，20（8）：174.

（广州中医药大学　熊天琴，北京中医药大学东方医院　王嘉玺）

畅鼻通颗粒

【药物组成】　桂枝、当归、荆芥、防风、黄芩、白芍、薄荷、甘草。

【处方来源】　研制方。国药准字 Z13022178。

【功能与主治】　调和营卫，解表散风。用于风寒感冒，营卫不和，恶风有汗，头痛，喷嚏、鼻塞，以及变应性鼻炎、荨麻疹等过敏性疾患见上述证候者。

【药效】　主要药效如下[1]：

1. 抗炎　研究表明，本品中含有升麻素苷和 5-O-甲基维斯阿米醇苷，具有较好的抗炎等作用[1]。

2. 抗过敏　本品具有抗过敏作用，可抑制鼻腔黏膜局部过敏反应。

【临床应用】

1. 变应性鼻炎　症见鼻痒，喷嚏频频，清涕如水，鼻塞，嗅觉减退，畏风怕冷，或咳嗽痰稀，舌质淡，舌苔薄白，脉虚浮。检查见下鼻甲肿大光滑，鼻黏膜淡白或灰白，鼻道可见水样分泌物。

2. 荨麻疹　见相关报道。

【不良反应】　目前尚未检索到不良反应的报道。

【使用注意】　①忌烟、酒及辛辣、生冷、油腻、鱼腥食物。②不宜在服药期间同时服用滋补性中药。③对本品过敏者禁用，过敏体质者慎用。④外感风热者慎用。

【用法与用量】　开水冲服。一次 12g，一日 3 次。

参 考 文 献

[1] 姜明明，杨更亮，刘海燕，等. RP-HPLC 法测定畅鼻通颗粒中升麻素苷和 5-O-甲基维斯阿米醇苷的含量[J].药物分析杂志，2008，28（9）：1459-1461.

（广州中医药大学　熊天琴，北京中医药大学东方医院　王嘉玺）

第十四章

鼻窦炎中成药名方

第一节 概　述

一、概　念

鼻窦炎（sinusitis）包括急性鼻窦炎和慢性鼻窦炎，为鼻科常见病、多发病，所有人群均易发生，低龄、年老体弱者更多见。急性鼻窦炎是鼻窦黏膜的一种急性化脓性炎症，病程小于 12 周，常继发于急性鼻炎。慢性鼻窦炎为鼻窦的慢性化脓性炎症，较急性者多见，病程大于 12 周。主要有鼻塞、流涕、嗅觉障碍、头痛等。在鼻窦炎中，前组鼻窦较后组鼻窦的发病率高，其中上颌窦最为常见，鼻窦炎可发生于一侧，亦可双侧；可限于一窦发病，亦可累及多窦。中医学将本病归为"鼻渊"范畴。

二、病因及发病机制

（一）病因

鼻窦炎是多种因素作用的结果，其病理生理学核心改变是各种原因所致的鼻窦口狭窄阻塞，以及黏膜纤毛清除功能障碍[1]。具体可分为外在因素和内在因素两种。外在因素有感染因素、非感染/炎症因素。①感染因素是引起鼻窦炎的首要因素，主要包括病毒、细菌、真菌及寄生虫；②非感染/炎症因素主要是变态反应、药物性因素、外界刺激物等。③其他因素如：手术、感染和外伤可能会导致正常通气和黏膜引流障碍。内在因素主要包括遗传因素与后天获得性因素。遗传因素主要是黏膜纤毛结构和功能障碍。后天获得性因素包括阿司匹林超敏反应相关的哮喘和鼻息肉、自主节律失调、窦口鼻道复合体解剖结构异常和阻塞、内分泌改变、自身免疫和特发性因素、免疫缺陷、过敏和免疫学因素、邻近的感染扩散因素等。总之，鼻窦炎的发生具有多因素性质，所以其病因复杂。

（二）发病机制

从生理学角度来看，通畅的鼻腔鼻窦引流，健全的纤毛功能和合理的黏液组分是维持健康鼻腔鼻窦的必备条件，凡是能影响这三方面的因素都可以导致急、慢性鼻窦炎的出现。目前其发病机制主要有下列学说：细菌感染（包括葡萄球菌超抗原、细菌生物膜及细菌外毒素的超抗原）[2]、病毒侵袭、真菌定植、创伤、药物、局部解剖结构变异、变态反应、环境污染、免疫功能低下等，但是它们共同的病理生理过程是引起黏膜局部免疫调节的紊乱和过度的炎症反应[3]。从整体上分析，鼻窦黏膜炎症的实质就是体液和细胞介导的免疫反应表达[4]。

三、临 床 表 现

（一）急性鼻窦炎

1. **全身症状**　因急性鼻窦炎常继发于急性上呼吸道感染或急性鼻炎，故原有症状加重，可出现畏寒、发热、食欲减退、便秘、周身不适等。

2. **局部症状**　①鼻塞：多为患侧持续性鼻塞，若两侧同时罹患，则为双侧持续性鼻塞，为鼻黏膜充血肿胀和分泌物蓄积所致。②脓涕：鼻腔内大量黏脓性或脓性分泌物，难以擤尽，脓涕中可带有少许血液。③局部疼痛或头痛：为本病最常见症状，一般而言，前组鼻窦炎引起的头痛多在额部与颌面部，后组鼻窦炎的头痛多位于颅底或后枕部。④嗅觉障碍：可因鼻塞而出现嗅觉减退。大多嗅觉障碍为暂时性的，当炎症逐渐消退，嗅觉便随之改善。

（二）慢性鼻窦炎

1. **全身症状**　症状较轻缓或不明显，一般可有头昏、易倦、精神抑郁、萎靡不振、纳差、失眠、记忆力减退、注意力不集中、工作效率降低等症状。极少数已有病灶者，可有持续低热。

2. **局部症状**　①脓涕：鼻涕多为脓性或黏脓性，黄色或黄绿色，量多少不定，可倒流向咽部，单侧有臭味者，多见于牙源性上颌窦炎或真菌感染。②鼻塞：轻重不等，多因鼻黏膜充血肿胀和分泌物增多所致。③嗅觉障碍：鼻塞和炎症反应可导致嗅觉障碍。④头痛：慢性鼻窦炎一般无明显局部疼痛或头痛。如有头痛，常表现为钝痛或头部沉重感，白天重，夜间轻。前组鼻窦炎多表现前额部和鼻根部胀痛或闷痛，后组鼻窦炎的头痛在头顶部、后枕部。患牙源性上颌窦炎时，常伴有同侧上列牙痛。⑤其他：由于脓涕流入咽部和长期用口呼吸，常伴有慢性咽炎症状，如痰多、异物感或咽干痛等。若影响咽鼓管，也可有耳鸣、耳聋等症状。

3. **其他症状**　眼部有压迫感，亦可引起视力障碍，但少见。头部沉重压迫感，或仅有钝痛或闷胀痛。

四、诊　　断

1. **急性鼻窦炎**　主要症状有鼻塞、脓涕、局部疼痛或头痛、嗅觉改变，可能伴随有全身症状。局部检查：鼻腔黏膜充血、肿胀，鼻甲尤其是中鼻甲充血肿胀，中鼻道或者嗅裂可见脓性分泌物；儿童患者可伴有鼻窦表面皮肤及软组织红肿，局部压痛或叩击痛。急性上颌窦炎时，全身症状已消退并在抗生素的控制下，可行穿刺冲洗法，观察窦腔有无脓液，这是较常用的诊断及治疗方法。另外，可行鼻内镜检查或者影像学检查确诊。

2. 慢性鼻窦炎　主要症状为鼻塞、黏性或黏脓性鼻涕。次要症状有头面部胀痛，嗅觉减退或丧失。诊断时以上述两种或两种以上相关症状为依据，其中主要症状中的鼻塞、黏性或黏脓性鼻涕必具其一。鼻内镜检查可见来源于中鼻道、嗅裂的黏性、黏脓性分泌物，鼻黏膜充血、水肿或有鼻息肉。影像学检查：鼻窦 CT 扫描可显示窦口鼻道复合体和（或）鼻窦黏膜炎性病变。MRI 对不同类型慢性鼻-鼻窦炎的鉴别诊断具有一定意义。实验室检查：主要包括外周血、鼻腔分泌物和病理组织中的嗜酸性粒细胞计数。目前具有临床可操作性和对预后判断有较明确意义的是外周血和病理组织中嗜酸性粒细胞百分比，尤其是后者[5]。

五、治　疗

（一）常用化学药物及现代技术

1. 急性鼻窦炎　治疗原则：消除病因，解除鼻腔、鼻窦引流和通气障碍，控制感染和预防并发症。①全身治疗：一般治疗同上呼吸道感染和急性鼻炎；应用足量抗生素，及时控制感染，防止发生并发症或转为慢性；对特异性体质者（如变应性鼻炎、哮喘），应给予全身抗变态反应药物；对邻近感染病变如牙源性上颌窦炎或全身慢性疾病等进行针对性治疗。另需适当注意休息。②局部治疗：鼻内用减充血剂（疗程少于 7 天）和糖皮质激素。③体位引流：引流出鼻窦内潴留的分泌物。④物理治疗：局部热敷、短波透热或红外线照射等，可促进炎症消退和改善症状。另外，还可以配合鼻腔冲洗、上颌窦穿刺冲洗（必须在全身症状消退和局部炎症基本控制后）、额窦环钻引流（急性额窦炎保守治疗无效且病情加重时，为避免额骨骨髓炎和颅内并发症）。

2. 慢性鼻窦炎　①糖皮质激素：鼻用糖皮质激素是慢性鼻窦炎的一线首选治疗药物，疗程不少于 12 周；全身糖皮质激素临床仅推荐用于慢性鼻窦炎伴鼻息肉患者，尤其是严重复发性鼻息肉患者，可予短期口服糖皮质激素治疗。②大环内酯类药物：主要应用于常规药物治疗效果不佳、无嗜酸性粒细胞增多、血清总 IgE 水平不高，且变应原检测阴性的慢性鼻窦炎伴鼻息肉患者。临床推荐小剂量十四元环大环内酯类药物长期口服，疗程不少于 12 周。③其他抗菌药物：慢性鼻窦炎稳定期不推荐抗菌药物治疗，慢性鼻窦炎急性发作期，轻症患者酌情使用抗菌药物，重症患者首选口服阿莫西林或头孢呋辛酯，疗程 7～10 天，备选治疗包括口服阿莫西林克拉维酸、头孢克洛、头孢丙烯或左氧氟沙星等。④抗组胺药和抗白三烯药：对于伴有变应性鼻炎的慢性鼻窦炎患者，临床推荐应用第二代口服抗组胺药或鼻用抗组胺药，疗程不少于 2 周；对于伴有支气管哮喘、阿司匹林耐受不良、嗜酸粒细胞增多的慢性鼻窦炎患者，口服抗白三烯药在综合治疗中可发挥积极作用，疗程不少于 4 周。⑤黏液溶解促排剂：在慢性鼻窦炎的综合治疗中，临床推荐黏液溶解促排剂作为辅助治疗药物。⑥减充血剂：持续性严重鼻塞和慢性鼻窦炎急性发作时，患者可短期使用鼻腔局部减充血剂，疗程少于 7 天。⑦鼻腔冲洗：鼻腔盐水冲洗作为单一疗法或辅助治疗对成人和儿童慢性鼻窦炎均有效，还可用于难治性鼻窦炎的长期治疗，以及妊娠期慢性鼻窦炎的维持治疗。慢性鼻窦炎患者术后早期进行鼻腔盐水盥洗对于清除鼻腔结痂和防止粘连具有良好的效果，临床推荐使用，疗程不少于 4 周。⑧手术：慢性鼻窦炎药物治疗无效后，内镜鼻窦手术是首选的外科治疗手段。手术的主要目的是切除鼻腔鼻窦不可逆病变，重建鼻腔鼻窦通气引流，促进黏膜炎症消退，促进黏膜腺体和纤毛清除功能的恢复[5, 6]。

（二）中成药名方治疗

鼻窦炎属于中医学"鼻渊"范畴，中医学对鼻渊的认识始于《素问·气厥论》："胆移热于脑，则辛颏鼻渊。"历代医家不断总结，认识到本病的发生还与脾胃、肺、肾等脏腑关系密切，目前对鼻窦炎的辨证治疗仍多从脏腑论治。鼻渊的主要病因包括外邪袭肺、肺经蕴热、胆腑郁热、脾胃湿热、肺气虚寒、脾气虚弱等，治法分别是疏风散邪、清肺泻热、清泻胆热、清热利湿、温肺益气、健脾益气等。总之，根据辨证选用适当药物提高机体抗邪能力，从而宣通鼻窍。

第二节　中成药名方的辨证分类与药效

中药治疗鼻窦炎是辨证用药，中成药的常见辨证分类及其主要药效如下[7, 8]：

一、疏风散邪类

鼻窦炎外邪袭肺证可分为风寒袭肺证与风热犯肺证。

鼻窦炎风寒袭肺证的证候特点为鼻塞或轻或重，鼻涕黏白，稍遇风冷则鼻塞加重，鼻涕量多，喷嚏时作，嗅觉减退，舌质淡，苔薄白，脉浮，鼻黏膜淡红肿胀，中鼻甲肥大或息肉样变，中鼻道可见黏性或脓性分泌物。

鼻窦炎风热犯肺证的证候特点为鼻塞，鼻涕量多而黄稠，嗅觉减退，头痛，可见有发热恶风、汗出，舌质红，舌苔薄黄，脉浮，鼻黏膜充血肿胀，尤以中鼻甲为甚，中鼻道或嗅裂可见黏性或脓性分泌物，头额、眉棱骨或颌面部叩痛或压痛。

鼻窦炎外邪袭肺证的主要病理变化是黏膜水肿和血管扩张加重，多形核白细胞浸润，分泌物增多。

疏风散邪类中成药具有解热、解毒、抗炎等作用，对呼吸道常见的病原菌和条件致病菌具有不同程度的抑制作用。所具有的抗炎作用在于显著地抑制炎症肿胀，降低毛细血管通透性，减少炎性渗出，减轻局部的组织血管扩张，促使血液循环加速、组织代谢增快、白细胞吞噬能力增强，在消炎、消肿及加速创面修复、改善鼻腔通气方面起到了很好的功效。

常用中成药：通窍鼻炎片（胶囊、颗粒）、鼻渊丸、鼻炎灵片。

二、清泻胆热类

鼻窦炎胆腑郁热证的证候特点为脓涕量多，色黄或黄绿，或有腥臭味，鼻塞，嗅觉减退，头痛剧烈，可兼有烦躁易怒，口苦，咽干，目眩，寐少梦多，小便黄赤等全身症状，舌质红，苔黄或腻，脉弦数。检查见鼻黏膜充血肿胀，中鼻道、嗅沟或鼻底可见有黏性或脓性分泌物潴留，头额、眉棱骨或颌面部叩痛或压痛。

鼻窦炎胆腑郁热证的主要病理变化是黏膜上皮正常或增厚，有大量杯状细胞。固有层水肿变厚，血管周围浸润，管壁增厚或管腔阻塞。

清泻胆热类中成药可缓解或者消除热邪过剩症状，清除体内热毒从而缓解高热、脓涕等症状。

常用中成药：藿胆丸、鼻渊舒口服液、鼻窦炎合剂、鼻窦炎口服液、胆香鼻炎片。

参 考 文 献

[1] 黄选兆，汪吉宝，孔维佳，等. 实用耳鼻咽喉头颈外科学[M]. 北京：人民卫生出版社，2010：151.

[2] 岳振忠. 慢性鼻窦炎围手术期抗生素合理应用[J]. 中国中西医结合耳鼻咽喉科杂志，2007，15（1）：48-50.

[3] Holgate S T, Holloway J, Wilson S, et al. Epithelial-mesenchymal communication in the pathogenesis of chronic asthma[J]. Proc Am Thorac Soc，2004，1（2）：93-98.

[4] Cromwell O, Hamid Q, Corrigan C J, et al. Expression and generation of interleukin-8, IL-6 and granulocyte-macrophagecolony-stimulating factor by bronchial epithelial cells and enhancement by IL-1 beta and tumour necrosis factor-alpha[J]. Immunology，1992，77（3）：330-337.

[5] 中华耳鼻咽喉头颈外科杂志编辑委员会鼻科组，中华医学会耳鼻咽喉头颈外科学分会鼻科学组. 中国慢性鼻窦炎诊断和治疗指南（2018）[J]. 中华耳鼻咽喉头颈外科杂志，2019，54（2）：81-100.

[6] 程雷，董震，周兵，等. 2008 年全国慢性鼻-鼻窦炎诊断和治疗专题学术会议纪要. 中华耳鼻咽喉头颈外科杂志，2009，44（1）：8-9.

[7] 花君霞，牛阳. 鼻窦炎的中医治疗近况[J]. 宁夏医学院学报，1998，1：93-94，101.

[8] 徐春英. 李淑良教授辨治鼻病经验及其鼻軔经验方治疗变应性鼻炎的优势探索[D]. 北京：中国中医科学院，2015：21-25.

（广州中医药大学　熊天琴）

第三节　中成药名方

一、疏风散邪类

通窍鼻炎片（胶囊、颗粒）

【药物组成】　苍耳子（炒）、防风、黄芪、白芷、辛夷、白术（炒）、薄荷。

【处方来源】　研制方。《中国药典》（2015 年版）。

【功能与主治】　散风固表，宣肺通窍。用于风热蕴肺、表虚不固所致的鼻塞时轻时重、鼻流清涕或浊涕、前额头痛，以及慢性鼻炎、过敏性鼻炎、鼻窦炎见上述证候者。

【药效】　主要药效如下[1-8]：

1. 抑菌　通窍鼻炎片具有杀菌、抑菌的作用，能有效抑菌抗炎及抗变态反应，可迅速改善鼻塞，减少鼻腔分泌物，消除鼻甲肿胀，改善或恢复嗅觉，缓解头痛和头昏等症状，其对细菌感染和病毒感染所致的鼻窦炎均有效。研究发现，使用通窍鼻炎片治疗鼻窦炎 2 个月后，观察组 TNF-α、IL-4、IL-9、IL-10、IFN-γ 等细胞因子水平显著低于治疗前，证实通窍鼻炎片具有良好的抗炎消肿作用。

2. 抗过敏　现代研究证实通窍鼻炎片能够双向调节免疫功能，对免疫能力有增强作用，通窍鼻炎颗粒能够抑制过敏反应，可使机体的体液免疫功能得到调节，体内的自稳平衡状态得到恢复，从而改变机体的过敏体质。变应性鼻炎患者在应用糠酸莫米松鼻喷雾剂治疗时合理加用通窍鼻炎片，可缩短病情恢复时间，提高用药安全性，减少相关炎性因子释放。

3. 促进术腔上皮化　通窍鼻炎颗粒在缩短术腔上皮化时间、控制感染、减轻炎性水肿、减少出血、促进鼻窦术后的恢复及疗效巩固方面有较好的作用。在慢性鼻窦炎、鼻息肉内镜手术后使用抗感染药物与类固醇激素的基础上加用通窍鼻炎片，研究显示，试验组疗效明显优于对照组，通窍鼻炎片在综合疗效和疼痛、鼻通气不良、脓鼻涕、嗅觉减退等主要症状消退方面与对照组比较差异有统计学意义。

4. 收缩鼻黏膜血管　通窍鼻炎颗粒可收缩鼻黏膜血管，消除鼻腔黏膜水肿，并能改善血液循环，促进分泌物的吸收，迅速改善鼻塞，减少鼻腔分泌物，消除鼻甲肿胀。

【临床应用】

1. 急、慢性鼻炎和鼻窦炎[6-10]　本品适用于风热蕴肺、表虚不固所致急、慢性鼻炎和鼻窦炎。症见鼻塞时轻时重，鼻流清涕或浊涕，鼻涕量多而黄稠，常伴见前额头痛，嗅觉减退，发热恶风，汗出，舌质红，舌苔薄白，脉浮。

临床实践证明，通窍鼻炎片对鼻塞、鼻涕较多、嗅觉障碍、头昏头痛、鼻黏膜充血等为主要表现的急、慢性鼻炎和鼻窦炎有良好的效果，通窍鼻炎片能够明显改善慢性鼻窦炎患者体内 IL-1β、IL-5 及 TNF-α 水平，而且与克拉霉素对照组比较有统计学差异，说明该方治疗慢性鼻窦炎有明显的优势；对不同鼻腔的临床表现，如鼻塞、喷嚏、脓涕等改善最佳，对头痛、嗅觉减退等症状改善也好。通窍鼻炎片为慢性鼻窦炎、鼻息肉鼻内镜手术后的综合治疗用药之一，能明显改善慢性鼻窦炎、鼻息肉鼻内镜术后的临床症状，进而提高手术有效率。

2. 变应性鼻炎[3, 4, 10]　通窍鼻炎颗粒可以有效地改善变应性鼻炎的鼻塞、流涕、喷嚏等症状，有效治疗变应性鼻炎。糠酸莫米松鼻喷雾剂联合通窍鼻炎颗粒治疗变应性鼻炎的疗效显著，能快速地改善患者的临床症状和体征，值得在临床上推广。

【不良反应】　目前尚未检索到不良反应的报道。

【使用注意】　①有高血压、心脏病、肝病、糖尿病、肾病等慢性病严重者应在医师指导下服用。②本品含有苍耳子，不宜过量、久服。

【用法与用量】　口服。一次 5～7 片，一日 3 次。

参 考 文 献

[1] 俞静，王雁. 通窍鼻炎颗粒治疗鼻窦炎疗效观察[J]. 中国药师，2014，17（2）：264-266.

[2] 李明亮，赖余胜，孙伟忠，等. 通窍鼻炎颗粒治疗儿童慢性鼻窦炎疗效观察[J]. 儿科药学杂志，2013，19（11）：40-42.

[3] 赵燕. 通窍鼻炎颗粒治疗过敏性鼻炎的疗效观察[J]. 当代医学，2012，18（32）：136-137.

[4] 杨党卫，周华磊. 过敏性鼻炎患者通窍鼻炎颗粒治疗的临床效果分析[J]. 中国医学工程，2016，24（5）：86-87.

[5] 陈俊等. 糠酸莫米松鼻喷雾剂联合通窍鼻炎片治疗变应性鼻炎的疗效观察[J]. 临床合理用药杂志，2015，8（3）：128.

[6] 王丹丹. 糠酸莫米松鼻喷雾剂与通窍鼻炎片联合治疗变应性鼻炎的价值探究[J]. 中国疗养医学，2016，25（3）：301-302.

[7] 赵江涛，王中霞. 通窍鼻炎丸治疗慢性鼻窦炎及其对相关炎性因子的影响[J]. 山东中医杂志，2017，36（8）：663-665.

[8] 高志妹，陈磊. 通窍鼻炎方联合鼻腔冲洗治疗小儿急性鼻窦炎 53 例[J]. 陕西中医，2016，37（9）：1219-1220.

[9] 王端华，黄显贵. 通窍鼻炎片对鼻炎、鼻窦炎的治疗效果分析[J]. 实用中西医结合临床，2004，（4）：62.

[10] 姚秀. 糠酸莫米松鼻喷雾剂联合通窍鼻炎颗粒治疗变应性鼻炎的疗效评价[J]. 中国实用医药，2016，（12）：154-155.

（广州中医药大学　熊天琴）

鼻 渊 丸

【药物组成】　苍耳子、辛夷、金银花、茜草、野菊花。

【处方来源】　研制方。《中国药典》（2015 年版）。

【功能与主治】　祛风宣肺，清热解毒，通窍止痛。用于鼻塞鼻渊，通气不畅，流涕黄浊，嗅觉不灵，头痛，眉棱骨痛。

【药效】　主要药效如下[1-3]：

1. 抑菌、抗病毒　鼻渊丸对溶血性金黄色葡萄球菌、溶血性链球菌、肺炎双球菌等均有较强的抑杀作用，同时具有升白细胞的作用，从而提高免疫功能，使用鼻渊丸治疗急、慢性鼻炎与西医常规疗法相比，治疗组鼻黏膜充血水肿、中鼻道或嗅裂脓涕、中及下鼻甲肿大明显改善或消失，证明鼻渊丸具有抑制多种致病细菌、抗病毒、提高人体免疫功能、改善鼻腔通气、缓解头昏头痛等症状的功效。

2. 收缩鼻黏膜血管　鼻渊丸具有收缩鼻黏膜血管的作用。慢性鼻-鼻窦炎患者术后，应用鼻渊丸配合抗生素治疗，能迅速收缩鼻黏膜血管，消除鼻腔黏膜肿胀，恢复鼻腔黏膜纤毛功能，明显改善鼻-鼻窦炎术后患者症状。

【临床应用】

鼻窦炎[4, 5]鼻渊丸适用于外感风邪所致的鼻窦炎，症见鼻塞鼻渊，通气不畅，流涕黄浊，嗅觉不灵，头痛，眉棱骨痛等。

鼻渊丸能明显改善鼻腔阻塞，减少鼻漏，改善或恢复嗅觉功能，缓解或解除头昏、头胀、头痛等症状，无明显不良反应，同时不影响鼻黏膜纤毛的功能。鼻渊丸配合呋麻滴鼻剂联合阿莫西林克拉维酸钾分散片治疗鼻窦炎，临床效果显著。鼻渊丸能消除鼻黏膜充血肿胀，通畅鼻腔鼻窦引流，从而治愈儿童慢性鼻窦炎。慢性鼻窦炎患者在常规用药基础上加用鼻渊丸效果显著，可显著缓解其临床症状及焦虑、抑郁情绪，对提高其治疗效果和生活质量具有重要意义。

【不良反应】　目前尚未检索到不良反应的报道。

【使用注意】　①鼻渊之属风寒表虚、表实者，不宜使用。忌辛辣厚味。②本品含有苍耳子，不宜过量、久服。

【用法与用量】　口服。一次 1～2 丸，一日 3 次。

参 考 文 献

[1] 张华昌，刘庆珍，张晓莹. 鼻渊丸治疗急、慢性鼻炎及鼻窦炎 569 例疗效观察[J]. 现代中西医结合杂志, 2005, 1: 32-33.
[2] 郁再强，姚志源. 鼻渊丸治疗慢性鼻窦炎 101 例临床观察[J]. 临床医学研究与实践, 2016, 1（23）: 111.
[3] 李海霞. 慢性鼻窦炎患者手术前后黏膜结构及其功能的变化分析[J]. 中国实用医刊, 2015, 42（5）: 18-19.
[4] 李达深. 甲泼尼松与泼尼松对慢性鼻窦炎鼻息肉患者鼻内镜手术后鼻黏膜功能及生活质量的影响对比[J]. 中国老年学杂志, 2015, 35（23）: 6888-6889.
[5] 何秀田，覃文格. 鼻渊丸治疗儿童慢性鼻窦炎疗效观察[J]. 右江医学, 2002,（3）: 256.

（广州中医药大学　熊天琴）

鼻 炎 灵 片

【药物组成】　苍耳子、辛夷、白芷、细辛、黄芩、川贝母、淡豆豉、薄荷、野菊花、鹅不食草。

【处方来源】　研制方。国药准字 Z12020180。

【功能与主治】　通窍消肿，祛风退热。用于慢性鼻窦炎、鼻炎，症见鼻塞头痛、浊涕臭气、嗅觉失灵等。

【药效】　主要药效如下[1-3]：

1. 提高免疫功能　临床上在氯雷他定片及布地奈德鼻喷雾剂基础上加用鼻炎灵丸治疗过敏性鼻炎与单纯使用氯雷他定片及布地奈德鼻喷雾剂相比，观察组治疗后血清中 IL-4、IFN-γ 水平均低于对照组，而 IFN-γ/IL-4 比值高于对照组。提示氯雷他定片及布地奈德鼻喷雾剂联合鼻炎灵丸更能促进患者血清 Th1/Th2 细胞因子平衡的改善，提高患者免疫力。

2. 提高肿瘤组织对放化疗的敏感性　鼻炎灵片能够提高肿瘤组织对放化疗的敏感性。在临床研究中采用同期放化疗联合辅助中成药治疗鼻咽癌。对照组予以同期放化疗，而治疗组予以鼻炎灵片配合同期放化疗。治疗后，治疗组的完全缓解和部分缓解例数均优于对照组，但颈部淋巴结变化两组间比较无明显差异，并且在治疗后 3 个月跟踪随访发现，治疗组完全缓解和部分缓解例数仍优于对照组。说明中成药鼻炎灵片能提高肿瘤组织对放化疗的敏感性。

【临床应用】

1. 鼻窦炎[1]　鼻炎灵片适用于风热外袭所致的鼻窦炎，症见鼻塞头痛，浊涕臭气，嗅觉失灵等。

鼻炎灵片能够改善鼻塞、头痛、浊涕臭气、嗅觉失灵等症状。临床使用鼻炎灵片治疗急、慢性鼻窦炎，治疗有效率较高，能够快速改善急慢性鼻窦炎的临床症状，且安全性高。

2. 变应性鼻炎[2]　鼻炎灵片适用于变应性鼻炎外邪犯肺证，症见鼻塞、鼻痒、打喷嚏、流清涕，鼻腔检查可见鼻黏膜充血、水肿。

鼻炎灵片联合氯雷他定片及布地奈德鼻喷雾剂能有效改善变应性鼻炎患者的临床症状及生活质量，观察组在改善患者鼻痒及喷嚏症状方面优于对照组，患者主要症状消失时间快于对照组，改善生活质量方面优于对照组。且未见严重不良反应，提示鼻炎灵片临床运用安全。

3. 鼻咽癌[3]　临床研究显示，鼻炎灵片辅助放化疗治疗鼻咽癌，在放化疗结束后及结束后 3 个月鼻咽病灶的完全缓解和部分缓解例数均优于对照组，显示鼻炎灵片，能提高肿瘤组织对放化疗的敏感性，从而进一步提高疗效。

【不良反应】　目前尚未检索到不良反应的报道。

【使用注意】　①服药期间，忌辛辣食物。②本品含有苍耳子、细辛，不宜过量、久服。

【用法与用量】　饭后温开水送服。一次 2～4 片，一日 3 次，2 周为 1 个疗程。

参 考 文 献

[1] 杨荃香，高素宁，陈凤阁. 鼻炎灵片的临床疗效观察[J]. 中成药研究，1983，（6）：25-26.

[2] 张东晓. 鼻炎灵丸对变应性鼻炎患者 Th1/Th2 细胞因子的影响[J]. 中医学报，2016，31（5）：746-749.

[3] 彭文达. 鼻炎灵片辅助治疗对于鼻咽癌放化疗的影响[J]. 中医药导报，2013，（10）：99-100.

（广州中医药大学　熊天琴）

二、清泻胆热类

藿胆丸（片）

【主要成分】　广藿香叶、猪胆膏。

【处方来源】　清·吴谦《医宗金鉴》。《中国药典》（2015 年版）。

【功能与主治】　芳香化浊，清热通窍。用于湿浊内蕴、胆经郁火所致的鼻塞、流清涕或浊涕、前额头痛。

【药效】　主要药效如下[1-5]（图 14-1）：

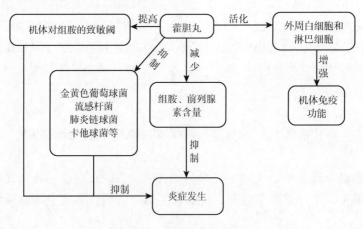

图 14-1　藿胆丸药效机制

1. 抗炎　藿胆丸能降低小鼠耳郭肿胀度，减轻卡拉胶、组胺所致大鼠足肿胀程度，降低大鼠肉芽肿琼脂块重量，减少小鼠扭体次数。研究表明，藿胆丸通过抑制炎症发生和减少发展过程中炎症组织中组胺、前列腺素的含量，发挥抗炎作用。藿胆丸联合常规的抗生素药物治疗慢性鼻窦炎，能快速发挥抗炎作用，减轻鼻窦炎的症状。

2. 抗过敏　相关研究表明，藿胆丸可提高小鼠对组胺的致敏阈，激活、增强网状内皮系统吞噬功能，且能明显抑制卵蛋白致敏豚鼠离体回肠肌过敏性收缩、大鼠被动皮肤过敏反应、2，4-二硝基氯苯所致小鼠耳郭皮肤迟发型超敏反应，在临床中，藿胆丸能在较短时间内改善感冒性鼻炎的临床症状，表明藿胆丸具有较好的抗过敏作用。

3. 增强免疫功能　藿胆丸通过活化外周血白细胞和淋巴细胞而增强机体免疫功能。临床在西医常规鼻腔冲洗的基础上加用藿胆丸治疗慢性鼻窦炎，可有效地清洁鼻腔，改善鼻腔通气，减少术腔结痂，促进分泌物的排出和黏膜水肿的消退及黏膜纤毛系统的改善，活化外周血白细胞和淋巴细胞，增强机体免疫功能。

【临床应用】

1. 慢性鼻窦炎[6-8]　藿胆丸适用于湿浊内蕴、胆经郁火所致的慢性鼻窦炎，症见脓涕量多，色黄或黄绿，或有腥臭味，鼻塞，嗅觉减退，头痛剧烈，舌质红，苔黄或腻，脉弦数。

经临床研究，藿胆丸可改善鼻窦炎症状。藿胆丸联合常规的抗生素药物治疗慢性鼻窦炎，结果显示，治疗组有效率明显高于对照组；鼻窦负压置换疗法加口服藿胆丸治疗慢性鼻窦炎，疗效确切，复发率低；在西医常规鼻腔冲洗的基础上加用藿胆丸治疗慢性鼻窦炎，可有效清洁鼻腔，改善慢性鼻窦炎的症状。

2. 感冒性鼻炎[9]　临床研究表明，使用藿胆丸治疗感冒性鼻炎与鼻炎康片相比，治疗组有效率明显高于对照组，表明藿胆丸能在较短时间内改善感冒性鼻炎的临床症状，且能达到较高的治疗总有效率。

【不良反应】　目前尚未检索到不良反应的报道。

【使用注意】　①对本品中任何成分过敏者均禁用。②忌辛辣、鱼腥食物。

【用法与用量】　口服。丸：一次 3～6g，一日 2 次。片：一次 3～5 片，一日 2～3 次。饭后服。

参 考 文 献

[1] 吴碧君，刘东晖. 藿胆丸主要药效学研究[J]. 中药材，2002，（9）：657-658.

[2] 胡丽萍，李健，杜佳林，等. 藿胆丸抗炎、镇痛、抑菌作用研究[J]. 中药药理与临床，2007，（5）：22-23.

[3] 余亚明. 藿胆丸配合鼻腔冲洗治疗慢性鼻窦炎 68 例[J]. 河南中医，2012，32（5）：603-604.

[4] 胡丽萍，李健，齐珊珊，等. 藿胆对鼻炎-鼻窦炎抗炎作用的实验研究[J]. 世界中西医结合杂志，2008，（5）：257-259.

[5] 索娟，冼彦芳，黄晓丹，等. 精制藿胆方抗过敏药理作用研究[J]. 中国实验方剂学杂志，2007，13（9）：47-49.

[6] 张淑娟，严军虎. 藿胆丸治疗慢性鼻窦炎 120 例临床观察[J].吉林医学，2014，（27）：6012-6013.

[7] 何猛. 藿胆丸治疗小儿慢性鼻窦炎 72 例[J]. 青海医药杂志，1998，（6）：10.

[8] 李旭斌. 置换疗法加口服藿胆丸治疗慢性鼻窦炎 80 例疗效观察[J]. 山西职工医学院学报，2015，25（1）：48-49.

[9] 兰红斌，袁惠平. 藿胆丸治疗感冒性鼻炎的临床研究[J]. 药品评价，2016，（8）：40-41，64.

（广州中医药大学　熊天琴）

鼻渊舒口服液（胶囊）

【药物组成】　辛夷、苍耳子、栀子、黄芩、柴胡、薄荷、川芎、细辛、白芷、茯苓、川木通、桔梗、黄芪。

【处方来源】 研制方。《中国药典》(2015 年版)。

【功能与主治】 疏风清热,祛湿通窍。用于鼻炎、鼻窦炎属肺经风热及胆腑郁热证者。

【药效】 主要药效如下[1-4]:

1. 修复鼻腔黏膜 鼻渊舒口服液能够修复鼻腔黏膜,在常规治疗基础上,对慢性鼻窦炎/鼻息肉患者于内镜鼻窦手术后辅以鼻渊舒口服液治疗,可加速术腔黏膜形态转归和上皮化过程,促进鼻腔黏膜功能的恢复。

2. 抑菌 研究发现正常人及慢性鼻窦炎患者鼻腔优势菌种均为表皮葡萄球菌,表皮葡萄球菌是鼻腔主要条件致病菌。鼻渊舒口服液可拮抗鼻腔优势表皮葡萄球菌生物膜生成,降低细菌生物膜种间信号自诱导分子活性,从而达到抑制表皮葡萄球菌的作用。

3. 增强免疫功能 鼻渊舒口服液能够有效保护慢性鼻窦炎患者的鼻黏膜,并能够降低患者毛细血管的通透性,增强网状内皮系统吞噬功能,提高机体的免疫功能,增强细胞诱导干扰素的能力。

4. 抗炎 研究表明鼻渊舒口服液能使慢性鼻-鼻窦炎兔的鼻黏膜上皮修复,减轻鼻黏膜炎细胞浸润、腺体和杯状细胞增生;降低血清 IL-8、TNF-α 水平,说明鼻渊舒口服液对慢性鼻窦炎具有确切的治疗作用,其机制与减轻 IL-8、TNF-α 导致的过度炎症反应有关。

【临床应用】

1. 急、慢性鼻窦炎[5-8] 鼻渊舒口服液适用于胆腑郁热所致的急、慢性鼻窦炎,症见脓涕量多,色黄或黄绿,或有腥臭味,鼻塞,嗅觉减退,头痛剧烈等。

鼻渊舒口服液能显著降低急性鼻窦炎大鼠血中 IL-6 和鼻黏膜中 TNF-α 的表达,研究发现了与鼻渊舒口服液治疗作用直接相关的 24 个差异表达基因。鼻渊舒口服液配合口服阿莫西林克拉维酸钾分散片加呋麻滴鼻剂滴鼻,可提高慢性鼻窦炎的临床疗效,缩短治疗疗程,降低阿莫西林克拉维酸钾分散片的不良反应,且能缓解患者鼻塞、脓涕、局部疼痛及头痛症状。

2. 慢性鼻窦炎/鼻息肉鼻内镜手术后[8-10] 鼻渊舒口服液配合常规抗生素(喹诺酮类抗生素)、局部类固醇激素等治疗,可以提高鼻窦手术的疗效,而且可以减少抗生素、激素等药物的疗程,无毒副作用及不良反应。研究表明,慢性鼻窦炎术后在使用喹诺酮类抗生素、丙酸氟替卡松喷鼻剂、复方薄荷油的基础上加用口服鼻渊舒口服液可提高综合疗效,对缓解鼻窦炎的症状如头痛、鼻塞、脓涕、嗅觉减退等有一定的优势。

【不良反应】 目前尚未检索到不良反应的报道。

【使用注意】 ①若有少量沉淀,请摇匀后服用。②本品含有苍耳子、细辛,不宜过量、久服。

【用法与用量】 口服。口服液:一次 10ml,一日 3 次。20 天为一疗程,一般 1~2 个疗程,必要时可延长至 3 个疗程。胶囊:一次 3 粒,一日 3 次。

参 考 文 献

[1] 杨宁,林清霞,何瑞华,等. 鼻渊舒口服液联合罗红霉素治疗慢性鼻窦炎的疗效观察[J]. 中国现代医学杂志,2014,24(17):110-112.

[2] 李景青，陈森泉，蔡永明. 鼻渊舒口服液对慢性鼻窦炎和鼻息肉术后黏膜形态和功能转归的影响[J]. 现代中西医结合杂志，2019，28（3）：299-301.

[3] 刘静，唐艺芬，朱佳. 鼻渊舒口服液合西医常规治疗儿童慢性鼻窦炎 53 例临床观察[J]. 中医药导报，2016，22（5）：89-91.

[4] 谢慧，李玲珑，窦豆，等. 鼻渊舒口服液对慢性鼻-鼻窦炎患者鼻腔表皮葡萄球菌细菌生物膜形成的影响[J]. 中国中西医结合耳鼻咽喉科杂志，2018，26（6）：407-411，456.

[5] 陈丽花. 鼻渊舒口服液治疗慢性鼻窦炎的疗效评估及研究[J]. 中国医药指南，2017，15（32）：184-185.

[6] 朱天民，周桦，李辉. 鼻渊舒口服液对兔慢性鼻-鼻窦炎模型 IL-8、TNF-α 影响的实验研究[J]. 辽宁中医杂志，2011，（4）：759-761.

[7] 胡凤玲，白锋波. 鼻渊舒口服液联合克拉霉素治疗慢性鼻窦炎的疗效及安全性分析[J]. 中国药业，2015，（18）：35-37.

[8] 王炼红. 鼻渊舒口服液与西药治疗慢性鼻窦炎的临床疗效及安全性对比分析[J]. 检验医学与临床，2015，12（1）：73-74.

[9] 梁传余，温蓓，郑艳，等. 鼻渊舒口服液改善慢性鼻窦炎/鼻息肉鼻内窥镜手术预后的多中心随机对照试验[J]. 中国循证医学杂志，2004，（6）：377-381，416.

[10] 刘敏，张大铮，张勤修. 口服鼻渊舒口服液在慢性鼻-鼻窦炎鼻内窥镜术围手术期的临床疗效及安全性评价[J]. 中华中医药杂志，2011，26（5）：1076-1081.

（广州中医药大学　熊天琴）

鼻窦炎口服液（合剂）

【药物组成】　辛夷、柴胡、荆芥、苍耳子、黄芩、薄荷、龙胆草、桔梗、白芷、川芎、栀子、黄芪、茯苓、川木通。

【处方来源】　清·汪昂《医方集解》龙胆泻肝丸合苍耳子散加减化裁方。国药准字 Z50020160。

【功能与主治】　疏散风热，清热利湿，宣通鼻窍。主治风热犯肺，湿热内蕴所致的鼻塞不通，流黄稠涕，急慢性鼻炎，副鼻窦炎等。

【药效】　主要药效如下[1-4]：

1. 保护鼻黏膜　鼻窦炎合剂具有收敛、保护鼻黏膜、促进黏膜分泌物的吸收和减轻炎症的作用。研究表明，鼻窦炎合剂能有效地促进和加速功能性鼻内镜术后术腔清洁时间及鼻黏膜上皮化，明显促进窦口鼻道复合体黏膜纤毛结构和功能恢复。鼻内镜术后运用鼻窦炎合剂冲洗鼻腔可控制局部炎症，减轻黏膜水肿、促进术腔清洁，防止术腔局部肉芽组织及囊泡增生，加速鼻腔黏膜上皮化，恢复黏膜上皮纤毛清除及保护功能，能显著提高慢性鼻窦炎鼻内镜术后的治疗效果。

2. 抗过敏　研究表明，对于肺气虚、湿滞鼻窍型鼻炎，使用补肺益气、除湿通窍之玉屏风散和鼻窦炎合剂配合内服后，绝大多数病情得到改善，患者 IgE 水平降低。

【临床应用】　主要临床应用如下[5-7]：

1. 鼻窦炎　鼻窦炎合剂适用于胆腑郁热型鼻窦炎，症见脓涕量多，色黄或黄绿，或有腥臭味，鼻塞，嗅觉减退，头痛剧烈等。

研究发现，放疗后鼻窦炎患者通过中药鼻窦炎合剂行鼻腔冲洗，患者鼻臭、鼻塞、流鼻涕、鼻干、鼻部胀痛、嗅觉减退等症状及黏膜水肿、鼻腔干痂等体征得到有效控制，促进了鼻腔、鼻窦正常生理功能的恢复，也有利于鼻中道脓性引流物减少或消失、缩小鼻甲等。

2. 慢性鼻窦炎鼻内镜术后　慢性鼻窦炎患者术后应用鼻窦炎合剂行术腔冲洗，能有效地促进和加速功能性鼻内镜术后术腔清洁时间及鼻黏膜上皮化，明显促进窦口鼻道复合体黏膜纤毛结构和功能恢复。采用鼻窦炎合剂对行功能性内镜鼻窦手术治疗的患者进行术后鼻腔冲洗，可缩短术腔清洁时间及鼻黏膜上皮化时间，改善鼻黏膜纤毛功能，缓解患者症状，提高生活质量。

【不良反应】　目前尚未检索到不良反应的报道。

【使用注意】　①本品含有苍耳子，不宜过量、久服。②忌烟酒、辛辣、鱼腥食物。③有高血压、心脏病、肝病、糖尿病、肾病等慢性病严重者，儿童、孕妇、哺乳期妇女、年老体弱、脾弱便溏者应在医生指导下使用。

【用法与用量】　口服液（合剂）：每次 1 支，一日 3 次，20 天为一个疗程。

参 考 文 献

[1] 刘芳贤,叶辉信,王亮亮,等. 鼻窦炎合剂冲洗对鼻内镜术后鼻黏膜细胞的影响[J]. 中国中西医结合杂志,2016,（4）:430-433.

[2] 霍树喜，王杰，高尚，等. 功能性内镜鼻窦手术联合鼻窦炎合剂冲洗对慢性鼻-鼻窦炎患者鼻黏膜纤毛功能及生活质量的影响[J]. 实用临床医药杂志，2019，23（2）：87-90.

[3] 熊大经，郑军，杨安华，等. 中成药"鼻窦炎合剂"配合玉屏风散治疗过敏性鼻炎及其对 IgE 影响的观察[J]. 上海中医药杂志，1992，（2）：20-21.

[4] 刘素茹. 鼻窦炎口服液防治急性鼻窦炎的作用机制研究[D]. 成都：成都中医药大学，2002.

[5] 李艺，张勉，叶辉信. 鼻窦炎合剂行鼻腔冲洗治疗鼻咽癌放疗后鼻窦炎的临床疗效[J]. 临床合理用药杂志，2016，（18）：109-110.

[6] 陈奇. 中成药名方药理与临床[M]. 北京：人民卫生出版社，1998：269.

[7] 张红激，李书良. 鼻窦炎合剂治疗鼻窦炎 87 例临床观察[J]. 中国中医药信息杂志，2000，（2）：69.

（广州中医药大学　熊天琴）

胆香鼻炎片

【药物组成】　猪胆汁、广藿香、白芷、苍耳子、鹅不食草、荆芥、金银花、野菊花、薄荷。

【处方来源】　研制方。《中国药典》（2015 年版）。

【功能与主治】　消炎清热，祛风散寒，通窍止痛。用于慢性单纯型鼻炎、变应性鼻炎、急慢性鼻炎、副鼻窦炎。

【药效】　主要药效如下[1]：

1. 抑菌　现代研究证明本品对革兰氏阳性和革兰氏阴性细菌有一定的杀菌和抑菌作用。

2. 抗炎　本品有抗炎作用。

3. 抗变态反应　本品还具有抗变态反应、调节人体免疫机能的作用。

【临床应用】

1. 慢性鼻窦炎、副鼻窦炎[1]　本品适用于胆腑郁热所致的慢性鼻窦炎、副鼻窦炎。临床研究表明，使用本品治疗慢性鼻窦炎可有效改善鼻塞、鼻甲充血肿胀、脓性分泌物等症状，临床见效快，疗效可靠，未发现任何毒副作用及并发症。

2. 急慢性鼻炎、变应性鼻炎　本品适用于因外感风邪所致的急慢性鼻炎和变应性鼻炎，症见鼻塞、喷嚏、清涕，常伴见舌淡、苔薄白、脉浮等。

【**不良反应**】　目前尚未检索到不良反应的报道。

【**使用注意**】　①肝、肾功能不全者慎用；孕妇忌服。②本品含有苍耳子，不宜过量、久服。

【**用法与用量**】　口服。一次4片，一日3次。

参 考 文 献

[1] 黄贵荣，李晓宁. 岩鹿胆香鼻炎片治疗慢性鼻窦炎的临床观察[J]. 中国实用医药，2009，24：144.

（广州中医药大学　熊天琴）

第十五章

扁桃体炎中成药名方

第一节 概　述

一、概　念

扁桃体炎（tonsillitis）是一种常见的咽部感染性疾病。多为细菌感染引起，也可由病毒感染引起，受凉、潮湿、过度劳累、烟酒过度等可使机体抵抗力降低，诱发本病。扁桃体炎分为急性扁桃体炎和慢性扁桃体炎。急性扁桃体炎是腭扁桃体的急性非特异性炎症，常伴有不同程度的咽黏膜及咽淋巴组织炎症，常发生于儿童及青少年，在春秋两季气温变化的时候易发病。急性扁桃体炎反复发作或因扁桃体隐窝引流不畅窝内细菌、病毒滋生感染而演变为慢性扁桃体炎。

扁桃体炎属于中医学"乳蛾"范畴，指因邪毒积聚喉核或脏腑虚损、喉核失养所致的以咽痛或咽部不适感，喉核红肿，表面可有黄白脓点为主要特征的咽部疾病[1]。

二、病因及发病机制

（一）病因

急性扁桃体炎的主要致病菌为乙型溶血性链球菌，非溶血性链球菌、葡萄球菌、肺炎球菌、流感杆菌、鼻病毒、单纯性疱疹病毒及腺病毒也可引起本病。细菌和病毒混合感染者亦较多见。近年来，还发现有厌氧菌感染病例，革兰阴性杆菌感染有上升趋势，病原体可通过飞沫或直接接触传播。慢性扁桃体炎也可继发于某些急性传染病，如猩红热、白喉、流行性感冒、麻疹等，也可继发于鼻腔及鼻窦等邻近器官组织的感染。

受凉、潮湿、过度劳累、烟酒过度、有害气体刺激、上呼吸道有慢性病灶存在等均可诱发本病。

（二）发病机制

某些病原体会滞留在正常人的咽部及扁桃体隐窝内，在机体防御能力正常时并不致病，但当人体抵抗力降低时，病原体大量繁殖，毒素破坏隐窝上皮，细菌侵入扁桃体实质而导致炎症。实质性结构的增生或纤维蛋白样变性，瘢痕形成并伴扁桃体隐窝口阻塞，引流不畅，细菌与炎性渗出物积聚其内，反复刺激可导致扁桃体增大。

三、临 床 表 现

1. **急性扁桃体炎**　局部症状：①主要症状为咽痛。初起多为一侧咽痛，继续可发展至对侧。吞咽或咳嗽时咽痛加重。疼痛较剧时可致吞咽困难。也可引起耳部放射痛。②可出现言语含糊不清。③若炎症向鼻咽部发展，波及咽鼓管，可出现耳闷、耳鸣及耳痛症状，有时还可引起听力下降。全身症状：①起病较急，可有畏寒高热。一般持续 3～5 天。②一般有头痛，食欲差，疲乏无力，腰背及四肢酸痛，可有便秘。③小儿患者可因高热而引起抽搐、呕吐及昏睡。

2. **慢性扁桃体炎**　有急性扁桃体炎反复发作的病史，平素全身症状不明显。局部可有咽部不适、异物感、刺激性咳嗽等；扁桃体肥大明显者，可有睡眠打鼾、进食易恶心或语言含糊；检查见扁桃体呈暗红色，或肥大或萎缩，或可见隐窝内有脓栓。

四、诊 　 断

1. **急性扁桃体炎**　①病史：可有受凉、疲劳、感冒病史。②临床症状：起病急，咽痛，吞咽困难。全身可伴有恶寒、发热、头痛、纳差、乏力、周身不适等。小儿可有高热、抽搐、呕吐、昏睡等症。③局部检查：腭扁桃体红肿，表面可有黄白色脓点，重者腐脓成片，但不超出扁桃体范围。下颌角淋巴结可肿大。④其他检查：血常规见白细胞总数升高，中性粒细胞增多。

2. **慢性扁桃体炎**　①病史：可有急性扁桃体炎反复发作病史。②临床症状：反复发作咽部疼痛、异物感，或咽部症状不明显，或有口臭、低热等。③局部检查：咽部黏膜暗红，腭扁桃体肿大或萎缩，表面凹凸不平，色暗红，或有脓点，或挤压扁桃体后脓栓自扁桃体隐窝口溢出。④其他检查：咽拭子培养等细菌学检查有助于诊断及治疗。在"病灶"型病例中，血沉、抗链球菌溶血素"O"、血清黏蛋白、心电图等有助于并发症的诊断。

五、治 　 疗

（一）常用化学药物及现代技术

抗生素应用为急性扁桃体炎的主要治疗方法，首选青霉素类，根据病情轻重，决定给药途径。如果使用青霉素 2～3 天后病情无好转，应分析原因，改用其他种类抗生素，如有条件可在确定致病菌后，根据药敏实验选用抗生素，可酌情使用糖皮质激素。基于感染-变态反应的观点，慢性扁桃体炎应将免疫治疗考虑在内，使用有脱敏作用的细菌制品，如用链球菌变应原制成的疫苗进行脱敏，或应用各种增强免疫力的药物，如注射胎盘球蛋白、转移因子等，保守治疗无效，可考虑手术。若发热体温超过38.5℃的患者，应去医院就诊。

（二）中成药名方治疗[2]

急性扁桃体炎多属热证、实证，辨证要点在于区分热邪在表还是在里，一般初起伴有寒热者，多属表热证，两三天后但热不寒者，多属里热证。在表者轻，在里者重。选用中成药时在表者以疏风清热为主，在里者以清热利咽为主。慢性扁桃体炎多为虚证或虚实夹杂证，多属肺肾阴虚、脾胃虚弱和痰瘀互结，根据病情轻重、疾病类型和疾病人群，辨证使用中成药。

第二节 中成药名方的辨证分类与药效

中药治疗扁桃体炎是辨证用药，常用中成药的辨证分类及其主要药效如下[2-4]：

一、清热解毒类

扁桃体炎肺胃热盛证的主要症状是咽部疼痛剧烈，连及耳根，吞咽困难，痰涎较多。全身症状可见高热，口渴引饮，咳嗽痰黄稠，口臭，腹胀，便秘溲黄，舌质红，苔黄厚，脉洪大而数。检查见扁桃体红肿，有黄白色脓点，甚至扁桃体表面腐脓成片，咽腭弓红肿，颌下可见肿大淋巴结。

扁桃体炎肺胃热盛证的主要病理变化是机体免疫力低下、细菌或者病毒感染等。

清热解毒药可抑菌、抗病毒、解热抗炎、镇痛消肿、改善微循环、增强免疫力等。

常用中成药：复方鱼腥草片（颗粒、滴丸）、复方双花口服液（片、颗粒）、板蓝根颗粒（茶、糖浆）、喉咽清口服液、清开灵胶囊（软胶囊、颗粒、滴丸、片、泡腾片）、牛黄解毒胶囊（片、丸、软胶囊）、冬凌草片、小儿咽扁颗粒、蒲地蓝消炎口服液、芩翘口服液、新清宁片、复方金银花颗粒、感冒消炎片、解热消炎胶囊、莲芝消炎胶囊、了哥王片、炎立消胶囊、消炎灵胶囊、穿王消炎胶囊、感冒退热颗粒。

二、清热养阴类

扁桃体炎肺肾阴虚证的主要症状是咽部干燥，微痒微痛，吞咽不利，午后症状加重。全身症状可见午后颧红，手足心热，失眠多梦，或干咳痰少而黏，耳鸣眼花，腰膝酸软，大便干，舌质干红少苔，脉细数。检查见扁桃体肥大或干瘪，表面不平，色潮红，或有细白星点，扁桃体被挤压时有黄白色腐物自隐窝口溢出。主要是因为肺肾阴虚，津不上承，咽喉失于濡养，虚火上炎，余邪留滞所致。养阴利咽药可滋养肺肾，清利咽喉。

扁桃体炎肺肾阴虚证的主要病理变化是机体物质代谢异常等。

清热养阴药可止咳祛痰、增强免疫力、调节物质代谢等。

常用中成药：玄麦甘桔含片（颗粒）、西青果颗粒、藏青果颗粒等。

参 考 文 献

[1] 曾冰沁，陶波. 近5年中医外治法治疗扁桃体炎研究进展[J]. 亚太传统医药，2017，13（21）：44-46.

[2] 吴丽婷，王明潮. 扁桃体炎的中医辨证与治疗[J]. 光明中医，2011，26（6）：1231-1232.

[3] 章春娣. 扁桃体炎辨证治疗[J]. 浙江中医药大学学报，2008，（3）：374.

[4] 于树林. 扁桃体炎的中西医结合治疗体会[J]. 中国中医急症，2000，（S1）：91.

（江西中医药大学　陶　波，广东省中医院　李松健）

第三节　中成药名方

一、清热解毒类

复方鱼腥草片（颗粒、滴丸）

【药物组成】　鱼腥草、板蓝根、黄芩、金银花、连翘。

【处方来源】　研制方。《中国药典》（2015年版）。

【功能与主治】　清热解毒。用于外感风热所致的急喉痹、急乳蛾，症见咽部红肿、咽痛，以及急性咽炎、急性扁桃体炎见上述证候者。

【药效】　主要药效如下[1-3]：

1. 抑菌　本品能有效抑制大肠杆菌、宋内志贺菌、金黄色葡萄球菌、枯草杆菌、藤黄微球菌及军团菌的生长，其抑制机制与非竞争性抑制细菌体内的芳基胺乙酰转移酶有关。对于细菌感染、病毒感染所致急性扁桃体炎具有较好的疗效。

2. 免疫调节　本品可显著增强流感病毒抗原引起的T细胞增殖，从而起到免疫调节的作用。对机体抵抗力降低的扁桃体炎患者有较好的疗效。

【临床应用】　临床应用如下[4-7]：

1. 急性扁桃体炎　因外感风热，肺卫蕴热，邪客喉核所致，症见咽部肿痛，异物感明显，吞咽不利，咽喉灼热干燥，扁桃体肿胀，伴有发热恶寒，吞咽不利，头痛鼻塞，流脓涕，咳嗽有黄痰；急性扁桃体炎见上述证候者。临床观察表明，复方鱼腥草颗粒无明显不良反应，说明该药安全可靠，复方鱼腥草颗粒对小儿急性扁桃体炎风热证具有较好疗效，剂型适合小儿疾病治疗要求，疗效可靠。

2. 急性咽喉炎、急性上呼吸道感染　因外感风热所导致实热之邪客于咽喉所致，症见咽部干灼疼痛，吞咽不利，咽喉红肿，甚至可见伴有发热恶寒，头痛，鼻塞，流黄涕，咳嗽黄痰等；急性咽喉炎、急性上呼吸道感染见上述证候者。

3. 慢性支气管炎、肺脓肿、老年支原体肺炎、麻疹等　见相关文献。

【不良反应】   目前尚未检索到不良反应的报道。

【使用注意】   ①不宜在服药期间同时服用滋补性中药。②有扁桃体化脓或发热体温超过38.5℃的患者应去医院就诊。

【用量用法】   口服。一次4～6片，一日3次。

参 考 文 献

[1] 侯爱荣，付文强. 高效液相色谱法测定复方鱼腥草颗粒绿原酸含量[C]//中国药理学会. 2010年全国医药学术论文交流会暨临床药学与药学服务研究进展培训班论文集. 银州：中国药理学会，2010：146.

[2] 吴卫华，康桢，欧阳冬生，等. 绿原酸的药理学研究进展[J]. 天然产物研究与开发，2006，18（4）：691-694.

[3] 门忠友，綦秀贞，侯美香. 复方鱼腥草颗粒治疗小儿急性上呼吸道感染130例[J]. 长春中医药大学学报，2009，25（1）：115-116.

[4] 夏志强. 复方鱼腥草颗粒辅助治疗小儿急性扁桃体炎50例疗效观察[J]. 医药前沿，2014，（13）：130-131.

[5] 张华静. 复方鱼腥草颗粒治疗小儿急性扁桃体炎风热证的临床研究[J]. 医学理论与实践，2013，26（2）：194-195.

[6] 贝金币. 复方鱼腥草颗粒对老年支原体肺炎患者白细胞介素6、血清心肌酶谱及血管内皮生长因子的影响及疗效观察[J]. 中国基层医药，2015，22（9）：1297-1299.

[7] 周云平. 复方鱼腥草口服液治疗麻疹临床疗效观察[J]. 世界最新医学信息文摘（电子版），2013，（6）：210，212.

（江西中医药大学   陶   波，广东省中医院   李松键）

复方双花口服液（片、颗粒）

【药物组成】   金银花、连翘、穿心莲、板蓝根。

【处方来源】   研制方。国药准字Z10940063。

【功能与主治】   清热解毒，利咽消肿。用于外感风热之扁桃体炎发热，微恶风，头痛，鼻塞流涕，咽红而痛或咽喉干燥灼痛，吞咽则加剧，咽扁桃体红肿，舌边尖红，苔薄黄或舌红苔黄，脉浮数或数。

【药效】   主要药效如下[1-5]：

1. 解热   本品对伤寒及副伤寒甲、乙三联菌苗所致的家兔发热有解热作用，复方双花片对伤寒菌苗所致的家兔发热有解热作用。临床运用表明本品可改善咽喉干燥灼热、咽扁桃体发热的症状。

2. 抗炎   复方双花口服液或复方双花片均能抑制巴豆油所致的小鼠耳郭炎性肿胀；片剂能抑制组胺、5-羟色胺所致的大鼠毛细血管通透性增加，抑制蛋清所致的大鼠足肿胀，抑制羊红细胞致敏小鼠的足肿胀。在临床中可显著改善咽红而痛或咽喉干燥灼痛、咽扁桃体发热、红肿等症状。

3. 抑菌   体外抑菌试验表明，本品对金黄色葡萄球菌及其耐药菌株、白色葡萄球菌、甲型及乙型溶血性链球菌、肺炎双球菌、痢疾杆菌、铜绿假单胞菌、奈瑟菌、大肠杆菌、伤寒杆菌、甲型副伤寒杆菌和变形杆菌等多种菌株均有不同程度的抑菌作用，对临床分离的金黄色葡萄球菌、大肠杆菌和乙型溶血性链球菌也有不同程度的抑菌作用。本品对于细菌感染所致急性扁桃体炎具有较好的疗效。

4. 增强免疫功能   本品能增加小鼠腹腔注射羊红细胞后的抗体数，增强小鼠的体液免疫功能。

【临床应用】　临床应用如下[6]：

1. 扁桃体炎　由外感风热所致，症见发热，微恶风，头痛，咽红而痛或咽干燥灼痛，吞咽则加剧；急性扁桃体炎见上述证候者。临床观察应用复方双花口服液治疗急性扁桃体炎 97 例，可明显改善急性扁桃体炎的咽红而痛或咽喉干燥灼痛，吞咽则加剧，咽扁桃体红肿的症状，表明复方双花口服液对急性扁桃体炎有较好的治疗作用。

2. 感冒　由外感风热所致，症见发热，头痛，微恶风寒，鼻塞流涕，咳嗽咽痛；流行性感冒、上呼吸道感染见上述证候者。

【不良反应】　服药后，偶见恶心、纳差、腹泻。

【使用注意】　①由于本品味苦，少数患者不适应，素体脾胃虚寒者慎用。②不宜在服药期间同时服用滋补性中药。③服药 3 天后或服药期间症状无改善，或症状加重，请到医院就诊。

【用法与用量】　口服液：口服。成人一次 20ml，一日 4 次。儿童 3 岁以下一次 10ml，一日 3 次；3～7 岁，一次 10ml，一日 4 次；7 岁以上一次 20ml，一日 3 次。疗程为 3 天。片剂：口服。成人一次 4 片，一日 4 次。儿童 3 岁以下，一次 2 片，一日 3 次；3～7 岁，一次 2 片，一日 4 次；7 岁以上，一次 4 片；一日 3 次。疗程为 3 天。颗粒剂：口服。成人一次 6g，一日 4 次。儿童 3 岁以下，一次 3g，一日 3 次；3～7 岁，一次 3g，一日 4 次；7 岁以上，一次 20ml，一日 3 次。疗程为 3 天。

参 考 文 献

[1] 覃筱燕，张椒萍，杨林，等. 复方双花口服液的解热、抗炎、抑菌作用的实验研究[J]. 中央民族大学学报（自然科学版），2003，12（4）：315.
[2] 复方双花口服液新药申报资料. 1992.
[3] 丁晋彪. 复方双花冲剂治疗慢性乙型肝炎 98 例[J]. 中国民间疗法，1998，6（5）：51.
[4] 李廷利，周凯. 复方双花咀嚼片研究资料. 哈尔滨：哈尔滨星火药物研究所，1997.
[5] 宋红月，谢念祥，牛惠珍，等. 复方双花口服液的抑菌作用研究[J]. 中国实验方剂学杂志，1997，3（4）：27.
[6] 邓燕飞. 复方双花口服液治疗急性扁桃体炎 97 例临床分析[J]. 中成药，1999，（5）：29-30.

（江西中医药大学　陶　波，广东省中医院　李松键）

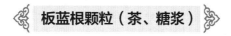

板蓝根颗粒（茶、糖浆）

【药物组成】　板蓝根。

【处方来源】　研制方。《中国药典》（2015 年版）。

【功能与主治】　清热解毒，用于肺胃热盛所致的咽喉肿痛、口咽干燥，以及急性扁桃体炎见上述证候者。

【药效】　主要药效如下[1-4]：

1. 抑菌、抗病毒　板蓝根颗粒对金黄色葡萄球菌、甲型链球菌、肺炎双球菌、脑膜炎双球菌、卡他球菌、流感杆菌、大肠杆菌、痢疾杆菌、铜绿假单胞菌、白喉杆菌等常见致病菌均有不同程度的抑制作用；对短小芽孢杆菌、枯草杆菌亦有抑制作用。此外，板蓝根对乙型肝炎病毒表面抗原（HBsAg）也有一定抑制作用。其抗病毒机制可能与干扰病毒 DNA 合成有关。对于细菌感染所致急性扁桃体炎具有较好的疗效。

2. 抗炎　板蓝根对致炎剂所致的炎症反应有明显抑制作用,可改善急性扁桃炎的咽红而痛或咽喉干燥灼痛,吞咽则加剧,咽扁桃体红肿的症状。板蓝根汤联合糜蛋白酶能消化清除纤维蛋白沉着物、脓性分泌物及坏死组织,使黏膜上皮及固有层的水肿、炎症、瘀血得到不同程度的控制和消退,从而改善黏膜慢性充血情况,恢复扁桃体黏膜弹性及正常功能。

3. 增加免疫功能　板蓝根多糖对特异性和非特异性免疫功能均有明显促进作用,对氢化可的松所致的免疫功能抑制小鼠脾指数、白细胞总数和淋巴细胞数的降低有明显对抗作用,并能显著增强二硝基氯苯所致正常小鼠及环磷酰胺所致免疫抑制小鼠迟发超敏反应,增加正常小鼠外周 T 淋巴细胞的转化率。对机体抵抗力降低的扁桃体炎患者有较好的疗效。

4. 抗内毒素　板蓝根有抗内毒素的作用。用鲎试验法做抗内毒素作用强度比较试验,用板蓝根作用过的内毒素做家兔热原试验和用电子显微镜观察内毒素结构形态变化,证明板蓝根水煮液（100%,0.5ml）确有抗大肠杆菌 $O_{111}B_4$ 内毒素的作用。

【临床应用】

1. 急、慢性扁桃体炎　症见咽部剧烈疼痛,连及耳根,吞咽困难,痰涎较多。全身可见高热,口渴引饮,咳嗽痰黄稠,口臭,腹胀,便秘,溲黄,舌质红,苔黄厚,脉洪大而数。板蓝根汤联合糜蛋白酶治疗慢性扁桃体炎有较好的疗效,能明显改善扁桃体炎的主要症状及体征[1, 2]。

2. 风热感冒　症见发热,微恶风寒,头痛,鼻塞喉痒,咳嗽,痰咳不畅,咽喉疼痛,咽干口苦,舌苔薄白而干或微黄,舌质偏红,脉浮数[4]。

3. 鼻出血,咽炎等[3]　见相关文献。

【不良反应】　可出现嗜睡、恶心、食欲不振、溶血等不良反应。

【使用注意】　①糖尿病患者及有高血压、心脏病、肝病、肾病等慢性病严重者应在医师指导下服用。②有扁桃体化脓或发热体温超过38.5℃的患者应去医院就诊。

【用法与用量】　开水冲服。一次 5～10g,一日 3～4 次。

参 考 文 献

[1] 孙惠惠,邓巍,占玲俊,等. 板蓝根颗粒对甲型流感病毒小鼠的作用[J]. 中国比较医学杂志,2010,（7）:53-56.

[2] 张芬. 板蓝根联合糜蛋白酶局部注射治疗慢性扁桃体炎疗效观察[J]. 实用中医药杂志,2008,（3）:159.

[3] 板蓝根颗粒临床应用解析[J]. 中国社区医师,2009,（12）:20.

[4] 丁成福. 板蓝根颗粒治疗流行性感冒作用研究[J]. 中国民族民间医药,2011,（15）:47.

（江西中医药大学　陶　波,广东省中医院　李松键）

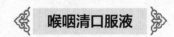

喉咽清口服液

【药物组成】　土牛膝、马兰草、车前草、天名精。

【处方来源】　研制方。《中国药典》（2015 年版）。

【功能与主治】　清热解毒,利咽止痛。用于肺胃实热所致的咽部红肿、咽痛、发热、口渴、便秘,以及急性扁桃体炎、急性咽炎见上述证候者。

【药效】　主要药效如下[1, 2]:

1. 解热　喉咽清口服液对致热家兔有解热作用，用药后 60 分钟起有明显降温效果，且作用持续时间在 3 小时以上。可改善咽喉干燥灼热、咽扁桃体发热的症状。

2. 抗病毒　喉咽清口服液对流感病毒甲 3 型（A3）、副流感病毒 I 型（HVJ）、腺病毒（AdV3，AdV7）及疱疹病毒（HSV-1，HSV-2）所致细胞病变效应有抑制作用，能降低流感病毒鼠肺适应株 FM1 感染小鼠的肺指数。对于病毒感染所致急性扁桃体炎具有较好的疗效。

3. 抑菌　喉咽清口服液对体外培养的能引起上呼吸道急慢性感染的常见病菌如金黄色葡萄球菌、乙型溶血性链球菌、肺炎双球菌、白喉杆菌等，均有显著的抑制作用。对于细菌感染所致急性扁桃体炎具有较好的疗效。

4. 抗炎　喉咽清口服液具有明显的抗琼脂性大鼠足趾肿胀和抗肉芽肿形成作用，表明其具有明显的抗急慢性炎症作用。可使扁桃体黏膜上皮及固有层的水肿、炎症、瘀血得到不同程度的控制和消退。

5. 镇痛　喉咽清口服液可减少乙酸致痛小鼠扭体次数，具有一定的镇痛作用。在临床中可减轻急性扁桃体炎患者的疼痛症状。

【临床应用】　临床应用如下[3-6]：

1. 急性扁桃体炎　因肺胃实热，火热上蒸，搏结于喉核而发病，症可见扁桃体红肿明显，有黄白色脓点，咽喉疼痛剧烈，痛连耳窍，吞咽时疼痛加重，咽喉有异物感，耳部有堵塞感，发热，口渴，口臭，大便秘结，小便黄，舌红，苔黄，脉洪数；急性扁桃体炎见上述证候者。临床研究表明喉咽清口服液治疗急性咽炎、急性扁桃体炎有显著疗效[6]。

2. 急性咽喉炎　因肺胃蕴热，热毒上灼咽喉而致，症可见咽喉部红肿，咽痛较剧烈，口渴多饮，咳嗽黄痰，发热，大便秘结，小便黄，舌红苔黄，脉数有力；急性咽喉炎见上述证候者。临床试验资料表明，喉咽清口服液对于急性咽炎具有明显疗效。

3. 小儿肺炎支原体感染　喉咽清口服液具有利咽、止痛、清热、解毒的功效，治疗小儿肺炎支原体感染，临床症状包括胸痛、咳嗽、咽痛、头痛、持续性发热等。

4. 肥厚型喉炎　喉咽清口服液具有清热解毒、消肿、利咽、止痛之功效，同时动物实验证实，喉咽清口服液还具有抗炎、抑菌及镇咳作用，能有效祛除咽部炎症，减轻术后疼痛、干燥，有利于术后黏膜病变恢复。

【不良反应】　目前尚未检索到不良反应的报道。

【使用注意】　①如高热体温超过 38.5℃及扁桃体肿大者，请及时去医院就诊。②有高血压、心脏病、糖尿病、肝病、肾病等慢性病严重者应在医师指导下服用。

【用法与用量】　口服。一次 10～20ml，一日 3 次，小儿酌减或遵医嘱。

参 考 文 献

[1] 王志琪. 喉咽清口服液镇痛抗炎作用的实验研究[C]. 中华中医药学会中药实验药理分会. 中华中医药学会中药实验药理分会 2014 年学术年会论文摘要汇编. 太原：中华中医药学会，2014：2.

[2] 陈昌华，胡随瑜，王勇华. 喉咽清含片体外抑菌作用的实验研究[J]. 中国现代医学杂志，2004，14（3）：28-30.

[3] 宁来忠. 喉咽清口服液联合利巴韦林气雾剂治疗儿童急性咽炎疗效观察[J]. 世界临床药物，2013，34（10）：593-596.

[4] 陈云平，梁转欢，王衍洪，等. 阿奇霉素分散片联合喉咽清口服液治疗小儿肺炎支原体感染的效果研究[J]. 现代诊断与治疗，2015，26（18）：4158-4159.

[5] 邓云, 陶自珍, 黄世凡, 等. 微波凝固加喉咽清口服液治疗肥厚性咽炎[J]. 中国中西医结合耳鼻咽喉科杂志, 2003, 11 (1): 39.

[6] 喉咽清口服液治疗急性咽炎、急性扁桃体炎 Ⅱ 期临床试验总结.

（江西中医药大学　陶　波，广东省中医院　李松键）

清开灵胶囊（软胶囊、颗粒、滴丸、片、泡腾片）

【药物组成】　黄芩、水牛角、金银花、栀子、板蓝根、珍珠母。

【处方来源】　清·吴瑭《温病条辨》安宫牛黄丸加减方。《中国药典》(2015 年版)。

【功能与主治】　清热解毒，镇静安神。用于外感风热时毒，火毒内盛所致高热不退，烦躁不安，咽喉肿痛，舌质红绛，苔黄，脉数者，以及上呼吸道感染、病毒性感冒、急性化脓性扁桃体炎、急性咽炎、急性气管炎、高热等病症属上述证候者。

【药效】　主要药效如下[1-4]：

1. 解热　清开灵注射液用肌内注射，能抑制细菌内毒素和内生致热原引起的家兔发热反应，清开灵注射液静脉注射，能抑制内毒素性家兔发热，降低下丘脑和脑脊液中 cAMP 水平，下丘脑中 1L-1β 和腹中隔区血管升压素的含量。本品可改善咽喉干燥灼热、咽扁桃体发热的症状。

2. 抗炎　清开灵胶囊对致炎剂所致的炎症反应有明显抑制作用，可改善急性扁桃体炎的咽红而痛或咽喉干燥灼痛，吞咽则加剧，咽扁桃体红肿的症状。

【临床应用】　临床应用如下[5]：

1. 扁桃体炎　症见咽部剧烈疼痛，连及耳根，吞咽困难，痰涎较多。全身可见高热，口渴引饮，咳嗽痰黄稠，口臭，腹胀，便秘，溲黄，舌质红，苔黄厚，脉洪大而数。文献报道清开灵治疗 86 例扁桃体炎，其临床有效率高，治疗效果明显优于常规抗生素治疗。

2. 感冒　外感风热之邪而致发热，微恶风，或高热不退，烦躁不安，咳嗽痰黄，咽喉肿痛，大便秘结，小便短赤，舌红绛苔黄，脉浮数；上呼吸道感染见上述证候者。

【不良反应】　目前尚未检索到不良反应的报道。

【使用注意】　①风寒感冒者不适用。久病体虚患者如出现腹泻时慎用。②有高血压、心脏病、肝病、糖尿病、肾病等慢性病严重者应在医师指导下服用。③发热体温超过 38.5℃ 的患者，应去医院就诊。

【用法与用量】　胶囊剂：口服。一次 2～4 粒，一日 3 次。儿童酌减或遵医嘱。软胶囊：口服。一次 1～2 粒，一日 3 次；儿童酌减或遵医嘱。颗粒剂：口服。一次 3～6g，一日 2～3 次；儿童酌减或遵医嘱。滴丸：口服或舌下含服。一次 10～20 丸，一日 2～3 次；儿童酌减或遵医嘱。片剂：口服。一次 1～2 片，一日 3 次。儿童酌减或遵医嘱。泡腾片：热水中泡腾溶解后服用。一次 2～4 片，一日 3 次，儿童酌减或遵医嘱。

参 考 文 献

[1] 李臻, 边立荣, 曲韵智. 清开灵滴丸对家兔感染性退热作用的研究[J]. 内蒙古医学杂志, 2003, 35 (2): 103.

[2] 李云, 刘素荣, 常富业. 清开灵冲剂治疗湿热型胆囊炎的实验研究[J]. 中医药研究, 1999, 15 (5): 46.

[3] 马辉, 王拥萍, 李庆忠, 等. 清开灵胶囊抑菌作用的实验研究[J]. 中医药学报, 2008, 36 (3): 26.

[4] 边立江，曲韵智. 清开灵滴丸对小鼠抗电惊厥和耐缺氧能力影响的研究[J]. 内蒙古医学杂志，2004，36（5）：33.

[5] 叶亮英. 清开灵治疗扁桃体炎的疗效观察[J]. 医学理论与实践，2015，28（24）：3387-3388.

（江西中医药大学 陶 波，广东省中医院 李松键）

牛黄解毒胶囊（片、丸、软胶囊）

【药物组成】 人工牛黄、石膏、黄芩、大黄、雄黄、冰片、桔梗、甘草。

【处方来源】 研制方。《中国药典》（2015 年版）。

【功能与主治】 清热解毒。用于火热内盛，咽喉肿痛，牙龈肿痛，口舌生疮，目赤肿痛。

【药效】 主要药效如下[1-5]：

1. 抗炎 牛黄解毒片对蛋清诱发的大鼠足肿胀有抑制作用，对巴豆油致小鼠耳郭肿胀有抑制作用，能抑制乙酸致小鼠腹腔毛细血管通透性增加。可使扁桃体黏膜上皮及固有层的水肿、炎症、瘀血得到不同程度的控制和消退。

2. 抑菌 体外抑菌试验表明，牛黄解毒片对金黄色葡萄球菌、耐药金黄色葡萄球菌、变形杆菌和白色葡萄球菌有抑制作用。对于细菌感染所致急性扁桃体炎具有较好的疗效。

3. 解热 牛黄解毒颗粒能抑制 2-4 二硝基酚引起的大鼠体温升高和霍乱菌苗引起的家兔体温升高。可改善咽喉干燥灼热、咽扁桃体发热的症状。

4. 镇痛 牛黄解毒颗粒能减少乙酸致小鼠扭体反应次数，缩短延长热板法引起的小鼠疼痛反应潜伏期。在临床中可改善急性扁桃体炎患者的咽痛症状。

【临床应用】 临床应用如下[6]：

1. 急性扁桃体炎 火毒内盛，火热上攻所致的扁桃体肿痛，壮热，烦渴，大便秘结，腹胀，胸满，小便黄赤，舌红苔黄，脉滑数有力。

2. 复发性口腔溃疡 胃火亢盛所致的口舌生疮，疼痛剧烈，反复发作，口干喜饮，大便秘结，舌质红苔黄，脉沉实有力；口腔炎、口腔溃疡见上述证候者。文献报道应用牛黄解毒片治疗复发性口腔溃疡临床有效率高。

3. 牙痛 三焦火盛所致的牙龈红肿疼痛，发热，甚则牵引头痛，日轻夜重，口渴引饮，大便燥结，小便黄赤，或面颊红肿，颌下瘰疬疼痛，苔黄，脉滑数有力；急性牙周炎、牙龈炎见上述证候者。

【不良反应】 有文献报道 1 例因大量服用牛黄解毒片所致的慢性砷中毒和全身皮肤黑色素（黑皮病）沉着。防风通圣丸和牛黄解毒片联用可出现中毒症状。有文献报道服牛黄解毒片致尿血、便血 1 例（患者平素无过敏体质）。

近年来，服用牛黄解毒片引起的不良反应涉及神经、循环、泌尿、消化、呼吸、血液等系统，呈现出皮肤药疹、过敏休克、肝脏损害、砷中毒等症状。牛黄解毒片诱发不良反应的因素是多方面的，如患者的个体差异、服用方法不当、中西药配伍、多种药同时服用、长期大剂量使用等，都是发生不良反应的原因[7,8]。

【使用注意】 ①虚火上炎所致口疮、牙痛、喉痹、乳蛾者慎用。②脾胃虚弱者慎用。③本品含有雄黄，不宜过量、久服。④孕妇禁用。⑤本品含有雄黄、冰片，不宜过量、久服。

【用法与用量】　胶囊剂：口服。小粒一次 3 粒，大粒一次 2 粒，一日 2～3 次。片剂：口服。小片一次 3 片，大片一次 2 片，一日 2～3 次。丸剂：口服。水蜜丸一次 2g，大蜜丸一次 1 丸，一日 2～3 次。软胶囊：口服。一次 4 粒，一日 2～3 次。

参 考 文 献

[1] 孟海琴, 高淑华. 牛黄解毒片的抗炎、抑菌作用研究[J]. 中国中药杂志, 1992, 17（12）: 747.

[2] 杨耀芳, 王钦茂, 张伟媚, 等. 牛黄解毒颗粒剂的解热、镇痛、抗炎作用的研究[J]. 安徽医科大学学报, 1996, 31（2）: 87.

[3] 常新华, 李佩州, 于臣志. 口疮宁颗粒对实验家兔免疫性口腔溃疡的疗效观察[J]. 天津中医, 2002, 19（5）: 46.

[4] 邝集军, 潘金城. 长期大量服用牛黄解毒片致慢性砷中毒及黑皮病 1 例报告[J]. 中国职业医学, 2003, 30（2）: 1.

[5] 刘菊香. 防风通圣丸和牛黄解毒片联用中毒 1 例[J]. 宁夏医学杂志, 2000, 22（4）: 622.

[6] 贾文明, 曹藏柱, 张雯丽, 等. 牛黄解毒方治疗复发性口腔溃疡 172 例疗效观察[J]. 河北北方学院学报（自然科学版）, 2015, 31（6）: 80-81, 83.

[7] 李挺山, 胡峰霞. 服牛黄解毒片致尿血、便血 1 例[J]. 中国中药杂志, 1995, 20（1）: 57.

[8] 刘军. 牛黄解毒片不良反应[J]. 时珍国医国药, 2000, 11（10）, 953.

（江西中医药大学　陶　波，广东省中医院　李松键）

冬 凌 草 片

【药物组成】　冬凌草。

【处方来源】　研制方。《中国药典》（2010 年版）。

【功能与主治】　清热消肿。有抗菌、消炎、镇痛及抗肿瘤作用，用于急慢性腭扁桃体炎、口腔溃疡、牙龈炎、化脓性中耳炎。

【药效】　主要药效如下[1-4]（图 15-1）：

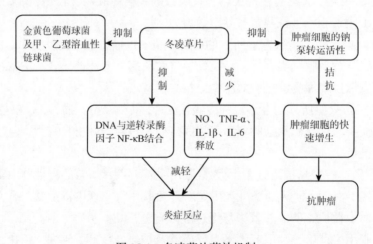

图 15-1　冬凌草片药效机制

1. 抗炎　冬凌草片对小神经胶质细胞引起的致炎作用和神经功能紊乱有调节作用，可以通过减少 NO、TNF-α、IL-1β、IL-6 释放停止或减轻炎症反应，同时抑制 DNA 与逆转录酶因子 NF-κB 结合从而达到抗炎作用。其可明显改善急性扁桃炎的咽红而痛或咽喉干燥灼痛，吞咽则加剧，咽扁桃体红肿的症状。

2. 抑菌　冬凌草片对金黄色葡萄球菌及甲、乙型溶血性链球菌有明显的抑制作用。对于细菌感染所致急性扁桃体炎具有较好的疗效。

3. 抗肿瘤　冬凌草片能诱导多种肿瘤细胞凋亡，发挥抗肿瘤活性，也降低肿瘤细胞的钠泵转运活性，抑制肿瘤细胞从周围环境中摄取营养物质，以拮抗肿瘤细胞的快速增生，从而延缓肿瘤细胞的生长速度，使瘤体缩小或消失。

4. 抗氧化　冬凌草甲素可抑制铁-半胱氨酸引起的肝线粒体 MDA 形成，抑制肝线粒体膜流动性下降，能明显清除黄嘌呤/黄嘌呤氧化酶系统产生的超氧自由基及 Fenton 反应中的羟自由基。冬凌草甲素对免疫功能具有一定的影响，可有效地清除羟自由基，有抗氧化作用。

【临床应用】　临床应用如下[5-8]：

1. 急性扁桃体炎　适用于火毒内盛，火热上攻所致的扁桃体肿痛，壮热，烦渴，大便秘结，腹胀，胸满，小便黄赤，舌红苔黄，脉滑数有力。临床研究表明，服用冬凌草片 5 天内扁桃体肿胀明显消退，自觉症状消失，体温及白细胞总数降至正常。

2. 急性咽炎　冬凌草片能有效治疗急性咽炎，改善咽部干燥、灼热疼痛，口咽及鼻咽黏膜弥漫性充血、肿胀等症状。徐琦的临床研究表明冬凌草片治疗急性咽炎疗效明显。

3. 慢性咽炎　冬凌草片能改善慢性咽炎患者咽喉干燥、声音嘶哑、咽喉隐痛、咽部充血等症状。

4. 口腔溃疡　冬凌草片能明显改善口腔溃疡所致的口气热臭、口干口渴、尿黄、便干等症状。

【不良反应】　冬凌草片曾引起帕金森综合征 1 例[9]。

【使用注意】　①用于扁桃体炎、喉炎之轻者，凡体温高、扁桃体化脓者慎用，急性扁桃体炎、喉炎、急性咽炎感染严重、有发热等全身症状者，用药 3 天症状不减，宜及时诊治。②本品治疗肺胃实热所致乳蛾、喉痹，属虚火乳蛾、喉痹口疮者慎用。

【用法与用量】　口服。一次 2～5 片，一日 3 次。

参 考 文 献

[1] 郭萍，李玉山，郭远强. 冬凌草化学成分和药理活性研究进展[J]. 药物评价研究，2010，2：144-147.

[2] 刘净，梁敬钰，谢韬. 冬凌草研究进展[J]. 海峡药学，2004，16（2）：1-7.

[3] 冉倩，徐进宜，吴晓明，等. 冬凌草甲素的研究进展[J]. 药学与临床研究，2007，2：91-95.

[4] 徐琦. 冬凌草片治疗急性咽炎 73 例疗效分析[J]. 中国临床医生，2012，40（11）：63-64.

[5] 齐丽华，蔡纪青. 咽炎合剂治疗慢性咽喉炎 40 例：附冬凌草片治疗 35 例对照观察[J]. 浙江中医杂志，2000，35（6）：246-246.

[6] 第一附属医院耳鼻咽喉科. 冬凌草治疗急性扁桃体炎 53 例疗效观察[J]. 河南医学院学报，1975，（2）：21-22.

[7] 陈穗，张汉东，郑小丹. 冬凌草滴丸与片剂对复发性口腔溃疡的治疗效果[J]. 中国医院药学杂志，2010，（21）：1848-1851.

[8] 徐琦. 冬凌草片治疗急性咽炎 73 例疗效分析[J]. 中国临床医生，2012，40（11）：63-64.

[9] 曹国建，阮学东，马慧芬. 冬凌草片引起帕金森样综合征 1 例[J]. 中国药学杂志，1994，（11）：689.

（江西中医药大学　陶　波，广东省中医院　李松健）

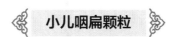

小儿咽扁颗粒

【药物组成】　冰片、金果榄、金银花、桔梗、麦冬、牛黄、射干、玄参。

【处方来源】　研制方。《中国药典》（2015 年版）

【功能与主治】　清热利咽，解毒止痛。用于小儿肺卫热盛所致的喉痹、乳蛾，症见咽喉肿痛、咳嗽痰盛、口舌糜烂，以及急性咽炎、急性扁桃体炎见上述证候者[1]。

【药效】　主要药效如下[1, 2]：

1. 抑菌、抗病毒　本品能有效抑制大肠杆菌、宋内志贺菌、金黄色葡萄球菌、枯草杆菌、藤黄微球菌及军团菌的生长，其抑制机制与非竞争性抑制细菌体内的芳基胺乙酰转移酶有关，进而减少扁桃体的感染。

2. 免疫调节　本品可显著增强流感病毒抗原引起的 T 细胞增殖，从而起到调节免疫的作用。

3. 抗诱变、抗癌　本品对胃癌及结肠癌的发生具有预防及抑制作用。

【临床应用】　临床应用如下[3, 4]：

1. 急性扁桃体炎　因外感风热，肺卫蕴热，邪客喉核所致，症见咽部肿痛，吞咽不利，咽喉灼热干燥，扁桃体红肿，化脓，伴有发热恶寒，吞咽不利，头痛鼻塞，咳嗽有痰；急性扁桃体炎见上述证候者。临床研究表明小儿咽扁颗粒治疗儿童化脓性扁桃体炎疗效显著。

2. 急性咽喉炎　因外感风热所导致的实热之邪客于咽喉所致，症见咽部灼热疼痛，吞咽不利，咽喉红肿，伴有发热恶寒，头痛，咳嗽痰黄等；急性咽喉炎见上述证候者。

3. 声带小结及声带息肉　用于外感风热实邪引起的声带小结及声带息肉，症见声音嘶哑，发声困难，咽喉红肿疼痛，咽干，咽痒，甚至头痛，鼻塞，流黄涕，舌质红，舌苔黄或黄腻，脉数等。

【不良反应】　目前尚未检索到不良反应的报道。

【使用注意】　①急性喉炎不适用，症见犬吠样咳嗽应及时到医院就诊。②风寒袭肺咳嗽不适用，症见发热恶寒、鼻流清涕、咳嗽痰白等。③脾虚易腹泻者慎服。④扁桃体有化脓或发热体温超过 38.5℃ 的患者应去医院就诊。⑤本品含有冰片，不宜过量、久服。

【用量用法】　开水冲服。1～2 岁，一次 4g，一日 2 次；3～5 岁，一次 4g，一日 3 次；6～14 岁，一次 8g，一日 2～3 次。

参　考　文　献

[1] 陈为烤，居文政，谈恒山. 绿原酸的体内过程及药物相互作用[J]. 中药药理与临床，2008，24（3）：118-120.

[2] 吴卫华，康桢，欧阳冬生，等. 绿原酸的药理学研究进展[J]. 天然产物研究与开发，2006，18（4）：691-694.

[3] 张兆兰，蒋华英，陈红儒，等. 小儿咽扁颗粒治疗儿童急性咽炎疗效观察[J]. 医学信息，2014，（3）：298-299.

[4] 瞿秋兰，谢艳. 小儿咽扁颗粒治疗儿童急性化脓性扁桃体炎疗效观察[J]. 现代中西医结合杂志，2007，16（25）：3677.

（江西中医药大学　陶　波，广东省中医院　李松键）

蒲地蓝消炎口服液

【药物组成】　板蓝根、黄芩、苦地丁、蒲公英。

【处方来源】　研制方。《中国药典》（2015 年版）

【功能与主治】　清热解毒，抗炎消肿。用于咽炎、扁桃体炎、疖肿、腮腺炎、淋巴腺炎等。

【药效】　主要药效如下[1,2]：

1. 抑菌　本品对大肠杆菌和脆弱类杆菌所致小鼠皮下混合感染的脓肿形成有一定抑制作用，对金黄色葡萄球菌和脆弱类杆菌腹腔注射所致小鼠感染有一定的保护作用。对于细菌感染所致急性扁桃体炎具有较好的疗效。

2. 抗炎　本品对二甲苯所致小鼠耳郭肿胀和卡拉胶所致大鼠足跖肿胀均有一定的抑制作用。可使扁桃体黏膜上皮及固有层的水肿、炎症、瘀血得到不同程度的控制和消退。

【临床应用】　临床应用如下[3-10]：

1. 急性扁桃体炎　因外感风热，肺卫蕴热，邪客喉核所致，症见咽部肿痛，吞咽不利，咽喉灼热干燥，扁桃体充血肿大，甚则化脓，伴有发热恶寒，吞咽不利，头痛鼻塞，流脓涕，咳嗽有黄痰；急性扁桃体炎见上述证候者。文献报道应用蒲地蓝消炎口服液治疗急性化脓性扁桃体炎患儿 42 例，临床有效率较高，且安全性高。

2. 急性咽喉炎　因外感风热所导致的实热之邪客于咽喉所致，症见咽部干灼疼痛，吞咽不利，咽喉红肿，甚至可见伴有发热恶寒，头痛，咳嗽黄痰等；急性咽喉炎见上述证候者。

3. 流行性腮腺炎　蒲地蓝口服液具有抑菌、抗病毒、抗内毒素的作用，在退热、治疗腮腺肿痛方面均有显著疗效，且无明显的不良反应。文献报道应用蒲地蓝消炎口服液治疗流行性腮腺炎 60 例，治愈 53 例，有效 7 例，无效 0 例，总有效率 100%。

4. 疱疹性咽峡炎　症见患儿突然发热，多为低度或中度发热，发热多持续 2～3 天，低年龄儿拒食、流涎明显，较大儿童诉咽痛，偶有患儿诉腹痛。相关研究表明，蒲地蓝消炎口服液治疗小儿疱疹性咽峡炎 58 例，临床有效率高。

5. 手足口病　症见患儿因口腔疱疹及溃疡局部疼痛而拒食，拒绝口腔清洁，手、足、口、臀部皮疹伴或不伴发热。文献报道应用蒲地蓝消炎口服液治疗手足口病患儿 86 例，临床有效率高。

【不良反应】　目前尚未检索到不良反应的报道。

【使用注意】　①孕妇忌服。②脾胃虚寒者慎用。

【用量用法】　口服。一次 10ml，一日 3 次；小儿酌减。

参 考 文 献

[1] 史国举. 蒲地蓝消炎口服液解热抗炎作用的实验研究[J]. 中国现代医生，2012，50（9）：9-10.

[2] 陈燕. 蒲地蓝消炎口服液的临床应用[J]. 医学信息（下旬刊），2011，24（5）：381.

[3] 丁樱，闫永彬，张霞，等. 不同剂量蒲地蓝消炎口服液治疗儿童急性扁桃体炎 128 例疗效观察[J]. 中国中西医结合杂志，2012，32（3）：384.

[4] 王玉霞. 蒲地蓝消炎口服液治疗流行性腮腺炎[J]. 世界最新医学信息文摘（连续型电子期刊），2014，（30）：206.

[5] 李育红. 蒲地蓝消炎口服液治疗疱疹性咽峡炎 35 例疗效观察[J]. 中国临床医生，2011，39（7）：53-54.

[6] 华颖，张申. 蒲地蓝消炎口服液治疗手足口病临床观察[J]. 现代中西医结合杂志，2009，18（32）：3965.

[7] 陈蓉. 蒲地蓝消炎口服液治疗小儿急性化脓性扁桃体炎的疗效分析[J]. 当代医学，2014，20（16）：118-119.

[8] 易丽，崔建军. 蒲地蓝口服液治疗儿童流行性腮腺炎 60 例[J]. 中国医学工程，2013，21（7）：91.

[9] 马岩波. 蒲地蓝消炎口服液治疗小儿疱疹性咽峡炎的临床效果评价[J]. 中国医药指南，2017，15（16）：192-193.

[10] 曹永宁，王永莉. 蒲地蓝消炎口服液佐治小儿手足口病临床观察[J]. 中国中医急症，2014，23（9）：1730-1731.

（江西中医药大学　陶　波，广东省中医院　李松键）

芩翘口服液

【**药物组成**】　黄芩、连翘、荆芥、野菊花、玄参、水牛角、大黄（酒炙）、皂角刺、蜂房。

【**处方来源**】　研制方。国药准字 Z10970135。

【**功能与主治**】　疏风清热，解毒利咽，消肿止痛。用于急喉痹（急性咽炎）、风热乳蛾（急性充血性扁桃体炎）属内有郁热、外感风邪证者，症见咽痛或吞咽痛，咽干灼热，口渴多饮，咳嗽，痰黄，便干，尿黄，舌质红，苔薄白或黄，脉浮数有力。

【**药效**】　主要药效如下[1, 2]：

1. **抑菌**　芩翘口服液对可以引起化脓性扁桃体炎的致病菌如溶血性链球菌、葡萄球菌、肺炎链球菌等均有抑制作用，可以改善单纯应用抗生素的疗效，并且减少耐药菌的出现。相关研究表明，使用芩翘口服液联合阿莫西林克拉维酸钾治疗小儿化脓性扁桃体炎，能快速抑菌，改善小儿化脓性扁桃体炎的症状。

2. **抗炎**　芩翘口服液有明显的抗炎作用。

【**临床应用**】

1. **急性咽炎、急性扁桃体炎**　芩翘口服液适用于外感风邪，内有郁热型急性咽炎、急性扁桃体炎。症见咽痛或吞咽痛，咽干灼热，口渴多饮，咳嗽，痰黄，便干，尿黄，舌质红，苔薄白或黄，脉浮数有力。芩翘口服液用于儿童化脓性扁桃体炎辅助治疗能够提高治疗效果，相关研究表明，芩翘口服液联合抗生素治疗儿童急性化脓性扁桃体炎，可显著缩短患儿的热退时间、咽痛时间、抗生素使用时间和分泌物消失时间，说明芩翘口服液联合抗生素治疗较之单用抗生素不仅可提高治疗效果，而且可减轻患儿痛苦，缩短治疗时间[3]。

2. **上呼吸道感染**　芩翘口服液可治疗上呼吸道感染，症见有不同程度的发热、咳嗽、头痛、腹痛等，扁桃体可见不同程度肿大，舌偏黄，脉浮数或脉紧。研究结果显示，使用芩翘口服液治疗小儿上呼吸道感染与利巴韦林注射液相比，对发热、咽喉肿痛、流涕等均有很好的疗效，并且治疗效果明显优于对照组，芩翘口服液能明显改善小儿上呼吸道感染的临床症状，缩短治疗时间，且安全性高[4]。

3. **疱疹性咽峡炎**　相关研究表明，使用芩翘口服液联合利巴韦林喷雾剂治疗儿童疱疹性咽峡炎，临床有效率明显高于单独使用利巴韦林喷雾剂的对照组，且无明显的毒副作用[5]。

【**不良反应**】　偶见腹泻。

【**使用注意**】　①肾功能不全者禁用。②孕妇禁用。③脾胃虚寒者慎用。

【**用法与用量**】　口服。一次 20ml，一日 3 次。喉痹者，5 天为一疗程，风热乳蛾者，7 天为一疗程。

参 考 文 献

[1] 官妍, 谢萌, 汪长中, 等. 连翘苷和黄芩苷对表皮葡萄球菌生物膜抑制作用的研究[J]. 中国微生态学杂志, 2010, 22（10）：

886-889.

[2] 冯金花, 冯晓纯. 芩翘口服液联合注射用阿莫西林克拉维酸钾治疗小儿急性化脓性扁桃体炎疗效观察[J]. 中医临床研究, 2017, 9（6）: 82-84.

[3] 张英, 李亚男, 高月茹, 等. 芩翘口服液治疗儿童急性化脓性扁桃体炎的临床研究[J]. 中医临床研究, 2017, 9（9）: 79-81.

[4] 王法. 芩翘口服液治疗小儿上呼吸道感染的临床疗效观察[J]. 世界最新医学信息文摘, 2015, 15（77）: 84-85.

[5] 潘凤琪, 徐浩. 芩翘口服液治疗儿童疱疹性咽峡炎临床观察[J]. 中国中医药现代远程教育, 2018, 16（7）: 56-57.

（江西中医药大学　陶　波，广东省中医院　李松健）

❖ 新 清 宁 片 ❖

【药物组成】　熟大黄。

【处方来源】　研制方。《中国药典》（2015 年版）。

【功能与主治】　清热解毒，泻火通便。用于内结实热所致的喉肿、牙痛、目赤、便秘、下痢、发热，以及感染性炎症见上述证候者。

【药效】　主要药效如下[1]：

1. **解热**　新清宁片混悬液对鲜酵母致热大鼠有明显退热作用。新清宁片可使皮肤毛细管扩张，散热增加，降低中枢神经介质前列腺素的水平，从而达到退热的效果。

2. **抗炎**　新清宁片原料煎液对大鼠酵母性"关节肿"的形成有明显的抑制作用。可明显改善急性扁桃炎的咽红而痛或咽喉干燥灼痛，吞咽则加剧，咽扁桃体红肿的症状。

3. **抗病毒**　新清宁片原料煎液对小鼠流感病毒性肺炎有明显的抑制作用，能显著抑制流感病毒感染小鼠的肺部病变。对于病毒感染所致急性扁桃体炎具有较好的疗效。

4. **抑菌**　新清宁片对金黄色葡萄球菌、痢疾杆菌、大肠杆菌、伤寒杆菌、铜绿假单胞菌、变形杆菌、枯草杆菌、厌氧球菌、具核梭杆菌、脆弱拟杆菌、难辨梭杆菌等需氧及厌氧菌均有较强的抑制作用。对于细菌感染所致急性扁桃体炎具有较好的疗效。

5. **镇静**　新清宁片混悬液与戊巴比妥钠有协同催眠作用，并能延长戊巴比妥钠的睡眠时间，具有一定的镇静作用。

6. **镇痛**　新清宁片对乙酸引起的疼痛有一定的镇痛作用。在临床中可改善急性扁桃体炎患者咽痛的症状。

【临床应用】

1. **急性扁桃体炎**　症见咽部疼痛剧烈，连及耳根，吞咽时疼痛加剧，喉核红肿，表面或有黄白色脓点，高热，口渴引饮，咳嗽，痰黄稠，便秘溲黄，舌红，苔黄，脉洪大而数。临床研究显示，本品具有与西药相当的抗炎、解热效果，治疗急性化脓性扁桃体炎疗效较好，且不良反应更少[2]。

2. **急性咽炎**　由热毒内盛，上攻咽喉所致，症见咽喉红肿疼痛，吞咽困难，口渴喜饮，口气臭秽，大便燥结，小便短赤，舌质红，苔黄，脉数。

3. **其他**　急性细菌性痢疾、尿路感染、肠炎、急性淋病、高脂血症、胆道疾病等[3,4]。

【不良反应】　目前尚未检索到不良反应的报道。

【使用注意】　①忌食辛辣、生冷、油腻食物。②孕妇、哺乳期、月经期妇女禁用。③冷积便秘者慎用。④虚火牙痛者慎用。

【用法与用量】　口服。一次 3～5 片，一日 3 次；必要时可适当增量；学龄前儿童酌减；用于便秘，临睡前服 5 片。

参 考 文 献

[1] 新清宁片. 抗染感新药——新清宁片[J]. 中国中西医结合杂志，1990，（3）：193.
[2] 何绍芹，王莎莉. 新清宁片治疗急性化脓性扁桃体炎[J]. 中医杂志，1991，（10）：7-8.
[3] 张淑文. 新清宁片的临床应用体会[J]. 中国中西医结合杂志，1990，（5）：321.
[4] 龚澄. 新清宁片治疗高脂血症的临床研究[J]. 现代中西医结合杂志，2001，10（13）：1219-1220.

（江西中医药大学　陶　波，广东省中医院　李松键）

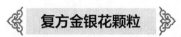

复方金银花颗粒

【药物组成】　黄芩、金银花、连翘。

【处方来源】　清·吴鞠通《温病条辨》之银翘解毒丸加减化裁方。国药准字 Z20063606。

【功能与主治】　清热解毒，凉血消肿。用于风热感冒、喉痹、乳蛾、目痛、牙痛及痈肿疮疖等。

【药效】　主要药效如下[1, 2]：

1. 抑菌　本品能有效抑制大肠杆菌、宋内志贺菌、金黄色葡萄球菌、枯草杆菌、藤黄微球菌及军团菌的生长，其抑制机制与非竞争性抑制细菌体内的芳基胺乙酰转移酶有关。对于细菌感染所致的急性扁桃体炎具有较好的疗效。

2. 抗炎　本品对大鼠棉球肉芽肿、小鼠琼脂肉芽肿及纸片肉芽肿的形成具有抑制作用，并能明显降低小鼠腹腔毛细血管的通透性。

【临床应用】

1. 扁桃体炎　本品适用于感受风热时邪引起的扁桃体肿大，甚至有脓点，发热，咽痛，吞咽痛或吞咽困难，牙痛，头痛，舌质红，苔黄，脉数等。

2. 咽喉肿痛　本品适用于风热感冒引起的咽喉肿痛，头痛，咳嗽，痰黏或黄稠，鼻塞流黄涕，口干，口渴等。

3. 声带小结及声带息肉　本品适用于风热感冒引起的声带小结及声带息肉，症见声音嘶哑，发声困难，咽喉疼痛，咽干，咽痒，舌质红，舌苔黄或黄腻，脉数等。

【不良反应】　目前尚未检索到不良反应的报道。

【使用注意】　①服药期间勿同时服用滋补性中药或中成药。②风寒感冒患者及心脏病、肝病、糖尿病、肾病等慢性病严重者应在医师指导下服用。③服药 3 天后症状无改善，或症状加重，或出现新的严重症状如胸闷、心悸等应立即停药，并去医院就诊。

【用量用法】　开水冲服。一次 10～20g，一日 2～3 次。

参 考 文 献

[1] 廖艺，韦宁，许海棠. 高效液相色谱法测定复方金银花颗粒中绿原酸和黄芩苷含量[J]. 中国药师，2008，11（8）：935-937.
[2] 吴卫华，康桢，欧阳冬生，等. 绿原酸的药理学研究进展[J]. 天然产物研究与开发，2006，18（4）：691-694.

（江西中医药大学　陶　波，广东省中医院　李松键）

感冒消炎片

【药物组成】　臭灵丹、蒲公英、千里光。

【处方来源】　研制方。国药准字 Z20023086。

【功能与主治】　散风清热，解毒利咽。用于感冒发热，咳嗽，咽喉肿痛，乳蛾，目赤肿痛。

【药效】　主要药效如下[1]：

1. 抑菌　本品对呼吸道常见病原肺炎球菌和乙型溶血性链球菌有抗菌作用。对肺炎球菌感染有一定的防治作用，能延长存活时间、降低死亡率。可用于肺炎球菌和乙型溶血性链球菌感染导致的咽炎及扁桃体炎。

2. 抗炎　本品对呼吸道病原菌导致的炎症有一定作用。可明显改善急性扁桃炎的咽红而痛或咽喉干燥灼痛，吞咽则加剧，咽扁桃体红肿的症状。

3. 解热　高剂量本品对大鼠感染性致热原所致体温升高有一定解热作用。本品可改善咽喉干燥灼热、咽扁桃体发热的症状。

【临床应用】

1. 扁桃体炎　本品用于感受风热时邪引起的扁桃体炎，症见扁桃体肿大，有脓点，发热，咽痛，吞咽痛或吞咽困难，牙痛，头痛，舌质红，苔黄，脉数等。

2. 咽喉肿痛　本品用于风热感冒引起的咽喉肿痛，头痛，咳嗽，痰多黏稠或黄稠，鼻塞，流黄涕，口干，口渴等。

【不良反应】　目前尚未检索到不良反应的报道。

【使用注意】　①风寒感冒者不适用，其表现为恶寒重，发热轻，无汗，头痛，鼻塞，流清涕，喉痒咳嗽。②服药 3 天后症状无改善，或症状加重，或出现新的严重症状如胸闷、心悸等应立即停药，并去医院就诊。③脾胃虚寒，症见腹痛、喜暖、泄泻者慎用。④本品含有千里光，不宜过量、久服。

【用量用法】　口服。一次 6 片，一日 3 次。

参 考 文 献

[1] 昆明医学院药理学教研室. 感冒消炎片剂药效学和长期毒性实验. 新药申报资料，1995.

（江西中医药大学　陶　波，广东省中医院　李松键）

解热消炎胶囊

【药物组成】　珍珠母粉、水牛角、黄芩、栀子、金银花、板蓝根、冰片、薄荷、郁金、广藿香、石菖蒲。

【处方来源】　研制方。国药准字 Z44020426。

【功能与主治】　清热解毒，镇静安神。用于外感风热引起的发热，咽喉肿痛，扁桃体炎，咽炎等。

【药效】　主要药效如下[1]：

1. 抗菌抗病毒　本品有抗菌抗病毒的作用。

2. 抗炎　通过实验探讨本品的作用及毒性，发现本品有抗炎作用，能有效缓解急性咽喉炎的声带充血、水肿和渗出等症状。

3. 镇静　本品有镇静作用。

【临床应用】

1. 扁桃体炎　本品用于感受风热时邪引起的扁桃体炎，症见扁桃体充血肿大，或有脓点，发热，咽痛，吞咽痛或吞咽困难，牙痛，头痛，舌质红，苔黄，脉数等。

2. 咽喉肿痛　本品用于风热感冒引起的咽喉肿痛，头痛，咳嗽，痰多黏稠或黄稠，鼻塞，流黄涕，口干，口渴，舌质红，苔黄，脉数等。

【不良反应】　①目前尚未检索到不良反应的报道。②本品含有冰片，不宜过量、久服。

【使用注意】　孕妇忌服。

【用量用法】　口服。一次 3 粒，儿童一次 1～2 粒，一日 3 次。

参 考 文 献

[1] 靳桂贞，潘雪.解热消炎胶囊的药理作用初探[J]. 中国中药杂志，1987，（1）：2.

（江西中医药大学　陶　波，广东省中医院　李松键）

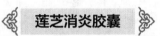

莲芝消炎胶囊

【药物组成】　穿心莲、山芝麻。

【处方来源】　研制方。国药准字 Z20080562。

【功能与主治】　清热解毒，燥湿止泻。用于肺胃蕴热所致的急性咽炎、急性扁桃体炎等。

【药效】　主要药效如下[1]：

1. 抗菌　本品对金黄色葡萄球菌、大肠杆菌、铜绿假单胞菌、肺炎克雷伯菌、阴沟肠杆菌、痢疾杆菌和乙型链球菌有抑菌作用。对于细菌感染所致急性扁桃体炎具有较好的疗效。

2. 解热　研究显示本品对大鼠干酵母人工发热具有明显的解热作用。

【临床应用】

1. 急性扁桃体炎　因肺胃蕴热，风热上犯熏灼喉核，导致扁桃体充血肿胀，咽部疼痛，吞咽时痛加剧，甚则吞咽不利，咳嗽，有痰，口渴，发热，舌红，苔黄，脉数，急性扁桃体炎见上述证候者。

2. 急性咽喉炎　因肺胃蕴热，风热上犯熏灼咽喉，导致咽喉红肿，咽痛剧烈，口渴，口干，伴咳嗽，咯黄痰，发热，舌红，苔黄，脉数有力，急性咽炎见上述症状者。

【不良反应】　尚不明确。

【使用注意】　①不宜在服药期间同时服用温补性中药。②脾虚大便溏者慎用。③属风寒感冒咽痛者，症见恶寒发热、无汗、鼻流清涕者慎用。④扁桃体有化脓及全身高热者应去医院就诊。

【用量用法】　口服。一次1粒，一日3次。

参 考 文 献

[1] 杨泽云，万朝雷，魏玲. 莲芝消炎胶囊主要药效学研究[J]. 中医药通报，2011，3：59-61.

（江西中医药大学　陶　波，广东省中医院　李松健）

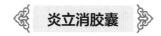

了 哥 王 片

【药物组成】　七叶莲、两面针、宽筋藤、过岗龙、威灵仙、鸡骨香。

【处方来源】　研制方。国药准字Z44021417。

【功能与主治】　消炎，解毒。用于支气管炎、肺炎、扁桃体炎、腮腺炎、乳腺炎、蜂窝组织炎。

【药效】　主要药效如下[1-3]：

1. 抗炎　了哥王片对二甲苯所致小鼠耳部炎症及5-羟色胺引起的大鼠足趾肿胀的抑制作用非常显著，其对大鼠蛋清性、卡拉胶与甲醛性足趾肿胀及对大鼠的巴豆油气囊肿肉芽组织增生，也显示明显的抑制作用。可明显改善急性扁桃体炎的咽红而痛或咽喉干燥灼痛，吞咽则加剧，咽扁桃体红肿的症状。

2. 镇痛　实验数据表明，了哥王片对化学因素引起的疼痛有镇痛作用。在临床中可改善急性扁桃体炎患者咽痛的症状。

【临床应用】

1. 急性扁桃体炎　因肺胃蕴热，风热上犯熏灼喉核，导致扁桃体充血肿胀，咽部疼痛，吞咽时痛加剧，甚则吞咽不利，咳嗽，有痰，口渴，发热，舌红，苔黄，脉数，急性扁桃体炎见上述证候者。

2. 急性咽喉炎　因肺胃蕴热，风热上犯熏灼咽喉，导致咽喉红肿，咽痛剧烈，口渴，口干，伴咳嗽，咯黄痰，发热，舌红，苔黄，脉数有力，急性咽炎见上述症状者。

【不良反应】　尚不明确。

【使用注意】　在医师指导下使用。

【用量用法】　口服。一次3片，一日3次。

参 考 文 献

[1] 柯雪红，王丽新，黄可儿. 了哥王片抗炎消肿及镇痛作用研究[J]. 时珍国医国药，2003，10：603-604.
[2] 倪刚，王艳. 三越了哥王片治疗急性化脓性扁桃体炎30例[J]. 浙江中医杂志，2002，37（7）：319.
[3] 王筠默. 了哥王素抗炎症作用的研究[J]. 现代应用药学，1987，（2）：1.

（江西中医药大学　陶　波，广东省中医院　李松健）

炎立消胶囊

【药物组成】　丁香叶。

【处方来源】　研制方。国药准字Z22022949。

【功能与主治】　清热解毒，消炎。用于属于热证的细菌性痢疾、急性扁桃体炎、急慢性支气管炎、急性肠胃炎、急性乳腺炎等感染性疾病。

【药效】 主要药效如下[1,2]：

1. 抗菌 炎立消胶囊对金黄色葡萄球菌、肺炎杆菌、大肠杆菌、铜绿假单胞菌、各种痢疾杆菌等 22 种细菌均有良好的抗菌活性。对于细菌感染所致急性扁桃体炎具有较好的疗效。

2. 抗病毒 研究表明炎立消胶囊具有抗病毒作用。

【临床应用】

1. 急慢性扁桃体炎 因肺胃蕴热，风热上犯熏灼喉核，导致扁桃体充血肿胀，咽部疼痛，吞咽时痛加剧，甚则吞咽不利，咳嗽，有痰，口渴，发热，舌红，苔黄，脉数，急性扁桃体炎见上述证候者。

2. 上呼吸道感染、咽喉肿痛、急性细菌性痢疾、肠炎等细菌感染性疾病 见相关报道[2]。

【不良反应】 尚不明确。

【使用注意】 本品为辅助用药，应配合其他抗生素等治疗。

【用量用法】 口服。一次 2～3 粒，一日 3～4 次。

参 考 文 献

[1] 王炎，陆立志. 炎立消胶囊治疗咽炎 50 例临床观察[J]. 中原医刊，2001，28（5）：45.
[2] 施文红. 炎立消胶囊联合盐酸左氧氟沙星注射液治疗普通型急性细菌性痢疾临床疗效分析[J]. 当代医学，2013，（13）：60-61.

（江西中医药大学 陶 波，广东省中医院 李松键）

消炎灵胶囊

【药物组成】 苦玄参、肿节风、毛冬青、千里光、甘草。

【处方来源】 研制方。国药准字 Z20073132。

【功能与主治】 清热解毒，消肿止痛。用于上呼吸道炎、支气管炎、鼻炎、咽喉炎、扁桃体炎、细菌性痢疾及慢性胆囊炎。

【药效】 主要药效如下[1,2]：

1. 抗炎 实验证明栀子有明显的抗炎作用，对外伤所致小鼠和家兔实验性软组织损伤有明显治疗效果。本品可明显改善急性扁桃炎的咽红而痛或咽喉干燥灼痛，吞咽则加剧，咽扁桃体红肿的症状。

2. 抗菌 本品对金黄色葡萄球菌、铜绿假单胞菌抑制作用较强。

【临床应用】

1. 扁桃体炎 本品适用于扁桃体炎，症见扁桃体红肿、疼痛、发热、恶寒或咳嗽或食欲不振或四肢酸痛。检查可见扁桃体红肿肥大，或有黄白脓点附着。

2. 急性咽炎[3] 本品适用于急性咽炎，临床表现常见咽痒、干咳或咽部异物感等咽部不适感的急性咽炎症状，甚则咽痒，咳嗽明显，检查见咽后壁淋巴增生明显，双侧扁桃体充血，肿大。

【不良反应】 尚不明确。

【使用注意】 ①婴幼儿在医师指导下服用。②本品含有千里光，不宜过量、久服。

【用量用法】　口服。一次 3～4 粒，一日 3～4 次。

参 考 文 献

[1] 车勇，卢宁，陈世平.HPLC 法测定炎热清颗粒中栀子苷的含量[J]. 齐鲁药事，2009，28（10）：594-596.

[2] 姚全胜，周国林. 栀子抗炎、治疗软组织损伤有效部位的筛选研究[J]. 中国中药杂志，1991，（8）：489.

[3] 陈进. 疏风清热汤结合消炎灵胶囊治疗咽喉性咳嗽 86 例疗效观察[J]. 现代临床医学，2010，36（4）：270-271.

（江西中医药大学　陶　波，广东省中医院　李松键）

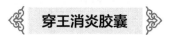

穿王消炎胶囊

【药物组成】　穿心莲。

【处方来源】　研制方。国药准字 Z20080257。

【功能与主治】　消炎解毒。用于痰热咳喘，腹痛，以及急慢性扁桃体炎、咽喉炎、肺炎、急性肠胃炎、急性细菌性痢疾等见以上症状者。

【药效】　主要药效如下[1,2]：

1. 抑菌　本品对钩端螺旋体的某些型别有抑制或杀灭作用，对肺炎球菌、甲型溶血性链球菌及卡他球菌有一定的抑制作用。对于细菌感染所致急性扁桃体炎具有较好的疗效。

2. 解热　本品对家兔内毒素发热、肺炎球菌或溶血性链球菌所致发热有不同程度的解热作用。

【临床应用】

1. 急性扁桃体炎　本品用于急性扁桃体炎肺胃热盛证，可见扁桃体充血肿胀，咽部疼痛，吞咽时痛加剧，甚则吞咽不利，咳嗽，有痰，口渴，发热，舌红，苔黄，脉数。

2. 急性咽喉炎　本品用于急性咽喉炎见咽喉红肿，咽痛剧烈，口渴，口干，伴咳嗽，咯黄痰，发热，舌红，苔黄，脉数有力者。

【不良反应】　监测数据显示，本品不良反应涉及恶心、呕吐、腹泻、皮疹、瘙痒等，也有心悸、胸闷等的个案报道。

【使用注意】　①严格按用法用量服用，不宜久服。②尚无循证医学证据支持本品儿童用药的安全性及有效性，儿童应慎用。③过敏体质者慎用。

【用量用法】　口服。一次 2 粒，一日 4 次。

参 考 文 献

[1] 刘红，禹玉洪.HPLC 法测定穿王消炎胶囊中穿心莲内酯和脱水穿心莲内酯含量研究[J]. 内蒙古中医药，2016，35（12）：94-95.

[2] 李曙光，叶再元. 穿心莲内酯的药理活性作用[J]. 中华中医药学刊，2008，（5）：984-986.

（江西中医药大学　陶　波，广东省中医院　李松键）

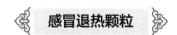

感冒退热颗粒

【药物组成】　大青叶、板蓝根、连翘、拳参。

【处方来源】　研制方。《中国药典》（2010 年版）。

【功能与主治】　清热解毒，疏风解表。用于上呼吸道感染、急性扁桃体炎及咽喉炎属外感风热，热毒壅盛证，症见发热、咽喉肿痛[1]。

【药效】　主要药效如下[1,2]：

1. 抑菌　本品能有效抑制大肠杆菌、宋内志贺菌、金黄色葡萄球菌、枯草杆菌、藤黄微球菌及军团菌的生长，其抑制机制与非竞争性抑制细菌体内的芳基胺乙酰转移酶有关。本品对于细菌感染所致急性扁桃体炎具有较好的疗效。

2. 抗病毒　本品对实验动物具有抗病毒作用，对流感病毒引起的小鼠肺病变、肺内流感病毒增殖量均有明显的抑制作用。

【临床应用】

1. 急性扁桃体炎　表邪入里化热，热毒壅滞咽喉部所致，症见扁桃体肿痛，伴发热，或咳，舌质红，苔黄或黄腻，脉数；急性扁桃体炎见上述证候者。

2. 急性咽炎　外感热甚，毒热蕴结咽喉所致，症见咽喉肿痛，伴发热；急性咽炎见上述证候者。

3. 感冒　外感风热所致，症见发热，头痛，鼻塞流涕，喷嚏，咽喉肿痛，全身痛，舌质红，苔薄黄，脉浮数；上呼吸道感染见上述证候者。

【不良反应】　尚不明确。

【使用注意】　①风寒感冒者不适用。②糖尿病患者及有高血压、心脏病、肝病、肾病等慢性病严重者应在医师指导下服用。③有扁桃体化脓或发热体温超过38.5℃的患者应去医院就诊。

【用量用法】　开水冲服。一次2～4袋，一日3次。

参 考 文 献

[1] 廖艺，韦宁，许海棠. 高效液相色谱法测定复方金银花颗粒中绿原酸和黄芩苷含量[J]. 中国药师，2008，11（8）：935-937.
[2] 吴卫华，康桢，欧阳冬生，等. 绿原酸的药理学研究进展[J]. 天然产物研究与开发，2006，18（4）：691-694.

（江西中医药大学　陶　波，广东省中医院　李松健）

二、清热养阴类

玄麦甘桔含片（颗粒）

【药物组成】　玄参、麦冬、桔梗、甘草。

【处方来源】　清·顾世澄《疡医大全》甘桔汤加玄参。《中国药典》（2010年版）。

【功能与主治】　清热滋阴，祛痰利咽。用于阴虚火旺，虚火上浮之扁桃体炎口鼻干燥，咽喉肿痛，舌质干红少苔，脉细数。

【药效】　主要药效如下[1-3]：

1. 抑菌　本品具有抑制金黄色葡萄球菌、溶血性链球菌、伤寒杆菌、痢疾杆菌、大肠杆菌、铜绿假单胞菌、白喉杆菌等的作用，能有效减少扁桃体及咽喉部的感染。

2. 抗炎　本品对二甲苯、卡拉胶和棉球所致动物炎症均有抑制作用，并能抑制小鼠腹腔毛细血管通透性。本品可明显改善急性扁桃炎及咽喉炎因炎症而出现的红肿。

3. 镇痛　本品能减少乙酸所致小鼠扭体反应的次数。在临床中可改善急性扁桃体炎患者咽痛的症状。

【临床应用】

1. 扁桃体炎　因邪热灼伤肺阴，阴亏津伤，咽窍失于濡养，虚火上攻喉核而致，症见喉核红肿，咽喉干燥，微痒微痛，干咳少痰，鼻干少津，舌红而干，脉细数；扁桃体炎见上述证候者。

2. 慢性咽炎　因阴虚，虚火上炎，咽喉失于滋养而致，可见眼部干燥，灼热疼痛不适，或咽部哽咽不适，干咳痰少而稠，可伴见手足心热，潮热盗汗，颧红失眠多梦等，舌红少津，脉细数；慢性咽炎见上述症状者。

3. 喉结核　因热病伤阴，阴虚火旺，虚火上炎，熏灼咽喉而致，症见咽部红肿，干燥灼热，痒痛不适，咽内异物感，口鼻干燥，干咳少痰，舌红少津，脉细数；喉结核见上述证候者。

此外，本品还有用于治疗上呼吸道感染的报道。

【不良反应】　目前尚未检索到不良反应的报道。

【使用注意】　①风热喉痹、乳蛾者慎用。②服药期间忌食辛辣、油腻、鱼腥食物，戒烟酒。

【用法与用量】　片剂：含服，一次 1～2 片，随时服用。颗粒剂：开水冲服，一次 10g，一日 3～4 次。

参 考 文 献

[1] 玄麦甘桔胶囊新药申报资料，1996：8.
[2] 肖文军. 加味玄麦甘桔汤治疗小儿急性扁桃腺炎[J]. 湖北中医杂志，2006，（8）：28.
[3] 孟亚玲. 加味玄麦甘桔饮治疗慢性咽炎疗效观察[J]. 吉林医学，2011，32（29）：6147-6148.

（江西中医药大学　陶　波，广东省中医院　李松健）

西青果颗粒（藏青果颗粒）

【药物组成】　西青果。

【处方来源】　研制方。国药准字 Z45022146。

【功能与主治】　清热，利咽，生津。用于急慢性咽喉炎及慢性扁桃体炎等[1]。

【药效】　主要药效如下[1, 2]：

1. 抗炎　研究发现西青果颗粒能影响机体免疫系统，可在一定程度上影响炎症的发生发展过程。体内实验研究证实西青果颗粒能明显减轻小鼠的耳肿胀和足肿胀程度，且作用强度具有明显的量效关系。

2. 抗氧化　现代药理学研究表明，西青果颗粒具有显著的体内抗氧化活性，可通过抗氧化反应来减轻细胞的缺血再灌注损伤。

3. 抗病原微生物　诃子及其药效成分对金黄色葡萄球菌、肺炎克雷伯菌及解脲脲原体等多种病原微生物有抑制作用，对于细菌感染所致急性扁桃体炎具有较好的疗效。

【临床应用】　临床应用如下[3, 4]：

1. 急慢性扁桃体炎　症见咽部明显异物感，咽痛，声嘶，双侧扁桃体肿大，甚至脓点附着，可伴咽干、咽痒等急慢性扁桃体炎症状。

2. 急慢性咽喉炎　症见咽干，咽痛，咽痒，声嘶，异物感，咽喉充血，检查可见咽后壁淋巴滤泡增生等急慢性咽喉炎症状。

【不良反应】　尚不明确。

【使用注意】　忌烟、酒及辛辣、油腻食物。

【用量用法】　开水冲服。成人一次 1 包，小儿酌减，一日 3 次。

参 考 文 献

[1] 赵映兰. 西青果抗炎活性成分的分离鉴定及体内外抗炎作用研究[D]. 第三军医大学，2016：44-45.

[2] 李斌，李鑫，范源. 诃子药理作用研究进展[J]. 药学研究，2015，（10）：591-595，603.

[3] 陈奇. 中成药名方药理与临床[M]. 北京：人民卫生出版社，1998：215.

[4] 魏春晖. 中西医结合治疗咽喉反流合并咽喉炎的临床疗效[J]. 中国耳鼻咽喉颅底外科杂志，2017，23（3）：226-229.

（江西中医药大学　陶　波，广东省中医院　李松键）

第十六章

咽喉炎中成药名方

第一节 概　　述

一、概　　念

咽炎（pharyngitis）是咽部黏膜、黏膜下组织的炎症，是指以咽部红肿疼痛或异物梗阻不适感、喉底或有颗粒状突起为主要特征的疾病。本病为临床常见病、多发病，可发生于各种年龄，病程可长可短，亦可反复发作。依据病程的长短和病理改变性质的不同，常分为急性咽炎、慢性咽炎两大类。急性咽炎可分为急性单纯性咽炎、急性坏死性咽类和急性水肿性咽炎，以单纯性咽炎最常见，后两种均少见，但均凶险。慢性咽炎根据不同的病理变化又分为慢性单纯性咽炎、慢性肥厚性咽炎和慢性萎缩性咽炎。急性咽炎是咽黏膜、黏膜下组织的急性炎症，常累及咽部淋巴组织。此病可单独发生，亦常继发于急性鼻炎或急性扁桃体炎。慢性咽炎为咽部黏膜、黏膜下及其淋巴组织的弥漫性慢性炎症，常为上呼吸道慢性炎症的一部分，多见于成年人，病程长，症状易反复发作[1]。

喉炎（laryngitis）是指喉部黏膜的病菌感染或用声不当、有害气体、粉尘刺激等所引起的炎症。主要表现为声嘶、喉痛。可分为急性喉炎和慢性喉炎。其中，慢性喉炎根据病变程度和特性的不同，一般可分为慢性单纯性喉炎、慢性萎缩性喉炎和慢性肥厚性喉炎。急性喉炎是指喉黏膜及声带的急性炎症，为呼吸道常见急性感染性疾病，常继发于急性鼻炎及急性咽炎。由于小儿喉部生理解剖原因，小儿急性喉炎易于发生呼吸困难，属于耳鼻喉科急重症，故不在此论述。慢性喉炎是指喉部黏膜因一般性病菌感染或用声不当所引起的慢性非特异性炎症[2]。

咽喉炎归于中医学"喉痹""喉瘖"等范畴。

二、病因及发病机制

（一）病因[3]

1. 咽炎

（1）急性咽炎：①病毒感染，以柯萨奇病毒、腺病毒多见，鼻病毒及流感病毒次之；

②细菌感染，以链球菌、葡萄球菌及肺炎链球菌多见；③物理及化学因素亦可引起本病，如高温、刺激性气体等；④受凉、疲劳、烟酒过度及全身抵抗力下降，均为本病的诱因。

（2）慢性咽炎：①急性咽炎反复发作所致，此为主要原因；②上呼吸道慢性炎症反复刺激所致；③烟酒过度、粉尘、有害气体等刺激及喜食刺激性食物等，均可引起慢性咽炎；④职业因素及体质因素亦可引起本病；⑤全身因素如贫血、消化不良、心脏病、慢性支气管炎、支气管哮喘、风湿病、肝、肾疾病等，也可引发此病。

2. 喉炎

（1）急性喉炎：①感染，一般认为多发生于感冒后，先有病毒入侵，继发细菌感染；②职业因素，吸入过多的生产性粉尘、有害气体，可引起喉部黏膜的急性炎症；③外伤，异物或检查器械损伤喉部黏膜，也可继发急性喉炎；④烟酒过多、受凉、疲劳致机体抵抗力降低时，易诱发本病。

（2）慢性喉炎：①急性喉炎反复发作或迁延不愈；②用声过度，发声不当；③从事某些具有刺激性致病因子的职业；④鼻、鼻窦、咽部的感染是产生慢性喉炎的重要原因之一；⑤肺、气管及支气管感染，长期咳嗽及脓性分泌物刺激喉部黏膜可继发慢性喉炎；⑥某些全身性疾病（如心、肾疾病，糖尿病，风湿病等）使血管舒缩功能发生紊乱，喉部长期瘀血，可继发慢性喉炎。

（二）发病机制

1. 咽炎

（1）急性咽炎：病毒感染以柯萨奇病毒、腺病毒、副流感病毒多见，细菌感染以链球菌、葡萄球菌及肺炎双球菌多见，感染致咽黏膜充血肿胀，血管扩张，浆液渗出，使黏膜下血管及黏液腺周围白细胞及淋巴细胞浸润，黏膜肿胀增厚。

（2）慢性咽炎。

1）慢性单纯性咽炎：咽黏膜充血，黏膜下结缔组织及淋巴组织增生，鳞状上皮层增厚，周围淋巴细胞浸润，腺体肥大，分泌亢进。

2）慢性萎缩性咽炎：因黏膜层和黏膜下层发生萎缩，压迫黏液腺与血管，使腺体分泌减少，黏膜萎缩、干燥变薄。

3）慢性肥厚性咽炎：黏膜充血肥厚，黏膜下有广泛的结缔组织及淋巴组织增生，咽后壁可见颗粒状隆起的淋巴滤泡。

2. 喉炎

（1）急性喉炎：发声不当、异物或器械损伤喉黏膜，初为喉黏膜充血，组织内渗出液积聚形成水肿。炎症继续发展，渗出液变成脓性分泌物或结成假膜，上皮若有损伤和脱落，也可形成溃疡。

（2）慢性喉炎。

1）慢性单纯性喉炎：多由邻近部位炎症直接向喉部蔓延或脓性分泌物的刺激所致。喉黏膜弥漫性充血、红肿，声带失去原有的珠白色，呈粉红色，边缘变钝，黏膜表面可见有稠厚黏液，常在声门间连成黏液丝。

　　2）慢性萎缩性喉炎：原发型可能与内分泌紊乱、自主神经功能失调、维生素及微量元素缺乏有关，或因各种原因导致黏膜及黏膜下组织营养障碍，分泌减少。可见喉黏膜干燥、变薄而发亮，杓间区、声门下常有黄绿色或黑褐色干痂，如将痂皮咳清，可见黏膜表面有少量渗血。声带变薄，其张力减弱。

　　3）慢性肥厚性喉炎：可能与EB病毒、单纯疱疹病毒和肺炎支原体的感染有关。黏膜上皮有不同程度增生或鳞状化生、角化，黏膜下有淋巴细胞和浆细胞浸润，喉黏膜明显增厚，黏膜下纤维组织增生、玻璃样变性导致以细胞增生为主的非炎性病变。

三、临 床 表 现

　　1. 咽炎

　　（1）急性咽炎：主要症状为咽痛，初感咽干、灼热、粗糙感，继而疼痛。炎症累及咽侧索时疼痛向耳部放射，可有刺激性干咳。全身症状可有发热、恶寒、头痛、食欲不振、全身不适等。发生在幼儿时全身症状可较严重，因高热可致惊厥、抽搐，由于吞咽痛而拒食或拒乳。检查可见咽部黏膜呈急性弥漫性充血、肿胀，腭弓及悬雍垂水肿。咽后壁淋巴滤泡及咽侧索红肿，表面可见黄白色点状渗出物。下颌角淋巴结肿大，有压痛。

　　（2）慢性咽炎：主要症状为咽部不适感，可有咽干、咽痛、咽痒、灼热、异物感等，可引起刺激性咳嗽。萎缩性咽炎有时咳出带臭味的痂皮。全身症状多不明显。慢性单纯性咽炎的黏膜充血肿胀，咽后壁可见散在的淋巴滤泡，表面常附有少量黏稠分泌物。慢性肥厚性咽炎的咽黏膜下广泛结缔组织及淋巴组织增生，可见黏膜及腭弓充血肥厚，悬雍垂肿大，两侧咽侧索呈条索状充血增厚。咽后壁淋巴滤泡显著增大，呈颗粒状或融合成片。慢性萎缩性咽炎的咽黏膜萎缩变薄，干燥苍白，咽后壁常附有带臭味的痂皮。

　　2. 喉炎

　　（1）急性喉炎：①声嘶：是急性喉炎的主要症状，轻者发声时音质失去圆润和清亮，音调变低、变粗，重者发声嘶哑，更甚者仅能作耳语，或完全失声。②喉痛：患者常感喉部不适、干燥、异物感，喉部及气管前有轻微疼痛，发声时喉痛加重。③咳嗽有痰：因喉黏膜发炎时分泌物增多，常有咳嗽，起初干咳无痰，晚期则有黏脓性分泌物，质地稠厚，常不易咳出。④全身症状：成人一般全身中毒症状较轻，重者可有发热、畏寒、疲倦、食欲不振等症状。

　　（2）慢性喉炎：①声音嘶哑是最主要的症状。初起为间歇性，如累及环杓关节，则晨起或声带休息较久后声嘶反而显著，但一般为用嗓越多则声嘶越重，继之声嘶渐变为持续性，完全失声者很少见。②喉部分泌物增加，常感觉有痰液黏附，每当说话时须咳嗽以清除黏稠痰液。③喉部常有不适感，如刺痛、烧灼感、异物感、干燥感等。④萎缩性喉炎可有痉挛性咳嗽，结痂为引起痉挛性咳嗽之原因，常有痂块或黏稠分泌物随咳嗽排出，有时其中带有少量血液。

四、诊　　断

1. 咽炎

（1）急性咽炎：多有诱因，起病急，病程短。以咽部疼痛为主，吞咽时咽痛加重，伴有其他局部和全身症状。检查见咽部黏膜急性弥漫性充血、肿胀。要注意与麻疹、猩红热、流行性感冒等急性传染病相鉴别，特别是儿童患者。可行咽拭子培养和抗体测定，以明确病因。此外，如出现咽部假膜坏死，应行血液学及全身检查，以排除血液病等严重的全身性疾病。

（2）慢性咽炎：本病的病程一般较长，多有咽痛反复发作史。以局部症状为主，全身症状多不明显。可出现异物感、干燥、灼热、发痒、微痛等多种不适症状。检查可见咽黏膜充血、肥厚，咽后壁淋巴滤泡增生，或咽黏膜干燥萎缩。慢性单纯性咽炎与慢性肥厚性咽炎的区别在于黏膜肥厚与淋巴滤泡增生的程度不同。临床须注意与咽异感症、茎突过长、咽部肿瘤等疾病相鉴别。

2. 喉炎　根据病史有感冒或用声过度，出现声嘶等症状，喉镜检查见喉黏膜充血水肿或可见声带充血、肥厚、边缘变钝，可诊断。

五、治　　疗

（一）常用化学药物及现代技术

1. 咽炎　咽炎在治疗时要注意休息，多饮水，饮食清淡，保持大便通畅。避免烟、酒、辛辣刺激，改善工作和生活环境，纠正便秘和消化不良，积极治疗急性咽炎、扁桃体炎及鼻和鼻咽部慢性炎症等。此外局部治疗也是咽炎常用的外治方法。

急性咽炎常用含漱剂及含片，如杜灭芬喉片、碘喉片、溶菌酶含片、西地碘片等。也可用 1%~3%碘甘油涂抹咽后壁肿胀的淋巴滤泡。或地塞米松、庆大霉素等超声雾化吸入。发热较重，咽痛剧烈，可给予解热镇痛剂，如口服解热止痛片等。局部感染重或全身症状明显者给予全身抗感染治疗。针对病因，抗病毒药可选用吗啉胍片口服，或阿昔洛韦注射液肌注或静脉滴注；抗生素可选用青霉素类、头孢类及红霉素类口服、肌内注射或静脉滴注。

慢性咽炎也可用温热盐水或复方硼砂液含漱，含片含服。慢性肥厚性咽炎，对局限过度增生肥大的淋巴组织可行冷冻、等离子、微波、激光等治疗，但应注意分多次进行治疗，范围不可过大和过深，以免引起不可逆的瘢痕形成。萎缩性咽炎与干燥性咽炎，可用 2%碘甘油涂抹咽部，可改善局部血液循环，促进腺体分泌。服用维生素 A、B、C、E，可促进黏膜上皮生长。

2. 喉炎　常用药物：①抗生素类：青霉素、氯霉素等，能有效抑制细菌。②糖皮质激素类：泼尼松、地塞米松等具有快速、强大而非特异性的抗炎作用，抑制毛细血管扩张，减轻渗出和水肿，又抑制白细胞的浸润和吞噬，从而减轻炎症症状。但须注意，使用糖皮质激素必须同时应用足量有效的抗菌药物，以防炎症扩散和原有病情恶化。

对危重患儿应加强监护及支持疗法，注意全身营养与水电解质平衡，保护心肺功能，避免发生急性心功能不全。重度喉梗阻或经药物治疗后喉梗阻症状未缓解者，应及时行气管切开术。

（二）中成药名方治疗

咽喉炎最常见的原因是咽喉部黏膜的病毒或细菌感染。西医治疗主要是抗病毒、抗炎等，虽见效快，但存在着诸如胃肠道吸收率低，易产生副作用等问题；中药治疗咽喉炎是辨证用药，临床效果更为理想。咽喉炎疾病多归属于中医"喉痹""喉瘖"范畴。喉痹的病因主要是风热邪毒侵犯咽喉，或平素肺胃积热，邪热传里，或风寒之邪犯于皮毛，内应于肺，壅结于咽喉。因此，治法主要为清热解毒、清热生津、利咽止痛、滋阴降火、润喉开音等。根据辨证选用适当药物通过自身调节提高机体抗邪能力，达到通利咽喉的目的。

第二节　中成药名方的辨证分类与药效

治疗咽喉炎常用中成药的辨证分类及其主要药效如下[4, 5]：

一、清热解毒类

咽喉炎热毒壅盛证患者常常表现为咽部红肿疼痛较剧，吞咽困难，喉底颗粒红肿或有脓点，颌下有臖核，发热，口渴喜饮，口气臭秽，大便燥结，小便短赤，舌质红，苔黄，脉洪数。若邪热壅盛传里，阳明热盛，则患部红肿疼痛加剧，高热，苔黄腻厚，脉洪大；若热入营分，则高热不退，烦躁，神昏谵语，舌质红绛。

热毒壅盛证的主要病理变化为咽、喉部黏膜呈急性弥漫性充血、肿胀，局部毛细血管扩张，炎性渗出和炎性细胞的局部浸润。

清热解毒类药能抑制病原微生物，抑制毛细血管扩张，减轻渗出和水肿，可抑制炎症细胞的浸润。

常用中成药：甘桔冰梅片、功劳去火片（胶囊）、北豆根片（胶囊）、清胃黄连丸（水丸、大蜜丸）、清火栀麦胶囊（片）、蓝芩口服液、清喉利咽颗粒（慢严舒柠）、灵丹草颗粒（胶囊）、西瓜霜润喉片（喷剂）、一清胶囊、复方草珊瑚含片、青果丸、金嗓开音丸、百蕊颗粒（片、胶囊）、清咽滴丸、复方黄芩片、山香圆片（颗粒、含片）、咽喉消炎丸（糖浆）、清热解毒颗粒（片、糖浆、口服液、注射液）、清膈丸、珍黄丸（胶囊）、小儿咽扁颗粒、复方瓜子金颗粒、银黄颗粒（口服液、片）、京制牛黄解毒片、猴耳环消炎颗粒（片、胶囊）、喉疾灵胶囊（片）、咽炎清滴丸、复方片仔癀含片、万通炎康片、咽速康气雾剂、健民咽喉片、五味沙棘散（含片）、清热散结片（颗粒）。

二、养阴生津类

咽喉炎肺肾阴虚证患者往往表现为咽部干燥，灼热疼痛不适，午后较重，或咽部梗阻不利，黏膜暗红而干燥。干咳痰少而稠，或痰中带血，手足心热，或见潮热盗汗，颧红，失眠多梦。舌红少苔，脉细数。

肺肾阴虚证的主要病理变化为纤维变性及腺体萎缩，黏膜上皮变为多层鳞状上皮，黏膜增厚，腺体分泌减少。

养阴生津类药能可改善局部血液循环，促进腺体分泌，促进黏膜上皮生长。

常用中成药：金参润喉合剂、玄麦甘桔颗粒（含片、胶囊）、清喉咽合剂（颗粒、含片）、利咽灵片、鼻咽灵片、金鸣片、慢咽宁袋泡茶、铁笛丸（口服液、含片）、金果饮（含片）。

三、利咽止痛类

咽喉炎风热之邪侵袭，上犯咽喉者，主要症状表现为口干音哑，咽喉部红肿热痛明显并逐渐加重，吞咽时明显，可伴有外感证候，舌苔薄黄，脉浮数。

风热侵袭证的主要病理变化为咽、喉部黏膜急性弥漫性充血、水肿，局部毛细血管扩张，炎性渗出和炎症细胞的局部浸润。

利咽止痛类药能抑制病原微生物，抑制毛细血管扩张，减轻渗出和水肿，又抑制炎性细胞的浸润。

常用中成药：利咽解毒颗粒、西黄清醒丸、双料喉风散、喉症丸、新癀片、梅花点舌丸（丹）、射干利咽口服液、六神丸。

参 考 文 献

[1] 田勇泉. 耳鼻咽喉头颈外科学[M]. 北京：人民卫生出版社，2015：128-129.

[2] 毋桂花. 耳鼻咽喉及口腔科疾病[M]. 北京：科学出版社，2011：190-205.

[3] 黄兆选，汪吉宝，孔维佳. 实用耳鼻咽喉头颈外科学[M]. 2 版. 北京：人民卫生出版社，2008：444-445.

[4] 李云英，廖月红. 中西医结合耳鼻咽喉口齿科学[M]. 2 版. 北京：科学出版社，2008：108-109.

[5] 田道法，李云英. 中西医结合耳鼻咽喉科学[M]. 3 版. 北京：中国中医药出版社，2016：167-170.

（山西中医药大学　李　莉，成都中医药大学　代　渊）

第三节　中成药名方

一、清热解毒类

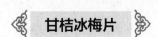

甘桔冰梅片

【药物组成】　桔梗、薄荷、射干、蝉蜕、乌梅（去核）、冰片、甘草、青果。

【处方来源】　研制方。《中国药典》（2015年版）。

【功能与主治】　清热开音。用于风热犯肺引起的失音声哑，风热犯肺引起的急性咽炎出现的咽痛、咽干灼热、咽黏膜充血等。

【药效】　主要药效如下[1, 2]：

1. 抗炎　甘桔冰梅片能显著改善氨水所致大鼠咽喉部黏膜充血、炎细胞浸润及淋巴滤泡增生。且能显著抑制大鼠棉球所致肉芽增生、卡拉胶引起的足肿胀及二甲苯所致的小鼠耳肿胀，表明甘桔冰梅片具有较强的抗炎作用[1]，在临床中可显著改善急性咽炎患者咽痛、咽干灼热、咽黏膜充血、吞咽不利等症状。

2. 抑菌　体外抑菌试验表明，甘桔冰梅片对金黄色葡萄糖球菌及乙型溶血性链球菌均具有一定的抑制和杀灭作用[2]。对于细菌感染所致急性咽喉炎具有较好的疗效。

3. 止咳　甘桔冰梅片可显著延长枸橼酸诱导豚鼠咳嗽的潜伏期，显著减少枸橼酸及氨水所致的豚鼠、小鼠咳嗽次数，表明甘桔冰梅片具有止咳作用[1]。对于慢性咽喉炎的刺激性咳嗽有较好的疗效。

4. 抗过敏　甘桔冰梅片对二硝基氯苯诱发的迟发型超敏反应有较强的抑制作用，表明本品具有抗过敏的作用[1]。对机体抵抗力降低、易过敏的患者所见刺激性咳嗽有较好的疗效。

【临床应用】

1. 急性咽炎　本品适用于由风热犯肺所致的急性咽炎，症见咽部微红肿，干燥灼热感，微痛，或痒咳，吞咽不利，可伴有发热、微恶寒、头痛、咳嗽痰黄，舌质正常或稍红，苔薄白或薄黄，脉浮数等。

甘桔冰梅片治疗风热犯肺型急性咽炎多中心随机对照研究表明，其可显著改善急性咽炎患者咽痛、咽干灼热、咽黏膜充血、吞咽不利等症状，且不良反应小[3]。

2. 慢性咽炎　甘桔冰梅片联合穴位贴敷治疗慢性咽炎连用20天，可明显改善慢性咽炎的咽痛、干燥感、异物感等症状，表明甘桔冰梅片对慢性咽炎有较好的治疗作用[4]。

3. 声带小结　相关研究表明，甘桔冰梅片可行气逐瘀、消肿散结，使声带增生性病变软化或吸收，达到声带小结消失，发音功能恢复正常的功效，治疗早期声带小结，本品与黄氏响声丸相比，疗效明显较好[5]。甘桔冰梅片联合"咽"音训练治疗后嗓音质量改善明显，对声带小结的疗效更佳，更能够提高治疗的有效率，改善患者的发音功能[6]。口服甘桔冰梅片并休声、雾化吸入治疗声带小结患者，可提高临床治疗效果，降低嗓音损害对患者生活质量的影响，减轻患者声嘶等症状[7]。本品还能降低声带小结术后复发率[8]。

4. 咽喉反流性疾病　在奥美拉唑肠溶胶囊的基础上加用甘桔冰梅片治疗咽喉反流性疾病，能够减少咽喉部毛细血管壁细胞的通透性，减轻胃酸对于食管及咽喉黏膜部位的损伤，二者合用能够有效改善患者咽喉部的不适症状，起效快且不良反应小，使用安全可靠[9]。

【不良反应】　目前尚未检索到不良反应的报道。

【使用注意】　①风寒感冒咽痛者，症见恶寒发热、无汗、鼻流清涕者慎用。②忌烟酒、辛辣、鱼腥食物。③不宜在服药期间同时服用温补性中药。④孕妇慎用。

【用法与用量】　口服。一次 2 片，一日 3～4 次。

参 考 文 献

[1] 唐大轩，葛麟，王莉，等. 甘桔冰梅片防治咽炎作用研究[J]. 中药药理与临床，2010，26（5）：137-139.

[2] 兰艳丽，涂晓敏，谭正怀. 甘桔冰梅片防治急性咽炎的主要药效学研究[J]. 中国中西医结合耳鼻咽喉科杂志，2013，（4）：290-292.

[3] 孙铭涓，黄春江，李云英，等. 甘桔冰梅片治疗风热犯肺型急性咽炎多中心随机对照研究[J]. 中医杂志，2017，（1）：38-41.

[4] 孟胜环，李翠乔，马金莹. 甘桔冰梅片联合穴位贴敷治疗慢性咽炎疗效观察[J]. 重庆医学，2012，41（15）：1540-1541.

[5] 胡国华，田理. 甘桔冰梅片治疗早期声带小结的药理及临床研究[J]. 重庆医学，2003，32（10）：1403-1404.

[6] 康宁，冯淑秀，张文娟，等. 甘桔冰梅片联合"咽"音训练治疗声带小结的疗效分析[J]. 听力学及言语疾病杂志，2015，23（4）：377-380.

[7] 谢志刚. 手术结合甘桔冰梅片治疗声带小结及声带息肉 53 例[J]. 河南中医，2014，34（3）：463-464.

[8] 刘万忠，史韭堂. 甘桔冰梅片治疗声带小结的临床观察[J]. 中国医药指南，2016，14（11）：22-23.

[9] 李燕，郑宏良，陈斌，等. 甘桔冰梅片在咽喉反流性疾病治疗中的应用研究[J]. 世界中医药，2015，（1）：49-52.

（山西中医药大学　李　莉，成都中医药大学　代　渊）

功劳去火片（胶囊）

【药物组成】　功劳木、黄柏、黄芩、栀子。

【处方来源】　明·龚廷贤《万病回春》黄连上清丸之化裁方。《中国药典》（2015年版）。

【功能与主治】　清热解毒。用于实热火毒型急性咽喉炎、急性胆囊炎、急性肠炎。

【药效】　主要药效如下[1]：

1. **抗炎**　功劳去火片体外对二甲苯、巴豆油所致小鼠耳肿胀及皮下埋藏棉球所致肉芽肿均有抑制作用，表明功劳去火片具有抗炎作用，可减轻咽喉局部肿胀，减轻咽部炎症增生，改善局部症状。

2. **抑菌**　功劳去火片对金黄色葡萄球菌及溶血性乙型链球菌有抑制作用。对于细菌感染所致急性咽喉炎具有较好的疗效。

【临床应用】

1. **急性咽喉炎**　因火毒湿热蒸腾，熏灼于咽而致，症见咽部疼痛，吞咽不利，咽黏膜红肿，痰黄，咯吐不利，大便秘结，小便黄，舌质红，苔黄，脉数。

临床研究表明，使用功劳去火片治疗急性咽喉炎与乙酸氯己定漱口液相比，治疗组有效率明显高于对照组，功劳去火片可减低因机体炎症反应对咽部黏膜的进一步损害，提高了咽部对病原体的抵抗力[2]。

2. **急性胆囊炎、急性胃肠炎、痤疮**[3]**等**　详见相关文献。

【不良反应】　目前尚未检索到不良反应的报道。

【使用注意】　①本品仅适用于实热火毒、三焦热盛之证，脾胃虚寒者慎用。②服药期间忌食辛辣、油腻食物。

【用法与用量】　片剂：口服，糖衣片一次 5 片，薄膜衣片一次 3 片，一日 3 次。胶囊剂：口服，一次 5 粒，一日 3 次。

参 考 文 献

[1] 广西药品检验所药理室. 热毒清片主要药效学试验报告. 新药申报资料，1991.

[2] 万凤伟，孙玉杰，张晓莉，等. 功劳去火片治疗急性咽炎 100 例临床观察[J]. 医学信息（上旬刊），2011，4（4）：2044.

[3] 周克邦. 功劳去火片治疗寻常痤疮 58 例[J]. 新中医，2002，34（6）：48-49.

（山西中医药大学　李　莉，成都中医药大学　代　渊）

❦ 北豆根片（胶囊）❦

【**药物组成**】　北豆根。

【**处方来源**】　研制方。《中国药典》（2015 年版）。

【**功能与主治**】　清热解毒，止咳，祛痰。用于咽喉肿痛、扁桃体炎、慢性支气管炎。

【**药效**】　主要药效如下[1]：

1. 抗炎　北豆根片能抑制蛋清致大鼠足肿胀，拮抗炎性渗出和肉芽增生，减轻炎症反应，表明北豆根片具有抗炎作用，可减轻咽喉局部水肿，减轻咽部炎症反应。

2. 解热、镇痛　北豆根片能明显对抗伤寒和副伤寒甲、乙三联菌苗所致的大鼠发热。北豆根片能明显对抗电刺激引起的小鼠疼痛，抑制乙酸所致小鼠扭体反应，表明北豆根片具有镇痛作用，可改善急性咽喉炎患者咽痛、咽干灼热等症状。

3. 止咳、祛痰　北豆根片能减少氨水所致小鼠咳嗽次数，延长咳嗽潜伏期，增强小鼠气管排泌酚红作用，表明北豆根片具有止咳、祛痰作用。

【**临床应用**】

急性咽喉炎　火毒内结，上攻咽喉所致咽喉红肿疼痛，发热，口干，便秘，小便黄，舌红苔黄，脉洪数。

【**不良反应**】　目前尚未检索到不良反应的报道。

【**使用注意**】　①忌烟酒、辛辣、鱼腥食物。②属风寒感冒咽痛者，症见恶寒发热、无汗、鼻流清涕者慎用。③阴虚火旺或脾胃虚寒者慎用。④不可过量、久用。⑤孕妇忌用。

【**用法与用量**】　片：口服，每次 60mg，一日 3 次。胶囊：口服，每次 2 粒，一日 3 次。

参 考 文 献

[1] 李道宏，苏云明，黄萍. 北豆根片药理作用研究[J]. 黑龙江医药，1997，10（6）：327-328.

（山西中医药大学　李　莉，成都中医药大学　代　渊）

❦ 清胃黄连丸（水丸、大蜜丸）❦

【**药物组成**】　黄连、石膏、桔梗、甘草、知母、玄参、地黄、牡丹皮、天花粉、连翘、栀子、黄柏、黄芩、赤芍。

【**处方来源**】　明·龚廷贤《万病回春》滋阴清胃丸加减化裁方。《中国药典》（2015

年版）。

【功能与主治】 清胃泻火，解毒消肿。用于口舌生疮，齿龈、咽喉肿痛等。

【药效】 主要药效如下[1,2]：

1. 抗炎　清胃黄连丸能够显著抑制冰醋酸所致小鼠毛细血管通透性增高，对蛋清所引起的大鼠足肿胀及二甲苯所致的小鼠耳郭肿胀均有明显抑制作用，表明清胃黄连丸具有抗炎作用[1]。可减轻咽喉局部水肿，减轻咽喉部炎症反应，改善局部症状。

2. 镇痛　清胃黄连丸对锐痛和慢痛均有明显的抑制作用。清胃黄连丸对乙酸引起的小鼠扭体反应有显著抑制作用，对热刺激引起的小鼠痛阈改变也有显著的作用，能显著提高小鼠痛阈值，能明显抑制甲醛所致小鼠足部的疼痛[2]，在临床中可减轻急性咽喉炎患者咽痛的症状。

【临床应用】

1. 急性咽喉炎　由肺胃热盛，热邪循经上犯，火热燔灼咽喉所致，症见咽部疼痛较剧，吞咽困难，咽黏膜红肿；热邪炼液成痰，火热内炽，口渴喜饮，口气臭秽，便秘尿黄，舌红苔黄，脉洪数等。

2. 急性扁桃体炎　由肺胃热盛，火毒上攻咽喉所致，症见咽部疼痛剧烈，连及耳根，吞咽时疼痛加剧；喉核红肿，表面或有黄白色脓点，高热，口渴引饮，咳嗽，痰黄稠，便秘溲黄，舌红，苔黄，脉洪大而数。

【不良反应】 目前尚未检索到不良反应的报道。

【使用注意】 ①忌烟、酒及辛辣食物。②不宜在服药期间同时服用滋补性中药。③服药后大便次数增多且不成形者，应酌情减量。④本品含有天花粉，孕妇禁用。

【用法与用量】 水丸：口服，一次9g，一日2次。大蜜丸：口服，一次1~2丸，一日2次。

参 考 文 献

[1] 李宝红，吴君，邓妙丽，等. 清胃黄连丸抗炎作用的实验研究[J]. 西北药学杂志，2011，26（3）：192-193.
[2] 李宝红，韩芸，吴君，等. 清胃黄连丸镇痛作用的实验研究[J]. 西北药学杂志，2012，27（4）：336-338.

（山西中医药大学　李　莉，成都中医药大学　代　渊）

清火栀麦胶囊（片）

【药物组成】 穿心莲、栀子、麦冬。

【处方来源】 研制方。《中国药典》（2015年版）。

【功能与主治】 清热解毒，凉血消肿。用于肺胃热盛所致的咽喉肿痛、发热、牙痛、目赤。

【药效】 主要药效如下[1,2]：

1. 抑菌　清火栀麦胶囊具有抑菌作用，对金黄色葡萄球菌、铜绿假单胞菌等有抑制作用。对于细菌感染所致急性咽喉炎具有较好的疗效。

2. 抗炎　清火栀麦胶囊可明显抑制二甲苯引起的小鼠耳郭肿胀和甲醛引起的足趾肿胀，同时对小鼠、家兔软组织损伤均有明显的治疗作用。表明其具有较强的抗炎作用，可减轻咽部炎症增生，改善局部症状。

【临床应用】

1. 急性咽炎　因肺胃热盛，热毒上犯而致，症见咽部红肿，咽痛较剧，发热，口干口渴，牙龈肿痛，目赤肿痛，便秘，小便黄，舌红，苔黄，脉数有力。本品联合环丙沙星胶囊治疗急性咽炎与西医常规疗法相比，疗效明显优于对照组，且安全性较高，不良反应少[3]。

2. 急性卡他性结膜炎[4]　详见相关文献。

【不良反应】　服用清火栀麦片有致慢性腹泻及药疹的报道[5, 6]。

【使用注意】　①慢性咽炎慎用。②服药期间忌食辛辣、油腻、鱼腥食物，戒烟酒。③老人、儿童及素体脾胃虚弱者慎用。

【用法与用量】　胶囊剂：口服，一次 2 粒，一日 2 次。片剂：口服，一次 2 片，一日 2 次。

参 考 文 献

[1] 马长沙，段成军，马静洁. 穿心莲内酯及其衍生物药理活性研究[J]. 吉林中医药，2014，34（1）：77-81.

[2] 姚全胜，周国林，朱延勤，等. 栀子抗炎、治疗软组织损伤有效部位的筛选研究[J]. 中国中药杂志，1991，16（8）：489-493.

[3] 骆美炼，骆贤亮. 中西医结合治疗急性咽炎 123 例[J]. 中国乡村医药，2000，7（3）：25.

[4] 林颖，陈文祥，郑美英. 清火栀麦胶囊治疗暴风客热临床观察[J]. 康复学报，2016，15（2）：13-14.

[5] 车伟民. 清火栀麦片致慢性腹泻 2 例[J]. 药物流行病学杂志，2006，15（6）：323.

[6] 马里，司惠芳. 清火栀麦片致药疹 1 例[J]. 药物流行病学杂志，2005，（2）：112.

（山西中医药大学　李　莉，成都中医药大学　代　渊）

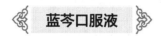

蓝芩口服液

【药物组成】　板蓝根、黄芩、栀子、黄柏、胖大海。

【处方来源】　研制方。国药准字 Z19991005。

【功能与主治】　清热解毒，利咽消肿。用于急性咽炎和肺胃实热证所致的咽痛、咽干、咽部灼热。

【药效】　主要药效如下：

1. 抑菌　本品体外对金黄色葡萄球菌、白色葡萄球菌、白念珠菌、甲型溶血性链球菌、乙型溶血性链球菌、化脓性链球菌、类白喉棒状杆菌、肺炎球菌及大肠杆菌有不同程度抑制作用[1-3]。对于细菌感染所致急性咽喉炎具有较好的疗效。

2. 解热　本品对伤寒和副伤寒甲、乙三联菌苗所致家兔发热及鲜啤酒酵母所致大鼠发热有解热作用[1, 2]。本品联合利巴韦林气雾剂使用治疗小儿疱疹性咽峡炎能明显缩短退热时间，表明本品具有解热作用，在临床中可改善急性咽喉炎患者咽干灼热的症状。

3. 抗炎　本品对二甲苯所致小鼠耳肿胀、大鼠棉球肉芽组织增生及卡拉胶所致大鼠足肿胀均有抑制作用[1, 2]。本品能降低毛细血管通透性，减少渗出，有效缓解急性炎症的肿胀度，通过减少单核细胞渗出和巨噬细胞生成，抑制慢性炎症肉芽肿的形成，从而发挥良好的抗炎作用。

【临床应用】

1. 急性咽炎　因肺胃蕴热，热毒上灼咽喉而致，症见咽痛，咽干，咽部灼热，咳嗽痰黄，发热，口渴欲饮，大便秘结，小便黄，舌红，苔黄，脉数有力。临床应用本品治疗咽喉炎效果显著，能够有效改善患者咽部异物感和咽部干痒等临床症状[4]。

2. 慢性咽炎　本品可治疗慢性咽炎，症见咽部疼痛、有异物感、发痒及咳嗽等。本品可降低慢性咽炎患者白介素2（IL-2）和肿瘤坏死因子α（TNF-α）水平，且能有效缩短患者咽喉肿痛等症状的改善时间[5]。相关研究表明，在常规治疗的基础上加用本品治疗慢性咽炎，观察组患者的咽部黏膜干燥、咽部异物感、咽部干痒、咽部疼痛出血等临床症状改善时间均少于常规治疗组，表明本品治疗慢性咽炎具有较好的疗效[6]。

3. 疱疹性咽峡炎　采用本品联合开喉剑喷雾剂对小儿疱疹性咽峡炎进行治疗，与二丁颗粒联合利巴韦林喷雾剂相比，治疗组的治疗效果明显优于对照组。治疗组发热、咽痛及疱疹消失时间均明显短于对照组，表明蓝芩口服液联合开喉剑喷雾剂治疗小儿疱疹性咽峡炎临床效果显著，可缩短患儿症状消失时间，且安全性较高[7]。

4. 上呼吸道感染　详见相关文献[8]。

【不良反应】　文献报道本品致急性喉头水肿1例[9]、致急性过敏反应1例[10]；个别患者服药后出现轻度腹泻，一般可自行缓解。

【使用注意】　①忌烟酒、辛辣、鱼腥食物。②不宜在服药期间同时服用温补性中药。③属风寒感冒咽痛者，症见恶寒发热、无汗、鼻流清涕者慎用。

【用法与用量】　口服。一次20ml，一日3次。

参 考 文 献

[1] 刘秀霞, 欧阳林, 孙海胜, 等. 蓝芩口服液[J]. 中国新药杂志, 2002, 11（9）: 734.

[2] 陈波涛, 杨学清. 蓝芩口服液临床应用及新进展[J]. 中西医结合心血管病电子杂志, 2019, 7（10）: 17-18.

[3] 许兴全. 蓝芩口服液的体外抑菌作用[J]. 现代医药卫生, 2007, 23（3）: 423.

[4] 张晓岚. 蓝芩口服液在咽喉炎临床治疗中的效果分析[J]. 中外医疗, 2017,（31）: 123-125.

[5] 王伟杰, 沈春玲. 蓝芩口服液治疗慢性咽炎64例临床效果观察[J]. 医学信息, 2013,（23）: 176-177.

[6] 魏巍. 蓝芩口服液治疗慢性咽炎的临床效果观察[J]. 医学信息, 2019, 32（2）: 164-165.

[7] 苏琼. 蓝芩口服液联合开喉剑喷雾剂治疗小儿疱疹性咽峡炎的临床效果[J]. 临床医学研究与实践, 2019, 4（6）: 63-64.

[8] 朱迪. 蓝芩口服液治疗上呼吸道感染疗效观察[J]. 贵州医药, 2002, 26（7）: 641.

[9] 梁瑶, 何楝栋, 陈凤玲, 等. 蓝芩口服液致急性喉头水肿1例[J]. 中国医院药学杂志, 2019, 39（5）: 539-540.

[10] 安静, 白万军, 郭俊国, 等. 蓝芩口服液致急性过敏反应1例[J]. 中国医院药学杂志, 2018, 38（13）: 1446.

（山西中医药大学　李　莉，成都中医药大学　代　渊）

清喉利咽颗粒（慢严舒柠）

【药物组成】　黄芩、西青果、桔梗、竹茹、胖大海、橘红、枳壳、桑叶、香附（醋制）、紫苏子、紫苏梗、沉香、薄荷脑。

【处方来源】　研制方。《中国药典》（2015年版）。

【功能与主治】　清热利咽，宽胸润喉。用于外感风热所致的咽喉发干、声音嘶哑，以及急慢性咽炎、扁桃体炎见上述证候者，常用有保护声带作用。

【药效】　主要药效如下[1-3]：

1. 抑菌　清喉利咽冲剂对甲型溶血性链球菌、乙型溶血性链球菌 A 群、金黄色葡萄球菌均有一定程度的抑制作用，其中对乙型溶血性链球菌 A 群的抑制作用最强[1,2]。本品对于细菌感染所致急性咽喉炎具有较好的疗效。

2. 抗炎　清喉利咽冲剂能明显抑制二甲苯所致小鼠耳郭肿胀及蛋清性大鼠足肿胀，降低大鼠棉球肉芽肿重量，其抑制作用随着剂量的增加而增强[1]，表明具有较强的抗炎作用。可减轻咽部炎症增生，改善咽喉部肿胀的症状。

3. 镇痛　清喉利咽颗粒能明显抑制乙酸诱发的小鼠扭体反应，能减轻小鼠对辐射热刺激的影响[1]，表明本品具有镇痛作用，可改善急性咽喉炎患者咽痛的症状。

4. 止咳　清喉利咽颗粒能够明显减少氨水及二氧化硫诱咳小鼠的咳嗽次数并延长其咳嗽潜伏时间，具有良好的止咳作用[3]。对于慢性咽喉炎的刺激性咳嗽有较好的疗效。

【临床应用】

急、慢性咽喉炎　本品适用于急性咽喉炎及慢性咽喉炎急性发作，以及外感风热，痰火上攻所致咽喉肿痛、咽干口渴等症。

临床研究使用本品治疗慢性咽炎能消除水肿，减少充血，快速修复黏膜损伤，无明显副作用，疗效明显，且简便易接受[4]。

【不良反应】　目前尚未检索到不良反应的报道。

【使用注意】　①阴虚火旺者慎用。②服药期间，忌烟酒、辛辣、油腻、鱼腥食物。③老人、儿童及素体脾胃虚弱者慎用。

【用法与用量】　开水冲服。每次 1 袋，每日 2～3 次。

参 考 文 献

[1] 赵树仪，常思勤，周连发，等. 清喉利咽冲剂的药理作用[J]. 中草药，1996，26（3）：160-163.

[2] 陈朝晖. 清喉咽合剂与清喉利咽冲剂的体外抑菌活性的研究[J]. 天津药学，1994，6（2）：11-15.

[3] 吴健广，郭思佳，郝正华，等. 清喉利咽颗粒联合养阴清肺糖浆对氨水及 SO_2 诱导小鼠咳嗽的影响作用[J]. 世界中医药，2015，（11）：1760-1763.

[4] 李加和，朱利平. 清喉利咽颗粒治疗慢性咽炎 300 例疗效观察[J]. 中医临床研究，2010，2（1）：54.

（山西中医药大学　李　莉，成都中医药大学　代　渊）

灵丹草颗粒（胶囊）

【药物组成】　臭灵丹草。

【处方来源】　研制方。《中国药典》（2015 年版）。

【功能与主治】　清热疏风，解毒利咽，止咳祛痰。用于风热邪毒，咽喉肿痛及肺热咳嗽，以及急性咽炎、扁桃体炎、上呼吸道感染见上述证候者。

【药效】　主要药效如下[1,2]（图 16-1）：

1. 抗炎[1]　灵丹草颗粒能明显降低外邪感染引起的急性咽喉炎 IL-1、IL-6、TNF-α 的升高，说明灵丹草颗粒有减轻病毒、细菌引起的炎性反应作用，可减轻咽喉局部肿胀，减轻咽部炎症增生。

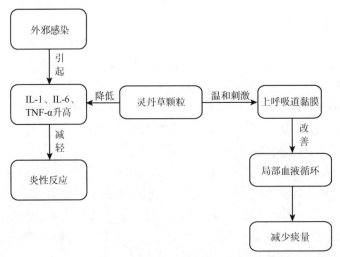

图 16-1　灵丹草颗粒药效机制

2. **止咳、祛痰**[2]　灵丹草颗粒所含挥发油，对呼吸道黏膜有温和刺激，可以改善局部血液循环，促进炎症痊愈，减少过多的痰量。

【临床应用】

1. **急性咽炎、扁桃体炎**[3]　由风热侵袭，上犯咽喉所致，症见口干音哑，咽喉部红肿热痛明显并逐渐加重，吞咽时明显，可伴有外感证候，舌苔薄黄，脉浮数。通过对 50 例急性扁桃体炎的临床观察，灵丹草颗粒对急性扁桃体炎的临床疗效明显优于对照组板蓝根冲剂。其在改善咽痛、吞咽痛、喉核红肿等主要症状和体征方面也明显优于板蓝根冲剂。

2. **上呼吸道感染**[4]　临床症状表现为发热，恶风，咽痛，咽红，咳嗽，头胀痛，鼻塞流黄涕，舌边尖红，苔白或微黄，脉浮数等，辨证属风热侵犯肺卫肌表，热客咽喉。临床使用灵丹草颗粒剂治疗上呼吸道感染与双黄连口服液相比，灵丹草颗粒有较强的止咳、消除咽痛的作用。

【不良反应】　目前尚未检索到不良反应的报道。

【使用注意】　①糖尿病患者禁服。②孕妇慎用。③服药期间不宜同时服温补性中药。④属风寒感冒咽痛者慎用。

【用法与用量】　颗粒剂：开水冲服，一次 3～6 克（1～2 袋），一日 3～4 次。胶囊剂：口服，一次 3 粒，一日 3 次。

参 考 文 献

[1] 张晓梅，姜良铎，史利卿，等.灵丹草颗粒剂对上呼吸道感染患者 IL-1、IL-6、TNF-α 的影响[J]. 中国医药学报，2001，16（4）：265-268.

[2] 罗琴. 云南民族药臭灵丹的研究概况[J]. 海峡药学，2014，26（4）：39-41.

[3] 周家璇. 灵丹草颗粒剂治疗 50 例急性乳蛾的临床观察[J]. 云南中医中药杂志，2002，（1）：14-15.

[4] 张晓梅，姜良铎，周平安，等.灵丹草颗粒剂治疗上呼吸道感染临床观察[J]. 中国中医急症，2011，10（5）：258-259.

（山西中医药大学　李　莉，成都中医药大学　代　渊）

西瓜霜润喉片（喷剂）

【药物组成】　西瓜霜、冰片、薄荷。

【处方来源】　研制方。《中国药典》（2015年版）。

【功能与主治】　清音利咽，消肿止痛。用于防治咽喉肿痛，声音嘶哑，喉痹，喉痈，喉蛾，口糜，口舌生疮，牙痛，以及急、慢性咽喉炎，急性扁桃体炎，口腔溃疡，口腔炎，牙龈肿痛。

【药效】　主要药效如下[1, 2]：

1. 抑菌　本品体外对变形杆菌、金黄色葡萄球菌、甲型链球菌、白念珠菌、大肠杆菌和铜绿假单胞菌均有抑制作用[1]。对于细菌感染所致急性咽喉炎具有较好的疗效。

2. 抗炎　本品能明显对抗巴豆油所致小鼠耳郭肿胀，明显抑制去肾上腺素所致大鼠足趾肿胀度，抑制白细胞游走而减少大鼠急性胸膜炎的渗出液，对小鼠皮肤毛细血管通透性亢进具有抑制作用，对大鼠棉球肉芽肿有抑制作用[1]。表明本品有较强的抗炎作用[1]。可减轻咽部炎症增生，改善咽喉部肿胀、疼痛等症状。

3. 促进溃疡愈合　本品能使大鼠口腔溃疡愈合天数显著缩短，具有促进溃疡愈合的作用[1]。临床使用西瓜霜喷剂治疗口腔溃疡可通过改善溃疡创面的血液循环，进而促进创面愈合，表明本品具有促进溃疡愈合的作用。

4. 镇痛　本品对热刺激和化学刺激的疼痛有明显抑制作用，对豚鼠针刺皮肤局部有一定的止痛作用[1, 2]。在临床中可减轻急性咽喉炎患者咽痛的症状。

【临床应用】

1. 急、慢性咽炎　外感风邪、内有郁热所致，症见咽痛或吞咽痛，咽干灼热，口渴多饮，咳嗽，痰黄，便干，尿黄，舌质红，苔薄白或黄，脉浮数有力。相关研究表明，本品治疗慢性咽炎，咽部不适感、咽部体征的好转和消失时间优于西药，其中以阴虚型及阴虚夹燥热型疗效较佳[3]。临床使用西瓜霜喷剂治疗口腔溃疡与西地碘含片相比，应用西瓜霜喷剂疗效更为显著，同时可有效抑制患者病症的再次复发[4]。

2. 急性扁桃体炎[5]、复发性口腔溃疡[6]、宫颈糜烂[7]、脓疱疮[8]、压疮[9]、流行性腮腺炎[10]等　详见相关文献。

【不良反应】　文献报道本品可致消化不良、荨麻疹、血尿[11, 12]。

【使用注意】　①儿童、孕妇、哺乳期妇女慎用。②年老体弱、脾虚便溏、糖尿病、高血压患者慎用。③凡咽喉肿痛初起，兼寒发热等外感风邪者忌用。④脾气虚寒见有大便溏者慎用。⑤有扁桃体化脓及全身高热者禁用。

【用法与用量】　片剂：含服，每小时含化2~4片。喷剂：外用，喷、吹或敷于患处，一次适量，一日数次；重症者兼服，一次1~2克，一日3次。

参 考 文 献

[1] 邹节明，潘佐静，张家铨，等. 桂林西瓜霜药效学及毒理研究[J]. 中国中西医结合耳鼻咽喉科杂志，2003，（4）：159-163.

[2] 黄英，华英. 西瓜霜润喉片、西瓜霜喷雾剂的药理作用和临床应用[J]. 中国中西医结合耳鼻咽喉科杂志，1997，（2）：96-97.

[3] 白伟，胡顺金. 西瓜霜润喉片治疗急性慢咽炎疗效分析[J]. 中国中西医结合耳鼻咽喉科杂志，1999，（4）：734-736.

[4] 徐丹. 西瓜霜喷剂与西地碘含片治疗口腔溃疡的疗效比较分析[J]. 全科口腔医学电子杂志，2018，5（34）：68，73.

[5] 郑日新，余增福，李唯钢，等. 西瓜霜润喉片治疗急性扁桃体炎、咽炎临床研究[J]. 中国中西医结合耳鼻咽喉科杂志，1998，（2）：84-86.

[6] 李箫. 西瓜霜润喉片治疗复发性口腔溃疡疗效观察[J]. 基层医学论坛，2012，（28）：3705-3706.

[7] 蒋秋燕，唐乾利. 桂林西瓜霜局部喷敷治疗宫颈糜烂180例[J]. 中医外治杂志，1997，（4）：4.

[8] 牛忻群，程凤兰. 西瓜霜润喉片外用治疗脓疱疮[J]. 山东中医杂志，1996，（11）：42.

[9] 牛忻群. 西瓜霜润喉片治疗褥疮[J]. 北京中医药大学学报，1997，（1）：57.

[10] 顾文忠. 西瓜霜润喉片治愈流行性腮腺炎1例[J]. 现代中西医结合杂志，1998，（1）：96.

[11] 王一，耿红梅，柳俊萍. 西瓜霜润喉片致消化系统不良反应1例[J]. 华西药学杂志，2001，（2）：146.

[12] 王瑞荣，张丽敏，许东. 西瓜霜润喉片致荨麻疹及血尿[J]. 药物不良反应杂志，2002，4（4）：260.

（山西中医药大学　李　莉，成都中医药大学　代　渊）

一 清 胶 囊

【药物组成】　黄连、大黄、黄芩。

【处方来源】　汉·张仲景《伤寒杂病论》。《中国药典》（2015年版）。

【功能与主治】　清热泻火解毒，化瘀凉血止血。用于火毒血热所致的身热烦躁、目赤口疮、咽喉牙龈肿痛、大便秘结、吐血、咯血、衄血、痔血，以及咽炎、扁桃体炎、牙龈炎见上述证候者。

【药效】　主要药效如下[1-3]：

1. 抗炎　一清胶囊对二甲苯所致小鼠耳肿胀及卡拉胶所致大鼠足肿胀具有明显的抑制作用，且呈一定的量效关系，其抗炎作用机制可能与降低 TNF-α、IL-β 和前列腺素 E_2（PGE_2）的表达及细胞上清液中 NO 的含量有关[1]。一清胶囊联合西药抑制促炎性细胞因子血清 IgE 和 IL-4 产生，具有较好的抗炎作用，明显提高分泌性免疫球蛋白 SIgA 含量，增强机体免疫力，从而改善急慢性咽炎的临床症状。

2. 抑菌、抗病毒　一清胶囊体外对多种革兰氏阳性菌如金黄色葡萄球菌、溶血性链球菌等及革兰氏阴性菌如大肠杆菌、淋病奈瑟菌等有不同程度的抑制作用[2]。一清胶囊可明显降低病毒感染小鼠的肺脏指数，显著降低小鼠感染病毒后 7~9 天内的死亡率[3]，表明一清胶囊具有抗病毒的作用，对于病毒感染、细菌感染所致的急性咽喉炎均具有较好的疗效。

【临床应用】　临床应用如下[4-6]：

1. 急、慢性咽炎　一清胶囊适用于肺胃蕴热所致的急慢性咽炎，症见咽痛或吞咽痛，咽干灼热，口渴多饮，身热烦躁，便干，尿黄，舌质红，苔黄，脉滑数。相关研究显示，一清胶囊联合西药治疗慢性咽炎与西医常规疗法相比，治疗组有效率明显高于对照组，表明一清胶囊改善急慢性咽炎的临床症状效果显著。

2. 扁桃体炎、边缘性牙龈炎和复发性口疮、痤疮等　详见相关文献。

【不良反应】　目前尚未检索到不良反应的报道。

【使用注意】　①忌烟、酒及辛辣食物。②不宜在服药期间同时服用滋补性中药。③本品清泻力强，脾胃虚寒者慎用。④出现腹泻时可酌情减量。

【用法与用量】　口服。一次2粒，一日3次。

参 考 文 献

[1] 徐雄良，刘浪，刘小均，等.一清胶囊抗炎作用实验研究[J]. 西北药学杂志，2016，4：392-394.
[2] 蒋献，何燕，李利.一清胶囊对痤疮丙酸杆菌及表皮葡萄球菌的体外抑菌作用研究[J]. 中国药房，2009，（33）：2573-2574.
[3] 徐雄良，岳韵，刘小均，等.一清胶囊抗甲型 H1N1 流感病毒作用[J]. 中国现代应用药学，2015，32（9）：1056-1058.
[4] 丁红，阎博华，田理，等.一清胶囊治疗热毒证的多中心、随机、双盲、对照试验[J]. 辽宁中医杂志，2011，（8）：766.
[5] 陈仲根，朱珂.一清胶囊治疗痤疮疗效观察[J]. 现代中西医结合杂志，2007，16（22）：3172.
[6] 张亮.一清胶囊联合美丰治疗慢性咽炎的疗效分析[J]. 临床研究，2018，26（8）：118-120.

（山西中医药大学　李　莉，成都中医药大学　代　渊）

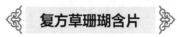

复方草珊瑚含片

【**药物组成**】　肿节风、薄荷。

【**处方来源**】　研制方。《中国药典》（2015 年版）。

【**功能与主治**】　疏风清热，消肿止痛，清利咽喉。用于外感风热所致的喉痹，症见咽喉肿痛、声哑失音，以及急性咽喉炎见上述证候者。

【**药效**】　主要药效如下[1, 2]：

1. 抑菌　复方草珊瑚含片对金黄色葡萄球菌、溶血型链球菌等具有较好的抑菌作用。单纯草珊瑚浸膏原液对试验菌种，如金黄色葡萄球菌、乙型链球菌、大肠杆菌、铜绿假单胞菌、乳酸杆菌具有高度的抑菌作用。对于细菌感染所致急性咽喉炎具有较好的疗效。

2. 抗炎、镇痛　复方草珊瑚含片对巴豆油所致小鼠耳肿胀、卡拉胶所致大鼠足肿胀及小鼠棉球肉芽肿均有抑制作用，对乙酸所致小鼠扭转亦有抑制作用，表明本品具有抗炎、镇痛作用，对细菌病毒所致急性咽痛、炎症反应具有较好疗效。

【**临床应用**】

急性咽炎　外感风邪、内有郁热所致，症见咽痛或吞咽痛，咽干灼热，口渴多饮，便干，尿黄，舌质红，苔薄白或黄，脉浮数有力。

【**不良反应**】　文献报道本品可致急性喉头水肿、荨麻疹、过敏性食管炎、腹痛等[3-5]。

【**使用注意**】　不宜在服药期间同时服用滋补性中药。

【**用法与用量**】　含服。一次 2 片（0.44g/片）或 1 片（1.0g/片），每隔 2 小时 1 次，一日 6 次。

参 考 文 献

[1] 江西江中制药厂. 复方草珊瑚含片的鉴定资料[Z]. 1991.
[2] 孙喜芹，虹敏，张冬梅. 复方草珊瑚含片致急性喉头水肿 1 例[J]. 内蒙古中医药，2011，（11）：178.
[3] 苏杭. 复方草珊瑚含片致荨麻疹 1 例[J]. 菏泽医学专科学校学报，2003，（1）：12.
[4] 韩杰. 复方草珊瑚含片致过敏性食道炎 1 例[J]. 新疆医学，2000，（3）：221.
[5] 王有才，王凤英，景拴贵，等. 复方草珊瑚含片致急性腹痛 1 例[J]. 中国医院药学杂志，1999，（6）：62.

（山西中医药大学　李　莉，成都中医药大学　代　渊）

青果丸（片）

【**药物组成**】　青果、金银花、黄芩、山豆根、麦冬、玄参（去芦）、白芍、桔梗。

【处方来源】　研制方。《中国药典》（2015 年版）。

【功能与主治】　清热利咽，消肿止痛。用于肺胃蕴热所致的咽部红肿、咽痛、失音声哑、口干舌燥、干咳少痰。

【药效】　主要药效如下[1]：

1. 抗炎　青果丸对小鼠卡拉胶性足肿胀和小鼠巴豆油性耳肿胀均有抑制作用。青果丸与青果片具有较强的抗炎作用，能快速缓解急性咽炎产生的咽干、咽痛、咽黏膜充血肿胀等症状。

2. 抑菌　体外抑菌实验显示青果丸对肺炎链球菌、变形杆菌和肺炎克雷伯菌有抑制作用。

【临床应用】

急性咽炎　肺胃蕴热，蒸灼咽喉所致，症见咽部红肿，咽痛，失音声哑，口干舌燥，干咳少痰，舌红，苔黄，脉数。青果片与青果丸对咽干、咽痛、咽黏膜充血肿胀等具体症状均有较好的改善，提示青果片与青果丸同样具有明确的清热利咽、消肿止痛之功效[2]。

【不良反应】　目前尚未检索到不良反应的报道。

【使用注意】　①凡声嘶、咽痛初起，兼见恶寒发热、鼻流清涕等外感风寒者忌用。②不宜在服药期间同时服用滋补性中药。③忌烟酒、辛辣食物。

【用法与用量】　丸剂：口服，水蜜丸一次 8g，大蜜丸一次 2 丸，一日 2 次。片剂：口服，一次 5～6 片，一日 2 次。

参 考 文 献

[1] 吴英良，王勇年，商晓华，等. 青果片与青果丸的抗炎抗菌作用比较[J]. 时珍国药研究，1995，3：11-13.
[2] 郭少武，刘进，任大鹏，等. 青果片治疗急性咽炎的临床观察[J]. 辽宁中医杂志，2003，30（5）：370.

（山西中医药大学　李　莉，成都中医药大学　代　渊）

金嗓开音丸（胶囊）

【药物组成】　金银花、连翘、玄参、板蓝根、赤芍、黄芩、菊花、牛蒡子、木蝴蝶、胖大海、僵蚕（麸炒）、蝉蜕。

【处方来源】　研制方。《中国药典》（2015 年版）。

【功能与主治】　清热解毒，疏风利咽。用于风热邪毒所致的咽喉肿痛，声音嘶哑，以及急性咽炎、亚急性咽炎、喉炎见上述证候者。

【药效】　主要药效如下[1]：

1. 抗菌　本品对金黄色葡萄球菌、表皮葡萄球菌、乙型溶血性链球菌、肺炎链球菌、流感嗜血杆菌和大肠杆菌有明显的抑制和灭杀作用。

2. 抗炎　本品对大鼠棉球肉芽肿、小鼠琼脂肉芽肿及纸片肉芽肿的形成具有抑制作用，并能明显降低小鼠腹腔毛细血管通透性。

3. 解热　本品对干酵母所致大鼠发热模型有显著降低作用。

4. 改善微循环　本品能显著扩张大鼠肠系膜毛细血管，加快肠系膜毛细血管内血液流动速度，能有效缓解急性咽喉炎的声带充血、水肿和渗出等症状，证明其具有改善微循环的作用[1]。

【临床应用】

1. 急、慢性咽喉炎[1-3]　由风热邪毒所致，症见咽部红肿疼痛较剧，吞咽困难，喉底颗粒红肿或有脓点，颌下有瘰核，发热，口渴喜饮，口气臭秽，大便燥结，小便短赤，舌质红，苔黄，脉洪数。临床使用本品治疗急慢性咽喉炎与西药常规治疗相比，治疗组在减轻声带充血及声带肿胀方面优于对照组。本品治疗急性单纯性喉炎有可靠的疗效，对咽痛、声音嘶哑等急性症状的改善明显优于常规治疗。

2. 声带息肉和小结[4-7]　相关研究表明，手术后配合应用金嗓散结丸与金嗓开音丸治疗声带小结及声带息肉，所获疗效显著且良好，可加速愈合，使音质得到提高，防止息肉复发。

【不良反应】　目前尚未检索到相关文献。

【使用注意】　忌烟酒、辛辣食物及鱼腥发物。

【用法与用量】　口服。水蜜丸一次 60～120 丸，大蜜丸一次 1～2 丸，一日 2 次。

参 考 文 献

[1] 楼正才. 金嗓开音丸治疗急性单纯性喉炎疗效观察[J]. 实用中西医结合临床, 2007,（4）: 36-37.

[2] 官树雄, 陈鹏生, 蔡建良. 金嗓开音丸治疗急慢性喉炎 132 例临床观察[J]. 右江民族医学院学报, 2006,（2）: 273-274.

[3] 罗志宏, 周涛, 张晓帆, 等. 金嗓开音丸治疗急性咽喉炎的疗效观察[J]. 中国中西医结合耳鼻咽喉科杂志, 1999,（2）: 68-69.

[4] 何梦月. 金嗓散结丸和金嗓开音丸治疗声带息肉及声带小结的疗效观察[J]. 中国处方药, 2015,（3）: 53-54.

[5] 张树胜, 徐畅. 金嗓散结丸、金嗓开音丸治疗声带小结疗效观察[J]. 中国临床研究, 2010,（11）: 995.

[6] 张惠琴, 林尚泽. 金嗓散结丸和金嗓开音丸对声带息肉及声带小结的疗效观察[J]. 临床耳鼻咽喉科杂志, 2005,（8）: 363-364.

[7] 沈建光. 金嗓开音丸与金嗓散结丸联合治疗声带小结 168 例疗效观察[J]. 临床合理用药杂志, 2011, 4（36）: 83.

（山西中医药大学　李　莉，成都中医药大学　代　渊）

❖ 百蕊颗粒（片、胶囊）❖

【药物组成】　百蕊草。

【处方来源】　研制方。国药准字 Z20090694。

【功能与主治】　清热消炎，止咳化痰。用于急、慢性咽喉炎，气管炎，鼻炎，感冒发热，肺炎等。

【药效】　主要药效如下[1]：

1. 抑菌　百蕊片体外对金黄色葡萄球菌、痢疾杆菌、伤寒杆菌均有显著的抑制生长作用[1]。对于细菌感染所致急性咽喉炎具有较好的疗效。

2. 增强免疫　百蕊片对小鼠胸腺指数有明显提高作用，对小鼠 IgG 含量有明显增加作用[1]，表明百蕊片具有增强免疫力的作用，可改善因机体抵抗力降低所致的咽喉炎的症状。

3. 镇痛　采用小鼠扭体、热板、甩尾等疼痛模型进行的镇痛实验结果表明百蕊片可以减少小鼠的扭体次数；延长小鼠的甩尾潜伏期；显著提高小鼠热痛阈[2]。表明百蕊片具有镇痛作用。对咽痛、鼻干痛等具有良好的疗效。

4. 抗炎　百蕊片可以明显抑制二甲苯所致小鼠耳郭肿胀，显著抑制大鼠棉球肉芽肿[1]。研究表明百蕊颗粒联合阿莫西林克拉维酸钾片治疗急性扁桃体炎可快速缓解咽喉疼痛、充血、肿大情况[3]。

5. 镇咳　百蕊片对小鼠浓氨水引起的咳嗽有显著的抑制作用,可显著延长小鼠每分钟咳嗽次数及咳嗽的潜伏期[1]。对于慢性咽喉炎的刺激性咳嗽有较好的疗效。

【临床应用】

1. 急、慢性咽喉炎　由风热侵袭所致,症见咽部红肿疼痛,吞咽困难,口渴喜饮,口气臭秽,大便燥结,小便短赤,舌质红,苔黄,脉数。临床使用百蕊胶囊治疗急性咽炎与银黄胶囊相比,治愈率及显效率均显著优于对照组,且未见不良反应[4]。百蕊片对咽痒、咳嗽、咽微痛、异物感、痰多、声嘶等慢性咽喉炎症状改善明显[5]。

2. 手足口病[6]、上呼吸道感染[7]、肺炎[8]等　详见相关文献。

【不良反应】　目前尚未检索到不良反应的报道。

【使用注意】　①虚火喉痹者慎用。②老人、儿童及素体脾胃虚弱者慎用。③禁烟酒,勿食肥甘、辛辣之物。④孕妇禁用。

【用法与用量】　百蕊颗粒:开水冲服,一次1袋,一日3次。百蕊片:口服,一次4片,一日3次。百蕊胶囊:口服,一次4粒,一日3次。

参 考 文 献

[1] 杨军, 高美华. 百蕊片药理作用的实验研究[J]. 中国中药杂志, 1999, 24 (6): 367-369.

[2] 丁秀年, 张三军, 明亮. 百蕊含片对小鼠的镇痛作用[J]. 淮海医药, 2001, 19 (1): 17-18.

[3] 王嘉玺, 王宇婷, 刘慧菁, 等. 百蕊颗粒联合阿莫西林克拉维酸钾片治疗急性扁桃体炎疗效观察[J]. 中草药, 2018, 49 (24): 5889-5891.

[4] 彭耀. 百蕊胶囊治疗急性咽炎临床疗效观察[J]. 中医药临床杂志, 2007, 19 (3): 273.

[5] 钱备. 百蕊片治疗慢性咽喉炎 102 例体会[J]. 安徽医药, 2009, 13 (9): 1110-1111.

[6] 吴倩. 百蕊颗粒治疗手足口病临床疗效分析[J]. 中国实验方剂学杂志, 2012, 18 (13): 276-278.

[7] 马文旭. 百蕊颗粒辅助治疗小儿急性上呼吸道感染临床观察[J]. 中国药师, 2015, (4): 606-608.

[8] 李彦彦, 陈琪玮. 百蕊颗粒辅助治疗小儿肺炎支原体肺炎疗效观察[J]. 中国中西医结合儿科学, 2016, 8 (6): 575-577.

（山西中医药大学　李　莉,成都中医药大学　代　渊）

清 咽 滴 丸

【药物组成】　薄荷、青黛、冰片、诃子、甘草、人工牛黄。

【处方来源】　研制方。国药准字 Z10930004。

【功能与主治】　疏风清热,解毒利咽。用于风热喉痹,咽痛,咽干,口渴,或微恶风,发热,咽部红肿,以及急性咽炎见上述证候者。

【药效】　主要药效如下[1-4]:

1. 抑菌　清咽滴丸对金黄色葡萄球菌和白念珠菌有一定的抑制作用[1]。临床使用清咽滴丸联合阿莫西林治疗急性咽炎与单纯使用阿莫西林相比,治疗组有效率明显高于对照组,且观察组咽痛改善时间和治愈时间均短于对照组,表明清咽滴丸有较强的抑菌、抗感染的作用[2]。

2. 抗病毒　清咽滴丸对单纯疱疹病毒和腺病毒有直接抑制作用并且可抑制其侵入细胞[3]。细胞水平实验证明清咽滴丸具有抗柯萨奇病毒 B3、B5 的作用[4]。对于病毒感染所致急性咽喉炎具有较好的疗效。

【临床应用】

1. 急性咽炎 因外感风热，火毒内蕴所致，症见咽痛，咽干，口渴，或微恶风，发热，咽部红肿。有文献报道，使用清咽滴丸治疗急性咽炎患者 64 例，治疗 5 天后，咽痛、咽干、咽黏膜充血症状均有明显改善[5]。

2. 慢性咽炎 适用于热毒壅盛所致的慢性咽炎，症见病程较久，易反复发作，一般有咽干、咽痒、咽部微痛及灼热感、异物感、吞咽不利等症状。

随机对照平行研究显示，清咽滴丸治疗慢性咽炎疗效明显，显效率优于对照组，且具有更好的耐受性[6]。临床研究显示，使用清咽滴丸治疗慢性咽炎与庆大霉素及地塞米松相比，治疗组有效率明显高于对照组，且安全性较高[7]。

【不良反应】 目前尚未检索到不良反应的报道。

【使用注意】 ①忌烟酒、辛辣、鱼腥食物。②老人、儿童及脾胃虚弱者慎用。③孕妇慎用。④虚火喉痹慎用。

【用法与用量】 含服。一次 4～6 片，一日 3 次。

参 考 文 献

[1] 张瑶华，李端. 中国常用药品集[M]. 上海：上海交通大学出版社，2006.

[2] 濮礼春. 清咽滴丸联合阿莫西林治疗急性咽炎 60 例临床研究[J]. 新中医，2016，48（5）：198-199.

[3] 刘剑，刘丽华，孟庆军，等. 清咽滴丸抗常见呼吸道病毒的实验研究[J]. 中国药学杂志，2010，45（7）：519-523.

[4] 迟玮，陈霞，王小龙，等. 清咽滴丸抗柯萨奇病毒 B3，B5 的实验研究[J]. 天津医科大学学报，2011，17（2）：181-186.

[5] 石志兴，林文森. 清咽滴丸治疗急性咽炎临床观察[J]. 中国中西医结合耳鼻咽喉科杂志，2006，14（5）：323-324.

[6] 詹可顺，魏伟，余南生. 清咽滴丸治疗慢性咽炎的临床研究[J]. 中国基层医药，2003，10（11）：1129-1130.

[7] 许丽. 超声雾化吸入清咽滴丸治疗慢性咽炎的疗效观察[J]. 全科口腔医学电子杂志，2018，5（35）：161，165.

（山西中医药大学 李 莉，成都中医药大学 代 渊）

❀ 复方黄芩片 ❀

【药物组成】 黄芩、十大功劳、虎杖、穿心莲。

【处方来源】 研制方。国药准字 Z44021454。

【功能与主治】 清热解毒，凉血消肿。用于风热上攻、湿热内蕴所致的咽喉肿痛、口舌生疮、感冒发热、湿热泄泻、痈肿疮疡。

【药效】 主要药效如下[1]：

1. 抗炎 研究显示复方黄芩片可抑制细胞内白三烯 B4、白三烯 C4 的生物合成及白细胞内 Ca^{2+} 升高，促进细胞内环磷酸腺苷（cAMP）水平提高，显著影响白细胞的多种功能，具有较强的抗炎作用，可明显改善急性咽喉炎咽喉红肿、疼痛的症状[1]。

2. 镇痛 复方黄芩片治疗风热袭肺喉痹发现，其可以显著减轻咽喉肿痛、充血的作用，表明其具有良好的镇痛作用。

【临床应用】

1. 急性咽喉炎 因风热上攻，火热内蕴所致。症见咽部肿痛，咽干，口渴，或微恶风，发热，咽部红肿，舌边尖红，苔薄白或薄黄，脉浮数或滑数。复方黄芩片治疗风热喉痹与猴耳环消炎片相比，治疗组有效率明显高于对照组[1]。

2. **牙周炎**　临床使用复方黄芩片治疗牙周病与奥硝唑分散片相比，复方黄芩片治疗胃火上炎型牙周炎疗效显著，有利于降低患者牙周袋深度及牙龈指数，有效缓解相关症状，提高患者生活质量[2]。

【不良反应】　有服用本药引起荨麻疹的报道[3]。

【使用注意】　①虚寒证者慎用。②服药期间忌食辛辣油腻食物，戒烟酒。③老人、儿童及素体脾胃虚弱者慎用。

【用法与用量】　口服。一次 4 片，一日 3～4 次，小儿酌减。

参 考 文 献

[1] 温顺发. 复方黄芩片治疗风热袭肺型喉痹对照观察[C]. 中华中医药学会，北京中医杂志 98 全国中药研究暨中药房管理学术研讨会论文汇编. 北京：中国中医药学会，1998：115-116.

[2] 刘洪利，曹长红，杨九菊. 复方黄芩片治疗胃火上炎型牙周炎的临床疗效观察[J]. 临床合理用药杂志，2018，11（29）：92-93.

[3] 何俊道，舒晓敏. 复方黄芩片致荨麻疹 1 例[J]. 中国临床药学杂志，2003，12（2）：105.

（山西中医药大学　李　莉，成都中医药大学　代　渊）

山香圆片（颗粒、含片）

【药物组成】　山香圆叶。

【处方来源】　研制方。《中国药典》（2015 年版）。

【功能与主治】　清热解毒，利咽消肿。用于肺胃热盛所致的急喉痹、急乳蛾，症见咽部红肿、咽痛。

【药效】　主要药效如下[1, 2]：

1. **抑菌**　山香圆片在体外对金黄色葡萄球菌及乙型溶性链球菌等有抑制作用，其抑制作用随浓度的升高而增强。对小鼠体内感染金黄色葡萄球菌有较强的保护作用[1]。山香圆片在临床中对于细菌感染所致急性咽喉炎具有较好的疗效。

2. **抗炎**　山香圆片对二甲苯所致小鼠耳郭肿胀、蛋清性大鼠足趾肿胀均具明显的抑制作用[2]。临床使用山香圆片治疗急性单纯性咽炎，可促使炎症快速吸收。

3. **镇痛**　山香圆片能显著降低乙酸所致小鼠扭体反应次数，提高热板所致小鼠痛阈[2]。

【临床应用】

1. **急性咽炎**[3]　因肺胃热盛，攻于咽喉而致，症见咽部红肿，咽痛较剧，发热，烦渴，便秘，舌质红，苔黄，脉数。临床使用山香圆片治疗急性单纯性咽炎与罗红霉素相比，治疗组有效率明显高于对照组。研究证明山香圆片是治疗急性单纯性咽炎的安全有效的中成药制剂。

2. **急性扁桃体炎**[4]　详见相关文献。

【不良反应】　目前尚未检索到不良反应的报道。

【使用注意】　①忌食辛辣、油腻、厚味食物。②孕妇慎用。③脾气虚寒见有大便溏者慎用。

【用法与用量】　颗粒：开水冲服，一次 1 袋，一日 3 次。片剂：口服，一次 2～3 片，一日 3～4 次，小儿酌减。含片：含服，一次 1 片。

参 考 文 献

[1] 詹怡飞，张建军，毛友昌，等. 山香圆含片抗菌作用的试验研究[J]. 江西中医药大学学报，2005，17（2）：55.

[2] 詹怡飞，张建军，陈娇婷，等. 山香圆含片镇痛作用研究[J]. 时珍国医国药，2005，16（5）：389-390.

[3] 楼正才，楼跃明. 山香圆片治疗急性单纯性咽炎临床观察[J]. 中华医学写作杂志，2003，10（2）：148-149.

[4] 刘立生，周秦秦，况荣华，等. 山香圆含片治疗急性扁桃体炎 30 例疗效观察[J]. 南昌大学学报：医学版，1999，（S1）：71-74.

（山西中医药大学　李　莉，成都中医药大学　代　渊）

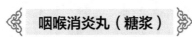

咽喉消炎丸（糖浆）

【药物组成】　人工牛黄、蟾酥（制）、穿心莲、七叶莲、珍珠、冰片、雄黄、百草霜。

【处方来源】　研制方。国药准字 Z34020758。

【功能与主治】　清热解毒，消肿，止痛。用于咽喉肿痛（食管炎、咽喉炎、扁桃体炎）。

【药效】　主要药效如下[1]：

1. 抗炎　咽喉消炎丸能明显抑制二甲苯所致小鼠耳郭肿胀，对大鼠棉球肉芽有明显的抑制作用，并能明显抑制小鼠腹腔注射乙酸后所致的毛细血管通透性增加，从而减轻咽部局部黏膜水肿，减轻炎性反应。

2. 镇痛　咽喉消炎丸具有抑制小鼠腹腔注射乙酸后所导致的扭体反应作用，具有显著的镇痛作用，在临床中可减轻急性咽喉炎患者咽痛的症状。

【临床应用】

1. 急、慢性咽喉炎　因热毒内蕴，循经而上，上灼于咽而致，症见咽部红肿，疼痛，声音嘶哑，发热，口渴；急、慢性咽炎见上述证候者。咽喉消炎丸联合射频治疗咽炎，症状缓解程度及有效率均显著[2]。

2. 扁桃体炎　详见相关文献。

【不良反应】　目前尚未检索到不良反应的报道。

【使用注意】　①属虚火喉痹、乳蛾者慎用。②服药期间忌食辛辣、油腻食物。③老人、儿童及素体脾胃虚弱者慎用。④本品含有蟾酥、雄黄，不宜过量应用或久用。

【用法与用量】　口服。一次 5～10 粒，一日 3～4 次。

参 考 文 献

[1] 杨军，王静. 咽喉消炎丸抗炎免疫作用的实验研究[J]. 中成药，1998，20（11）：37.

[2] 李元明，张丽丽，王月莲，等. 射频配合咽喉消炎丸治疗滤泡性咽炎 168 例[J]. 中国煤炭工业医学杂志，2004，7（12）：1199.

（山西中医药大学　李　莉，成都中医药大学　代　渊）

清热解毒颗粒（片、糖浆、口服液、注射液）

【药物组成】　石膏、金银花、玄参、地黄、连翘、栀子、甜地丁、黄芩、龙胆、板蓝根、知母、麦冬。

【处方来源】　研制方。《中国药典》（2015 年版）。

【功能与主治】　清热解毒。用于热毒壅盛所致的发热面赤、烦躁口渴、咽喉肿痛，以及流感、上呼吸道感染见上述证候者。

【药效】　主要药效如下[1, 2]：

1. 抑菌　清热解毒口服液体外对常见的细菌感染有明显的抑制作用，尤其是对上呼吸道感染常见菌抑制作用较强[1]。对于细菌感染所致急性咽喉炎具有较好的疗效。

2. 增强免疫　清热解毒口服液对环磷酰胺（CTX）所致免疫功能低下的小鼠外周血白细胞、IgG、溶血素等具有明显的提高作用[1]。亦能明显增强小鼠腹腔巨噬细胞的吞噬功能，提高其非特异性免疫功能，刺激其 B 淋巴细胞增殖，有一定的提高其特异性细胞免疫功能及体液免疫功能的作用[2]，可改善因机体抵抗力降低所致的咽喉炎的症状。

【临床应用】

1. 急性咽喉炎　因热毒内蕴，循经而上，上灼于咽而致，症见咽部红肿、疼痛，声音嘶哑，发热，口渴。

2. 急性扁桃体炎　因热毒上犯所致，症见咽痛剧烈，痛连耳窍、耳根，口渴引饮等。临床研究显示清热解毒口服液治疗化脓性扁桃体炎，能明显改善发热、咽痛等症状，收效良好[3]。

3. 上呼吸道感染[4]、痤疮[5]等　详见相关文献。

【不良反应】　有文献报道小儿用药偶见药疹[6]。

【使用注意】　①孕妇忌服。②不宜在服药期间同时服滋补性中药。③风寒感冒者不适用，其表现为恶寒重，发热轻，无汗，头痛，鼻塞，流清涕，喉痒咳嗽。

【用法与用量】　颗粒：口服，一次 5～10g，一日 3 次，或遵医嘱。片：口服，一次 4 片，一日 3 次，儿童用药请遵医嘱。糖浆：口服，一次 10～20ml，一日 3 次，或遵医嘱。口服液：口服，一次 10～20ml，一日 3 次。注射液：肌内注射，一次 2～4ml，一日 2～4 次。

参 考 文 献

[1] 王林，郭胜典，王宗伟，等. 清热解毒口服液的药理研究[J]. 中成药，1991，（7）：24-25.

[2] 周可军，庄严. 清热解毒口服液对免疫功能的影响[J]. 河南中医，1997，（5）：280-281.

[3] 孔宪菊，苏秀真，王玉咏. 清热解毒口服液治疗化脓性扁桃体炎 96 例[J]. 中国中医急症，2003，6：38.

[4] 薛晓凤. 清热解毒口服液治疗呼吸道感染临床观察[J]. 光明中医，2012，27（5）：889-890.

[5] 刘渝生. 清热解毒口服液治疗痤疮 84 例[J]. 实用中医药杂志，2002，18（6）：35.

[6] 解黎波. 小儿清热解毒口服液致不良反应 2 例报告[J]. 中华医药学杂志，2003，2（8）：75-76.

（山西中医药大学　李　莉，成都中医药大学　代　渊）

珍黄丸（胶囊）

【药物组成】　珍珠、人工牛黄、三七、黄芩、冰片、猪胆粉、薄荷。

【处方来源】　研制方。《中国药典》（2015 年版）。

【功能与主治】　清热解毒，消肿止痛。用于肺胃热盛所致的咽喉肿痛、疮疡热疖。

【药效】　主要药效如下[1-4]：

1. 抗炎　珍黄丸对急性炎症及慢性炎症具有显著的抑制作用。珍黄丸对二甲苯和卡拉胶引起的急性炎症有明显的抑制作用。在临床中，本品可减轻咽喉局部肿胀。

2. 抑菌　珍黄丸对革兰氏阳性菌（金黄色葡萄球菌和乙型溶血性链球菌）作用2小时后能抑制细菌生长，对肺炎球菌及革兰氏阴性菌（大肠杆菌、铜绿假单胞菌）无抑制作用。对于细菌感染所致急性咽喉炎具有较好的疗效。

3. 镇痛　珍黄丸可明显提高小鼠的痛阈，珍黄丸各剂量组可减少小鼠扭体次数，表明珍黄丸有明显的镇痛作用。在临床中可减轻急性咽喉炎患者咽痛的症状。

4. 提高免疫功能　珍黄丸可明显提高网状内皮系统的吞噬功能，对细胞免疫也有促进趋势，提示珍黄丸能够提高免疫功能，可改善因机体抵抗力降低所致的咽喉炎的症状。

【临床应用】

急性咽炎[5]　本品用于治疗因肺胃热盛所致咽部红肿疼痛，口咽干燥，声音嘶哑所致的急性咽炎。临床在头孢克肟胶囊与布地奈德的基础上加用珍黄丸治疗急性咽炎，能够提高治疗有效率，提示珍黄丸联合头孢克肟胶囊、布地奈德治疗急性咽喉炎可以改善患者的临床症状和体征，减少不良反应发生。

【不良反应】　目前尚未检索到不良反应的报道。

【使用注意】　①孕妇禁用。②虚火喉痹、阴疽漫肿者慎用。③服药期间忌食辛辣、油腻食物。

【用法与用量】　口服。一次2粒，一日3次。外用，取药粉用米醋或冷开水调成糊状，敷患处。

参 考 文 献

[1] 赵平，叶志文，凌玉云，等. 珍黄丸抗炎镇痛作用的药效学研究[J]. 中国实验方剂学杂志，2009，15（9）：86-88.

[2] 洪海填，苏建军. 乐频清珍黄丸治疗急性咽喉炎233例疗效观察[J]. 亚太传统医药，2011，7（2）：51-52.

[3] 周菊芬. 珍黄丸治疗上呼吸道感染44例[J]. 中国危重病急救医学，2001，13（10）：628.

[4] 徐新颜，万彦婷，洪燕. 珍黄丸防治局部晚期鼻咽癌治疗中放射性口咽炎30例[J]. 江西中医学院学报，2013，25（6）：12-14.

[5] 吴慧娣. 珍黄胶囊联合西药治疗急性咽喉炎临床观察[J]. 新中医，2015，47（1）：177-178.

（山西中医药大学　李　莉，成都中医药大学　代　渊）

小儿咽扁颗粒

【药物组成】　金银花、射干、金果榄、桔梗、玄参、麦冬、人工牛黄、冰片。

【处方来源】　研制方。《中国药典》（2015年版）。

【功能与主治】　清热利咽，解毒止痛。用于小儿肺卫热盛所致的喉痹、乳蛾，症见咽喉肿痛、咳嗽痰盛、口舌糜烂，以及急性咽炎、急性扁桃体炎见上述证候者。

【药效】　主要药效如下：

1. 抗炎　小儿咽扁颗粒对氨水喷雾诱发的大鼠急性咽炎局部充血、肿胀有显著改善作用，对炎细胞浸润和局部水肿有明显拮抗作用，对血清 TNF-α、IL-1β 和 IL-6 含量有显著降低作用，表明本品具有良好的抗炎作用[1]。

2. 抗病毒　小儿咽扁颗粒具有较强的抗病毒作用，对上呼吸道感染等多种病毒具有良好的抑制作用[2-4]。

【临床应用】

1. 急性咽炎　因肺卫热盛所致，症见咽部红肿，咽痛，发热，音哑，口渴，咳嗽，舌红，苔薄黄，脉浮等。临床使用咽扁颗粒联合利巴韦林气雾剂治疗急性口咽喉炎与单纯使用利巴韦林相比，咽扁颗粒联合利巴韦林气雾剂对于咽痛、扁桃体肿大、充血、咽黏膜充血症状的改善作用更具显著意义[2]。

2. 急性扁桃体炎　外感风热，邪客于咽部，症见咳嗽，咽部干燥，灼热疼痛，吞咽不利，咽喉红肿，伴有发热恶寒、头痛、咳嗽痰黄等。本品治疗小儿急性化脓性扁桃体炎疗效明显，且本药口感适宜，易于被小儿接受，未见明显不良反应[3,4]。

【不良反应】　目前尚未检索到不良反应的报道。

【使用注意】　①忌食辛辣生冷油腻食物。②急性喉炎不适用，症见咳嗽伴有犬鸣声时应及时到医院就诊。③风寒袭肺咳嗽不适用，症见发热恶寒、鼻流清涕、咳嗽痰白等。④脾虚易腹泻者慎服。⑤虚火喉痹、乳蛾者慎用。

【用法与用量】　开水冲服。1～2岁一次4g，一日2次；3～5岁一次4g，一日3次；6～14岁一次8g，一日2～3次。

参 考 文 献

[1] 张可可，陈建新，张芬，等. 小儿咽扁颗粒抗急性咽炎药理作用研究[J]. 世界中医药，2019，14（5）：1158-1162.
[2] 陈强，叶文斌，苏小芳. 利巴韦林气雾剂联合小儿咽扁颗粒治疗急性口咽喉炎疗效观察[J]. 吉林医学，2018，39（7）：1328-1329.
[3] 瞿秋兰，谢艳. 小儿咽扁颗粒治疗儿童急性化脓性扁桃体炎疗效观察[J]. 现代中西医结合杂志，2007，16（25）：3677.
[4] 马秉权. 小儿咽扁颗粒治疗急性小儿扁桃体炎疗效观察[J]. 健康必读，2018，（30）：186.

（山西中医药大学　李　莉，成都中医药大学　代　渊）

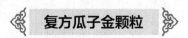

复方瓜子金颗粒

【药物组成】　瓜子金、白花蛇舌草、大青叶、紫花地丁、野菊花、海金沙。

【处方来源】　研制方。《中国药典》（2010年版）。

【功能与主治】　清热利咽，散结止痛，祛痰止咳。用于风热袭肺或痰热壅肺所致的咽部红肿、咽痛、发热、咳嗽，以及急性咽炎、慢性咽炎急性发作及上呼吸道感染见上述证候者。

【药效】　主要药效如下[1,2]：

1. 抑菌　体外试验表明，复方瓜子金颗粒对八叠球菌、金黄色葡萄球菌、枯草杆菌、肺炎双球菌、溶血性链球菌有抑制作用[1]，能提高小鼠体内抗金黄色葡萄球菌等感染的能力[2]，对于细菌感染所致急性咽喉炎具有较好的疗效。

2. 增强免疫功能　复方瓜子金颗粒可提高小鼠腹腔巨噬细胞吞噬百分率和吞噬指数[1]，提高单核-吞噬细胞系统对炭粒的清除率[2]。表明本品能提高免疫功能。

【临床应用】

1. 急、慢性咽炎　因风热袭肺，或痰热蕴肺所致，症见咽部红肿，咽痛，发热，音哑，口渴，咳嗽，痰少而黏，舌红，苔薄黄或黄腻，脉浮数或滑数；急性咽炎、慢性咽炎急性发作见上述证候者。临床研究显示复方瓜子金颗粒对风热证急性咽炎和痰热证慢性咽炎急性发作具有很好疗效[3]。

2. 上呼吸道感染[4]　见相关文献。

【不良反应】　目前尚未检索到不良反应的报道。

【使用注意】　①虚火喉痹者慎用。②服药期间忌辛辣、油腻、鱼腥食物，戒烟酒。③老人、儿童及素体脾胃虚弱者慎用。④孕妇慎用。

【用法与用量】　开水冲服。一次20g，一日3次，儿童酌减。

参 考 文 献

[1] 潘如玉，曾志，万阜昌，等. 复方瓜子金冲剂药理试验和临床观察[J]. 江西中医药，1990，21（2）：47.

[2] 李洁，聂正慧，朱俊彦，等. 复方瓜子金口服液药理作用的实验研究[J]. 中成药，1997，19（1）：35.

[3] 彭君，刘政. 复方瓜子金颗粒治疗小儿急性咽炎疗效观察[J]. 实用中西医结合临床，2012，12（1）：44.

[4] 孙建，任柏沉，杨帆，等. 复方瓜子金颗粒联合克拉霉素治疗上呼吸道感染的临床研究[J]. 现代药物与临床，2016，31（10）：1559-1562.

（山西中医药大学　李　莉，成都中医药大学　代　渊）

银黄颗粒（口服液、片）

【药物组成】　金银花、黄芩。

【处方来源】　研制方。《中国药典》（2015年版）。

【功能与主治】　清热疏风，利咽解毒。用于外感风热、肺胃热盛所致的咽干、咽痛、喉核肿大、口渴、发热，以及急慢性扁桃体炎、急慢性咽炎、上呼吸道感染见上述证候者。

【药效】　主要药效如下[1-4]：

1. 抑菌　体外试验表明，本品对金黄色葡萄球菌、表皮葡萄球菌、A群链球菌和肺炎球菌等均有抑菌作用[3, 4]，本品可增加腹腔感染A型链球菌小鼠平均存活时间和存活数量[3, 4]。对于细菌感染所致急性咽喉炎具有较好的疗效。

2. 抗细菌内毒素　体外试验表明，银黄口服液可抑制鲎试剂与细菌内毒素的凝胶化；小鼠肠管结扎实验表明，在体肠祥给予银黄口服液，对肠毒素致小鼠肠管毒性反应有抑制作用，使肠积液减少；银黄口服液对急性耐热肠毒素感染的乳鼠，可抑制肠毒素所致的乳鼠急性中毒反应，降低血中细菌内毒素含量及小鼠死亡率[1]。

3. 抗惊厥　本品对豚鼠过敏性休克能延长惊厥倒下时间，降低死亡动物数[2]。

4. 抗炎　本品及银黄口服液对二甲苯所致小鼠耳肿胀及蛋清性或卡拉胶性足肿胀均有抑制作用[2]。可减轻咽喉局部肿胀，减轻咽部炎症增生。

5. 抗病毒　体外实验，本品对呼吸道合胞病毒（RSV）、腺病毒（AdV3 658型）和流感病毒甲1型、甲3型均有灭活作用，对腺病毒（AdV7型）有部分灭活作用[4]。对于病毒感染所致的急性咽喉炎具有较好的疗效。

6. 解热　本品对卡拉胶所致的大鼠发热有抑制作用[4]。在临床中可改善急性咽喉炎患者咽干灼热的症状。

7. 镇痛 本品可降低腹腔注射乙酸引起的小鼠扭体反应发生的次数,抑制热刺激所致的小鼠疼痛反应[4]。在临床中可减轻急性咽喉炎患者咽痛的症状。

8. 抗变态反应 本品能抑制大鼠颅骨骨膜肥大细胞脱颗粒,表明本品抗变态反应[2]。

【临床应用】

1. 急、慢性咽炎 由外感风热,邪热入里,肺胃热盛所致,以咽部红肿,疼痛较剧,发热较高,口干,大便秘结,小便黄,舌赤苔黄,脉洪数为主要表现;急、慢性咽炎见上述证候者。研究发现银黄颗粒在缓解咽干和咽部异物感方面优于西药,疗效显著[5]。

2. 上呼吸道感染 本品适用于由外感风热,邪热入里化热,肺胃热盛所致的上呼吸道感染。

此外,尚有用银黄口服液治疗急性细菌性痢疾、老年人带状疱疹、烧烫伤感染[6-9]的报道。

【不良反应】 有文献报道用银黄口服液可引起药疹[10]。

【使用注意】 ①素体脾胃虚寒者慎用。②服药期间忌辛辣、油腻、厚味食物。

【用法与用量】 颗粒:开水冲服,一次1~2袋,一日2次。口服液:口服,一次10~20ml,一日3次,小儿酌减。片:口服,一次2~4片,一日4次。胶囊:口服,一次2~4粒,一日4次。

参 考 文 献

[1] 金洲, 方海燕, 熊久林. 银黄口服液抗细菌毒素的作用[J]. 时珍国药研究, 1999, 8 (2): 137.
[2] 邹玉繁, 汪小根. 银黄颗粒抗炎、抗变态反应实验研究[J]. 现代中药研究与实践, 2004, 1 (3): 59.
[3] 金若敏, 王力倩, 符胜光, 等. 银黄含片主要药效学研究[J]. 中药新药与临床药理, 1996, 7 (3): 42.
[4] 银黄含片新药申报资料. 1993.
[5] 尹筱莹, 蒋维, 张瑞佳, 等. 银黄颗粒和头孢羟氨苄治疗急性咽炎的疗效比较[J]. 世界最新医学信息文摘, 2015, (51): 94.
[6] 胡才芳. 银黄口服液灌肠治疗急性菌痢 53 例[J]. 实用中医内科杂志, 2003, 17 (1): 20.
[7] 王熙, 郑教华, 林锦如. 银黄口服液治疗老年人带状疱疹 30 例疗效观察[J]. 海峡药学, 2000, 12 (2): 74.
[8] 徐常本, 谢素莲, 魏香荣. 银黄口服液治疗烧烫伤感染 56 例[J]. 中成药, 1995, 17 (12): 50.
[9] 徐常木, 魏香荣, 谢素莲. 外敷银黄口服液治疗烧烫伤感染 56 例[J]. 中国中药杂志, 1996, 21 (1): 54.
[10] 曹国建, 马慧芬, 阮学东. 银黄口服液引起药疹 1 例[J]. 中国中药杂志, 1994, 19 (5): 310.

(山西中医药大学 李 莉,成都中医药大学 代 渊)

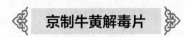

京制牛黄解毒片

【药物组成】 牛黄、黄芩、黄连、黄柏、石膏、栀子(姜炙)、大黄、金银花、连翘、薄荷、菊花、防风、荆芥穗、白芷、蔓荆子(微炒)、川芎、冰片、旋覆花、桔梗、蚕沙、甘草。

【处方来源】 明·王肯堂《证治准绳类方》菊花通圣散加减化裁方。国药准字Z11020472。

【功能与主治】 清热解毒,散风止痛。用于肺胃蕴热,风火上攻所致的头目眩晕、口鼻生疮、风火牙痛、暴发火眼、咽喉疼痛、腮红肿、耳鸣肿痛、大便秘结、皮肤瘙痒。

【药效】 主要药效如下[1]:

1. 抗炎 京制牛黄解毒片经舌上含服可使药物成分直达喉黏膜、声带的炎症部位,发挥抗炎作用。可使喉部的黏液被稀释,对炎症部位有明显的缓解作用。可减轻咽部炎症增生，减少咽喉部的分泌物。

2. 抗菌、抗病毒　京制牛黄解毒片体外具有抗菌、抗病毒的作用。临床对于常见细菌和病毒感染所致的牙龈炎、口腔溃疡、疱疹性咽峡炎、急性扁桃体炎、急性结膜炎等具有良好效果。

【临床应用】

1. 急性咽喉炎　因肺胃蕴热，火热上蒸，客于咽喉而致，症见咽部红肿，咽痛，吞咽困难，发热，口干喜饮，大便秘结，小便黄赤，舌红苔黄，脉洪数；急性咽炎见上述证候者。临床使用京制牛黄解毒片治疗急性喉炎完全失声与西医常规疗法相比，治疗后总有效率、喉黏膜及声带病变改善情况，治疗组有效率明显高于对照组。

2. 口腔炎　由肺胃蕴热，热毒循经上炎，熏蒸口舌而引起的口腔炎，症见口腔黏膜充血、水肿、可有疱疹，后发生大小不等的糜烂或溃疡等。

3. 牙痛　由素体热盛，复嗜辛辣厚味，胃腑蕴热，循经上冲而致，症见牙齿剧痛，遇热加重，牙龈红肿较甚，口渴口臭，便秘，尿赤，舌红，苔黄厚，脉洪数。

4. 急性结膜炎详见相关文献。

【不良反应】　目前尚未检索到不良反应的报道。

【使用注意】　①阴虚阳亢，虚火上炎者慎用。②服药期间，忌食辛辣、油腻、鱼腥食物，戒烟酒。③老人、儿童及素体脾胃虚弱者慎用。④孕妇禁用。

【用法与用量】　口服。一次2片，一日2次。

参 考 文 献

[1] 陈灵光，李健波，陈伟道. 含服京制牛黄解毒片对急性喉炎完全失声的治疗效果观察[J]. 国际医药卫生导报，2005，11（24）：76-77.

（山西中医药大学　李　莉，成都中医药大学　代　渊）

猴耳环消炎颗粒（片、胶囊）

【药物组成】　猴耳环。

【处方来源】　研制方。《中国药典》（2015年版）。

【功能与主治】　清热解毒，凉血消肿。用于邪热犯肺所致的感冒咳嗽，喉痹，乳蛾，咽喉肿痛，喉核肿大，以及上呼吸道感染、急性咽喉炎、急性扁桃体炎见上述证候者。

【药效】　主要药效如下[1, 2]：

1. 抗炎　猴耳环乙醇提取物富含多酚类物质，对急性和自身免疫性炎症动物模型具有抗炎作用[1]。在临床中可显著改善急性咽炎患者咽痛、咽干灼热、咽黏膜充血、吞咽不利等症状。

2. 抗病毒　猴耳环水提取物对流感病毒引起的细胞病变（体外）和小鼠肺部炎症（体内）有明显抑制作用，并能明显降低流感病毒感染小鼠的死亡率并延长其存活时间[2]。其对于病毒感染所致的急性咽喉炎具有较好的疗效。

【临床应用】

1. 急性咽炎　系由热毒内结所致，症见咽部红肿，疼痛较剧，发热较高，口干，大便秘结，小便黄，舌赤，苔黄，脉洪数；急性咽炎见上述证候者。研究显示，本品治疗急性咽炎与同期对照组比较，症状改善明显，治愈率差异有显著性意义[3]。

2. 急性扁桃体炎　本品能治疗由热毒内结所致的急性扁桃体炎，可见咽部剧烈疼痛，连及耳根，吞咽困难，痰涎较多。全身可见高热，口渴引饮，咳嗽痰黄稠，口臭，腹胀，便秘，溲黄，舌质红，苔黄厚，脉洪大而数[4]。

3. 上呼吸道感染　系由外感风热，邪热入里化热，热毒壅盛所致，症见身热较著，微恶风，头胀痛，咳嗽，痰黏或黄，咽燥，或咽喉、乳蛾红肿疼痛，鼻塞，流黄浊涕，口渴欲饮，舌苔黄，脉浮数；上呼吸道感染见上述证候者[5]。

【不良反应】　文献报道口服猴耳环消炎片致过敏反应 1 例[6]。

【使用注意】　①阴虚火旺者慎用。②服药期间忌辛辣、油腻食物。③虚寒泄痢者慎用。

【用法与用量】　颗粒：开水冲服，一次 2 袋，一日 3 次。片剂：口服，一次 3～4 片，一日 3 次。胶囊剂：口服，一次 2 次。一日 3 次。

参 考 文 献

[1] 付元凤，刘芳，李思佳，等. 猴耳环的研究进展[J]. 中草药，2018，49（5）：1174-1183.
[2] 张中贤，黄剑臻，李沛波.猴耳环水提取物抗流感病毒的实验研究[J]. 中国热带医学，2008，8（1）：30-31.
[3] 陈洪林. 猴耳环消炎颗粒治疗急性咽炎 52 例临床观察[J]. 新余学院学报，2010，15（2）：97-98.
[4] 杜旭红. 猴耳环消炎颗粒治疗小儿急性扁桃体炎 50 例临床疗效观察[J]. 实用中西医结合临床，2012，12（3）：72-73.
[5] 王家蔚，郁峰. 猴耳环消炎颗粒治疗急性上呼吸道感染疗效观察[J]. 实用中西医结合临床，2011，11（3）：64-65.
[6] 齐莉英，宋敏娟. 口服猴耳环消炎片致过敏反应一例[J]. 齐鲁护理杂志，1996，（1）：35.

（山西中医药大学　李　莉，成都中医药大学　代　渊）

❀ 喉疾灵胶囊（片）❀

【药物组成】　山豆根、天花粉、了哥王、板蓝根、广东土牛膝、连翘、牛黄、冰片、珍珠层粉、诃子、猪牙皂、桔梗。

【处方来源】　研制方。《中国药典》（2015 年版）。

【功能与主治】　清热解毒，散肿止痛。用于热毒内蕴所致的两腮肿痛、咽部红肿、咽痛，腮腺炎、扁桃体炎、急性咽炎、慢性咽炎急性发作及一般喉痛见上述证候者。

【药效】　主要药效如下[1, 2]：

1. 解热、镇痛　本品对酵母致大鼠发热有解热作用。本品对小鼠热板法、乙酸致小鼠扭体法疼痛有镇痛作用。在临床中可改善急性咽喉炎患者咽痛、咽干灼热的症状。

2. 抗炎　本品可抑制二甲苯所致小鼠耳肿胀、腹腔毛细血管通透性增高及皮下棉球肉芽肿的形成。能抑制小鼠琼脂肉芽肿慢性炎症。表明本品具有较强的抗炎作用，可减轻咽喉局部肿胀，减轻咽部炎症增生。

3. 抑菌　体外抑菌试验显示，本品对多种细菌有抑菌作用，对金黄色葡萄球菌和乙型溶血性链球菌作用较强。对于细菌感染所致急性咽喉炎具有较好的疗效。

【临床应用】[3-5]

1. 急、慢性咽炎　由肺胃热盛，火毒内蕴，循经上灼于咽而致，症见咽部红肿疼痛，声音嘶哑，发热，咳嗽，口渴，舌红苔黄，脉滑数；急性咽炎、慢性咽炎急性发作见上述证候者。本品治疗急、慢性咽炎与同期对照组比较，症状改善明显，治愈率差异有显著性意义。

2. 扁桃体炎、腮腺炎　见相关文献。

【不良反应】　目前尚未检索到不良反应的报道。

【使用注意】　①虚火喉痹、乳蛾者慎用。②服药期间忌食辛辣、油腻、鱼腥食物，戒烟酒。③老人、儿童及素体脾胃虚弱者慎用。④本品含有山豆根、了哥王，不宜过量及长期服用。⑤孕妇禁用。

【用法与用量】　胶囊：口服，一次 3～4 粒，一次 3 片。片剂：口服，一次 2～3 片，一日 2～4 次。

参 考 文 献

[1] 冯昭明，林培英，张丹，等. 喉疾灵胶囊的药理作用[J]. 中药新药与临床，2000，11（1）：48.

[2] 何国增，李厚望，梅全喜. 喉疾灵片的药理作用及临床[J]. 时珍国药研究，1995，6（1）：43.

[3] 吕银英. 喉疾灵胶囊治疗咽喉疾患 247 例临床疗效分析[J]. 广东医学，1993，（5）：267.

[4] 裘建社，江成林. 喉疾灵片治疗咽喉炎症 110 例临床小结[J]. 时珍国医国药，1998，9（6）：498.

[5] 夏瑞增，黄天成，梅全喜. 喉疾灵片治疗咽喉疾患 90 例临床疗效观察[J]. 时珍国药研究，1994，5（3）：9.

（山西中医药大学　李　莉，成都中医药大学　代　渊）

咽炎清滴丸（片）

【药物组成】　肿节风、天然冰片、薄荷。

【处方来源】　研制方。国药准字 Z20090559。

【功能与主治】　清热解毒，消肿止痛。用于急慢性咽炎、复发性口疮、疮疹性口炎、牙周炎。

【药效】　主要药效如下[1-4]：

1. 抗炎　咽炎清滴丸可以显著对抗二甲苯导致的小鼠耳肿胀，显著抑制鸡蛋清导致的大鼠足趾肿胀，降低急性咽炎模型大鼠血清 IL-1β、IL-6、TNF-α 的含量，具有良好的抗炎作用。可减轻咽喉局部肿胀，减轻咽部炎症增生，改善局部症状。

2. 抑菌　本品体外对金黄色葡萄球菌、乙型溶血性链球菌、肺炎链球菌等具有抑制作用，表明本品具有抗菌作用。

【临床应用】

急性咽炎　由肺胃热盛，火毒内蕴，循经上灼于咽而致，症见咽部红肿疼痛，声音嘶哑，发热，咳嗽，口渴，舌红苔黄，脉滑数。临床使用咽炎清滴丸治疗急性咽炎，能明显缓解咽喉红肿、疼痛等不适症状。

【不良反应】　目前尚未检索到不良反应的报道。

【使用注意】　①忌烟酒、辛辣、鱼腥食物。②孕妇慎用。③对本品过敏者禁用。

【用法与用量】　滴丸：含服。一次 2～4 丸，一日数次。片：含服，一次 1～2 片，一日数次。

参 考 文 献

[1] 刘雪艳，毛志刚，王平，等. 咽炎清滴丸对急性咽炎大鼠模型抗炎机理研究[J]. 药学研究，2016，（6）：319-321.

[2] 王劲，杨峰，沈翔，等. 肿节风抗肿瘤的实验研究[J]. 浙江中医杂志，1999，34（10）：450.

[3] 孙文娟，李晶，兰凤英，等. 肿节风注射液抗小鼠肝癌 HepA-22 的作用及毒性[J]. 中成药，2003，25（4）：313.

[4] 蒋伟哲，孙晓龙，梁钢，等. 肿节风片对恶性肿瘤和免疫功能的影响[J]. 广西医科大学学报，2001，18（1）：39-40.

（山西中医药大学　李　莉，成都中医药大学　代　渊）

复方片仔癀含片

【药物组成】　蟛蜞菊、肿节风、玄参、麦冬、甘草、片仔癀、薄荷。

【处方来源】　研制方。国药准字 B20050066。

【功能与主治】　清热解毒，利咽止痛，生津润喉。用于风热上攻，肺胃热盛所致急、慢性咽喉炎。

【药效】　主要药效如下[1-4]：

1. 抗炎　复方片仔癀含片能极显著地降低小鼠耳肿胀程度和腹腔毛血管通透性，具有较强的抗炎作用。在临床中可减轻咽喉局部肿胀，减轻咽部炎症增生的症状。

2. 镇痛、镇静　复方片仔癀含片能明显抑制冰醋酸引起小鼠扭体反应，延长热板引起小鼠痛反应潜伏期，并能抑制小鼠自发活动，表明本品具有镇痛、镇静作用。临床上对咽喉肿痛具有良好疗效。

3. 抗菌　复方片仔癀含片有明显抗菌作用。

【临床应用】

急性咽喉炎　复方片仔癀含片主要用于由肺胃热盛，火毒内蕴，循经上灼于咽而致的急性咽喉炎。可见咽部红肿疼痛，声音嘶哑，发热，咳嗽，口渴，舌红苔黄，脉滑数。复方片仔癀含片用于急性咽喉炎治疗的研究，结果表明复方片仔癀含片对急性咽喉炎患者症状、体征及实验室指标均有确切的改善作用[5,6]。

【不良反应】　目前尚未检索到不良反应的报道。

【使用注意】　①忌烟酒、辛辣、鱼腥食物。②孕妇忌服。

【用法与用量】　含服。一次 2 片，一日 5 次。

参 考 文 献

[1] 罗晓茹，董俊兴. 中药蟛蜞菊化学成分及抗病毒活性的研究[D]. 北京：中国人民解放军军事医学科学院放射与辐射医学研究所，2005.

[2] Lin F M，Chen L R，Lin E H，et al. Compounds from *Wedelia chinensis* synergistically suppress androgen activity and growth in prostate cancer cells[J]. Carcinogenesis，2007，28（12）：2521.

[3] Tsai C H，Lin F M，Yang Y C，et al. Herbal extract of *Wedelia chinensis* attenuates androgen receptor activity and orthotopic growth of prostate cancer in nude mice[J]. Clin Cancer Res，2009，15（17）：5435.

[4] 邝丽霞，方红，周方，等. 蟛蜞菊抗炎镇痛作用的实验研究[J]. 中草药，1997，28（7）：421.

[5] 陈可，方素钦，林炳辉，等. 蟛蜞菊含片治疗急性咽喉炎 60 例[J]. 福建中医学院学报，2003，13（5）：14.

[6] 刘漫宇，朱家勇，金小宝. 蟛蜞菊活性成分的药理学研究进展[J]. 中国药房，2011，22（11）：1048-1050.

（山西中医药大学　李　莉，成都中医药大学　代　渊）

万通炎康片

【药物组成】 苦玄参、肿节风。

【处方来源】 研制方。《中国药典》（2015 年版）。

【功能与主治】 疏风清热，解毒消肿。用于外感风热所致的咽部红肿、牙龈红肿、疮疡肿痛，以及急慢性咽炎、扁桃体炎、牙龈炎、疮疖见上述证候者。

【药效】 主要药效如下[1, 2]：

1. 抗炎、镇痛 本品能显著抑制蛋清性大鼠足肿胀；能显著抑制二甲苯性小鼠耳郭水肿[1]，具有较强的抗炎作用。能显著抑制小鼠乙酸所致扭体反应的次数[1]，缓解急、慢性咽炎的咽喉疼痛症状。

2. 抑菌 体外抑菌试验表明，本品对金黄色葡萄球菌、表皮葡萄球菌、乙型溶血性链球菌、铜绿假单胞菌及白念珠菌均有抑制作用，稀释 640 倍对金黄色葡萄球菌尚有抑菌作用[2]。对于细菌感染所致急性咽喉炎具有较好的疗效。

【临床应用】

1. 急慢性咽喉炎 因风热外侵，肺胃蕴热，上灼于咽而致，症见咽部红肿、疼痛、口干口渴。本品治疗咽喉炎症疗效满意，尤其对急性炎症疗效更为理想[3]。

2. 急性扁桃体炎 因风热外犯，肺胃火热上灼，熏蒸喉核而致，症见喉核红肿、疼痛剧烈，或化脓，吞咽困难。

【不良反应】 目前尚未检索到不良反应的报道。

【使用注意】 ①脾胃虚寒者慎用。②服药期间忌食辛辣油腻食物。③老人、儿童及素体脾胃虚弱者慎用。

【用法与用量】 口服。薄膜衣片：小片一次 3 片，重症一次 4 片，一日 3 次；大片一次 2 片，重症一次 3 片，一日 3 次。糖衣片：一次 6 片，重症一次 9 片，一日 3 次；小儿酌减。

参 考 文 献

[1] 广西中医药研究所，陈一，等. 万通炎康片的抗炎镇痛作用. 新药申报资料.1993.

[2] 广西壮族自治区食品药品检验所，万通炎康片抗菌试验结果.新药申报资料，1993.

[3] 梁毫. 万通炎康片治疗咽喉部炎症 100 例疗效观察[J]. 中国综合临床，1999，15（2）：170.

（山西中医药大学 李 莉，成都中医药大学 代 渊）

咽速康气雾剂

【药物组成】 人工牛黄、珍珠、雄黄、蟾酥、人工麝香、冰片。

【处方来源】 研制方。国药准字 Z10960052。

【功能与主治】 解毒，消肿，止痛。用于咽喉肿痛、单侧或双侧乳蛾的肺胃实热证。

【药效】 主要药效如下[1, 2]：

1. 抗炎 本品对动物急慢性炎症具有抗炎作用。临床使用本品治疗急、慢性咽炎与西医常规雾化治疗相比，咽喉部充血减轻，声带小结缩小，有效率明显高于对照组，表明本品具有较强的抗炎作用。

2. 镇痛　本品能显著提高热板致小鼠疼痛的痛阈值，并能显著延长腹腔注射乙酸致小鼠疼痛扭转反应的潜伏期时间和减少疼痛扭体反应的次数，具有明显的镇痛作用。

3. 增强免疫功能　本品能显著增加小鼠网状内皮系统吞噬功能，具有增强免疫的作用。

4. 抑菌　本品对大肠杆菌、表皮葡萄球菌、金黄色葡萄球菌、A群链球菌、肺炎链球菌具有不同程度的体外杀菌作用。

【临床应用】

1. 急慢性咽喉炎　因肺胃蕴热，上灼于咽而致，症见咽部红肿、疼痛、口干口渴。对本品治疗肺、胃实热证急性咽炎进行临床观察，治疗组患者咽喉疼痛及不适感消失，发音恢复正常，声音嘶哑及喉部不适感减轻，表明本品对咽痛、软腭水肿等症状体征的疗效都十分显著，用后无明显不良反应[3]。

2. 急性扁桃体炎　因肺胃热盛所致，症见咽部剧烈疼痛，连及耳根，吞咽困难，痰涎较多。全身可见高热，口渴引饮，咳嗽痰黄稠，口臭，腹胀，便秘，溲黄，舌红，苔黄厚，脉洪大而数。

【不良反应】　目前尚未检索到不良反应的报道。

【使用注意】　①忌食辛辣生冷油腻食物。②脾胃虚寒者慎用。③老人、儿童及素体脾胃虚弱者慎用。④不可长期或过量服用。⑤虚火喉痹及乳蛾者慎用。

【用法与用量】　用前将本品充分振摇，倒置，喷头圆口对准口腔，闭气，按阀门上端喷头，药液呈雾状喷入口腔，闭口数分钟。一次喷3下，一日3次，7天为一个疗程。

参 考 文 献

[1] 董方言，孙晓波，魏菲，等. 咽速康气雾剂的研究[J]. 医学研究通讯，1999，28（1）：9.

[2] 黄荣增. 咽速康气雾剂的药学及药效学研究[D]. 武汉：湖北中医学院，2005.

[3] 李红娟，夏久芝，李超，等. 咽速康气雾剂治疗慢性咽喉炎100例[J]. 中国中西医结合耳鼻咽喉科杂志，2003，11（4）：179-180.

（山西中医药大学　李　莉，成都中医药大学　代　渊）

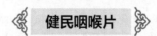

健民咽喉片

【药物组成】　玄参、麦冬、蝉蜕、诃子、桔梗、板蓝根、胖大海、地黄、西青果、甘草、薄荷。

【处方来源】　研制方。《中国药典》（2015年版）。

【功能与主治】　清利咽喉，养阴生津，解毒泻火。用于热盛津伤、热毒内盛所致的咽喉肿痛、失音及上呼吸道炎症。

【药效】　主要药效如下[1-3]：

1. 抗炎　本品可抑制二甲苯所致小鼠耳肿胀及5-羟色胺所致小鼠足肿胀，具有较强的抗炎作用，可减轻咽喉局部肿胀，减轻咽部炎症增生。

2. 抑菌　本品对甲型链球菌、乙型溶血性链球菌、金黄色葡萄球菌、大肠杆菌等有抑制作用。对于细菌感染所致急性咽喉炎具有较好的疗效。

【临床应用】

急慢性咽喉炎　因热盛伤津，热毒内盛，熏灼咽喉而致，症见咽部红肿，疼痛不适，咽内异物感，口干喜饮，舌红，脉数等。本品临床中可显著改善急性咽炎患者咽痛、咽干灼热、咽黏膜充血、吞咽不利等症状。

【不良反应】　文献报道本品可引起药物性荨麻疹[4]。

【使用注意】　①风寒喉痹者慎用。②服药期间，忌烟酒、辛辣、油腻、鱼腥食物。

【用法与用量】　含服。每次 2～4 片，每隔 1 小时一次。

参 考 文 献

[1] 健民制药厂. 健民咽喉片鉴定会资料-药理毒理及临床观察. 1992.

[2] 同济医科大学药理教研室. 健民咽喉片药理及毒理实验. 1991.

[3] 徐志平. "健民咽喉片"对咽喉炎的防治. 中药新药与临床药理, 1991,（3）: 81.

[4] 张跃东，郭建德，熊安新. 健民咽喉片致药物性荨麻疹 1 例. 沈阳部队医药, 2008, 21（6）: 385.

（山西中医药大学　李　莉，成都中医药大学　代　渊）

五味沙棘散（含片）

【药物组成】　沙棘膏、木香、白葡萄干、甘草、栀子。

【处方来源】　研制方。《中国药典》（2015 年版）。

【功能与主治】　清热祛痰，止咳定喘。用于肺热久嗽，喘促痰多，胸中满闷，胸胁作痛，以及慢性支气管炎见上述证候者。

【药效】　主要药效如下[1-3]:

1. 止咳、化痰　五味沙棘散可显著减少枸橼酸气雾刺激豚鼠呼吸道引起的咳嗽次数，明显延长二氧化硫气雾刺激小鼠呼吸道黏膜下感受器引起的咳嗽潜伏期，减少咳嗽次数。五味沙棘散能促进小鼠气管酚红的排泌和增加大鼠玻管的排痰量。对于慢性咽喉炎的刺激性咳嗽有较好的疗效，可减少咽喉部的分泌物。

2. 抗炎　五味沙棘散对乙酸所致小鼠腹腔毛细血管通透性增强有抑制作用。五味沙棘含片对急性咽炎所出现的咽痛、发热、咽部充血、咽部分泌物等症状有良好的改善作用。

3. 增强免疫功能　五味沙棘散能增强小鼠腹腔巨噬细胞的吞噬能力，具有增强免疫的作用。可改善因机体抵抗力降低所致的咽喉炎的症状。

【临床应用】

1. 急慢性咽炎　治疗因外感风热或肺胃热盛引起的以咽喉红肿疼痛为主要表现的急慢性咽炎。在临床中，五味沙棘含片对急慢性咽炎所出现的咽痛、发热、咽部充血、咽部分泌物等症状有良好的改善作用，不良反应少[4]。

2. 慢性支气管炎　详见相关文献。

【不良反应】　目前尚未检索到不良反应的报道。

【使用注意】　①忌辛辣、鱼腥食物。②在服药期间不宜同时服用温补性中成药。③凡风寒咽痛症见恶寒、无汗者不宜使用。④糖尿病患者忌用。

【用法与用量】　散剂：口服，一次3g，一日1～2次。含片：含服，每次1片，2小时一次。

参 考 文 献

[1] 包桂兰，杜智敏，赵中华，等. 五味沙棘散止咳祛痰平喘作用的实验研究[J]. 现代中西医结合杂志，2009，（3）：243-244.

[2] 包桂兰，白月辉，汤文莉，等. 五味沙棘散的抗感染及免疫调节作用[J]. 中国老年学杂志，2017，37（14）：3399-3400.

[3] 阿古拉，张少麟，李富玉. 五味沙棘散提高电离辐射后小鼠存活率及保护细胞增殖的效果观察[J]. 实用医药杂志，2016，33（10）：901-903.

[4] 陈光远，张瑞明，常静，等. 五味沙棘含片治疗急性咽炎的随机对照临床研究[J]. 华西医学，2002，17（3）：295-296.

（山西中医药大学　李　莉，成都中医药大学　代　渊）

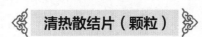

清热散结片（颗粒）

【药物组成】　千里光。

【处方来源】　研制方。国药准字 Z44023844。

【功能与主治】　消炎解毒，散结止痛。用于急性结膜炎、急性咽喉炎、急性扁桃体炎、急性肠炎、急性细菌性痢疾、上呼吸道炎、急性支气管炎、淋巴结炎、疮疖疼痛、中耳炎、皮炎湿疹。

【药效】　主要药效如下[1-3]：

1. 镇痛　清热散结颗粒对乙酸所致小鼠腹痛模型具有良好的镇痛作用。在临床中可改善急性咽喉炎患者咽干灼热、咽痛等症状。

2. 抗炎　清热散结颗粒对二甲苯所致小鼠耳郭炎症肿胀、乙酸致小鼠腹腔毛细血管通透性增加的急性炎症有明显的抑制作用，对急性咽喉炎所出现的咽痛、发热、咽部充血、咽部分泌物等症状有良好的改善作用。

3. 抑菌　本品对金色葡萄球菌、变形杆菌、炭疽杆菌、伤寒杆菌、溶血性链球菌等均显示不同程度的抑制作用。

【临床应用】

1. 急慢性咽喉炎　由风热邪毒，上攻咽喉所致，症见咽喉红肿疼痛，吞咽困难，口渴喜饮，口气臭秽，大便燥结，小便短赤，舌质红，苔薄黄，脉数。临床研究表明清热散结片联合阿奇霉素治疗慢性咽炎的效果显著，能够改善患者症状，缩短症状缓解时间，且无明显不良反应[2]。

2. 流行性结膜炎[3]、小儿肠系膜淋巴结炎[4]　详见相关文献。

【不良反应】　尚未检索到不良反应的报道。

【使用注意】　①忌食辛辣、生冷、油腻食物。②证属虚寒者慎用。③本品含有千里光，不宜过量、久服。

【用法与用量】　口服。一次5～8片，一日3次。

参 考 文 献

[1] 曹国琼，张永萍，隋艳华，等. 清热散结颗粒解热镇痛抗炎作用的实验研究[J]. 贵阳中医学院学报，2012，34（2）：24-27.

[2] 胡蓉杰，杨琴. 清热散结片配伍富马酸阿奇霉素治疗慢性咽炎的疗效观察[J]. 中国医院用药评价与分析，2015，15（10）：1293-1295.

[3] 陆雪群，陈冲达，龚梁. 清热散结片对流行性角结膜炎的中医证候疗效及泪液蛋白影响分析[J]. 中华中医药学刊，2019，37（2）：457-459.

[4] 周玉洁. 清热散结片联合板蓝根口服液治疗小儿肠系膜淋巴结炎的临床应用[J]. 中国中西医结合消化杂志，2014，22（12）：754-755.

（山西中医药大学　李　莉，成都中医药大学　代　渊）

二、清热生津类

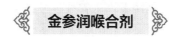

金参润喉合剂

【**药物组成**】　玄参、地黄、金银花、连翘、桔梗、射干、板蓝根、甘草、冰片、蜂蜜。

【**处方来源**】　研制方。国药准字 Z20010051。

【**功能与主治**】　养阴生津，清热解毒，消痰散结，利咽止痛。用于咽喉疼痛，咽痒，异物感，以及慢性咽炎见上述症状者。

【**药效**】　主要药效如下[1, 2]：

1. **抗炎**　本品对巴豆油致小鼠耳肿胀、卡拉胶致大鼠足肿胀均有抑制作用。对急性咽炎所出现的咽痛、发热、咽部充血、咽部分泌物等症状有良好的改善作用。

2. **解热、镇痛**　本品对伤寒和副伤寒甲、乙三联菌苗所致家兔发热有抑制作用，对热板法和扭体法所致小鼠疼痛有拮抗作用。在临床中可改善急性咽喉炎患者咽干灼热、咽痛等的症状。

3. **抑菌**　体外抑菌试验证实本品对铜绿假单胞菌、普通变形杆菌、金黄色葡萄球菌、司徒普罗菲登菌、副伤寒沙门菌有抑制作用。对于细菌感染所致急性咽喉炎具有较好的疗效。

【**临床应用**】

1. **慢性咽喉炎**　因肺胃阴虚，虚火上炎，熏灼咽喉而致，症见咽喉疼痛，灼热，咽痒咽干，有异物感，咽部黏膜暗红，咽底有颗粒突起等。本品对慢性咽喉炎的各种症状均有不同程度的疗效，尤其对改善咽痛、咽干、咽异物感等症状较为突出，在症状有效控制的同时，咽喉黏膜充血、咽喉部分泌物、咽喉黏膜干燥感等体征也有明显改善[3]。

2. **急性咽喉炎**[4]　痰热壅肺，阻塞气机，痰热结于咽喉所致，症见咽喉疼痛，灼热，口干口渴。

【**不良反应**】　目前尚未检索到不良反应的报道。

【**使用注意**】　①风热或风寒喉痹者慎用。②服药期间忌食辛辣、油腻、鱼腥食物，戒烟酒。

【**用法与用量**】　口服。一次 20ml，一日 4 次。20 天为一疗程，可服用 1～2 个疗程。

参 考 文 献

[1] 李明，李玉源. 中药治疗慢性咽炎的疗效观察[J]. 宁夏医学杂志，1997（2）.

[2] 金参润喉合剂新药申报资料.

[3] 杨晓杰，王玉芝，李光，等. 金参润喉合剂治疗慢性咽炎 300 例疗效观察[J]. 临床军医杂志，2004，32（3）：123-124.

[4] 吴海芬. 金参润喉合剂治疗急、慢性咽炎的疗效观察[J]. 河北中医，2001，2（1）：63.

（山西中医药大学　李　莉，成都中医药大学　代　渊）

玄麦甘桔颗粒（含片、胶囊）

【药物组成】　玄参、麦冬、甘草、桔梗。

【处方来源】　研制方。《中国药典》（2015 年版）。

【功能与主治】　清热滋阴，祛痰利咽。用于阴虚火旺，虚火上浮，口鼻干燥，咽喉肿痛。

【药效】　主要药效如下[1]：

1. 抗炎　本品对二甲苯、卡拉胶和棉球所致的动物炎症均有抑制作用，并能抑制小鼠腹腔毛细血管的通透性。在临床中可显著改善急性咽炎患者咽痛、咽干灼热、咽黏膜充血、吞咽不利等症状。

2. 止咳、化痰　本品能抑制氨水诱发小鼠咳嗽次数，增加小鼠气管酚红的排泌量。对于慢性咽喉炎的刺激性咳嗽有较好的疗效，可减少咽喉部的分泌物。

3. 镇痛　本品可减少乙酸所致小鼠扭体反应的次数。在临床中可减轻急性咽喉炎患者咽痛的症状。

【临床应用】

1. 慢性咽炎　症见咽部红肿，干燥灼热，痒痛不适，口鼻干燥，干咳少痰，舌红少津，脉细数等。文献研究证明玄麦甘桔颗粒（胶囊）能有效提高慢性咽炎治疗的总有效率，减轻对身体的损害，较好地促进恢复，并对预后有较大作用[2]。

2. 慢性扁桃体炎　症见咽部干燥，微痒微痛，吞咽不利，午后症状加重，全身可见午后潮红，手足心热，失眠多梦，或干咳痰少而黏，耳鸣眼花，腰膝酸软，大便干，舌质干，舌红少苔，脉细数。

【不良反应】　目前尚未检索到不良反应的报道。

【使用注意】　①风热喉痹、乳蛾者慎用。②忌烟酒及辛辣燥热、生冷、油腻刺激。

【用法与用量】　颗粒：开水冲服，一次 10g，一日 3～4 次。含片：含服，一次 1～2 片，一日 12 片，随时服用。胶囊：口服，一次 3～4 粒，一日 3 次。

参 考 文 献

[1] 玄麦甘桔胶囊新药申报资料，1996：8.

[2] 毛靖. 玄麦甘桔颗粒（胶囊）治疗慢性咽炎疗效和安全性的系统评价[J]. 光明中医，2015，30（6）：1201-1205.

（山西中医药大学　李　莉，成都中医药大学　代　渊）

清喉咽合剂（颗粒、含片）

【药物组成】 地黄、麦冬、玄参、连翘、黄芩。

【处方来源】 清·郑梅涧《重楼玉钥》。《中国药典》（2015年版）。

【功能与主治】 养阴清肺，利咽解毒。用于阴虚燥热、火毒内蕴所致的咽部肿痛、咽干少津、咽部白腐有苔膜、喉核肿大，以及局限性的咽白喉、轻度中毒型白喉、急性扁桃体炎、咽峡炎见上述证候者。

【药效】 主要药效如下：

1. 抑菌 体外抑菌活性试验证实，清喉咽合剂对金黄色葡萄球菌、大肠杆菌、甲型溶血性链球菌、乙型溶血链球菌、肺炎双球菌、变形杆菌均有不同程度的抑制和杀灭作用[1, 2]。对于细菌感染所致急性咽喉炎具有较好的疗效。

2. 抗病毒 本品对甲型流感病毒、乙型副流感病毒、腺病毒（Ad3、Ad7）、疱疹病毒（HSV1、HSV2）所致细胞病变均有抑制作用，对小鼠病毒性肺炎有治疗作用。

3. 解热 本品对家兔发热模型有解热作用。

【临床应用】

1. 急性咽炎 肺肾阴虚，虚火上灼咽喉，症见咽干痒，微痛，喉中不适，咳嗽痰少，咽红，舌苔薄，舌质红，脉细数。有研究观察了采用清喉咽含片治疗急性咽炎（肺热阴虚证）的临床有效性和安全性，发现咳嗽消失率、中医证候愈显率及咽黏膜、悬雍垂轻度充血水肿体征消失率均优于对照组[3]。

2. 急性扁桃体炎 证属肺热阴虚，症见咽痛，咽干灼热，口渴，咳嗽，检查见扁桃体充血。研究发现本品可明显减轻患者咽痛、吞咽痛消失率，且未见不良反应[4]。

【不良反应】 目前尚未检索到不良反应的报道。

【使用注意】 ①忌烟酒、辛辣、鱼腥食物。②不宜在服药期间同时服用滋补性中药。③儿童、孕妇、哺乳期妇女、年老体弱、脾虚便溏者慎用。

【用法与用量】 合剂：口服，第一次20ml，以后每次10～15ml，一日4次，小儿酌减。颗粒：开水冲服，第一次服36g（2袋），以后每次服18g（1袋），一日4次。含片：含化服，一次2片，一日6次。

参 考 文 献

[1] 陈朝晖. 清喉咽合剂与清喉利咽冲剂的体外抑菌活性的研究[J]. 天津药学，1994，6（2）：11-15.

[2] 陈锐. 清喉咽合剂临床应用解析[J]. 中国社区医师，2012，（23）：14.

[3] 俞皎皎，玄振玉，阮岩，等. 清喉咽含片治疗急性咽炎的临床研究[J]. 中国中药杂志，2015，40（2）：351-355.

[4] 申玉梅，玄振玉，阮岩，等. 清喉咽含片治疗急性扁桃体炎的临床研究[J]. 中成药，2015，37（4）：728-732.

（山西中医药大学 李 莉，成都中医药大学 代 渊）

利 咽 灵 片

【药物组成】 穿山甲（制）、土鳖虫、僵蚕、牡蛎（煅）、玄参。

【处方来源】 研制方。国药准字 Z11020295。

【功能与主治】　活血通络，益阴散结，利咽止痛。主治咽喉干痛，异物感，发痒灼热，以及慢性咽炎见上述证候者。

【药效】　主要药效如下[1]：

1. 抗炎　本品可明显抑制大鼠卡拉胶和甲醛性足肿胀，对组胺所致的毛细血管通透性增高有显著的抑制作用，可减轻咽喉局部肿胀，减轻咽部炎症增生。

2. 抗过敏　本品可明显抑制大鼠被动皮肤过敏反应，对机体抵抗力降低、易过敏的咽喉炎患者有较好的疗效。

【临床应用】

慢性咽喉炎　由阴虚血瘀，咽部经脉不畅所致，症见咽部不适，干燥，咽痒灼热，有异物感等。咽部经脉不畅与慢性炎症所致局部血液循环障碍之病证相符。由透达经络、活血宣痹、益阴软坚等中药组成的利咽灵片，通过其活血化瘀治其标、益阴散结治其本，达到改善局部血液循环，缺血者补之，瘀滞者通之，气血通畅之目的，诸症得以改善[2]。

【不良反应】　目前尚未检索到不良反应的报道。

【使用注意】　①忌烟酒、辛辣、鱼腥食物。②实热证喉痹、喉痈慎用。③属风寒感冒咽痛者，症见恶寒发热、无汗、鼻流清涕慎用。④气血虚、易出血的患者及妇女经期慎用。⑤孕妇禁用。

【用法与用量】　口服。一次3～4片，一日3次。

参 考 文 献

[1] 高洪波，周重楚，刘威. 利咽灵的药理作用[J]. 中药药理与临床，1988，4（2）：40.

[2] 曹铁梅，孙柏令，宋易，等. 利咽灵片治疗慢性咽炎330例近期疗效观察[J]. 中西医结合杂志，1988，8（1）：45.

（山西中医药大学　李　莉，成都中医药大学　代　渊）

鼻 咽 灵 片

【药物组成】　山豆根、石上柏、茅莓根、半枝莲、白花蛇舌草、玄参、党参、茯苓、天花粉、麦冬。

【处方来源】　研制方。《中国药典》（2015年版）。

【功能与主治】　解毒消肿，益气养阴。用于火毒蕴结，耗气伤津所致的口干、咽痛、咽喉干燥灼热、声嘶、头痛、鼻塞、流脓涕或涕中带血，以及急慢性咽炎、口腔炎、鼻咽炎见上述证候者。

【药效】　主要药效如下[1]：

1. 抑菌　体外抗菌活性试验结果显示本品对肺炎链球菌、金黄色葡萄球菌、溶血性链球菌、大肠杆菌、铜绿假单胞菌、流感杆菌都有不同程度的抑菌和杀菌作用，其中对金黄色葡萄球菌、肺炎链球菌最敏感。对于细菌感染所致急性咽喉炎具有较好的疗效。

2. 抗炎　本品对卡拉胶诱发大鼠足跖肿胀具有抑制作用，可减轻咽喉局部肿胀，减轻咽部炎症增生。

3. 提高免疫功能　本品对正常小鼠网状内皮系统吞噬功能有明显增强作用，即在增强机体非特异性免疫方面疗效较佳。可改善因机体抵抗力降低所致的咽喉炎的症状。

【临床应用】

1. 急性咽炎　用于风热、痰火郁结，热毒上攻，耗气伤津之证，症见咽痛，咽喉干燥灼热，口干等。研究显示本品能显著改善患者的咽痛、口渴、咳嗽、咽部红肿等症状[2]。

2. 鼻咽癌放疗辅助治疗[3]　临床研究表明，在鼻咽癌患者放射治疗过程中，使用鼻咽灵片辅助治疗与复方硼砂漱口液相比，治疗组通过口服鼻咽灵片，提高了正常组织对放射线的耐受程度，减轻了皮肤黏膜反应与胃肠道反应，减轻了放疗的急性反应，有利于放疗的顺利进行，提高了患者的生存质量及近期疗效。

【不良反应】　目前尚未检索到不良反应的报道。

【使用注意】　①风寒喉痹慎用。②服用期间忌烟酒，忌食辛辣、油腻、鱼腥食物。③老人、儿童及脾胃虚弱者慎用。④孕妇禁服。

【用法与用量】　口服。一次 5 片，一日 3 次。

参 考 文 献

[1] 王如萍，邹琦.鼻咽灵片[J].广东药学，2002，1（6）：55.

[2] 吴钢，阮岩，陈丹曼，等. 鼻咽灵片治疗急性咽喉炎的临床观察[J]. 中草药，2008，（2）：258-259.

[3] 李济培，梁平，张奕敬. 鼻咽灵片防治鼻咽癌急性放射反应的研究[J]. 临床肿瘤学杂志，2004，9（2）：136-138.

（山西中医药大学　李　莉，成都中医药大学　代　渊）

金 鸣 片

【药物组成】　地黄、硼砂（煅）、玄参、人工牛黄、麦冬、冰片、丹参、薄荷、乌梅、珍珠粉、玄明粉。

【处方来源】　研制方。国药准字 Z10910011。

【功能与主治】　清热生津，开音利咽。用于慢性咽炎，慢性喉炎，咽喉肿痛，声哑失音，用声过度后的咽干、喉痒、发声费力、起声困难。

【药效】　主要药效如下[1]：

1. 抗炎　金鸣片可以抑制二甲苯致小鼠耳肿胀及琼脂肉芽肿。表明本品具有抗炎作用，可以明显改善急性咽炎患者的症状。

2. 抑菌　金鸣片可以抑制金色葡萄球菌和变性杆菌等，具有一定的抑菌作用。对于细菌感染所致急性咽喉炎具有较好的疗效。

【临床应用】

1. 急性咽喉炎　由风热之邪犯于肺卫所致，循经上犯搏结咽喉，轻则微恶风，咽微痛，重则发热，咽痛剧烈，吞咽困难等。研究显示，本品连用 5 天对急性咽喉炎患者疗效显著，其症状改善明显[2]。

2. 慢性咽喉炎　由阴虚肺燥，肺热伤津，火热上犯咽喉所致，出现咽喉部不适，吞咽干痛，咽异物感等。研究取本品研粉干咽治疗慢性咽喉炎，使药物直接浸渍咽部黏膜，从而充分发挥药物作用[3]。

【不良反应】　目前尚未检索到不良反应的报道。

【使用注意】　①孕妇慎用。②因气虚所致的声带肌无力失音慎用。③不宜在服药期间同时服用温补性中成药。④不适用于外感风邪所致的咽喉肿痛。

【用法与用量】　含化。一次1～2片，一日3～4次，每日可服用10～20片。

参 考 文 献

[1] 曲钧庆，郑瑶琴，李子荣，等. 金鸣片药效学研究[J]. 泰山医学院学报，1989，10（2）：135-139.
[2] 陈月婵，徐素琴. 金鸣片治疗急性咽炎40例疗效观察[J]. 贵阳中医学院学报，1995，17（2）：29.
[3] 陈月婵. 金鸣片研粉干咽治疗慢性咽炎76例报告[J]. 贵阳中医学院学报，1998，（4）：27-28.

（山西中医药大学　李　莉，成都中医药大学　代　渊）

慢咽宁袋泡茶

【药物组成】　地黄、太子参、玄参、麦冬、浙贝母、蒲公英、薄荷。

【处方来源】　研制方。国药准字Z19980099。

【功能与主治】　养阴清热，消肿利咽。用于慢性咽炎阴虚痰热证，症见咽痛，咽干，咽赤灼热或痰黏。

【药效】　主要药效如下[1]：

1. 抗炎　本品能够抑制毛细血管通透性增高，减轻局部肿胀，抑制肉芽肿形成，减轻咽部炎症增生，改善局部症状。

2. 抑菌　本品对大肠杆菌、金黄色葡萄球菌、肺炎链球菌、乙型链球菌和铜绿假单胞菌均有抑制作用。对于细菌感染所致急性咽喉炎具有较好的疗效。

【临床应用】

慢性咽炎　因虚火上炎，咽喉失于滋养而致，症见咽干灼热，咽痒微痛，干咳少痰，咽部异物感或不适感，舌红少苔，脉细或细数；慢性咽炎、急性喉炎后期见上述证候者。

【不良反应】　目前尚未检索到不良反应的报道。

【使用注意】　①脾肾阳虚体质者慎用。②服药期间忌食辛辣、油腻食物。

【用法与用量】　开水泡服。一次2袋，一日2次。

参 考 文 献

[1] 宋琳，刘育文，高丽丽，等. 中药复方制剂慢咽宁治疗慢性咽炎药效学研究[J]. 亚太传统医药，2007，3（10）：49-51.

（山西中医药大学　李　莉，成都中医药大学　代　渊）

铁笛丸（口服液、含片）

【药物组成】　麦冬、玄参、瓜蒌皮、诃子肉、青果、凤凰衣、桔梗、浙贝母、茯苓、甘草。

【处方来源】　明·龚廷贤《寿世保元》。《中国药典》（2015年版）。

【功能与主治】　润肺利咽，生津止渴。用于阴虚肺热津亏引起的咽干声哑、咽喉疼痛、口渴烦躁。

【药效】　主要药效如下[1, 2]：

1. 抑菌　体外抑菌试验显示玄麦咽康含片（铁笛丸剂型改进而成）对甲型溶血性链球菌、乙型溶血性链球菌、肺炎双球菌、金黄色葡萄球菌均有明显的体外抑制作用。对于细菌感染所致急性咽喉炎具有较好的疗效。

2. 解热　研究显示玄麦咽康含片对大鼠干酵母人工发热具有明显的解热作用。在临床中可改善急性咽喉炎患者咽干灼热的症状。

3. 抗炎　本品能抑制肉芽肿形成试验显示，玄麦咽康含片具有较好的抑制急性炎症肿胀的作用。可减轻咽喉局部肿胀，减轻咽部炎症增生，改善局部症状。

4. 化痰　本品可显著增加小鼠呼吸道的分泌物排泌量，具有较好的化痰作用。

【临床应用】

慢性咽炎　由阴虚肺热所致，症见咽部干燥，灼热疼痛不适，午后较重，或吞咽不利，黏膜暗红而干燥，干咳痰少而稠，失眠多梦，舌红少苔，脉细数。研究显示本品治疗慢性咽炎，疗效明显优于对照组，症状改善明显[3]。

【不良反应】　目前尚未检索到不良反应的报道。

【使用注意】　①忌食辛辣、煎炸、鱼虾等食物。②凡声嘶、咽痛初起，兼见恶寒发热，鼻流清涕等外感风寒者忌用。③发热重，咽喉痛甚者不宜使用。

【用法与用量】　丸剂：口服或含化，一次 2 丸，一日 2 次。口服液：口服，一次 10ml，一日 2 次，小儿酌减。含片：含化，一次 2 片，一日 4 次。

参 考 文 献

[1] 廖庆文，田育望. 玄麦咽康含片的解热与体内外抑菌实验研究[J]. 中国药房，2002，13（2）：74-75.

[2] 廖庆文，刘绍贵，田育望. 玄麦咽康含片的抗炎、化痰作用的实验研究[J]. 湖南中医药大学学报，2002，22（4）：28-30.

[3] 刘干. 铁笛丸治疗慢性咽炎 64 例临床观察[J]. 中医药导报，2007，13（4）：48.

（山西中医药大学　李　莉，成都中医药大学　代　渊）

金果饮（含片）

【药物组成】　地黄、玄参、西青果、蝉蜕、麦冬、胖大海、南沙参、太子参、陈皮、薄荷。

【处方来源】　研制方。《中国药典》（2015 年版）。

【功能与主治】　养阴生津，清热利咽。用于肺热阴伤所致的咽部红肿、咽痛、口干咽燥；急、慢性咽炎见上述证候者。亦可用于放疗引起的咽干不适。

【药效】　主要药效如下[1-4]：

1. 提高免疫功能　对于甲状腺素造成的小鼠阴虚模型，金果饮能增强 ConA 诱导的脾脏淋巴细胞转化功能[1]，能升高生理条件下及环磷酰胺所致免疫功能抑制条件下白细胞数和胸腺指数[2]，可改善因机体抵抗力降低所致的咽喉炎的症状。

2. 抗炎　本品对二甲苯所致小鼠耳郭肿胀、冰醋酸所致腹腔毛细血管通透性增高均有明显的抑制作用[3]，可显著降低炎症因子 TNF-α，IL-1β，IL-6 的浓度，提高抗炎因子 IL-10 的浓度[4]，可减轻咽喉局部肿胀，减轻咽部炎症增生。

【临床应用】

1. **急慢性咽炎**　证属肺阴亏虚，虚火上炎，津亏液少。症见咽喉微痛，咽黏膜暗红，咽干而痒，声音不扬，咳痰不爽，常有"吭""咯"等动作。临床研究显示金果饮加微波热凝术综合治疗慢性肥厚性咽炎可明显改善患者症状，提高患者生活质量[5]。

2. **慢性扁桃体炎**　证属肺肾阴虚，虚火上炎，症见咽部干燥，微痒微痛，吞咽不利，午后症状加重。全身可见午后颧红，手足心热，失眠多梦，或干咳痰少而黏，耳鸣眼花，腰膝酸软，大便干，舌质干，舌红少苔，脉细数。

3. **其他**　鼻咽部癌放疗后并发咽干口燥症、颈动脉炎性口干症等，证属肺阴虚火旺者[6]。

【不良反应】　目前尚未检索到不良反应。

【使用注意】　①忌辛辣、鱼腥食物。②凡病因外感风热引起的咽喉痛及声哑者慎用。③不宜在服药期间同时服用温补性中成药。

【用法与用量】　饮：口服，一次 15ml，一日 3 次。含片：含服，每小时 4 片（规格：0.5g），每小时 2 片（规格：1g）。

参 考 文 献

[1] 梁爱华，薛宝云，王金华，等. 鲜地黄与干地黄止血和免疫作用比较研究[J]. 中国中药杂志，1999，24（11）：663-666.

[2] 毛小平，陈彩琼，毛晓健，等. 玄参与黄芪配伍的实验研究[J]. 云南中医学院学报，1997，20（2）：1.

[3] 王珲，陈平，张丽萍，等. 玄参总色素提取物抗炎镇痛活性的研究[J]. 中国医院药学杂志，2008，28（17）：1456.

[4] 李静，陈长勋，高阳，等. 玄参提取物抗炎与抗动脉硬化作用的探索[J]. 时珍国医国药，2010，21（3）：532.

[5] 倪志军，杨燕，马文波，等. 金果饮加微波热凝术综合治疗慢性增生性咽炎的临床观察[J]. 中国中西医结合耳鼻咽喉科杂志，2008，16（6）：448，437.

[6] 陈锐. 金果饮临床应用解析[J]. 中国社区医师，2012，28（22）：11.

（山西中医药大学　李　莉，成都中医药大学　代　渊）

三、利咽止痛类

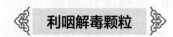

利咽解毒颗粒

【药物组成】　板蓝根、连翘、金银花、薄荷、山楂、牛蒡子、玄参、桔梗、麦冬、僵蚕、大青叶、大黄、地黄、黄芩、天花粉、川贝母。

【处方来源】　研制方。《中国药典》（2015 年版）。

【功能与主治】　清肺利咽，解毒退热。用于外感风热所致的咽痛、咽干、喉核红肿、两腮肿痛、发热恶寒，以及急性扁桃体炎、急性咽炎、腮腺炎见上述证候者。

【药效】　主要药效如下[1]：

1. **解热**　利咽解毒颗粒可抑制伤寒菌苗引起的发热，在临床中可改善急性咽喉炎患者咽干灼热的症状。

2. **抗炎**　利咽解毒颗粒可明显减轻二甲苯引起的小鼠耳肿胀程度，抑制巴豆油引起的家兔声带炎性渗出，减轻声带肿胀。对急性咽炎所出现的咽痛、发热、咽部充血、咽部分泌物等症状有良好的改善作用。

【临床应用】

1. 急性咽喉炎　由风热外邪与肺经热邪搏结于咽所致，症见咽喉红肿疼痛，喉底或有颗粒增生，发热恶寒，咳嗽痰黄，苔薄黄，脉浮数等。临床研究发现利咽解毒颗粒治疗急慢性咽炎、扁桃体炎比西药总体效果好，不良反应少[2]。

2. 急性扁桃体炎　症见咽部疼痛剧烈，连及耳根，吞咽时疼痛加剧，喉核红肿，表面或有黄白色脓点，高热，口渴引饮，咳嗽，痰黄稠，便秘溲黄，舌红，苔黄，脉洪大而数。临床研究使用耳背浅静脉放血疗法配合利咽解毒颗粒治疗急性扁桃体炎，咽痛、发热、扁桃体红肿等症状体征缓解明显[3]。

【不良反应】　目前尚未检索到不良反应的报道。

【使用注意】　①风寒喉痹者慎用。②服药期间禁食辛辣、鱼腥、油腻食物，戒烟酒。③脾胃虚弱者慎用。

【用法与用量】　开水冲服。每日 3～4 次，每次 1 袋。

参 考 文 献

[1] 孙乃林. 利咽解毒颗粒的抗炎解热作用研究[J]. 湖北中医杂志，2005，27（12）：3-4.

[2] 李焕杰. 利咽解毒颗粒治疗急慢性咽炎、扁桃体炎 115 例临床观察[J]. 中国医药导报，2006，3（33）：105-106.

[3] 邓若非. 耳背浅静脉放血疗法配合利咽解毒颗粒治疗急性扁桃体炎 100 例[J]. 中医杂志，2002，43（5）：369.

（山西中医药大学　李　莉，成都中医药大学　代　渊）

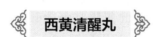

西黄清醒丸

【药物组成】　藏青果、黄芩、金果榄、栀子、防己、槟榔、木香、甘草、薄荷冰、冰片。

【处方来源】　研制方。国药准字 Z11020216。

【功能与主治】　清利咽喉，解热除烦。用于肺胃蕴热引起的口苦舌燥，咽喉肿痛，烦躁不安，气滞胸满，头晕耳鸣。

【药效】　主要药效如下：

1. 抗炎　本品具有抗炎作用，可抑制局部炎症反应。可减轻咽喉局部肿胀，减轻咽部炎症增生，改善局部症状。

2. 抑菌　本品对多种致病菌有抑制作用。对于细菌感染所致急性咽喉炎具有较好的疗效。

【临床应用】

1. 急性咽炎　由肺胃蕴热，上攻咽喉所致，症见咽部疼痛较剧，吞咽困难，发热，口渴喜饮，口气臭秽，大便燥结，小便短赤，舌质红，舌苔黄，脉洪数。

2. 慢性咽炎　主要症见咽痛不适，异物感，瘙痒感，咽部分泌物多，干咳等。临床显示，慢性肥厚性咽炎使用 CO_2 激光汽化术治疗后配合西黄清醒丸，可避免或明显改善 CO_2 激光术后咽干等症[1]。

3. 急性扁桃体炎　对于内有痰热，肺胃蕴热，外感风火所致的急性扁桃体炎，患者服药后咽喉部有清爽感，咽痛症状减轻快，燥、烦、热感随之消除[2]。

【不良反应】　文献报道，西黄清醒丸可引起过敏反应[3]。

【使用注意】　①服药期间忌食辛辣、鱼腥、厚味等食品。②虚证者及脾气虚寒见大便溏者慎用。

【用法与用量】　口服。一次 2 丸，一日 2 次。

参 考 文 献

[1] 赵春丽. CO₂激光汽化术后配合西黄清醒丸治疗慢性肥厚性咽炎 210 例[J]. 中国中西医结合杂志，2003，23（4）：311-312.

[2] 李子瑞. 西黄清醒丸治疗急性扁桃体炎的疗效[J]. 实用医药杂志，2005，22（4）：301.

[3] 贾毅婕. 西黄清醒丸可致过敏反应[J]. 首都医药，1999，6（4）：63.

（山西中医药大学　李　莉，成都中医药大学　代　渊）

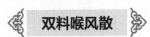

双料喉风散

【药物组成】　珍珠、人工牛黄、冰片、黄连、山豆根、青黛、人中白（煅）、寒水石、甘草。

【处方来源】　清朝雍正年间民间秘方，经挖掘研制而成。国药准字 Z44020314。

【功能与主治】　清热解毒，消肿利咽。用于肺胃热毒炽盛所致咽喉肿痛，口腔糜烂，齿龈肿痛，鼻窦脓肿，皮肤溃烂等。

【药效】　主要药效如下[1-4]：

1. 抗炎　双料喉风散具有明显的抗炎作用，对二甲苯所致小鼠耳肿胀和大鼠甲醛性足趾肿胀均有显著抑制作用[1,3]，可减少乙酸致小鼠腹腔毛细血管通透性增加时的渗出[2]，对巴豆油所致小鼠耳肿胀具有抑制作用。对急性咽炎所出现的咽痛、发热、咽部充血、咽部分泌物等症状有良好的改善作用。

2. 镇痛　双料喉风散可减少乙酸致小鼠疼痛时扭体反应的次数[2]，提高小鼠对乙酸化学刺激法、热板法、电刺激法等所致疼痛的痛阈[1]。在临床中可减轻急性咽喉炎患者咽痛的症状。

3. 抑菌　双料喉风散对金黄色葡萄球菌、溶血性链球菌、肺炎球菌、卡他球菌、白喉杆菌、伤寒杆菌、甲型副伤寒杆菌、痢疾杆菌、大肠杆菌和铜绿假单胞菌等均有不同程度的抑菌作用，并具有广谱抗菌的特点，其中对金黄色葡萄球菌、溶血性链球菌、白喉杆菌作用更为明显[1,4]。对于细菌感染所致急性咽喉炎具有较好的疗效。

【临床应用】

1. 急性咽炎　肺胃热盛而上攻咽喉所致，症见咽部红肿疼痛，本品喷涂于患处后易附着，通过局部毛细血管使药物充分吸收，从而发挥其功效。临床研究使用雾化吸入联合双料喉风散治疗急性咽炎，明显优于单纯雾化吸入治疗，可缩短治愈时间，减轻患者痛苦，提高患者生活质量[5]。

2. 口腔溃疡等其他五官科疾病[6]　见相关文献。

3. 其他疾病　双料喉风散用于治疗宫颈糜烂、外阴溃疡、压疮、脓疱疮、药物化学性皮肤损伤、外耳道炎、儿童化脓性中耳炎、慢性皮肤溃疡、脚气、新生儿臀部红斑、手足口病等，也有相关的文献报道[7,8]。

【不良反应】　文献报道，双料喉风散可引起过敏反应[9]。

【使用注意】 ①忌烟酒、辛辣、鱼腥食物。②不宜在用药期间同时服用温补性中药。③虚寒者慎用。④脾虚大便溏者慎用。⑤属风寒感冒咽痛者，症见恶寒发热、无汗、鼻流清涕者慎用。⑥咽喉肿痛者，喷药时不要吸气，防止把药粉呛入气管。⑦孕妇慎用。⑧外用时先清洁患处，然后喷药。如用于口腔、咽喉处，用药后禁食30～60分钟。

【用法与用量】 口腔咽喉诸症：吹敷患处，一日3次。鼻窦脓肿：取少许药吸入鼻内，一日5次。皮肤溃烂：先用浓茶洗净患处，后敷药粉于患处，一日1次。

参 考 文 献

[1] 李锐，周莉玲，廖灶引，等. 双料喉风散的研究[J]. 新中医，1985，（1）：44-47.

[2] 解荷芝，陈吴苏，蔡日强. 双料喉风散不同粉碎工艺条件下药效学对比研究[J]. 现代中药研究与实践，2004，18（2）：49-51.

[3] 陈一村，唐昭，蔡聪艺. 双料喉风散抗炎和抗氧化活性的研究[J]. 癌变·畸变·突变，2010，22（4）：305-307.

[4] 赵书策. 双料喉风散与双料喉风含服片的抗菌作用实验[J]. 时珍国医国药，2006，17（12）：2461-2462.

[5] 刘桂馨. 雾化吸入联合双料喉风散治疗急性咽炎90例[J]. 中国药业，2014，23（9）：75-76.

[6] 张玉华，刘达炳. 双料喉风散联合用药治疗口腔溃疡的临床疗效[J]. 赣南医学院学报，2010，30（6）：974.

[7] 梅全喜，蔡日强. 双料喉风散的临床新用[J]. 中药材，2002，（9）：693-694.

[8] 张国祥，谢少玲，余创立. 双料喉风散在皮肤科的临床应用[J]. 中国现代药物应用，2011，5（9）：99-100.

[9] 董锡文. 双料喉风散引起过敏反应1例[J]. 河北医药，1997，19（5）：266.

（山西中医药大学　李　莉，成都中医药大学　代　渊）

❖ 喉 症 丸 ❖

【药物组成】 板蓝根、人工牛黄、冰片、猪胆汁、玄明粉、青黛、雄黄、硼砂、蟾酥（酒制）、百草露。

【处方来源】 研制方。国药准字Z11020247。

【功能与主治】 清热解毒，消肿止痛。用于咽炎、喉炎、扁桃体炎及一般疮疖。

【药效】 主要药效如下[1]：

1. **抗炎** 研究显示喉症丸对二甲苯所引起的小鼠耳肿胀有抑制作用，可减轻咽喉局部肿胀，减轻咽部炎症增生，改善局部症状。对急性咽炎所出现的咽痛、发热、咽部充血、咽部分泌物等症状有良好的改善作用。

2. **镇痛** 喉症丸对小鼠热刺激性疼痛有显著的镇痛作用。在临床中可减轻急性咽喉炎患者咽痛的症状。

【临床应用】

1. **急性咽喉炎** 由肺胃蕴热，火热上蒸咽喉所致，以咽喉疼痛、红肿，吞咽不利，发热，口干喜饮，便秘，小便黄，舌红苔黄，脉洪数为主症。

2. **急性扁桃体炎[2]、牙周炎[3]、冠周炎[3]等五官科其他疾病** 详见相关文献。

3. **带状疱疹[4]、急性乳腺炎[5]等** 详见相关文献。

【不良反应】 偶有患者服药后出现心律失常、过敏性休克、喉头水肿、面瘫、急性再生障碍性贫血[6-10]。

【使用注意】 ①阴虚火旺者慎用。②老人、儿童及素体脾胃虚弱者慎用。③服药期间，忌烟酒和辛辣、鱼腥食物，不宜过量或长期服用。④外用不可入眼。⑤孕妇及哺乳期妇女禁用。

【用法与用量】 含化。3～10 岁儿童一次 3～5 粒，成人一次 5～10 粒，一日 2 次。外用疮疖初起，红肿热痛未破者，将丸用凉开水化开涂于红肿处，日涂数次。每用少许，吹搽患处。

参 考 文 献

[1] 王景祥，朱丽青，张黎明. 喉症丸的消炎、镇痛作用和毒性研究[J]. 中成药研究，1987，（1）：30-31.

[2] 高清伟. 喉症丸治疗急性扁桃体炎 86 例疗效观察[J]. 中国校医，2010，24（1）：69.

[3] 李文东，李文青. 喉症丸治疗急性牙周炎与冠周炎疗效观察[J]. 潍坊医学院学报，1999，（2）：110.

[4] 孙乃红. 喉症丸治疗带状疱疹的疗效观察[J]. 解放军护理杂志，2003，20（10）：13.

[5] 张吉玲，王雷，于进超. 喉症丸研末冷敷治疗急性乳腺炎的临床观察[J]. 齐鲁护理杂志，2006，12（6a）：1084-1085.

[6] 曲德萍. 喉症丸引起心律失常 1 例[J]. 辽宁中医杂志，1988，（9）：42.

[7] 张仁斌. 口服喉症丸致过敏性休克 1 例[J]. 临床军医杂志，2006，34（2）：185.

[8] 程玲. 口服喉症丸致喉头水肿 1 例报告[J]. 湖北中医杂志，2007，29（10）：34.

[9] 李宁隆. 喉症丸致面瘫 1 例报告[J]. 陕西中医，1996，17（6）：279.

[10] 汪永生. 口服"喉症丸"致"急性再生障碍性贫血"1 例报告[J]. 吉林中医药，1984，（4）：22.

（山西中医药大学 李 莉，成都中医药大学 代 渊）

新 癀 片

【药物组成】 肿节风、三七、人工牛黄、猪胆粉、肖梵天花、珍珠层粉、水牛角、红曲。

【处方来源】 研制方。《中国药典》（2015 年版）。

【功能与主治】 清热解毒，活血化瘀，消肿止痛。用于热毒瘀血所致的咽喉肿痛、牙痛、痹痛、胁痛、黄疸、无名肿毒。

【药效】 主要药效如下[1-4]：

1. **抗炎** 新癀片能显著抑制大鼠卡拉胶性足肿胀，有显著的抗炎作用，其抗炎作用与抑制环氧合酶-2（COX-2）活性和 NF-κB，减少血清 IL-1α、IL-1β、组胺含量，增加血清 IL-6 含量，降低 PGE_2 含量，抑制细胞因子及炎症介质有关。可减轻咽喉局部肿胀，减轻咽部炎症增生，改善局部症状。对急性咽炎所出现的咽痛、发热、咽部充血、咽部分泌物等症状有良好的改善作用。

2. **抑制血小板聚集** 新癀片可减少血小板活化因子受体、凝固因子Ⅲ的基因表达，从而抑制血小板聚集；减少纤维蛋白原表达，改善血浆黏度及延长血栓形成时间；改善红细胞变形能力，抑制红细胞聚集从而改善全血黏度；减少内皮素转化酶 1、A 型内皮素受体基因表达，从而抑制内皮素发挥缩血管活性，改善血流灌注，能有效缓解急性咽喉炎的声带充血、水肿和渗出等症状。

3. **解热** 新癀片中的肿节风、牛黄、珍珠粉都具有显著的清热解毒作用，能减弱 PGE_2、IL-1 等炎症因子的致炎致热作用。在临床中可改善急性咽喉炎患者咽干灼热的症状。

【临床应用】

1. **急慢性咽炎** 由肺胃蕴热，火热上蒸咽喉所致，症见咽喉红肿疼痛较剧，吞咽不利，咽干，便秘，小便黄，舌红苔黄，脉数等；急性咽炎、慢性咽炎急性发作见上述症状者。研究显示治疗慢性单纯性咽炎、慢性肥厚性咽炎，单用新癀片或用新癀片加抗生素治疗都明显优于单用抗生素治疗[5]。

2. 急性扁桃体炎　由热毒上攻咽喉所致，症见咽痛甚，吞咽时加剧，妨碍进食，痛连耳窍，喉核红肿显著，表面有脓点或假膜，颌下核肿大压痛等。临床研究显示，本品对于急性扁桃体炎的治疗效果与抗生素相当，并且副反应少[6]。

3. 冠周炎[7]、牙周炎[8]和口腔溃疡[9]等其他五官科疾病　见相关文献。

【不良反应】　有文献报道本品可导致胃出血[10]、过敏反应[11]、眩晕[12]、窒息样哮喘[13]。

【使用注意】　①活动性溃疡病、消化道出血及有消化道出血病史、溃疡性结肠炎及有溃疡性结肠炎病史、癫痫、帕金森病、精神病、支气管哮喘、血管神经性水肿、肝肾功能不全者，以及对本品、阿司匹林或其他非甾体抗炎药过敏者禁用。②孕妇、哺乳期妇女禁用。

【用法与用量】　口服。一次 2～4 片，一日 3 次，小儿酌减。外用，用冷开水调化，敷患处。每片重 0.32g。

参 考 文 献

[1] 吕晓静，刘静，陆洁，等. 新癀片抗炎作用机制研究[J]. 天津中医药，2013，4：239-241.

[2] 吕晓静，刘静，田兴美，等. 新癀片活血化瘀作用机制研究[J]. 中国医药导报，2013，3：18-20.

[3] 刘静，吕晓静，田兴美，等. 新癀片对动物发热模型的解热作用研究[J]. 现代药物与临床，2015，4：375-379.

[4] 刘静，邸志权，王晶晶，等. 新癀片中药成分对吲哚美辛胃肠毒性的减毒作用机制研究[J]. 中草药，2014，45（8）：1115-1120.

[5] 吴禹，李康泰. 新癀片治疗慢性咽炎的临床观察[J]. 中国中西医结合杂志，2001，21（4）：308.

[6] 张志坚. 新癀片治疗急性扁桃体炎的疗效观察[J]. 中国中西医结合杂志，2001，21（1）：65.

[7] 刘文学. 新癀片治疗急性智牙冠周炎疗效观察[J]. 社区医学杂志，2009，7（20）：54-55.

[8] 吴丽莉，赵淑贤. 新癀片治疗牙周病临床疗效观察[J]. 中草药，2001，32（4）：382.

[9] 陶红，蒲高成. 新癀片治疗口腔溃疡的临床观察[J]. 中国中西医结合杂志，2001，21（5）：338.

[10] 林义明. 新癀片致药源性胃出血 6 例[J]. 世界华人消化杂志，1998，（s2）：390.

[11] 顾君晖，顾博平. 新癀片致过敏反应 1 例报道[J]. 新疆中医药，2002，20（5）：17.

[12] 周宏雷，魏东风，夏秀. 新癀片致眩晕 1 例[J]. 中华保健医学杂志，2015，17（3）：242.

[13] 张慧，毛文珍. 口服新癀片致窒息样哮喘 1 例报告[J]. 福建中医药，1997，2：48.

（山西中医药大学　李　莉，成都中医药大学　代　渊）

❧ 梅花点舌丸（丹）❧

【药物组成】　牛黄、人工麝香、蟾酥（制）、熊胆粉、冰片、硼砂、雄黄、葶苈子、乳香（制）、没药（制）、血竭、珍珠、沉香、朱砂。

【处方来源】　清·顾世澄《疡医大全》梅花点舌丹加味。《中国药典》（2015 年版）。

【功能与主治】　清热解毒，消肿止痛。用于火毒内盛所致的疔疮痈肿初起、咽喉牙龈肿痛、口舌生疮。

【药效】　主要药效如下[1-4]：

1. 增强免疫功能　口腔疾病的发生与机体免疫功能异常有关。梅花点舌丸能通过增加小鼠免疫器官的重量，提高腹腔巨噬细胞的吞噬功能，促进抗体形成，促进 IL-3、IFN-γ 水平，提高机体的体液及细胞免疫功能，进而增加机体的免疫功能[1]。可改善因机体抵抗力降低所致的咽喉炎的症状。

2. 抗肿瘤　实验研究表明梅花点舌丸能延长 L7212 白血病小鼠的生存期,提高 L7212 白血病小鼠抑制率,明显抑制白血病细胞生长;戴锡孟等研究表明梅花点舌丸可降低 L7212 白血病小鼠异常分泌的 IL-1 水平,恢复细胞因子(CK)的繁密水平,提供恢复机体杀伤白血病癌细胞的可能性[2-4]。

【临床应用】

1. 急性咽喉炎　由火毒内盛所致,症见咽喉红肿疼痛,咽干,口干,大便燥结,舌红,苔黄,脉数等。

2. 口腔溃疡　梅花点舌丸可治疗复发性口腔溃疡,加快溃疡表面的愈合。以吹管吹入梅花点舌丸粉末和外用 10%硝酸银涂于溃疡面上,与口服维生素 B$_2$、维生素 C 相比,梅花点舌丸的痊愈率、显效率与有效率均较高[5]。

3. 手口足病　梅花点舌丸口服配合炎琥宁注射液肌内注射或静脉滴注治疗轻症手口足病患儿治愈率高[6]。

4. 流行性腮腺炎　梅花点舌丹内服,并碾粉加醋调敷患处治疗流行性腮腺炎疗效显著[7]。

5. 放射性口腔黏膜损伤　梅花点舌丹口腔含服治疗放射性口腔黏膜损伤,与庆大霉素、地塞米松及利多卡因混合液治疗相比,梅花点舌丹组患者口腔黏膜反应得到明显缓解[8]。

6. 白血病　临床研究用梅花点舌丹连续用药 10～60 天,能明显降低白细胞数量,治疗慢性粒细胞白血病,用药 1 周后血象明显改善,肝脾、淋巴结缩小[9]。

【不良反应】　目前尚未检索到不良反应的报道。

【使用注意】　用药期间,饮食清淡,忌食辛辣、油腻之品,戒烟戒酒。

【用法与用量】　丸剂:口服,一次 3 丸,一日 1～2 次;外用,用醋化开,敷于患处。丹剂:一次 2 粒,一日 3 次,先饮温开水一口,将药放在舌上,以口麻为度,再用温开水或温黄酒送下。

参 考 文 献

[1] 李先荣,李奉惠,刘毅. 梅花点舌丹免疫药理作用的研究[J]. 山西中医,1986,2(4):26-29.
[2] 戴锡孟,柯富扬,戴锡珍,等. 梅花点舌丹抗 L-7212 小鼠白血病的实验研究[J]. 中国中西医结合杂志,1997,17:120.
[3] 高月,戴锡孟. 梅花点舌丹对白血病作用机理的研究[J]. 中西医结合杂志,1990,10(2):103-104.
[4] 李先荣,刘德宽,张燚,等. 梅花点舌丹抗肿瘤作用实验研究[J]. 中成药,1982,6:30-33.
[5] 张梅. 梅花点舌丹治疗复发性口腔溃疡临床观察[J]. 河北医药,2010,32(4):456-457.
[6] 徐英娜. 炎琥宁加梅花点舌丸联合治疗小儿轻症手足口病 115 例疗效观察[J]. 山东医药,2009,49(41):65.
[7] 乔铁兰,李新民. 梅花点舌丹治疗流行性腮腺炎 62 例疗效观察[J]. 山西职工医学院学报,1997,7(2):45.
[8] 刘连花,杨晓峰. 梅花点舌丹治疗放射性口腔黏膜损伤 22 例,临床观察[J]. 职业与健康,2000,16(11):128.
[9] 戴锡孟,杨学爽,范宝印,等. 梅花点舌丹治疗白血病及其实验研究[J]. 天津中医,1968,6:14-16.

(山西中医药大学　李　莉,成都中医药大学　代　渊)

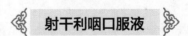

射干利咽口服液

【药物组成】　射干、升麻、桔梗、芒硝、川木通、百合、甘草(炙)。

【处方来源】　宋·王怀隐、王祐《太平圣惠方》。国药准字 Z10970126。

【功能与主治】　降火解毒，利咽止痛。用于小儿急性咽炎肺胃热盛证。

【药效】　主要药效如下：

1. 抑菌　本品对多种致病菌具有抑制作用。对于细菌感染所致急性咽喉炎具有较好的疗效。

2. 抗炎　本品能抑制局部炎症反应，减轻炎症渗出及水肿，具有明显抗炎作用。可减轻咽喉局部肿胀，减轻咽部炎症增生，改善局部症状。对急性咽炎所出现的咽痛、发热、咽部充血、咽部分泌物等症状有良好的改善作用。

【临床应用】

1. 急性咽炎　因肺胃热盛、上攻咽喉所致，症见咽痛，吞咽不利，咽部红肿，大便燥结，小便短赤，舌红苔黄，脉数。研究显示，本品在改善咽痛、颌下淋巴结肿痛、发热、咽部干燥等症状方面均优于同类中成药，且未出现与药物有关的不良反应[1]。

2. 疱疹性咽峡炎[2]、化脓性扁桃体炎[3]等其他五官科疾病　见相关文献。

【不良反应】　目前尚未检索到不良反应的报道。

【使用注意】　①用药期间忌食辛辣、鱼腥食物。②脾胃虚寒大便溏者慎用。③过敏体质者慎用。④不宜在服药期间同时服滋补性中药。

【用法与用量】　口服。2～5岁，一次1支，一日3次；6～9岁，一次2支，一日2次；10岁以上，一次2支，一日3次。疗程4天。

参 考 文 献

[1] 徐田华，李新民，张雅凤，等. 射干利咽口服液治疗小儿急性咽炎肺胃热盛证的多中心临床研究[J]. 天津中医药，2014，31（3）：138-141.

[2] 赵志霞，荆爱霞，徐莉. 射干利咽口服液治疗儿童疱疹性咽峡炎108例[J]. 湖南中医杂志，2008，24（2）：73.

[3] 杨全增，李智敏. 头孢克洛联合射干利咽治疗急性化脓性扁桃体炎临床观察[J]. 现代医药卫生，2007，23（13）：1984.

（山西中医药大学　李　莉，成都中医药大学　代　渊）

六 神 丸

【药物组成】　珍珠粉、犀牛黄、麝香、蟾酥、雄黄、冰片。

【处方来源】　清·雷允上《雷允上诵芬堂方》。国药准字 Z32020481。

【功能与主治】　清凉解毒、消肿止痛。用于治疗口腔扁平苔藓、烂喉丹痧、咽喉肿痛、喉风喉痈、单双乳蛾、小儿热疖、痈疡疔疮、乳痈发背、无名肿毒等。

【药效】　主要药效作用如下[1-4]（图16-2）：

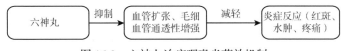

图16-2　六神丸治疗咽喉炎药效机制

1. 抗炎　六神丸对二甲苯所致小鼠耳郭肿胀有抑制作用，并能减轻甲醛所致大鼠足跖肿胀。蟾酥和牛黄对全方抗炎活性有显著贡献。本品可减轻咽喉局部肿胀，减轻咽部炎症增生，改善局部症状，对急性咽炎所出现的咽痛、发热、咽部充血、咽部分泌物等症状有良好的改善作用。

2. 镇痛　六神丸能减少乙酸所致小鼠扭体次数，延长扭体潜伏期。表明六神丸具有抗炎镇痛作用，在临床中可减轻急性咽喉炎患者咽痛的症状。

3. 抗肿瘤　六神丸具有对恶性肿瘤的直接抑制作用，是通过抗肿瘤血管生成机制实现的。六神丸水溶液对 S-180 移植瘤有明显抑制作用，可使其微血管密度（MVD）及碱性成纤维细胞生长因子（bFGF）表达明显下降，抑制作用随药浓度增大而增强。

【临床应用】

1. 急性咽喉炎　由热毒上攻咽喉所致，症见咽喉红肿疼痛，吞咽困难，咽干，大便燥结，小便黄，舌红，苔黄，脉数等。研究显示，本品治疗急性咽炎，能显著改善和消除急性咽炎风热证患者的咽痛症状，且无明显毒副作用[5]。

2. 口腔扁平苔藓　局部表现为两颊、舌、唇部白纹，有糜烂，并有黄色渗出物覆盖，局部疼痛明显，全身症状可伴见咽喉肿痛、便结溲赤。六神丸用于治疗风湿热毒侵袭口腔，留着不去，或脾失健运，湿浊内生，湿热上蒸于口，湿热邪毒蓄积于局部，引起糜烂、充血病变。

六神丸联合复方曲安奈德[曲安奈德+维生素 B_{12}+利多卡因（麻醉剂）]治疗口腔扁平苔藓，可明显改善口腔扁平苔藓的症状，使口腔糜烂缩小，斑纹减少，自觉症状减轻等[6]。

3. 急性白血病[7]、带状疱疹[8]、痤疮[9]、痛风[10]等　详见相关文献。

【不良反应】　有文献报道，六神丸可以引起过敏性休克、局部血管神经性水肿、过敏性紫癜、药疹、脱毛、接触性皮炎、软腭麻痹等症状[11]。

【使用注意】　①阴虚火旺者慎用。②服药期间进食流质或半流质饮食。忌食辛辣、油腻、鱼腥食物，戒烟酒。③老人、儿童及素体脾胃虚弱者慎用。④本品含蟾酥、雄黄等有毒物，不宜过量、久用。⑤本品外用不可入眼。

【用法与用量】　口服。一日 3 次，温开水吞服。1 岁，一次 1 粒；2 岁，一次 2 粒；3 岁，一次 3~4 粒；4~8 岁，一次 5~6 粒；9~10 岁，一次 8~9 粒；成人：一次 10 粒。另外可外敷在皮肤红肿处，以丸十数粒，用冷开水或米醋少许，盛食匙中化散，敷搽四周，每日数次，常保潮湿，直至肿退为止。如红肿已将出脓或已穿烂，切勿再敷。

参 考 文 献

[1] 乔正东，周国伟，蔡国琴. 六神丸抗炎镇痛活性的初步研究[J]. 上海医药，2012，（9）：26-27.

[2] 马宏跃，寇俊萍，余伯阳. 六神丸抗炎镇痛活性的主药分析研究[J]. 江苏中医药，2010，（2）：74-75.

[3] 沈丕安. 中药药理与临床应用[M]. 北京：人民卫生出版社，2006：7.

[4] 苗万，刘亚平. 六神丸的药理研究[J]. 中国药物与临床，2011，11（8）：935-936.

[5] 朱国琴，薛艳清，李松林. 六神丸治疗急性咽炎的临床研究[J]. 中国医药科学，2015，（3）：83-85.

[6] 曹必宏. 复方曲安奈德联合六神丸治疗口腔扁平苔藓的疗效观察[J]. 皖南医学院学报，2011，3：233-234.

[7] 陈明校，孙洪庆，刘丽娟，等. 单用六神丸治疗成人急性白血病[J]. 中国中西医结合杂志，1989，（12）：719.

[8] 周世杰，吕松芬. 六神丸外用治疗带状疱疹 76 例[J]. 临床皮肤科杂志，1994，（4）：357.

[9] 韦家杰. 六神丸外用治疗寻常性痤疮 60 例[J]. 中医外治杂志，2002，11（2）：11.

[10] 秦秀芳，严小蓓. 六神丸外敷治疗痛风急性发作临床观察[J]. 上海中医药杂志，2006，40（5）：30.

[11] 张雷. 六神丸致不良反应 44 例分析[J]. 中成药，2015，（4）：921-923.

（山西中医药大学　李　莉，成都中医药大学　代　渊）

第十七章

声带小结及声带息肉中成药名方

第一节 概 述

一、概 念

声带小结[1]（vocal nodules）又称歌者小结、教师小结、声带结节，发生于儿童者又称喊叫小结，典型的声带小结为双侧声带前、中 1/3 交界处对称性结节状隆起，是一种微小的纤维结节性病变，是声带的慢性疾病之一，常发生于职业用声者，也可由慢性喉炎发展而来。

声带息肉[1]（polyp of vocal cord）好发于一侧或双侧声带的前、中 1/3 交界处边缘，为半透明、白色或粉红色表面光滑的肿物，是常见的引起声音嘶哑的疾病之一。声带息肉是喉息肉的一种，亦是喉部慢性疾病，其发病与喉部的慢性刺激、发声过度、声带机械性损伤等因素有关，与过敏体质也有一定联系。

声带小结与息肉皆以声音嘶哑为主要表现，属于中医学"喉瘖""声喑"范畴。

二、病因及发病机制

（一）病因

1. 声带小结 引起慢性喉炎的各种病因，均可引起声带小结。主要病因如下：①急性喉炎反复发作或迁延不愈；②用声过度，发音不当，此为极其重要的激发因素；③从事某些具有刺激性致病因子的职业；④鼻、鼻窦、咽部的感染；⑤肺、气管及支气管感染，其脓性分泌物与喉部长期接触，可继发声带小结；⑥某些全身性疾病（如心、肾疾病，糖尿病，风湿病等）使血管舒缩功能发生紊乱，喉部长期淤血，可继发声带小结。

2. 声带息肉 ①用声不当与用声过度；②上呼吸道病变；③吸烟；④内分泌紊乱；⑤据给予皮质类固醇激素治疗好转和声带息肉的光镜及电镜组织学所见，有学者认为本病与变态反应有关。

（二）发病机制

用声过度或骤然高声喊叫，造成声带损伤，血管扩张、通透性增加，导致局部水肿。发声时声带振动又进一步加重创伤，反复创伤最终导致小结或息肉的形成。

三、临床表现

早期主要表现为发声易疲劳，讲话不能持久，间歇性声嘶，后逐渐发展成持续性音哑，发高音时更为明显。巨大息肉位于两侧声带之间者，可完全失音，甚至可堵塞声门，引起喉喘鸣及呼吸困难[2]。

四、诊　　断

1. **声带小结**　主要症状是不同程度的声哑。喉镜检查：声带小结在声带前、中 1/3 交界处，两侧对称的灰白色点状隆起。

2. **声带息肉**　主要症状是不同程度的声哑。喉镜检查：声带边缘前、中 1/3 交界处有表面光滑、半透明、灰白色或淡红色带蒂的新生物，有时在一侧或双侧声带游离缘呈基底较宽的梭形息肉样变，亦有呈弥漫性肿胀遍及整个声带的息肉样变者。

五、治　　疗

（一）常用化学药物及现代技术

早期声带小结强调声带休息，发声训练，可适当选用抗生素和糖皮质激素口服治疗，一般用药 1～2 周，配合喉部超短波、红外线、激光等物理治疗，或行喉部雾化吸入，每日 1～2 次，可促进小结消退。

经上述治疗小结不消散或小结较大、声嘶明显者，可考虑手术摘除，经电子喉镜或支撑喉镜切除小结或息肉，或行喉显微手术。术后应噤声 2 周，并用糖皮质激素雾化吸入[3]。

（二）中成药名方治疗

声带小结和声带息肉属中医学"喉瘖"范畴。喉瘖的病因病机为风寒、风热、痰热犯肺，肺气不宣，邪滞喉窍，声门开合不利，即所谓"金实不鸣""窍闭而喑"，或由脏腑虚损，喉窍失养，声户开合不利而致，即所谓"金破不鸣"。在临床中治疗常用的中成药主要以行气活血、化痰散结为主，如黄氏响声丸、金嗓利咽丸（胶囊、片）、金嗓散结丸（胶囊、片）、金嗓清音丸（颗粒、胶囊）等，在临床工作中可酌情选用。

第二节　中成药名方的辨证分类与药效

中成药治疗声带小结和声带息肉的辨证分类主要为行气活血、化痰散结类[4]。痰瘀互结患者主要症状是咽喉不适，异物感，若属痰热者，可伴有咽喉痒痛、咳嗽痰稠、咽肿、气促等痰热表现，若属寒痰或湿痰者，可伴有咽喉肿胀色淡、痰涎清稀而多等寒痰湿痰表现。多为外感六淫，情志内伤及体质虚弱，致气机阻滞，液聚饮停，或火热上炎，炼津成痰，痰液结聚咽喉遂生。痰凝血瘀，结聚喉窍的主要症候是声嘶日久，发声费力，喉涩微痛，痰少而黏，清嗓频作，胸闷不舒，舌质暗红，或有瘀点，苔薄白，脉滑或涩。

痰瘀互结证的主要病理变化在于血液黏滞性增高，局部微循环障碍，局部血管扩张、通透性增加，导致局部水肿，反复创伤最终导致小结或息肉的形成[5]。

行气活血、化痰散结类药能减轻局部血管扩张、充血、渗出、水肿及纤维组织损伤，消瘀散结。

常见中成药：黄氏响声丸、金嗓利咽丸（胶囊、片）、金嗓散结丸（胶囊、片）、金嗓清音丸（颗粒、胶囊）。

参 考 文 献

[1] 田勇泉. 耳鼻咽喉头颈外科学[M]. 北京：人民卫生出版社，2015：128-129.

[2] 母桂花. 耳鼻咽喉及口腔科疾病[M]. 北京：科学出版社，2011：190-205.

[3] 黄兆选，汪吉宝，孔维佳. 实用耳鼻咽喉头颈外科学[M]. 2 版. 北京：人民卫生出版社，2008：444-445.

[4] 李云英，廖月红. 中西医结合耳鼻咽喉口齿科学[M]. 2 版. 北京：科学出版社，2008：108-109.

[5] 田道法，李云英. 中西医结合耳鼻咽喉科学[M]. 3 版. 北京：中国中医药出版社，2016：167-170.

（广东省中医院　彭桂原）

第三节　中成药名方

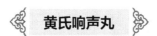

黄氏响声丸

【**药物组成**】　薄荷、浙贝母、连翘、蝉蜕、胖大海、酒大黄、川芎、儿茶、桔梗、诃子肉、甘草、薄荷。

【**处方来源**】　研制方。《中国药典》（2015 年版）。

【**功能与主治**】　疏风清热，化痰散结，利咽开音。用于风热外束、痰热内盛所致的急、慢性喉瘖，症见声音嘶哑、咽喉肿痛、咽干灼热、咽中有痰，或寒热头痛，或便秘尿赤，以及急慢性喉炎及声带小结、声带息肉初起见上述证候者。

【**药效**】　主要药效如下：

1. 抗炎　本品具有抗炎作用，可以抑制局部炎症反应[1]。研究表明，黄氏响声丸具有抗炎消肿的作用，该作用效果与抗生素加糖皮质激素联用效果相当，超短波联合黄氏响声丸治疗声带小结，能促进局部血管扩张，改善血液循环，促进渗出液吸收，同时增强网状内皮系统功能，使炎症产物排出[2]。

2. 改善微循环　本品可以增加实验动物局部微循环的毛细血管通透性，改善其毛细血管血流状态，具有改善咽部局部微循环状态的作用[1]。研究表明，本品对于声带息肉伴有局部水肿疗效较好，表明其改善微循环作用较强。

【临床应用】

1. 声带小结和声带息肉　由痰热内盛，痰瘀互结所致，症见声嘶，声哑，咽干咽痛，咽部异物感等。研究发现，本品对声带息肉伴有局部水肿疗效较好，同时对抗创面细菌感染及组织修复有一定作用[3]。

2. 急、慢性咽喉炎　由风热外束、痰热内盛所致，症见咽喉干燥，灼热疼痛，咽部异物感，口干喜饮，鼻干少津，脉细数等。研究发现，本品能较好地改善患者喉部黏膜的充血、水肿、增生、萎缩状况，达到开音作用。不仅对慢性单纯性喉炎、肥厚性喉炎疗效显著，且对慢性干燥性喉炎疗效也较显著[4-6]。

3. 带状疱疹[7]、习惯性便秘[8]、顽固性咳嗽[9]　详见相关文献。

【不良反应】　文献报道本品引起急性喉水肿 1 例[10]。

【使用注意】　①胃寒便溏者慎用。②凡声嘶、咽痛，兼见恶寒发热、鼻流清涕等外感风寒者慎用。③不宜在服药期间同时服用温补性中成药。

【用法与用量】　口服。炭衣丸：一次 8 丸（每丸重 0.1g）或 6 丸（每丸重 0.133g），糖衣丸：一次 20 丸，一日 3 次，饭后服用。儿童减半。

参 考 文 献

[1] 郑海农，林益芳，周敏妤，等. 黄氏响声丸对咽部微循环影响的实验研究[J]. 听力学及言语疾病杂志，2001，1：40-41.

[2] 王少军，马文央，徐璐洁，等. 超短波并黄氏响声丸治疗声带小结[J]. 实用中医药杂志，2003，（9）：462-463.

[3] 李洁，黄晓敏，林杰，等. 黄氏响声丸治疗声带息肉疗效观察[J]. 现代中西医结合杂志，2002，19：1872-1873.

[4] 曾渊华，黄瑞琴. 黄氏响声丸治疗慢性喉炎 156 例临床观察[J]. 中国现代药物应用，2009，3：72.

[5] 吴延涛，封彦蕾. 黄氏响声丸治疗慢性咽炎、慢性咽喉炎 100 例[J]. 光明中医，2009，7：1311-1312.

[6] 朱小勇. 中医治疗慢性喉炎 100 例临床疗效观察[J]. 中国高等医学教育，2010，9：139-142.

[7] 胡平. 黄氏响声丸治疗带状疱疹 37 例[J]. 中国民间疗法，2001，9（1）：34-35.

[8] 史瑛. 黄氏响声丸治疗习惯性便秘 38 例[J]. 时珍国医国药，1999，10（6）：461.

[9] 邱汉平. 黄氏响声丸治疗顽固性咳嗽 32 例[J]. 福建中医药，2001，32（4）：26-27.

[10] 刘国斌，王建祥. 黄氏响声丸引起急性喉水肿 1 例[J]. 四川医学，1993，（7）：404.

（广东省中医院　彭桂原）

金嗓利咽丸（胶囊、片）

【药物组成】　茯苓、法半夏、枳实（炒）、青皮（炒）、胆南星、橘红、砂仁、豆蔻、槟榔、合欢皮、六神曲（炒）、紫苏梗、生姜、蝉蜕、木蝴蝶、厚朴（制）。

【处方来源】　研制方。《中国药典》（2015 年版）。

【功能与主治】　疏肝理气，化痰利咽。用于痰湿内阻、肝郁气滞所致的咽部异物感、咽部不适、声音嘶哑，以及声带肥厚见上述证候者。

【药效】　主要药效如下：

1. 抗炎　本品具有抗炎作用，可抑制局部炎症反应。本品可明显改善咽异物感、咽干燥感、咽痛等症状，同时改善局部组织的血液循环，促进炎性渗出物的吸收，减轻咽部充血、水肿等症状，直至消失。

2. 抑菌　本品对甲、乙型溶血型链球菌及真菌类病源性的白念珠菌有一定的抑制作用[1]。

【临床应用】

1. 声带小结与声带息肉　由痰湿内阻，肝郁气滞所致，症见发声易疲劳，多用声多时发生，时好时坏，呈间歇性声嘶，舌淡苔薄腻，脉弦。

2. 慢性咽喉炎　由痰湿内阻，肝郁气滞所致，主要症见声嘶，声哑，咽部异物感等。金嗓利咽丸可明显改善慢性咽炎的咽痛、干燥感、异物感等症状，表明金嗓利咽丸对慢性咽炎有较好的治疗作用[2-4]。

3. 咽异感症　本品主要改善咽部的不适、异物感等症状。研究发现本品对咽异感症效果显著，且随访复发率低[5,6]。

【不良反应】　目前尚未检索到不良反应的报道。

【使用注意】　①胃寒便溏者慎用。②孕妇禁用。③忌辛辣、鱼腥食物。

【用法与用量】　丸剂：口服，一次 60～120 丸，1 日 2 次。胶囊：口服，一次 2～4 粒，一日 2 次。片剂：口服，一日 2 次，一次 2 片。

参 考 文 献

[1] 傅彬. 金嗓利咽丸的临床评价[J]. 实用药物与临床，1998，（1）：40.

[2] 申玉梅，李来秀. 金嗓利咽丸治疗慢性咽炎 90 例[J]. 陕西中医，2005，26（3）：230-231.

[3] 关瑛，李晶. 金嗓利咽丸治疗慢性单纯性肥厚性咽炎疗效观察[J]. 辽宁中医药大学学报，2005，7（2）：142-143.

[4] 郭建萍，刘宁川，彭涛. 金嗓利咽丸治疗慢性咽炎 60 例临床观察[J]. 西部医学，2005，17（4）：370.

[5] 庞玺惠，余志能，单鲲. 金嗓利咽丸治疗咽异感症 500 例疗效分析[J]. 新疆中医药，2006，24（4）：36-37.

[6] 沈建光. 金嗓利咽丸治疗咽异感症的临床观察[J]. 中国中医药现代远程教育，2011，9（22）：21-22.

（广东省中医院　彭桂原）

金嗓散结丸（胶囊、片）

【药物组成】　桃仁、红花、浙贝母、鸡内金、金银花、蒲公英、麦冬、木蝴蝶。

【处方来源】　研制方。《中国药典》（2015 年版）。

【功能与主治】　清热解毒，活血化瘀，利湿化痰。用于热毒蕴结，气滞血瘀所致的声音嘶哑、声带充血、肿胀，以及慢性喉炎、声带小结、声带息肉见上述证候者。

【药效】　主要药效如下[1,2]：

1. 抗炎　研究显示金嗓散结丸对二甲苯所致的小鼠耳郭炎症有明显的抗炎作用。研究表明，金嗓散结丸能够有效改善患者的嗓音状况，加速声带小结的消失，同时具有较好的镇痛、抗炎效果。

2. 镇痛　研究显示金嗓散结丸能明显延长热板法致痛的大鼠痛阈值。研究表明，金嗓散结丸在临床中可减轻急性咽喉炎患者咽痛的症状。

3. 改善微循环　金嗓散结丸能显著扩张大鼠肠系膜毛细血管,加快肠系膜毛细血管血液流动速度,并能使肠系膜毛细血管流动状态由给药前的泥石流状、絮状改变为线状流态。临床研究表明,金嗓散结丸能改善咽喉部血液循环,促进声带小结消退。

【临床应用】

1. 声带小结和声带息肉　由热毒蕴结,气滞血瘀所致,主要症见声音低沉费力,讲话不能持久,甚则声嘶失音等。金嗓散结丸能改善血液循环,使增生性病灶变软化或被吸收。临床研究用金嗓散结胶囊治疗声带小结和声带息肉可明显改善声嘶及咽喉部体征,缩小声带息肉及声带小结[3]。金嗓散结丸能够有效改善声带小结患者的声嘶症状,同时具有较高的安全性,联合嗓音训练能够有效提高患者的临床疗效与生活质量[2]。

2. 慢性咽喉炎　症见咽部异物感、痰黏着感,咽黏膜暗红,咽侧索肥厚,声嘶声哑等。金嗓散结丸对慢性喉炎疗效显著,特别对肥厚性喉炎可有效地改善声嘶症状,疗效显著[4]。

3. 声带白斑　文献报道本品口服联合庆大霉素及地塞米松雾化治疗声带白斑,2 周后声带白斑开始消退,总体疗效明显优于对照组[5]。

【不良反应】　目前尚未检索到不良反应的报道。

【使用注意】　①忌辛辣食物。②孕妇慎用。

【用法与用量】　丸剂:口服,一日 2 次,一次 60～120 粒。胶囊:口服,一次 2～4 粒,一日 2 次。片剂:口服,一次 2～4 片,一日 2 次。

参 考 文 献

[1] 傅彬. 金嗓散结丸药理研究、药效分析和临床观察[J]. 中国中西医结合耳鼻咽喉科杂志, 1997,（1）: 24-25.

[2] 姜永梅. 金嗓散结丸对声带小结患者嗓音的影响[J]. 临床医学研究与实践, 2019, 4（10）: 144-145.

[3] 张甦琳, 李云程, 王彦君, 等. 金嗓散结胶囊治疗声带息肉及声带小结的临床疗效分析[J]. 临床耳鼻咽喉头颈外科杂志, 2012,（15）: 690-691.

[4] 官树雄, 陈鹏生, 蔡建良. 金嗓开音丸治疗急慢性喉炎 132 例临床观察[J]. 右江民族医学院学报, 2006,（2）: 273-274.

[5] 黄亚平, 徐林根, 姜辉. 金嗓散结丸治疗声带白斑 67 例临床疗效观察[J]. 中国药事, 2012, 26（9）: 1036-1037, 1040.

（广东省中医院　彭桂原）

金嗓清音丸（颗粒、胶囊）

【药物组成】　玄参、地黄、麦冬、黄芩、丹皮、赤芍、川贝母、泽泻、薏苡仁（炒）、石斛、僵蚕（麸炒）、薄荷、胖大海、蝉蜕、木蝴蝶、甘草。

【处方来源】　研制方。《中国药典》（2015 年版）。

【功能与主治】　养阴清肺,化痰利咽。用于肺热阴虚所致的慢喉瘖、慢喉痹,症见声音嘶哑、咽喉肿痛、咽干,以及慢性喉炎、慢性咽炎见上述证候者。

【药效】　主要药效如下（图 17-1）:

1. 抑菌　本品具有抑菌作用,对多种致病菌有明显的抑制作用。对细菌感染所致的声带小结与声带息肉有较好的疗效。

2. 抗炎　本品具有抗炎作用,可抑制局部炎症反应。研究显示,金嗓清音丸可抑制 β-

抑制蛋白 2 抗体的表达，同时下调环磷酸腺苷-蛋白激酶 A（cAMP-PKA）信号，改善 G 蛋白偶联受体转导的过度脱敏，降低炎症因子水平。金嗓清音丸联合金嗓散结丸在声带小结和声带息肉术后可以消炎、促进残留组织的吸收，使声带边缘光滑平整。

【临床应用】

1. 声带小结与声带息肉　症见声音低沉费力，讲话不能持久，甚则声嘶失音等。本品有清热解毒、疏风利咽的作用，可使声带小结病变逐渐消失及使声带充血和水肿逐渐消退[1-4]。相关研究表明，金嗓清音丸联合金嗓散结丸治疗声带小结、声带息肉，可促进小结与息肉的消退，临床有效率较高。

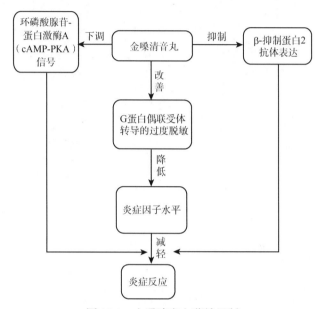

图 17-1　金嗓清音丸药效机制

2. 慢性咽喉炎　症见咽部异物感、痰黏着感，咽黏膜暗红，咽侧索肥厚，声嘶声哑等。金嗓清音丸对各种类型的慢性咽炎均有较好的疗效，对慢性单纯性咽炎及干燥性咽炎效果尤为显著，对改善慢性肥厚性咽炎的症状和体征也有明显效果。本品可明显改善咽痛、咽异物感、吞咽不适等症状，同时服药后咽部黏膜、黏膜下淋巴组织的慢性炎症如慢性充血、分泌物多等迅速好转，直至消失[5-7]。

【不良反应】　目前尚未检索到不良反应的报道。

【使用注意】　①忌辛辣、鱼腥食物。②孕妇慎用。③不宜在服药期间同时服用温补性中成药。④不适用于外感风邪所致的咽喉痛、声音嘶哑者。

【用法与用量】　丸剂：口服，水蜜丸一次 60～120 粒（6～12g），1 日 2 次。胶囊：口服，一次 2 粒，一日 3 次。颗粒：口服，一次 1 袋，一日 2 次。

参 考 文 献

[1] 沈建光. 金嗓开音丸与金嗓散结丸联合治疗声带小结 168 例疗效观察[J]. 临床合理用药杂志，2011，4（36）：83.

[2] 张树胜，郭小红. 金嗓散结丸加金嗓清音丸在声带息肉、小结术后 83 例的临床疗效观察[J]. 中国民康医学，2011，23（1）：

21，23.

[3] 张惠琴，林尚泽. 金嗓散结丸和金嗓开音丸对声带息肉及声带小结的疗效观察[J]. 临床耳鼻咽喉头颈外科杂志，2005，19
（8）：363-364.

[4] 何梦月. 金嗓散结丸和金嗓开音丸治疗声带息肉及声带小结的疗效观察[J]. 中国处方药，2015，（3）：53-54.

[5] 王兰，曹强. 金嗓清音丸治疗慢性喉炎临床分析[J]. 现代医药卫生，2006，22（17）：2676.

[6] 刘学俊，刘文杰. 金嗓系列药物治疗咽喉疾病的疗效观察[J]. 中华临床医学杂志，2006，（4）：40-41.

[7] 肖红俊，徐春英，华胜斌. 金嗓清音丸治疗慢性咽炎 87 例疗效[J]. 临床耳鼻咽喉头颈外科杂志，1998，12（8）：383-384.

（广东省中医院　彭桂原）

第十八章

口腔黏膜疾病中成药名方

第一节 概　　述

一、概　　念

口腔黏膜疾病（diseases of oral mucosa）指口腔某一部位黏膜的正常色泽、外形、完整性与功能等发生改变的疾病。本病病变种类繁多，可以组合成复杂多样的损害。某些全身性疾病也在口腔黏膜上有所表现，而有些口腔黏膜表征可作为全身疾病诊断的依据或线索。口腔黏膜疾病在临床上以复发性阿弗他溃疡、口腔扁平苔藓、灼口综合征、疱疹性口炎为最常见[1-3]。

复发性阿弗他溃疡（recurrent aphthous ulcer，RAU），又称复发性阿弗他口炎、复发性口腔溃疡、复发性口疮，是口腔黏膜疾病中发病率最高的一种溃疡类疾病，患病率高达20%左右，居口腔黏膜病的首位。发病年龄一般在 10～30 岁之间，女性较多，一年四季均能发生。复发性阿弗他溃疡有自限性、周期性及复发性等特点[1-3]。

在祖国医学古籍中，对于口疮的描述记载很多，我国最早的医籍《黄帝内经》中就有口疮这一类病名，如《素问·气象变大论》："岁金不及，炎火乃行……民病口疮。"

口腔扁平苔藓（oral lichen planus，OLP）是一种慢性、浅表性、炎症非感染性皮肤黏膜角化的异常性疾病。皮肤黏膜可单独一处或同时多处发病。是口腔黏膜病中最常见的疾病之一。其发病率仅次于复发性阿弗他溃疡。好发于中年女性，呈慢性过程。临床典型表现为口腔黏膜上出现由小丘疹连成的线状白色、灰白色花纹，组成多种形状。根据病损基部黏膜状况可分为网纹型、糜烂型和萎缩型。长期糜烂病损有恶变现象，恶变率为 0.4%～2.0%，世界卫生组织（WHO）将其列入癌前状态的范畴[1-3]。

中医古籍中无口腔扁平苔藓这一病名，根据其临床表现、好发部位等可以将本病归属于中医学之"口破""口癣""口蕈"等范畴[4]。

灼口综合征（burning mouth syndrome，BMS）是以舌部为主要发病部位，以烧灼样疼痛为主要表现的一组综合征，又称舌痛症、舌感觉异常、口腔黏膜感觉异常、口腔不适症等。国际疼痛研究协会将灼口综合征定义为一种独特的实体性疾病，包括发生在无异常表现的口腔黏膜上的所有形式的烧灼感。常不伴有明显临床损害体征，或出现主诉症状强烈，而临床病损表现轻微，与主诉不符情况，组织学也无特殊变化。但常伴有明显精神因素，在更年期或绝经前后期妇女中发病率高[1-3]。

中医古籍中无灼口综合征这一病名，根据其临床表现、好发部位等，可以将其归属于中医学的"舌痒""舌麻""舌痛""舌灼热"范畴。

疱疹性口炎（herpetic stomatitis），又称疱疹性齿龈口腔炎。为原发性单纯疱疹的一种，由单纯疱疹病毒感染所致的口腔黏膜感染性疾病。好发于1～5岁的儿童，成年人较少见。具有较强的传染性，常在托幼机构等中引起局部小范围流行[1-3]。

本病属于中医学"口糜""口疮"等范畴，分为原发性疱疹性口炎和复发性疱疹性口炎。

二、病因及发病机制

（一）病因

1. **复发性阿弗他溃疡**　病因不明，但存在明显的个体差异。有人提出复发性阿弗他溃疡发病的遗传、环境和免疫"三联因素论"，即遗传背景加上适当的环境因素（包括精神神经体质、心理行为状态、生活工作和社会环境等）引发异常的免疫反应而出现复发性阿弗他溃疡特征性病损。近年来，大量研究提示免疫因素是复发性阿弗他溃疡最重要的发病因素，尤其是细胞免疫应答，与复发性阿弗他溃疡的发生有关。系统性疾病如胃溃疡、十二指肠溃疡、溃疡性结肠炎、局限性肠炎、肝胆疾病等也可诱发复发性阿弗他溃疡；感染因素、环境因素等都可诱发复发性阿弗他溃疡。

2. **口腔扁平苔藓**　病因目前尚不明确。根据临床和基础研究结果显示，口腔扁平苔藓可能与多种致病因素有关，如免疫学因素、精神神经功能障碍因素、遗传因素、感染因素、内分泌因素、微循环因素、系统性疾病因素、微量元素及口腔局部刺激因素等。自体反应性T淋巴细胞可能在口腔扁平苔藓发展中起到了重要作用[5]。

3. **灼口综合征**　病因尚不明确。与多种因素相关，主要包括局部因素、全身因素。局部因素包括局部不良刺激、微生物感染、变态反应及唾液成分改变；全身因素有神经系统、精神心理、免疫、氧化应激、内分泌、微量元素及维生素因素，其中神经系统和精神心理因素在这些因素中占有突出位置。神经系统因素包括局部小纤维病变、周围神经病变和中枢神经病变。精神因素有人格因素（焦虑抑郁型性格、情绪不稳定）、恐癌心理（自检–恐慌–再自检–更恐慌–舌痛加重的恶性循环）等。

4. **疱疹性口炎**　主要由单纯疱疹病毒Ⅰ型（HSV-I）和Ⅱ型感染所致。

（二）发病机制

1. **复发性阿弗他溃疡**　病损的早期，黏膜上皮细胞内及细胞间水肿，可形成上皮内疱。上皮内及血管周围有密集的淋巴细胞、单核细胞浸润；随后有多形核白细胞、浆细胞浸润，上皮溶解破溃脱落形成溃疡。复发性阿弗他溃疡病损的溃疡期表现为溃疡表面有纤维素性渗出物形成假膜或坏死组织覆盖；固有层内胶原纤维水肿变性、均质化或弯曲断裂，甚至破坏消失；炎症细胞大量浸润；毛细血管充血扩张，血管内皮细胞肿胀，管腔狭窄甚至闭塞，有小的局限性坏死区，或见血管内玻璃样血栓。重症复发性阿弗他溃疡病损可深及黏膜下层，除炎症表现外，还有小唾液腺腺泡破坏、腺管扩张、腺管上皮增生，直至腺小叶结构消失，由密集的淋巴细胞替代，呈淋巴滤泡样结构。

2. 口腔扁平苔藓　免疫反应对基底细胞的损伤可能与口腔扁平苔藓发生密切相关。近年研究发现，$CD4^+T$ 细胞亚群在口腔扁平苔藓发病中的作用日益突出，尤其是 Th1 与 Th2 细胞亚群之间的动态平衡状态与口腔扁平苔藓的发病有着密切的关系[6, 7]。

3. 灼口综合征　发病机制尚不明确。但新近研究则发现，精神疾病躯体化、多巴胺系统病变、细胞信号通路改变是引发灼口综合征重要的内在原因之一。

4. 疱疹性口炎　单纯疱疹病毒是疱疹病毒的一种，为有包膜的 DNA 病毒。单纯疱疹病毒感染的患者及病毒携带者为传染源，主要通过飞沫、唾液及疱疹液直接接触传染，胎儿还可经产道传染，也可通过食具和衣物间接传染。感冒、消化不良、疲劳、日晒等因素诱使机体抵抗力降低而发病。感染后疱疹常好发于颊黏膜、齿龈、舌、唇内和唇黏膜及邻近口周皮肤。皮肤、眼、会阴、神经系统等亦是易受侵犯的部位。

三、临床表现

1. 复发性阿弗他溃疡　轻型复发性阿弗他溃疡初起病变处敏感或出现针尖样大小或稍大的充血区，短期内即形成直径 2～4mm、圆形或椭圆形、边界清晰的浅小溃疡。中心微凹陷，表面覆有一层淡黄色假膜，溃疡周围黏膜充血呈红晕状，其底扪之不硬。溃疡数目一般为 2～3 个。溃疡形成后有较剧烈的烧灼痛。经 7～10 天溃疡可逐渐自愈，不留瘢痕。但经长短不一的间歇期后又可复发。疱疹型复发性阿弗他溃疡亦称口炎型口疮。此型除溃疡小、数目多（可达 20～30 个）外，其余与轻型复发性阿弗他溃疡表现相似。溃疡散在，分布广泛，黏膜充血明显，有剧烈疼痛及伴有头痛、发热、局部淋巴结肿大等。重型复发性阿弗他溃疡亦称复发性坏死性黏膜腺周围炎或腺周口疮，为各型中最严重的一型。溃疡常单个发生，2 个或 2 个以上者少见。好发于唇内侧及口角区黏膜。初起时溃疡与轻型复发性阿弗他溃疡相同，但其直径逐渐扩大至 1～2cm，并向深层发展至黏膜腺。溃疡为紫红色或暗红色，边缘不规则，呈瓣状隆起，中央凹陷，似"弹坑"，底不平、微硬、呈小结节状，溃疡周围有红晕，局部有剧烈疼痛及可伴局部淋巴结肿大、发热等。病程常在月余以上。愈后遗留瘢痕，严重者可形成组织缺损或畸形。

2. 口腔扁平苔藓　口腔黏膜病损可发生在口腔黏膜任何部位，大多左右对称。87.5% 发生于颊部，其次在舌、龈、唇、腭、口底等处。患者自觉黏膜有粗糙感、木涩感、烧灼感。遇刺激性食物时病损局部敏感、灼痛。有糜烂时出现疼痛。病损特点：白色小丘疹排列组成各种条纹（网状、环状、树枝状）；黏膜可发生充血、糜烂、溃疡和水疱等。临床表现多种多样，但以白色条纹、白色斑块为主。全身皮肤病损以四肢伸侧多见，大多左右对称，呈紫红色或暗红色，多角形扁平丘疹，界清，稍高于皮肤表面，绿豆大小，融合后状如苔藓。病损区粗糙，用石蜡油涂在丘疹表面在放大镜下观察，可见丘疹上有浅的网状白色条纹，称为威克姆（Wickham）纹。指（趾）甲病损多见于拇指（趾），病损表现为甲板有纵沟及变形，甲增厚或变薄。一般无自觉症状[7]。

3. 灼口综合征　以口舌灼痛为主要表现。常呈烧灼样疼痛，或刺痛感、钝痛感，往往为持续性、自发性疼痛，时轻时重，过多说话、食干燥性食物、空闲休息、疲劳、紧张、情志不畅时疼痛加重。疼痛部位以舌为主，多位于舌的某一部位，多见于舌尖和舌前 2/3，并多为游走性，自感有痛点，但又摸不到疼痛的准确部位。疼痛部位亦可位于口腔其他部位，如硬腭前部、下唇前部、下唇部，牙槽、龈沟等处。全身症状主要有神经官能症或神经衰弱、自主神经功能紊乱、癔症、性激素生理性改变（多有性欲减退）等。

4. 疱疹性口炎　原发疱疹性口炎，前驱期多有疱疹接触病史。潜伏期为 4～7 天，可见发热、头痛、全身肌肉疼痛、咽喉肿痛、拒食、流涎、烦躁不安等症状，常可扪及颌下和颈前淋巴结肿大、压痛。1～2 天后口腔黏膜、附着龈和龈缘广泛红肿。水疱期口腔黏膜出现成簇针头至米粒大小的透明小水疱，壁薄透明，容易破溃，常见大小不一的浅表性溃疡，疼痛剧烈。糜烂期口腔黏膜可见多发性溃疡糜烂，上覆黄色假膜，唇周皮肤亦可见类似的病损。愈合期糜烂面逐渐缩小结痂，逐渐愈合。整个病程约 7～10 天。原发疱疹性口炎感染愈合后，约 30%～50% 的病例可见复发性损害。因复发感染多在口唇周围，故又称复发性唇疱疹。成人及儿童均可发生，成人多为复发，好发于口角、唇红缘等皮肤和黏膜交界处及鼻周。典型损害为充血发红的皮肤黏膜上出现直径为 2～3mm 成簇的小水疱，疱壁薄、清亮，成簇分布，破溃后成褐色结痂或血性痂，若伴有感染则为灰黄色脓疱，愈合后局部可遗留暂时性色素沉着。损害范围局限，可伴有灼痛感及瘙痒感，全身症状轻微。有自限性，病程为 7～14 天，愈后无瘢痕，遇诱因可复发。

四、诊　　断

1. 复发性阿弗他溃疡　由于复发性阿弗他溃疡没有特异性的实验室检测指标，因此它的诊断主要以病史特点（复发性、周期性、自限性）及临床特征（黄、红、凹、痛）为依据，一般不需要做特别的实验室检查及活检。但血常规检查对及时发现与复发性阿弗他溃疡关联的营养不良、血液疾病或潜在的消化道疾病有积极意义。对大而深、病程长的溃疡，应警惕癌性溃疡的可能，必要时可以做活检明确诊断。

2. 口腔扁平苔藓　一般根据病史及临床典型表现即可做出诊断。病损大多左右对称，由小丘疹连成的白色或灰白色的线条构成网纹型、糜烂型和萎缩型病损，与正常黏膜无清晰的界限。可伴有充血、水肿、糜烂甚至溃疡。病损表面平坦光滑，也可粗糙肥厚。病损加重可发生充血糜烂。愈后可留有色素沉着斑。典型的皮肤或指（趾）甲损害可作为诊断的依据之一。建议结合组织活检、必要时辅以免疫病理等实验室检查确诊，将有助于鉴别其他白色病变并排除上皮异常增生或恶性病变。

3. 灼口综合征　舌痛对应部位无刺激源。未见舌黏膜充血、水肿、糜烂、溃疡，舌乳头充血、水肿、萎缩等情况。舌体柔软，活动自如，动度正常，未见肿物增生。实验室多项检查（血红蛋白、生化、微生物、病理）基本正常。一些患者表现为 SOD 的减少与过氧化脂质的增高，血清维生素 E 减少，血清雌激素水平降低，促性腺激素增高，血清皮质醇激素增高。

4. **疱疹性口炎** 多数病例根据临床表现都可做出诊断。原发性感染多见于婴幼儿，复发性感染多见于成人。一般多为急性发病，有明显的前驱症状，伴有较轻的全身症状，以牙龈、上腭、口周黏膜交界处多见，表现为丛集性透明小水疱，容易溃破，疼痛剧烈，以灼痛为主。实验室检查：组织培养可见疱疹病毒，血清免疫荧光检查可见抗体，水疱中含有与补体结合的抗原，疱液涂片可见多核气球状细胞。

五、治　疗

（一）常用化学药物及现代技术

1. **复发性阿弗他溃疡** 主要治疗为抗炎止痛，促进溃疡愈合。方法可根据病情选用，①抗生素含漱剂，如 0.25%金霉素溶液，1：5000 氯己定溶液，1：5000 高锰酸钾溶液等，具有广谱杀菌、收敛及抗病毒和消肿止血的作用；②用羧甲基纤维素钠、山梨醇为基质，加入金霉素、氯己定及表面麻醉剂等制成药膜，贴于患处，具有抑菌、抗炎、止痛、保护溃疡面的作用；③止痛剂如 0.5%～1%普鲁卡因液，0.5%～1%达克罗宁液，0.5%～1%丁卡因液用在疼痛难忍严重影响进食和生活质量时，缓解局部疼痛；④局部封闭、激光治疗等。全身用药目的是对因治疗、减少复发、争取缓解。主要在消除致病因素、纠正诱发因子的基础上，改变复发性阿弗他溃疡患者的发作规律，延长间歇期，缩短溃疡期，使病情得到缓解。常用药物：①糖皮质激素：包括泼尼松龙、地塞米松等，该类药物有抗炎、抗过敏、降低毛细血管通透性、减少炎性渗出、抑制组胺释放等多重作用。②免疫抑制剂：包括沙利度胺、硫唑嘌呤等，有非特异性地杀伤抗原敏感性小淋巴细胞，抑制其转化为淋巴母细胞，抑制细胞 DNA 合成，抑制细胞增殖等作用。③免疫增强剂如转移因子注射液、胸腺素等，主要有激发机体免疫系统产生免疫应答的作用。

2. **口腔扁平苔藓** 主要治疗：①免疫抑制剂：糖皮质激素、复方环孢素含漱液、羟氯喹等，都有较好抗炎作用，可抑制体液免疫。个别对糖皮质激素不敏感者，可服用硫唑嘌呤或环磷酰胺。②免疫调节剂：可以根据患者自身的免疫状况适当选用口服免疫调节剂。临床常用的有转移因子、多抗甲素、胸腺肽肠溶片、左旋咪唑、匹多莫德等。此外，除用药物治疗外，还可进行物理治疗，如氦氖激光照射，或红外线照射治疗。亦可采用氢化可的松或烟酸离子导入物理治疗，以及冷冻治疗，如液氮冷冻治疗。

3. **灼口综合征** 全身治疗：①对于更年期妇女，建议采用雌激素治疗。②补充维生素及微量元素。③应用镇静药物，对灼口综合征患者的镇静药物治疗多倾向于抗抑郁药。④其他治疗，如激光疗法、局部使用辣椒素。局部治疗：①消除过敏因素及刺激因素；②抗感染治疗；③局部封闭。

4. **疱疹性口炎** 抗病毒治疗：阿昔洛韦被认为是最有效的抗病毒药。该药为嘌呤核苷类抗病毒药，主要通过干扰病毒 DNA 多聚酶，抑制病毒复制发挥作用。亦可使用广谱抗病毒药利巴韦林，该药通过干扰病毒复制所需的 RNA 的代谢达到抑制 HSV-I 的目的。局部用药：常用复方硼酸溶液（多贝尔漱口液）、0.1%～0.2%葡萄糖酸氯己定溶液含漱；

酞丁胺软膏、阿昔洛韦软膏、5%金霉素甘油糊剂等局部涂擦；葡萄糖酸氯己定片、华素片等含化；亦可用生理盐水、0.%～0.2%氯己定液、0.01%硫酸锌液湿敷。物理疗法可采用氦氖激光治疗。进食困难或病情较重者，可对症给予支持治疗；疼痛剧烈者，可用局麻药涂搽。

（二）中成药治疗[8]

口腔黏膜疾病的病因尚不明确，与多种因素相关，主要包括局部因素、全身因素。西医治疗主要是抑菌、抗病毒、抗炎、止痛等，临床虽见效快，但治愈率不高。中医学认为口腔黏膜疾病主要病因包括风热湿毒、心脾积热、胃火炽盛、阴虚火旺、瘀血阻滞等，中医药治疗口腔黏膜疾病主要是辨证论治，治法分别是清热解毒、清心泻脾、清胃泻火、活血化瘀、滋阴清热等。临床观察中西药物联用治疗口腔黏膜疾病效果更为理想，此外，对口腔黏膜病的治疗须针对原发病和基础疾病，效果才能更好。

第二节　中成药名方的辨证分类与药效

治疗口腔黏膜疾病的常用中成药的辨证分类及其主要药效如下：

一、清热解毒类

口腔黏膜疾病属于风热湿毒证的证候特点为溃疡数量多，红肿疼痛，影响进食，起病急，可伴有口热口渴，口干咽干，面部油腻。全身症状可有发热，恶风，汗出，头重如裹，小便短黄，大便秘结，舌质红，苔黄腻，脉滑数。

口腔黏膜疾病风热湿毒证的主要病理变化是口腔黏膜上皮内及血管周围密集的淋巴细胞、单核细胞浸润，随后有多形核白细胞、浆细胞浸润，上皮溶解破溃脱落，形成溃疡，溃疡表面纤维素性渗出物形成假膜或坏死组织覆盖，并由于口腔内菌群紊乱，导致感染，溃疡疼痛、糜烂加重。

清热解毒类药具有抗病毒及调节机体免疫功能的作用，对持续性高热有明显的退热作用，并且能够激活细胞免疫及补体 C3、抑制体液免疫、诱发干扰素及促进白细胞介素生成，有直接、间接抑制病毒的作用，并对机体免疫紊乱有双向调节作用，有助于增强抗病能力。

常用中成药：栀子金花丸、口腔溃疡散（含片）、阮氏上清丸（口咽清丸）、万应胶囊、冰硼散、石膏散、青黛散、莫家清宁丸、珍黛散、绿袍散、蜂胶口腔膜（喷剂）、口腔炎喷雾剂、开喉剑喷雾剂、小儿化毒散、三黄片、复方黄芩含漱液、清宁丸等。

二、清心泻脾类

口腔黏膜疾病属于心脾积热证的证候特点为口腔黏膜溃疡，灼痛明显，进食或说话时尤甚，伴口渴口干，心烦失眠，小便短黄，大便秘结，舌质红，苔黄腻，脉数有力。

口腔黏膜疾病心脾积热证的主要病理变化是疱疹性溃疡导致机体发热、淋巴结肿大，并诱发机体脏腑功能紊乱，导致机体免疫功能低下。

清心泻脾类药可抑菌、抗病毒、抗炎等，可以抑制 T 淋巴细胞活化，降低 T 淋巴细胞趋化，减少局部炎性细胞浸润。

常用中成药：复方珍珠口疮颗粒。

三、清胃泻火类

口腔黏膜疾病属于胃火炽盛证的证候特点为口腔肌膜出现白色条纹或斑块、水疱，可伴充血、糜烂，发生于唇红处的可见较多的黄色渗出物，结痂较厚。可伴多食易饥，胃脘嘈杂，胸胁胀闷，口干口黏，便干尿黄，舌质红，苔黄腻，脉弦滑数。

口腔黏膜疾病胃火炽盛证的主要病理变化是疱疹性溃疡导致机体发热、淋巴结肿大，并诱发机体脏腑功能紊乱，导致机体免疫功能低下。

清胃泻火类药可以抑制炎症，缓解口腔扁平苔藓充血糜烂症状。

常用中成药：清胃黄连丸、牛黄清胃丸、泻黄散等。

四、活血化瘀类[9]

口腔黏膜疾病属于瘀血阻滞证的证候特点为口腔溃疡疼痛，其疼痛特点为刺痛、痛处固定不移、常在夜间痛甚，出血的特征是出血反复不止，色紫暗或夹血块，全身症状可有：大便色黑如柏油状，或妇女血崩、漏血，瘀血色脉征主要有面色黧黑，或唇甲青紫，或皮下紫斑，或肌肤甲错，或腹露青筋，或舌有紫色斑点、舌下络脉曲张，脉多细涩或结、代等。

口腔黏膜疾病瘀血阻滞证的主要病理变化是溃疡的长期出现，导致口内菌群的紊乱，进而导致胃肠道菌群的紊乱，诱发全身淋巴细胞的调节能力下降。

活血化瘀类药可以降低血液黏度、改善微循环障碍，减缓淋巴细胞浸润，促进全身和局部的血液循环，可以改善舌体的微循环，减少丙酮酸多肽类代谢，从而减缓对舌神经的刺激。

常用中成药：龙掌口含液，龙血竭含片。

五、滋阴清热类

口腔黏膜疾病属于阴虚火旺证的证候特点为口腔溃疡数量少，疼痛较轻，但口疮此愈彼起，绵延不止，手足心热，失眠多梦，口舌干燥不欲饮，舌红少苔，脉细数。

口腔黏膜疾病属阴虚火旺证的主要病理变化是溃疡急性期机体感染，高热，淋巴结肿大，诱发机体水液代谢紊乱、电解质紊乱，出现全身症状。

滋阴清热类药可以减缓上皮下淋巴细胞的浸润，减少淋巴细胞的数目和迁移等。可以通过调节口腔局部 T 细胞亚群结构，提高病损局部 $CD4^+/CD8^+$ 值，减缓基底细胞液化变性和上皮细胞凋亡。滋阴降火类中药可增强免疫功能、抗炎、抗溃疡等。

常用中成药：三才封髓丹、口炎清颗粒等。

参 考 文 献

[1] 陈谦明. 口腔黏膜病学[M]. 北京：人民卫生出版社，2012：103-110.

[2] 李元聪. 中西医结合口腔科学[M]. 北京：中国中医药出版社，2012：131-134.

[3] 徐治鸿. 中西医结合口腔黏膜病学[M]. 北京：人民卫生出版社，2008：280-305.

[4] 宋敏花，李增宁，张雷. 口腔扁平苔藓研究与中医辨证[J]. 现代中西医结合杂志，2007，32：4897-4899.

[5] 唐国强，许国祺，马菊珍. 口腔扁平苔藓与慢性胃炎关系的临床研究[J]. 临床口腔医学杂志，1998，14（4）：226.

[6] 庞劲凡，布静秋. 中药治疗口腔扁平苔藓的免疫调节作用[J]. 中华口腔医学杂志，1998，（1）：48-49.

[7] 武云霞，曾光明，杨蓉弟，等. 口腔扁平苔藓患者红细胞免疫粘附功能的初步研究[J]. 临床口腔医学杂志，1998，14（3）：166.

[8] 黄志强. 口腔扁平苔藓的中医认识[J]. 时珍国医国药，2001，（10）：928-929.

[9] 杨淑琴，蔡剑，杨晓霞. 活血化瘀方治疗口腔糜烂型扁平苔藓的临床观察[J]. 口腔医学，2014，4：288-290.

（四川大学华西口腔医院　黄小瑾）

第三节　中成药名方

一、清热解毒类

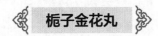

栀子金花丸

【药物组成】　栀子、黄连、黄芩、黄柏、金银花、知母、天花粉、大黄。

【处方来源】　金·刘完素《宣明论方》。《中国药典》（2015年版）。

【功能与主治】　清热泻火，凉血解毒。用于肺胃热盛，口舌生疮，牙龈肿痛，目赤眩晕，咽喉肿痛，吐血衄血，大便秘结。

【药效】　主要药效如下[1, 2]：

1. 抗病原微生物　疱疹性口炎为病毒感染性疾病，清热解毒类中药可通过提高网状内皮系统的吞噬功能、加速内毒素的清除发挥作用，且有直接抗病毒和中和细菌毒素的作用，具有抗病原微生物及抗病毒的作用，有利于疱疹性口疮的治疗。栀子金花丸联合西药与单纯使用中药相比，前者更能有效降低血中细胞因子，有效对抗感染性疾病。炭疽杆菌引起人类皮肤感染形成坏死溃疡，栀子金花丸中的黄连、黄柏、栀子、金银花、大黄、知母均有不同程度的抑菌作用，栀子金花液在三次抗菌实验中，能显著抑制炭疽杆菌和巴氏杆菌。

2. 抗炎　栀子金花汤对腹腔感染导致脓毒症大鼠模型，能明显降低 TNF-α、IL-6 及 E-选择素含量水平，具有明显的抗炎作用[1]。该类药物的抗炎作用主要与抑制 IL-1、NO、PGE_2 等炎症因子生成有关。

【临床应用】

1. 复发性阿弗他溃疡[3]　栀子金花丸适用于肺胃热盛所致的复发性阿弗他溃疡，症见口舌生疮、牙龈肿痛、大便秘结等。

栀子金花丸联合常规疗法，其疗效优于常规疗法。栀子金花丸联合西药治疗复发性阿弗他溃疡，可增强机体免疫功能，减少复发的概率，特别是对于身体免疫功能低、易复发的复发性口腔溃疡患者，疗效较好。

2. 疱疹性口炎　栀子金花丸可通过抑制机体病毒、缓解疼痛、促进口疮愈合，发挥治疗热毒内盛所致的疱疹性口炎的作用。

3. 口腔溃疡、急慢性咽炎[4]　栀子金花丸可抑制 IL-1、NO、PGE$_2$ 等炎症因子生成，通过减轻患处炎症反应、疼痛，达到治疗肺热内盛导致的口腔溃疡、急慢性咽炎的目的。

4. 面部糖皮质激素依赖性皮炎[5]　因长期外用糖皮质激素产生依赖所致，相关研究表明，栀子金花丸可改善面部糖皮质激素依赖性皮炎的症状，表明栀子金花丸治疗面部糖皮质激素依赖性皮炎有较好的疗效。

【不良反应】　目前尚未检索到不良反应的报道。

【使用注意】　①阴虚火旺者慎用。②服药期间忌食辛辣食物。③体弱年迈者慎用。

【用法与用量】　口服。一次 9g，一日 1 次。

参 考 文 献

[1] 王鸣，舒志军，张胜华，等. 栀子金花汤对腹腔感染脓毒症大鼠炎症介质的影响[J]. 中国中西医结合急救杂志，2007，14（3）：169-172.

[2] 张玉芬. 栀子金花液对炭疽杆菌和巴氏杆菌抗菌作用实验研究[J]. 河北中医，1992，（4）：41，43.

[3] 陈康娜，罗颖婷. 栀子金花丸联用治疗复发性口腔溃疡的疗效观察[J]. 临床合理用药杂志，2018，11（16）：62-63.

[4] 郭金荣. 栀子金花丸的临床应用[J]. 工企医刊，1996，（4）：135-136.

[5] 刘俐伶，麻继臣，甄晓静. 栀子金花丸治疗面部糖皮质激素依赖性皮炎临床观察[J]. 中国中西医结合皮肤性病学杂志，2009，8（3）：175.

（四川大学华西口腔医院　黄小瑾）

◈ 口腔溃疡散（含片）◈

【药物组成】　青黛、冰片、白矾。

【处方来源】　研制方。《中国药典》（2015 年版）。

【功能与主治】　清热，消肿，止痛。用于火热内蕴所致的口舌生疮、黏膜破溃、红肿灼痛，以及复发性口疮、急性口炎见上述证候者。

【药效】　主要药效作用如下[1-6]：

1. 抑菌　白念珠菌为口腔内常见的真菌，在肿瘤化疗或机体免疫机能低下时特别容易诱发口腔溃疡的形成，是口腔溃疡的常见致病菌。口腔溃疡含片和口腔溃疡散均能促进苯酚和白念珠菌所致大鼠口腔溃疡的愈合，说明口腔溃疡散对白念珠菌具有较强的抑制作用。

2. 促进溃疡愈合　有研究表明口腔溃疡含片高剂量组从给药第 2 天起，就有溃疡愈合，愈合率为 90%，口腔溃疡散组从给药第 3 天起，有溃疡愈合，愈合率达 70%，口腔溃疡含片和口腔溃疡散均具有较好的促进溃疡愈合的作用。

3. 抗炎　口腔溃疡散对于棉球所致大鼠肉芽肿和二甲苯所致小鼠耳郭肿胀有明显的拮抗作用，口腔溃疡散不仅能够降低 TNF-α、IL-6 水平，从而减轻炎症反应，还能下调

MMP-2、MMP-9 蛋白表达，阻止炎症细胞浸润和炎症扩散。康复新液联合口腔溃疡散治疗后患者 IL-1、IL-6 及 TNF-α 等炎症因子水平明显低于对照组，提示康复新液联合口腔溃疡散可以显著降低机体的炎症反应，提高治疗效果。

4. 镇痛　口腔溃疡散有显著的镇痛作用，能延长小鼠疼痛反应时间。

【临床应用】

复发性阿弗他溃疡[6-8]　口腔溃疡散适用于火热内蕴型口疮，症见口舌生疮、黏膜破溃、红肿灼痛，可伴见小便黄赤，大便秘结。

口腔溃疡含片和口腔溃疡散治疗复发性口疮，均能促进溃疡愈合，减轻疼痛。口腔溃疡含片临床效果、药效维持时间优于口腔溃疡散，且复发率更低，有效改善患者临床症状。口腔溃疡散联合甲硝唑口腔粘贴片治疗复发性阿弗他溃疡，治疗组的有效率显著高于对照组，治疗后治疗组口腔溃疡数目和直径、症状消失时间及溃疡愈合时间显著优于对照组。康复新液联合口腔溃疡散可以显著降低机体的炎症反应，提高治疗效果。

【不良反应】　临床报道少数患者出现恶心、呕吐、腹泻[9]。

【使用注意】　①阴虚火旺者慎用。②用药期间忌食辛辣、油腻食物。③老人、儿童及脾胃虚弱者慎用。

【用法与用量】　散剂：用消毒棉球蘸药擦患处，一日 2～3 次。片剂：含服，一次 1 片，每 2 小时 1 次，一日 4～8 次。

参 考 文 献

[1] 蒋王林，傅凤华，田京伟，等. 口腔溃疡含片对大鼠实验性口腔溃疡的治疗作用[J]. 中草药，2003，34（9）：835-837.
[2] 李东，武彦舒，王灿，等. 青黛镇痛、抗炎药效学研究[J]. 中国实验方剂学杂志，2011，17（13）：137-140.
[3] 孙晓萍，欧立娟，宓穗卿，等. 冰片抗炎镇痛作用的实验研究[J]. 中药新药与临床药理，2007，18（5）：353-355.
[4] 子建文，高峰，黄文祥. 白矾对厌氧菌和真菌的抑制作用研究[J]. 云南中医中药杂志，1990，（3）：26.
[5] 陈有源，史晓伟. 左金丸涌泉穴贴敷联合口腔溃疡散敷擦治疗复发性口腔溃疡 63 例[J]. 中医研究，2018，31（4）：24-27.
[6] 李娇. 康复新液联合口腔溃疡散治疗复发性阿弗他溃疡的临床疗效[J]. 黑龙江医药，2018，31（6）：1294-1296.
[7] 毛守慧. 口腔溃疡含片与口腔溃疡散治疗复发性阿弗他溃疡的效果比较[J]. 临床合理用药杂志，2016，9（23）：44-45.
[8] 侯小丽，谢光远，李晶. 口腔溃疡散联合甲硝唑口腔粘贴片治疗复发性口腔溃疡的临床研究[J]. 现代药物与临床，2018，33（9）：2307-2311.
[9] 冯亮. 口腔溃疡含片治疗复发性阿弗他溃疡Ⅲ期临床观察[J]. 当代医学，2014，（2）：146-147.

（四川大学华西口腔医院　黄小瑾）

阮氏上清丸（口咽清丸）

【药物组成】　儿茶、山豆根、冰片、硼砂、马槟榔、薄荷叶、乌梅肉、诃子、甘草。

【处方来源】　清·阮锡九的祖传方。《中国药典》（2015 年版）。

【功能与主治】　清热降火，生津止渴。用于火热伤津所致的咽部肿痛、口舌生疮、牙龈红肿、口干舌燥。

【药效】　主要药效作用如下[1]：

1. 抑菌　口腔黏膜疾病与病原菌关系密切，阮氏上清丸具有抑菌的作用，对皮肤真菌、流感病毒、幽门螺杆菌均有抑制作用，并对皮肤、黏膜有收敛和保护作用。

2. 抗炎　阮氏上清丸具有抗炎的作用，能减轻创面水肿，促使渗出物吸收，有利于肉芽组织生长。

【临床应用】

口腔溃疡 阮氏上清丸适用于火热伤津所致的口腔溃疡、牙疳口疮，症见咽部肿痛、口舌生疮、牙龈红肿、口干舌燥等，临床有较好疗效[1]。

【不良反应】 目前尚未检索到不良反应的报道。

【使用注意】 ①忌烟酒及辛辣食物。②不宜在服药期间同时服用滋补性中药。③有高血压、心脏病、糖尿病、肝病、肾病等慢性病严重者应在医师指导下服用。④本品不宜长期服用，服药3天症状无缓解，应去医院就诊。⑤严格按用法用量服用，年老体弱者应在医师指导下服用。⑥孕妇禁用。

【用法与用量】 吞服或含服。一次0.5g，一日2～4次。

参 考 文 献

[1] 韩德承. 同为上清丸，功效有异同[J]. 开卷有盖，2016，（6）：16.

（四川大学华西口腔医院 黄小瑾）

万 应 胶 囊

【药物组成】 胡黄连、黄连、儿茶、冰片、香墨、熊胆粉、人工麝香、牛黄、牛胆汁。

【处方来源】 研制方。《中国药典》（2015年版）。

【功能与主治】 清热，解毒，镇惊。用于邪毒内蕴所致的口舌生疮、牙龈咽喉肿痛、小儿高热、烦躁易惊。

【药效】 主要药效作用如下[1-4]：

1. 抑菌 复发性口腔溃疡的发病与巨细胞病毒感染，以及患者体内氧自由基大量产生，SOD活性明显降低有关，万应胶囊能快速抑制病原菌。

2. 抗炎 万应胶囊治疗复发性口腔溃疡能减少炎性因子释放，促进溃疡愈合。

【临床应用】

1. 复发性阿弗他溃疡[3-5] 万应胶囊适用于邪毒内蕴所致的复发性阿弗他溃疡，症见口舌生疮、牙龈咽喉肿痛。

复发性口腔溃疡的发病与患者免疫功能改变、内分泌功能紊乱及遗传与精神因素有关，相关研究表明口服沙利度胺和万应胶囊联合应用治疗复发性口腔溃疡与单独用药相比，联合用药不仅可有效促进复发性口腔溃疡的愈合，而且对减轻疼痛有较好的作用。万应胶囊能改善复发性阿弗他溃疡的症状，表明万应胶囊是治疗复发性阿弗他溃疡的有效药物，且无明显副作用。

2. 急性化脓性扁桃体炎[6] 为小儿多发疾病之一，由于抗生素滥用等因素，患儿体内均存在不同程度耐药性，西医治疗效果欠佳。羚羊角联合万应胶囊应用于急性化脓性扁桃体炎与常规疗法相比，可显著改善患儿发热、咽痛等症状，临床疗效肯定，不良反应少，用药安全性高。

3. 疱疹性咽峡炎[7]　某种程度上影响患儿饮食，相关研究表明，万应胶囊联合利多卡因能短时间内缓解患儿口腔疼痛，促进患儿食欲恢复，从而改善患儿营养状况，使患儿全身症状明显改善，缩短病程，治疗组有效率明显高于对照组，表明万应胶囊具有抗菌、抗病毒、抗炎、止痛等作用，可改善疱疹性咽峡炎的症状，疗效快捷，且简单易行。

【不良反应】　部分患者可出现腹泻，停药后缓解[4]。

【使用注意】　孕妇和运动员慎用。

【用法与用量】　口服。一次 1～2 粒，一日 2 次，3 岁以内小儿酌减。

参 考 文 献

[1] 国家药典委员会. 中华人民共和国药典一部 2015 年版[M]. 北京：中国医药科技出版社. 2015：1519.

[2] 刘世喜，鲜均明，陈静，等. 万应胶囊治疗慢性咽炎的随机对照研究[J]. 四川大学学报（医学版），2004，35（4）：601-602.

[3] 王冬英，张冬根，刘瑞英. 万应胶囊治疗复发性口腔溃疡的临床观察[J]. 中外医疗，2008，26：55.

[4] 赵紫婷，王佩佩. 万应胶囊联合沙利度胺治疗复发性口腔溃疡的临床观察[J]. 海峡药学，2010，22（6）：160-161.

[5] 李绍锦. 万应胶囊治疗小儿口腔炎疗效观察[J]. 现代中西医结合杂志，2004，10：1294.

[6] 黄晓芳，匡卫平. 羚羊角联合万应胶囊治疗急性化脓性扁桃体炎的临床疗效分析[J]. 内蒙古中医药，2017，36（14）：20.

[7] 潘粟，张媛昊. 喜炎平联合万应胶囊治疗疱疹性咽峡炎疗效分析[J]. 中国卫生产业，2011，8（19）：32，34.

（四川大学华西口腔医院　黄小瑾）

冰 硼 散

【药物组成】　冰片、硼砂（煅）、朱砂、玄明粉。

【处方来源】　明·陈实功《外科正宗》。国药准字 Z35020416。

【功能与主治】　清热解毒，消肿止痛。用于热毒蕴结所致的咽喉疼痛，牙龈肿痛，口舌生疮。

【药效】　主要药效作用如下[1-3]：

1. 抗炎　口腔溃疡早期表现为黏膜上皮细胞及细胞间水肿，上皮内及血管周围有密集的炎症细胞浸润，随后上皮溶解、破溃、脱落，形成溃疡。冰硼散能抑制乙酸所致小鼠腹腔毛细血管通透性增加，对二甲苯所致小鼠耳郭肿胀具有缓解作用。

2. 促进溃疡愈合　冰硼散联合重组人表皮生长因子外用溶液（金因肽）能有效促进创面愈合，改善溃疡灶局部营养状况，提高上皮细胞的完全再生和连续性，预防和减少瘢痕形成，提高创面修复质量，促进溃疡的愈合[3]。

3. 抑菌　冰硼散对金黄色葡萄球菌、流感杆菌等有较好的抑制和杀灭作用。口腔是多种细菌的活动场所，细菌可与炎症相互作用，细菌产生的毒素可加剧炎症和疼痛。冰硼散能抑菌，促进溃疡愈合。

4. 镇痛　冰硼散能提高小鼠痛阈，促进家兔口腔溃疡愈合，动物口腔溃疡模型冰硼散用药时间明显少于其他散剂组，药效有所提高，外涂给药具有良好的镇痛作用。

【临床应用】

1. 口腔溃疡[4-12]　冰硼散可广泛应用于热毒蕴结所致的疡科疾病，症见口舌生疮、牙龈肿痛、咽喉疼痛等。

冰硼散可以改善局部炎症，促进溃疡面愈合，临床运用治疗口腔溃疡报道较多，均有较好的治疗效果，是口咽科要药。将冰硼散与蒙脱石散联用可对对方药效的发挥产生促进作用，增强蒙脱石散的拔除毒素作用，改善冰硼散的解毒镇痛功能。益气健脾汤联合冰硼散治疗脾胃气虚型复发性口腔溃疡，能明显缓解复发性口腔溃疡的疼痛，促进局部溃疡快速愈合，疗效明显优于西药对照组。

2. 其他[13]　除此之外，冰硼散还可用于治疗口唇疱疹、痤疮、婴儿湿疹、霉菌性阴道炎、宫颈糜烂、带状疱疹、特应性皮炎、日晒伤、腮腺炎、中耳炎、压疮、脚湿气等，证属热毒或湿热蕴结者尤宜。或单独用之，或配以他药，皆获较好疗效。

【不良反应】　有文献报道冰硼散治疗口腔溃疡致腹部剧痛 1 例[14]。

【使用注意】　①本品为治疗热毒蕴结所致急喉痹、牙宣、口疮的常用中成药，若病属虚火上炎者慎用。②本品含有辛香走窜、苦寒清热之品，有碍胎气，孕妇慎用。③服药期间饮食宜清淡，忌食辛辣、油腻食物，戒烟酒，以免加重病情。④方中含有玄明粉，药物泌入乳汁中，易引起婴儿腹泻，故哺乳期妇女不宜使用。⑤本品含朱砂，有小毒，不宜长期大剂量使用，以免引起蓄积中毒。⑥急性咽炎、牙周炎、口腔溃疡感染严重，有发热等全身症状者，应在医师指导下使用。⑦本品含有硼砂、朱砂、冰片，不宜过量、久服。

【用法与用量】　吹敷患处。每次少量，一日数次。

参 考 文 献

[1] 陈谦明，周曾同. 口腔黏膜病学[M]. 北京：人民卫生出版社，2008.

[2] 朱婉萍，黄飞华，孔繁智，等. 冰硼膜治疗口腔溃疡的实验研究[J]. 中国实验方剂学杂志，2007，13（3）：62-64.

[3] 安世兴，王菊英，戴锋. 冰硼散联合金因肽治疗放化疗所致口腔溃疡临床应用分析[J]. 中国实用医药，2010，5（4）：182-183.

[4] 曹鹰. 维生素 C 粉和冰硼散治疗口腔复发性阿弗他溃疡的疗效比较[J]. 亚太传统医药，2010，6（12）：92-93.

[5] 张冬. 丁香油冰硼散糊剂对复发性口腔溃疡疼痛的缓解作用[J]. 中国中医药信息杂志，2008，15（10）：65-66.

[6] 苏涛. 青芪饮配合冰硼散治疗复发性口腔溃疡 158 例[J]. 中国中西医结合杂志，2008，28（6）：547-549.

[7] 刘小敏，江银华，郦芳.肿痛安胶囊与冰硼散联合治疗复发性阿弗他溃疡的临床研究[J].海峡药学，2012，24（2）：122-123.

[8] 唐国荣，吴斌，郑于星，等. 口腔溃疡散与冰硼散治疗口腔溃疡的疗效比较[J]. 海峡药学，2006，18（4）：148-149.

[9] 罗铁柱，李强. 冰硼散联合思密达治疗复发性口腔溃疡近期疗效观察[J]. 光明中医，2016，31（4）：556-557.

[10] 赵飞虎，王彦莉，韩兰英，等. 锡类散与冰硼散治疗复发性阿弗他溃疡的疗效比较[J]. 医学信息，2016，29（14）：46-47.

[11] 王丽芳. 冰硼散联合思密达治疗复发性口腔溃疡近期疗效观察[J]. 世界最新医学信息文摘，2019，19（16）：189-190.

[12] 杨令云. 益气健脾汤联合冰硼散治疗脾胃气虚型复发性口腔溃疡 30 例[J]. 河南中医，2011，31（4）：376-377.

[13] 吴曦. 冰硼散临床应用举隅[J]. 中外医疗，2012，31（27）：133.

[14] 李才友. 冰硼散治疗口腔溃疡致腹部剧痛一例[J].华西口腔医学杂志，1996，3（2）：43.

（四川大学华西口腔医院　黄小瑾）

石 膏 散

【药物组成】　石膏、冰片。

【处方来源】　宋·王怀隐、王祐《太平圣惠方》。国药准字 Z10020940。

【功能与主治】　清热祛火，消肿止痛。用于胃火上升引起的牙齿疼痛、口舌糜烂、牙龈出血。

【药效】　主要药效如下[1, 2]：

1. 镇静、解痉　石膏散经胃酸作用，一部分变为可溶性钙盐而被吸收，使血液浓度增加，而抑制肌肉的兴奋性，起到镇静、解痉作用。

2. 抗炎　相关研究表明,石膏散能增加兔肺泡巨噬细胞对白色葡萄球菌及胶体金的吞噬能力,并能促进吞噬细胞的成熟,从而加强抗炎作用。

【临床应用】

1. 复发性阿弗他溃疡[2]　石膏散适用于胃火上升所致的复发性阿弗他溃疡,症见口舌生疮、牙龈咽喉肿痛。石膏散可促进吞噬细胞的成熟,加强抗炎作用,从而缓解患处疼痛,促进创口愈合。

2. 急性口炎、急性牙龈(周)炎[2, 3]　石膏散可促进吞噬细胞的成熟,加强抗炎作用从而缓解疼痛,可用于急性口炎、急性牙龈(周)炎,症见口舌糜烂、牙龈出血。

【不良反应】　目前尚未检索到不良反应的报道。

【使用注意】　①阴虚火旺者慎用。②服药期间忌食辛辣、油腻食物。③孕妇慎用。

【用法与用量】　取药粉少许,敷患处。

参 考 文 献

[1] 孙姝. 石膏的药理作用与微量元素的探究[J]. 中国中医药现代远程教育, 2009, 7 (5): 170.

[2] 罗化云, 原学胜. 石膏散治疗急性发热 80 例[J]. 中原医刊, 1989, (6): 18.

[3] 苗明三. 病毒性疾病中成药的药理与临床[M]. 北京: 人民军医出版社, 2010: 363.

(四川大学华西口腔医院　黄小瑾)

青黛散(颗粒)

【药物组成】　青黛、甘草、硼砂、冰片、薄荷、黄连、儿茶、人中白(煅)。

【处方来源】　宋·王怀隐、王祐《太平圣惠方》。国药准字 Z20033042。

【功能与主治】　清热解毒,消肿止痛。用于口疮、咽喉肿痛。

【药效】　主要药效如下[1-4]:

1. 抗炎　复发性口腔溃疡病因复杂,其组织病理改变属非特异性炎症。青黛颗粒抗炎、镇痛作用的实验研究中, 3 种剂量青黛颗粒对卡拉胶所致的大鼠足跖肿胀均有显著的抑制作用。青黛散水煎剂可显著抑制小鼠耳肿胀及棉球肉芽肿的发生,减少家兔口腔溃疡的愈合时间。表明青黛颗粒具有显著的抑制炎症反应的作用。因此对于一些全身情况良好,没有明确病因的患者,采用青黛散加强的局部涂药的方法,能起到快速消炎的作用。

2. 改善微循环　对复发性口腔溃疡患者进行甲皱微循环检查及血液流变学检测,证实局部微循环障碍与溃疡发病有关。青黛散能降低毛细血管的通透性,改善局部微循环。

3. 抑菌　青黛散有较强的抑菌的功能,能抑制实验性溃疡,有较强的抗痢疾杆菌及真菌、抑制肠蠕动等作用。

4. 调节免疫功能　青黛散能降低毛细血管通透性,抑制平滑肌并调节机体免疫功能,同时具有类皮质激素样作用。

5. 促进溃疡愈合　青黛散涂敷于病损局部,通过直接渗透吸收,能充分发挥药物的疗效,改善局部血液循环,消除炎症,减轻疼痛,加速溃疡愈合。对大鼠幽门结扎胃溃疡模型及小鼠束缚水浸应激性胃溃疡模型有明显的抗溃疡作用,主要表现为显著减少胃溃疡面积,降低胃液酸度及抑制其胃蛋白酶活性。

【临床应用】

1. 复发性阿弗他溃疡[4]　青黛散适用于火毒内蕴所致的复发性阿弗他溃疡，症见口舌生疮、牙龈咽喉肿痛。

经临床研究青黛散通过快速消炎、止痛，促进溃疡愈合从而达到治疗复发性阿弗他溃疡的目的。青黛散治疗复发性阿弗他溃疡与常规疗法相比，治疗组溃疡直径缩小，数目减少，疼痛明显减轻或消失，溃疡趋向愈合，疗效明显优于对照组。

2. 放射性口腔炎[5]　中医认为放射线是一种火热毒邪，热毒集结口腔，引起黏膜溃疡红肿，火热蕴毒腐化成脓而疼痛难忍。青黛散治疗放射性口腔炎与常规疗法相比，其疗效高于对照组，青黛散既能缓解和治疗放射性口腔黏膜损伤，又有保护口腔黏膜的作用，还可以改善放射性口腔炎的症状，对放射性口腔炎有明显的防治作用。

3. 溃疡性结肠炎[2, 6]　青黛散治疗溃疡性结肠炎与美沙拉嗪缓释颗粒相比，能显著修复肠道黏膜，降低疾病活动指数，能明显对抗三硝基苯磺酸法制备的溃疡性结肠炎模型大鼠的溃疡性结肠炎，治疗组疗效明显高于对照组。

【不良反应】　目前尚未检索到不良反应的报道。

【使用注意】　①孕妇忌用。②不宜在服药期间同时服用温补性中成药。③不适用于阴虚，虚火上炎引起的咽喉肿痛、声哑。④本品含有硼砂，不宜口服和久用。

【用法与用量】　先用凉开水或淡盐水洗净口腔，然后将药少许吹撒患处，一日2～3次。

参 考 文 献

[1] 周霄楠，赵兴华，钟秀会. 青黛散体内外抗炎作用[J]. 中国兽医学报，2018, 38（7）：1406-1411.

[2] 邹莉波，刘悦，吴琦，等. 青黛散抗溃疡性结肠炎的作用研究[J]. 中国医科大学学报，2006, 35（1）：15-16.

[3] 杜立阳，刘悦，宗士群，等. 青黛颗粒抗炎、镇痛作用的实验研究[J]. 中国医科大学学报，2003,（5）：75-76, 94.

[4] 梁玉林. 青黛散治疗复发性口腔溃疡的临床观察[J]. 河北医药，2011, 33（11）：1730.

[5] 卢海燕，苏新爱，曹新桥，等. 青黛散防治放射性口腔炎40例[J]. 河南中医，2015, 35（12）：3128-3129.

[6] 谢智钦，李弘夏，杜立阳. 青黛散灌肠治疗溃疡性结肠炎的临床研究进展[J]. 中国医药导报，2013, 10（21）：31-33.

（四川大学华西口腔医院　黄小瑾）

莫家清宁丸

【药物组成】　大黄、黄芩、厚朴、陈皮、香附、枳壳、木香、桑叶、侧柏叶、车前子、白术、制半夏、绿豆、黑豆、桃仁、杏仁、麦芽。

【处方来源】　明·天津莫云樵的家传秘方。国药准字 Z12020394。

【功能与主治】　清理胃肠，泻热润肠。用于饮食停滞，腹肋膨胀，头昏耳鸣，口燥舌干，咽喉不利，两目红赤，牙齿疼痛，大便秘结，小便赤黄。

【药效】　主要药效如下[1]：

1. 调节机体免疫功能　口腔扁平苔藓与口腔局部免疫应答失调有密切关系。莫家清宁丸对机体免疫功能有双向调节作用。对糜烂、溃疡和角化为主的黏膜损害，可起一定的抑制作用，表明莫家清宁丸既能提高机体免疫功能，又能抑制机体免疫功能过度表达。

2. 改善局部循环　莫家清宁丸能改善局部循环，软化角化组织，从而促进机体的修复，在短期内获显著疗效，减少复发。

【临床应用】

口腔扁平苔藓[1]　莫家清宁丸用于治疗实热型口腔扁平苔藓，症见口腔局部表现为黏膜有灰白角化斑纹，可伴有充血红斑，水肿糜烂，灼热疼痛，全身症状伴见口苦咽干，眩晕耳鸣，烦躁易怒，失眠多梦，月经提前量多，舌两边红，舌苔薄黄或黄厚，脉弦或弦数等。

莫家清宁丸联合泼尼松复合液局部封闭治疗口腔扁平苔藓，能使口腔扁平苔藓糜烂缩小，斑纹减少，自觉症状减轻等，其疗效优于常规疗法。

【不良反应】　目前尚未检索到不良反应的报道。

【使用注意】　①忌生冷、油腻等刺激性的食物。②不要与滋补药品同用，以免产生反应。③年老、体弱者慎用，孕妇忌用。

【用法与用量】　口服。一次 6g，一日 1 次。

参 考 文 献

[1] 刘传奇，钟明缓，葛玉梅，等. 中西医结合治疗口腔扁平苔藓疗效分析[J]. 浙江中西医结合杂志，1998，（6）：343-344.

（四川大学华西口腔医院　黄小瑾）

珍 黛 散

【药物组成】　珍珠、牛黄、青黛、冰片、滑石。

【处方来源】　研制方。国药准字 Z23022027。

【功能与主治】　清热解毒，消炎止痛，生肌收敛。用于口舌生疮、复发性口腔溃疡及疱疹性口腔炎。

【药效】　主要药效如下[1]：

1. 抑菌　体外抑菌试验中，珍黛散对金黄色葡萄球菌与乙型链球菌等有明显抑制作用。

2. 止痛　使用珍黛散治疗口腔溃疡疾病能快速减轻口腔溃疡疼痛，止痛作用显著。

3. 促进溃疡愈合　临床验证珍黛散用于口腔黏膜溃疡，溃疡面在 1～3 天内得到控制，3～5 天内溃疡面愈合。珍黛散可快速促进溃疡愈合，解除口腔溃疡疾病患者痛苦。

【临床应用】

1. 复发性阿弗他溃疡[1]　珍黛散适用于治疗实热型口腔扁平苔藓，症见口腔溃疡，可伴有充血红斑、水肿糜烂、灼热疼痛。经临床研究，珍黛散改善复发性阿弗他溃疡的症状，临床效果确切。

2. 其他[1]　珍黛散治疗其他口腔疾病，如单纯疱疹性口炎、创伤性口腔溃疡、药物性疹口炎、天疱疮口腔溃疡等也有满意疗效。

【不良反应】　目前尚未检索到不良反应的报道。

【使用注意】　本品适用于风热湿毒所致口腔黏膜疾病，口腔黏膜疾病为虚证者慎用。

【用法与用量】　吹撒涂搽患处，一日 3～4 次。症状较重者可加服半瓶，一日 2～3 次。

参 考 文 献

[1] 郑汝琪. 珍黛散治疗口腔溃疡疾病 319 例临床疗效分析[J]. 广州医药，1987，（4）：48-49.

（四川大学华西口腔医院　黄小瑾）

绿 袍 散

【药物组成】 青黛、黄柏、山豆根、薄荷、黄连、儿茶（炒）、人中白（煅）、硼砂（炒）、冰片。

【处方来源】 清·沈善谦《喉科心法》。国药准字 Z61021493。

【功能与主治】 清热消肿，化腐解毒。用于唇舌腐烂、咽喉红肿。

【药效】 主要药效如下[1-3]：

1. 抗炎 绿袍散具有抗炎作用，能减轻创面水肿，促使渗出物吸收，有利于肉芽组织生长。

2. 抑菌 绿袍散对多种病原菌有抑制或杀灭作用，能够提高机体免疫力。使用绿袍散治疗口腔溃疡，可以减轻患者的疼痛，加速溃疡面愈合，缩短病程。

【临床应用】

1. 口腔溃疡[4] 绿袍散适用于实热型口腔溃疡，症见口舌生疮、红肿疼痛。

相关研究表明，绿袍散可以改善口腔溃疡的症状，减轻患者的疼痛，加速溃疡面愈合，缩短病程，其疗效明显优于对照组。同时绿袍散直接敷于溃疡面，提高了病损区的药物浓度，避免了全身用药引起的副作用，未见任何不良反应，临床效果确切。

2. 疱疹性咽峡炎[5] 相关研究表明，绿袍散可以改善疱疹性咽峡炎的症状，用其外喷咽部，在局部起到清热消肿、利咽解毒之功，能使咽部疱疹迅速消退，防止疱疹进一步破溃，对已溃疡者能迅速愈合溃疡面，并无任何刺激感。其疗效明显优于常规疗法。

【不良反应】 目前尚未检索到不良反应的报道。

【使用注意】 ①本品适用于风热湿毒所致口腔黏膜疾病，口腔黏膜疾病为虚证者慎用。②本品含有硼砂、冰片，不宜过服和久用。

【用法与用量】 外用，洗净患处，用少许吹搽。一日 2～3 次。

参 考 文 献

[1] 邱中彦. 青黛善治口腔溃疡[J]. 中医杂志，2005，46（12）：895.

[2] 耿东升. 黄连素的抗炎与免疫调节作用[J]. 解放军药学学报，2000，16（6）：317-320.

[3] 侯小涛，戴航，周江煜. 黄柏的药理研究进展[J]. 时珍国医国药，2007，18（2）：498-500.

[4] 赵西珍，高黎，刘晓琳. 绿袍散治疗口腔溃疡 30 例[J]. 中国中医药现代远程教育，2010，8（8）：52.

[5] 张艳平，秦越. 中医药治疗小儿疱疹性咽峡炎 49 例疗效观察[J]. 中国中西医结合儿科学，2009，1（6）：541-542.

（四川大学华西口腔医院 黄小瑾）

蜂胶口腔膜

【药物组成】 蜂胶、薄荷。

【处方来源】 研制方。国药准字 Z20026083。

【功能与主治】 清热止痛。用于复发性口疮。

【药效】 主要药效如下[1-3]：

1. 抑菌 溃疡性口炎是由链球菌、金黄色葡萄球菌、肺炎球菌等感染引起的口腔炎性反应，实验表明蜂胶口腔膜对金黄色葡萄球菌、白念珠菌、甲型溶血性链球菌、乙型溶血性链球菌等均有抑菌作用。

2. 止痛　蜂胶口腔膜局部止痛快，能提高表皮细胞的再生能力，实验表明蜂胶口腔膜能缩小大鼠口腔溃疡的面积，使用蜂胶口腔膜治疗复发性口腔溃疡，能迅速缓解复发性口腔溃疡患者的疼痛。

3. 促进黏膜修复愈合　蜂胶口腔膜能加快表皮细胞移动，并能减轻溃疡炎症，缩短大鼠口腔溃疡的愈合时间，对促进创面愈合有重要意义。

【临床应用】

复发性阿弗他溃疡[3-5]　蜂胶口腔膜适用于火毒内蕴型复发性阿弗他溃疡，症见口舌生疮、咽喉红肿疼痛。

临床研究发现，蜂胶能迅速缓解复发性阿弗他溃疡患者的疼痛，促进溃疡的早期愈合。使用蜂胶口腔膜治疗病史 1 年以上的复发性阿弗他溃疡患者，对照组给予复合维生素、冰硼散、含漱液治疗，治疗组单纯给予蜂胶口腔膜，在重度复发性阿弗他溃疡中蜂胶口腔膜能明显改善局部症状，加速溃疡愈合，治疗效果与对照组有显著性差异。蜂胶口腔膜和维生素 B_{12} 混合液联合应用于发生 II、III 级放射性口腔炎的头颈部患者，并与单独应用维生素 B_{12} 混合液治疗组相对比，观察组口腔黏膜愈合较对照组加快，保证了放射治疗无中断，其治疗有效率优于对照组。

【不良反应】　目前尚未检索到不良反应的报道。

【使用注意】　①忌烟酒及辛辣、油腻食物。②不宜在用药期间同时服用温补性中药。③孕妇慎用，儿童及年老体弱者应在医师指导下使用。④使用中如出现局部红肿、皮疹、头晕、呕吐、恶心等症状者应停用，症状严重者应去医院就诊。

【用法与用量】　用时剪下一片直接贴于患处。一日 3 次。

参 考 文 献

[1] 王丽萍，段晓颖，孙广科. 愈溃膜对 6 种常见细菌的体外抑菌试验研究[J]. 中国药业，2012，21（22）：25-26.

[2] 王雅蕾，郭鹏杰，王铁涵，等. 小檗木蹄口腔溃疡药膜的研制与药效学分析[J]. 中国实验方剂学杂志，2017，23（20）：20-24.

[3] 胡慧敏，黄冰，王静，等. 蜂胶口腔保护膜联合 $VitB_{12}$ 混合液治疗 II、III 级放射性口腔炎疗效观察[J].长江大学学报（自科版），2016，13（6）：50-51.

[4] 陈金良，范晓红，马莉莉. 蜂胶治疗复发性口腔溃疡的疗效观察[J]. 河北医药，2009，31（14）：1801-1802.

[5] 杨小平. 蜂胶口腔膜用于复发性口疮的疗效观察[J]. 现代中西医结合杂志，2007，（33）：4924-4925.

（四川大学华西口腔医院　黄小瑾）

口腔炎喷雾剂

【药物组成】　蒲公英、忍冬藤、皂角刺、蜂房。

【处方来源】　研制方。国药准字 Z20044198。

【功能与主治】　清热解毒，消炎止痛。用于治疗口腔炎、口腔溃疡、咽喉炎等，对小儿口腔炎症有特效。

【药效】　主要药效如下[1-4]：

1. **抗炎** 在关于口腔炎喷雾剂的实验研究中，不同剂量的口腔炎喷雾剂能抑制塑料环所致大鼠肉芽肿增生和二甲苯所致小鼠耳郭水肿，说明该药具有明显的抗炎作用。可快速修复口腔溃疡导致的黏膜破损，促进病灶愈合，迅速解决溃疡所引起的疼痛问题。

2. **抑菌** 口腔炎喷雾剂中含有强效灭菌因子，使病菌在口腔内的聚集及黏附量减少，从而减少细菌的滋生，降低患者发生感染的概率。口腔炎喷雾剂的体外抑菌试验表明，在一定浓度下口腔炎喷雾剂能抑制金黄色葡萄球菌、卡他球菌、甲型和乙型溶血性链球菌及肺炎双球菌，尤其对金黄色葡萄球菌最为敏感，说明该药具有较强的抑菌作用。口腔炎喷雾剂能够快速渗入到黏膜组织的内层，通过多种成分的共同作用，能够杀灭患者口腔之中的致病菌。

3. **增强免疫功能** 口腔炎喷雾剂对由冰醋酸引起小鼠腹痛有明显的减轻作用，对气管酚红排泌量有增强作用，能促进免疫小鼠溶血素生成，具有提高免疫功能的作用。

【临床应用】

1. 口腔溃疡[3, 4] 口腔炎喷雾剂可广泛应用于热毒蕴结所致的口腔溃疡，症见口舌生疮、溃疡红肿、牙龈肿痛、咽喉疼痛等。

口腔溃疡的病因至今没有明确，且十分复杂，存在着显著的个体化差异。口腔炎喷雾剂能够杀灭患者口腔之中的致病菌，从而帮助患者解除疼痛，促进其口腔溃疡黏膜的快速愈合，效果十分明显。使用口腔炎喷雾剂治疗口腔溃疡与碘甘油相比，治疗组不仅有降低溃疡发作的功效，而且还可以降低疼痛程度，不存在任何副作用与不良反应。

2. 小儿疱疹性咽峡炎[5] 口腔炎喷雾剂可应用于热毒蕴结所致的小儿疱疹性咽峡炎，经临床研究，口腔炎喷雾剂外用可清热解毒、利咽消肿，促进口腔疱疹愈合，与蒲地蓝消炎口服液合用佐治疱疹性咽峡炎，可明显缩短疱疹消退时间，减轻患儿病痛，提高临床疗效，且外用药物使用方便，利于患儿配合。

3. 口腔炎[6-9] 临床研究证实口腔炎喷雾剂改善口腔炎的症状，临床效果确切。口腔炎喷雾剂联合小儿豉翘清热颗粒治疗溃疡性口腔炎，可明显提高临床治疗效果，缩短痊愈时间，同时可降低患儿并发症发生率，用药安全性较高。采用康复新液配合口腔炎喷雾剂治疗疱疹性口腔炎患儿的疗效较为确切，有效改善了各炎性因子水平。

4. 手足口病[10-12] 经临床研究，口腔炎喷雾剂联合金莲清热泡腾片治疗手足口病，观察组发热时间、疱疹时间、流涎时间及纳差时间均短于对照组，说明口腔炎喷雾剂联合金莲清热泡腾片治疗手足口病疗效显著。口腔炎喷雾剂治疗手足口病与碘甘油相比，治疗组在口腔疱疹消退时间、溃疡面消退时间等方面均优于对照组，治愈率显著增高，治疗效果确切。

【不良反应】 目前尚未检索到不良反应的报道。

【使用注意】 本品适用于风热湿毒所致口腔黏膜疾病，口腔黏膜疾病为虚证者慎用。

【用法与用量】 口腔喷雾用。每次向口腔挤喷药液适量，一日3~4次，小儿酌减。

参 考 文 献

[1] 马杰，姜维刚，张桂荣，等. 口腔炎喷雾剂的实验研究[J]. 辽宁中医杂志，1999，（10）：475-476.

[2] 王海军. 康复新液与口腔炎喷雾剂对小儿疱疹性口腔炎的疗效及其对血清炎症因子水平的影响[J]. 抗感染药学，2018，15（3）：455-457.

[3] 罗丽华. 口腔炎喷雾剂治疗口腔溃疡的临床效果观察[J]. 求医问药（下半月），2012，10（9）：634.

[4] 石静，补蔚萍，刘宇，等. 口腔炎喷雾剂治疗复发性口疮 226 例临床疗效观察[J]. 临床医药实践，2015，24（8）：630-632.

[5] 吴文先. 口腔炎喷雾剂治疗小儿疱疹性咽峡炎的疗效及安全性评价[C]中国中西医结合学会儿科专业委员会. 第二十次全国儿科中西医结合学术会议资料汇编. 北京：中国中西医结合学会儿科专业委员会，2016：95.

[6] 顾敏. 口腔炎喷雾剂治疗小儿口腔炎 45 例及综合护理效果分析[J]. 影像研究与医学应用，2018，2（3）：179-180.

[7] 赵文菊. 口腔炎喷雾剂治疗溃疡性口腔炎 30 例观察[J]. 实用中医药杂志，2012，28（11）：951.

[8] 梁宏. 口腔炎喷雾剂对儿童疱疹口腔炎的临床疗效观察[J]. 中国现代药物应用，2011，5（22）：91-92.

[9] 王慧英. 口腔炎喷雾剂联合小儿豉翘清热颗粒治疗溃疡性口腔炎临床观察[J]. 光明中医，2018，33（15）：2258-2259.

[10] 耿建洪. 联合应用口腔炎喷雾剂和康复新液治疗手足口病临床疗效观察[J]. 现代中西医结合杂志，2013，22（20）：2237-2238.

[11] 张梅娟，汤卫红，江雪娟，等. 口腔炎喷雾剂联合金莲清热泡腾片治疗手足口病疗效观察[J]. 中国现代医生，2016，54（30）：81-83，86.

[12] 卢志锦. 口腔炎喷雾剂治疗儿童手足口病口腔溃疡临床分析[J]. 中外医疗，2014，33（11）：101，103.

（四川大学华西口腔医院　黄小瑾）

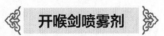

开喉剑喷雾剂

【药物组成】　八爪金龙、山豆根、蝉蜕、薄荷脑。

【处方来源】　研制方。国药准字 Z20025142。

【功能与主治】　清热解毒，消肿止痛。用于肺胃蕴热所致的咽喉肿痛，口干口苦，牙龈肿痛及口腔溃疡，以及复发性口疮见以上证候者。

【药效】　主要药效如下[1-5]：

1. **抑菌**　开喉剑喷雾剂能显著抑制革兰氏阳性菌和革兰氏阴性菌的生长，对金黄色葡萄球菌、白念珠菌、铜绿假单胞菌、枯草杆菌、变形杆菌的抑制作用更为明显。局部应用开喉剑喷雾剂能起到有效的消肿止痛、抗感染等功效。

2. **抗病毒**　开喉剑喷雾剂对于引发疱疹性咽峡炎、化脓性扁桃体炎及急性呼吸道感染的柯萨奇病毒、腺病毒 3 型、合胞病毒也有显著的抑制作用。

3. **抗炎**　开喉剑喷雾剂的抗炎止痛作用会明显减轻黏膜的充血水肿，缓解局部溃疡疼痛。开喉剑喷雾剂联合蓝芩口服液治疗小儿疱疹性咽峡炎，结果显示，治疗组的治疗效果明显优于对照组，治疗组发热、咽痛及疱疹消失时间均明显短于对照组。

4. **促进溃疡愈合**　开喉剑喷雾剂药液直接喷到患儿溃疡或疱疹处，可使局部药物浓度高，起效迅速，消除病变局部病毒，还可提高机体自愈能力，从而加快溃疡愈合。

5. **调节免疫**　疱疹性咽峡炎患儿均伴有 T 淋巴细胞亚群 CD4$^+$下降、CD8$^+$升高及 CD4$^+$/CD8$^+$下降等表现。开喉剑喷雾剂可提高巨噬细胞的吞噬作用，促进 TNF、IL-6 及 IFN-γ 等炎性因子的清除。在单磷酸阿糖腺苷针治疗基础上，加用开喉剑喷雾剂的研究中，观察组患儿给予开喉剑喷雾剂治疗 7 天后，CD4$^+$、CD4$^+$/CD8$^+$、IL-10 浓度高于对照组（$P<0.05$），而 IFN-γ 炎性因子浓度低于对照组，同时治疗后观察组 IgG、IgA、IgM 含量也显著上升，提示开喉剑喷雾剂具有一定程度的免疫调节功能。

【临床应用】

1. **疱疹性咽峡炎**[3-5]　是 6 个月至 6 岁小儿最为常见的传染性疾病。开喉剑喷雾剂治疗疱疹性咽峡炎的临床随机对照试验中，试验组有效率明显高于对照组，研究结果表明，开喉剑喷雾剂治疗疱疹性咽峡炎有效性好，安全性高。对小儿疱疹性咽峡炎患者联合应用利巴韦林气雾剂和开喉剑喷雾剂进行治疗，不仅可以有效抑制病毒的复制和传播，阻止疾病发展，而且能够快速缓解症状，提高疗效。观察组患儿总有效率高于对照组，体温恢复正常时间及疱疹消退时间短于对照组，而且无明显的不良反应发生。

2. **手足口病**[6, 7]　在小儿中有着较高的发病率，并且该病传播途径广、传染性强。使用利巴韦林联合开喉剑喷雾剂治疗小儿手足口病，其疗效明显优于单纯使用利巴韦林，观察组发热、口腔溃疡与疱疹消失时间较对照组短，并且观察组不良反应出现例数少于对照组，说明开喉剑喷雾剂疗效好且具有较高的安全性。吴幼萍等在常规清热解毒治疗基础上应用常规剂量开喉剑喷雾剂治疗普通型手足口病 52 例，证实开喉剑喷雾剂可改善手足口病的症状。

3. **急性扁桃体炎**[8-10]　化脓性扁桃体炎的主要发病原因为机体抵抗力降低时被细菌或病毒感染，溶血性链球菌是最常见的致病菌。开喉剑喷雾剂治疗小儿急性化脓性扁桃体炎与西医常规治疗相比，观察组扁桃体脓点消失时间、热退时间均短于对照组。开喉剑喷雾剂治疗小儿扁桃体炎与抗生素治疗相比，效果值得肯定，退热快，无明显不良反应，可减少使用抗生素，效果可靠，可缩短治疗时间。开喉剑喷雾剂联合常规疗法治疗小儿急性化脓性扁桃体炎，观察组退热时间、脓点消退耗时间均明显短于对照组，治疗有效率明显高于对照组。

4. **急性咽喉炎**[11]　开喉剑喷雾剂治疗急性咽喉炎与西瓜霜相比，开喉剑喷雾对于急性咽炎和扁桃体炎具有明显优势，并且经过密切观察患者未发生严重药物副反应，或者其他不良事件，且该药给药方便，药物吸收好，口感易于患儿接受，本品吸收代谢后可以尽快到达患处，作用时间长，疗效佳。

【**不良反应**】　目前尚未检索到不良反应的报道。

【**使用注意**】　孕妇禁用。

【**用法与用量**】　喷患处。每次适量，一日数次。

参 考 文 献

[1] 叶俊丽，梁家红，陈炯炯. 开喉剑喷雾剂治疗疱疹性咽峡炎的 Meta 分析[J]. 海峡药学，2018，30（3）：56-58.

[2] 刘桂红. 开喉剑喷雾剂联合肿痛安胶囊治疗儿童疱疹性口腔炎的临床研究[J]. 现代药物与临床，2018，33（5）：1203-1206.

[3] 胡定国，黄振塔，叶衍拓，等. 单磷酸阿糖腺苷针结合开喉剑喷雾剂治疗儿童疱疹性咽峡炎前瞻性研究[J]. 中国中西医结合耳鼻咽喉科杂志，2015，23（3）：182-185.

[4] 刘秀华. 利巴韦林气雾剂联合开喉剑对小儿疱疹性咽峡炎患者的疗效研究[J]. 基层医学论坛，2019，23（8）：1073-1074.

[5] 苏琼. 蓝芩口服液联合开喉剑喷雾剂治疗小儿疱疹性咽峡炎的临床效果[J]. 临床医学研究与实践，2019，4（6）：63-64.

[6] 吴幼萍，劳均华，张妙贞，等. 比较常规剂量及大剂量开喉剑喷雾剂治疗普通型手足口病的临床疗效[J]. 中国医药科学，2017，7（22）：82-84.

[7] 郑碧清，吴洪云. 开喉剑喷雾剂治疗小儿手足口病的临床效果观察[J]. 中外医学研究，2018，16（21）：157-159.

[8] 刘丽洋，王晓东，张可. 开喉剑喷雾剂治疗小儿急性化脓性扁桃体炎的效果观察[J]. 中国民康医学，2018，30（19）：72-73.

[9] 李涤静. 开喉剑喷雾剂治疗小儿急性化脓性扁桃体炎临床观察[J]. 新中医，2016，48（10）：117-119.

[10] 李峰晓. 开喉剑喷雾剂治疗小儿扁桃体炎效果观察[J]. 中外医学研究，2016，14（17）：125-127.

[11] 孟战备. 开喉剑喷雾剂治疗急性咽炎、喉炎、扁桃体炎疗效分析[J]. 中国继续医学教育，2016，8（22）：187-189.

（四川大学华西口腔医院　黄小瑾）

小儿化毒散

【药物组成】　牛黄、珍珠、雄黄、大黄、黄连、甘草、天花粉、川贝母、赤芍、乳香（制）、没药（制）、冰片。

【处方来源】　明·翁仲仁《痘疹金镜录》。《中国药典》（2015 年版）。

【功能与主治】　清热解毒，活血消肿。用于热毒内蕴，毒邪未尽所致的口疮肿痛、疮疡溃烂、烦躁口渴、大便秘结。

【药效】　主要药效作用如下[1-5]：

1. 抗炎　小儿化毒散具有良好的抗炎作用，可提高中性粒细胞的吞噬功能，提高血清溶菌酶含量，能抑制炎症早期毛细血管通透性增加而致的炎性渗出和水肿，从而解除临床症状及缩短病程。

2. 增强免疫功能　小儿化毒散可以提高及强化免疫应答，有效遏制病毒侵袭和感染的发生，增强机体免疫力。

3. 抗病毒　小儿化毒散病毒灭活试验表明其对柯萨奇病毒、腺病毒、流感病毒、合胞病毒均有灭活作用，具有高效广谱的抗病毒作用，有效保护正常细胞，抵御病毒侵袭。

4. 抑菌　体外抑菌试验表明，小儿化毒散对金黄色葡萄球菌、溶血性链球菌等多种致病菌均有抑制作用。

5. 促进溃疡愈合　采用小儿化毒散联合甘草锌治疗疱疹性咽峡炎，实验可见观察组的疱疹好转，能自主进食时间远高于常规组，说明小儿化毒散联合甘草锌治疗能够迅速止住咽部的疼痛，促进溃疡面的愈合，减轻患儿痛苦，从而促进病情恢复，改善进食。

【临床应用】

1. 口腔溃疡[6]　小儿化毒散用于热毒内蕴，毒邪未尽所致的口腔溃疡，症见口腔黏膜红肿疼痛，疮疡溃烂，伴烦躁口渴，大便秘结，舌红，苔黄，脉数。采用小儿化毒散治疗小儿口腔溃疡与口腔喷雾剂相比，治疗组的止痛时间、治愈时间更短，说明其能够迅速止住口腔溃疡的疼痛，促进溃疡面的愈合，减轻患儿痛苦。

2. 疱疹性咽峡炎[2]　多为病毒感染引起，采用小儿化毒散联合甘草锌治疗疱疹性咽峡炎，能够迅速止住咽部的疼痛，促进溃疡面的愈合，减轻患儿痛苦，从而促进病情恢复，改善进食，其有效率明显高于观察组。

3. 急性化脓性扁桃体炎[7,8]　小儿化毒散可修复受损的口腔黏膜，提高口腔黏膜屏障的防御功能，阻断外界对口腔黏膜的刺激。使用小儿化毒散联合头孢呋辛治疗小儿化脓性扁桃体炎，可通过提高防御力及缓解外界不良刺激两种机制保护患儿口腔黏膜，对其受损部分进行有效修复，治疗组总有效率明显高于对照组。在常规疗法基础上加服小儿化毒散能够使咽痛迅速消失，扁桃体脓性分泌物尽快吸收，体温尽早降至正常，减轻患儿痛苦，促进病情恢复。

4. 便秘[9]　在综合基础治疗的基础上加用小儿化毒散治疗小儿便秘能更有效改善便秘及其相关症状，提高临床有效率，且起效时间快，复发率低。

【不良反应】　目前尚未检索到不良反应的报道。

【使用注意】　①脾胃虚弱患儿慎服。②本品不宜大量、长期使用。③腹泻患儿忌服。④绞窄性肠梗阻患者忌服。⑤本品含有雄黄、冰片，不宜过服和久用。

【用法与用量】　口服，一次 0.6g，一日 1～2 次，3 岁以内小儿酌减。外用，敷于患处。

参 考 文 献

[1] 肖飞，赵厚睿，向希雄，等. 小儿化毒散临床应用探讨[J]. 世界中医药，2015，10（11）：1806-1807.

[2] 李华浚，姚欢银. 小儿化毒散联合甘草锌治疗疱疹性咽峡炎的临床研究[J]. 世界中医药，2016，11（12）：2705-2706，2710.

[3] 王炳征，赵亚斌，张艳红，等. 小儿化毒散佐治小儿急性上呼吸道感染的疗效观察[J]. 山西医药杂志，2016，45（24）：2933-2935.

[4] 纪新华. 小儿化毒散治疗急性阑尾炎 46 例疗效观察[J]. 中国社区医师（医学专业），2012，14（6）：222.

[5] 高茂玲，闫幸. 小儿化毒散和小儿解毒方治疗新生儿脓疱疮临床研究[J]. 中国社区医师（医学专业），2011，13（3）：143-144.

[6] 魁艳凤. 小儿化毒散疗治小儿手足口病口腔溃疡 67 例疗效观察[J]. 齐齐哈尔医学院学报，2011，32（1）：89.

[7] 丁冬胜，邹敏书，聂国明. 小儿化毒散治疗小儿急性化脓性扁桃体炎临床疗效观察[J]. 华南国防医学杂志，2015，29（1）：66-67.

[8] 刘娥，姚如永. 小儿化毒散治疗儿童急性化脓性扁桃体炎临床分析[J]. 泰山医学院学报，2015，36（10）：1114-1115.

[9] 郑植彬，陈庆梅，赵厚睿. 小儿化毒散治疗小儿便秘 98 例的疗效观察[J]. 世界中医药，2017，12（6）：1314-1316.

（四川大学华西口腔医院　黄小瑾）

三黄片（胶囊）

【药物组成】　大黄、盐酸小檗碱、黄芩。

【处方来源】　明·李恒《袖珍方》之三黄汤。《中国药典》（2015 年版）。

【功能与主治】　清热解毒，泻火通便，用于三焦热盛所致的目赤肿痛、口鼻生疮、咽喉肿痛、牙龈肿痛、心烦口渴、尿黄、便秘，亦用于急性胃肠炎、痢疾。

【药效】　主要药效如下[1-4]：

1. 抗炎　三黄片水调和物大剂量对二甲苯所致小鼠耳肿胀和冰醋酸致小鼠扭体反应均有明显抑制作用，作用与鱼石脂软膏相当，可治疗体表软组织感染。三黄片能明显降低小鼠腹腔毛细血管通透性，对乙酸所致炎症有明显的抗炎作用。

2. 抑菌　三黄片水调和物均对小鼠皮下 A 族乙型溶血性链球菌感染有明显抑制作用。三黄胶囊的不同剂量均有抑菌作用。实验表明三黄胶囊对大鼠酵母性发热有解热作用，对金黄色葡萄球菌、链球菌和痢疾杆菌有较强的抑制作用。

3. 促进肠蠕动　三黄方由于能减少肠膜对水分和电解质的净吸收，促进纤维蛋白原的裂解，可使肠腔内的渗透压增强，防止水分的再吸收来加速肠蠕动而促进肠内容物的蠕动，起到加速排便的效果。对由于胃肠蠕动困难而导致的口疮有较好的疗效。

【临床应用】

1. 复发性阿弗他溃疡[5, 6]　三黄片适用于热毒内蕴所致的口腔溃疡，症见口腔黏膜红肿疼痛，疮疡溃烂，大便秘结，舌红，苔黄，脉数。使用三黄片治疗复发性阿弗他溃疡能缓解疼痛，促进溃疡快速愈合，临床有较好的疗效。

2. 其他　口腔及牙龈发炎、咽喉肿痛。

【不良反应】　目前尚未检索到不良反应的报道。

【使用注意】　①不宜在服药期间同时服用滋补性中药。②有高血压、心脏病、肝病、糖尿病、肾病等慢性病严重者应在医师指导下服用。③本品含盐酸小檗碱，儿童、哺乳期妇女、年老体弱及脾虚便溏者应在医师指导下服用。

【用法与用量】　口服。小片一次 4 片，大片一次 2 片，一日 2 次，小儿酌减。

参 考 文 献

[1] 潘海邦，易华，吴国泰，等. 三黄片不同调和物外用抗炎、镇痛作用的实验研究[J]. 中国中医药科技，2015，5：502-503.

[2] 王林，郭胜典，李迎春，等. 三黄片对胃肠运动、抗炎抑菌作用的研究[J]. 中成药，1992，（6）：30-32.

[3] 潘海邦，吴国泰，于博，等. 三黄片调和物外用抑菌作用实验研究[J]. 中国社区医师（医学专业），2011，29：5-6.

[4] 刘秀书，郭鸣放，杨智慧，等. 三黄胶囊的药效学研究[J]. 河北医科大学学报，2000，21（3）：140-142.

[5] 陈秀玲. 三黄片解除便秘的临床观察和护理[J]. 医学文选，2000，（19）：202

[6] 董会节. 治疗复发性口疮的体会[J]. 临床医学，2003，23（6）：60.

（四川大学华西口腔医院　黄小瑾）

清 宁 丸

【药物组成】　大黄、绿豆、车前草、炒白术、黑豆、半夏（制）、醋香附、桑叶、桃枝、牛乳、姜厚朴、麦芽、陈皮、侧柏叶。

【处方来源】　研制方。《中国药典》（2015 年版）。

【功能与主治】　清热泻火，消肿通便。用于火毒内蕴所致的咽喉肿痛，口舌生疮，头晕耳鸣，目赤牙痛，腹中胀满，大便秘结。

【药效】　主要药效如下[1-4]：

1. 抑菌　溃疡形成是个多因素作用的结果，复发性口腔溃疡与口腔内部微生物菌群变化的发生存在一定关系。清宁丸具有抑菌的作用，对多种细菌、致病真菌有抑制作用，也可以调节胃肠道菌群，促进肠蠕动。

2. 抗炎　清宁丸有明显抗炎作用，能够抑制急性炎症反应，降低小鼠腹腔毛细血管通透性。

【临床应用】

1. 口腔炎症[2]　清宁丸适用于内火上炎所致的口腔炎症，症见咽喉肿痛、口舌生疮、腹中胀满、大便秘结等。

清宁丸用清"火"类药以调理消化，能促进口腔炎症的痊愈，通过临床病例的观察发现，清宁丸对梭形螺旋体性口炎和疱疹性口炎有较好的效果。

2. 便秘[4]　清宁丸可治疗热结便秘，使用清宁丸联合腹部按摩治疗老年便秘，治疗后能明显改善患者肠道功能，增强肠道蠕动，增加排便次数，从而减轻便秘。

【不良反应】　文献报道清宁丸致急性溶血性贫血 1 例[3]。

【使用注意】　①服药期间忌食生冷、辛辣、油腻之物。②哺乳期妇女慎用。

【用法与用量】　口服。水蜜丸一次 6g，大蜜丸一次 1 丸，一日 1～2 次。

参 考 文 献

[1] 俞大毛. 清宁丸的临床应用[J]. 新中医，1991，32：12.

[2] 丁鼎樟. 几种常见的小儿口炎（584 例临床治疗体会）[J]. 山西医学杂志，1965，4：10-22.

[3] 赵辉. 清宁丸致急性溶血性贫血一例报道[J]. 山东中医学院学报，1984，4：45.

[4] 汪群芳. 腹部推拿合清宁丸治疗老年冠心病便秘患者的疗效作用[J]. 世界华人消化杂志, 2018, 26（13）: 816-820.

（四川大学华西口腔医院　黄小瑾）

二、清心泻脾类

 复方珍珠口疮颗粒

【药物组成】　珍珠、五倍子、苍术、甘草。

【处方来源】　研制方。《中国药典》（2015年版）。

【功能与主治】　燥湿，生肌止痛。用于心脾湿热证之口疮，症见口疮，周围红肿，中间凹陷，表面黄白，灼热疼痛，口干口臭，舌红，以及复发性口腔溃疡见上述证候者。

【药效】　主要药效如下[1-4]:

1. 止痛　实验研究发现复方珍珠口疮颗粒对甲醛所致小鼠脚掌疼痛，局部用药有止痛作用。

2. 促进溃疡面愈合　复方珍珠口疮颗粒对豚鼠表皮葡萄球菌和白念珠菌引起口腔黏膜溃疡，能缩短溃疡愈合时间，促进溃疡愈合，对口腔溃疡有明显的治疗作用。

3. 抑菌　在体外抑菌实验中，复方珍珠口疮颗粒对金黄色葡萄球菌、奈瑟球菌、溶血性链球菌及肺炎双球菌均有较强的抑制作用。

4. 调节免疫功能　在复发性阿弗他溃疡的众多发病因素中，免疫因素与其发生及发展有密切关系，复方珍珠口疮颗粒具有免疫调节作用，应用于复发性阿弗他溃疡的治疗中，通过调动机体内环境，调节全身免疫功能，而促进溃疡的愈合。

【临床应用】

复发性阿弗他溃疡[3]　适用于心脾湿热所致复发性阿弗他溃疡，症见口疮，周围红肿，中间凹陷，表面黄白，灼热疼痛，口干口臭，舌红等。

使用复方珍珠口疮颗粒治疗复发性阿弗他溃疡与栀子金花丸相比，发现复方珍珠口疮颗粒能缩短口疮愈合时间，疼痛指数显著低于对照组。

【不良反应】　少数患者服药后有轻度恶心、上腹部不适[4]症状。

【使用注意】　①阴虚火旺、脾胃重寒者慎用。②服药期间禁食辛辣、油腻食物，戒烟酒。③儿童、孕妇、哺乳期妇女、年老体弱、脾虚便溏者慎用。④本品不宜长期连续服用。⑤肝肾功能损害者及贫血者慎用。

【用法与用量】　饭后半小时口服，每次1袋（10g），开水100ml溶解，分次含于口中，每口含1～2分钟后缓缓咽下，10分钟内服完。一日2次。5天为一个疗程。

参 考 文 献

[1] 吴符火，阮时宝，林元桐. 珍珠口疮冲剂主要药效学研究[J]. 福建中医药大学学报, 1996,（3）: 24-27.

[2] 季宇彬.隔不久中药有效成分药理与应用[M]. 哈尔滨: 黑龙江科学技术出版社, 1995: 203.

[3] 徐晓东. 复方珍珠口疮颗粒治疗复发性阿弗它溃疡的临床疗效观察[J]. 临床口腔医学杂志, 2010,（10）: 638-639.

[4] 阮时宝，林炳辉，吴符火. 珍珠口疮冲剂治疗复发性口腔溃疡100例临床研究[J]. 中国医药学报, 2004,（3）: 181-183.

（四川大学华西口腔医院　黄小瑾）

三、清胃泻火类

清胃黄连丸

【药物组成】　黄连、石膏、黄芩、栀子、连翘、知母、黄柏、玄参、地黄、牡丹皮、赤芍、天花粉、桔梗、甘草。

【处方来源】　研制方。《中国药典》（2010年版）。

【功能与主治】　清胃泻火，解毒消肿。用于肺胃火盛所致的口舌生疮，齿龈、咽喉肿痛。

【药效】　主要药效如下[1-3]：

1. 抗炎　炎症反应始终贯穿复发性口腔溃疡整个过程。PGE2 既是炎症产物，又促进炎症反应及组织损伤；TNF-α 是一种由活化的单核-巨噬细胞分泌的促炎症因子，是导致炎性介质级联反应的始发因子。在清胃黄连丸对急性胸膜炎大鼠的抗炎作用的实验中，清胃黄连丸可显著降低急性胸膜炎大鼠渗出液体积及渗出液中白细胞总数、PGE2 含量、TNF-α 含量，从而达到抗炎的效果。

2. 镇痛　复发性口腔溃疡主要以"黄、红、凹、痛"为临床特征，溃疡形成后局部有剧烈的灼痛，患者甚为痛苦。在清胃黄连丸的镇痛实验中，通过不同动物模型观察了清胃黄连丸的镇痛作用，结果发现清胃黄连丸能够减少乙酸所致小鼠的扭体次数，减少甲醛所致小鼠疼痛舔足累积时间，提高小鼠对热刺激的痛阈值，说明清胃黄连丸具有较强的镇痛作用。

【临床应用】

复发性阿弗他溃疡[4]　清胃黄连丸多用于肺胃火盛所致的复发性阿弗他溃疡，症见口舌生疮，牙龈肿痛或溃疡，口臭，咽喉肿痛等。清胃黄连丸通过其抗炎作用减轻复发性阿弗他溃疡的症状，缓解溃疡疼痛，促进溃疡愈合，临床具有较好的疗效。

【不良反应】　目前尚未检索到不良反应的报道。

【使用注意】　①忌烟酒及辛辣食物。②不宜在服药期间同时服用滋补性中药。③高血压、心脏病、肝病、糖尿病、肾病等慢性病严重者应在医师指导下服用。④服药后大便次数增多且不成形者，应酌情减量。⑤孕妇慎用。儿童、哺乳期妇女、年老体弱及脾虚便溏者应在医师指导下服用。

【用法与用量】　口服。一次 1～2 丸，一日 2 次。

参 考 文 献

[1] 吴君，韩芸，李宝红，等. 清胃黄连丸对急性胸膜炎大鼠抗炎作用探析[J]. 亚太传统医药，2014，10（17）：8-10.

[2] 李宝红，吴君，邓妙丽，等. 清胃黄连丸抗炎作用的实验研究[J]. 西北药学杂志，2011，26（3）：192-193.

[3] 李宝红，韩芸，吴君，等. 清胃黄连丸镇痛作用的实验研究[J]. 西北药学杂志，2012，27（4）：336-338.

[4] 蔡钟钦. 清胃黄连片治疗胃热证30例临床观察[J]. 浙江中医杂志，1999，（1）：13.

（四川大学华西口腔医院　黄小瑾）

牛黄清胃丸

【药物组成】 人工牛黄、大黄、菊花、麦冬、薄荷、石膏、栀子、玄参、番泻叶、黄芩、甘草、连翘、桔梗、黄柏、牵牛子（炒）、枳实（砂烫）、冰片。

【处方来源】 研制方。国药准字 Z11020212。

【功能与主治】 清胃泻火，润燥通便。用于心胃火盛，头晕目眩，口舌生疮，牙龈肿痛，乳蛾咽痛，便秘尿赤。

【药效】 主要药效如下[1-3]：

1. 镇痛 牛黄清胃丸可缓解炎性疼痛，在牛黄清胃丸的药效学研究中，观察冰醋酸致痛小鼠扭体次数，结果发现高剂量牛黄清胃丸有较显著的镇痛作用。

2. 促进肠蠕动 牛黄清胃丸的药效学研究显示，牛黄清胃丸能明显加快炭末在全胃肠中的推进时间，促进全胃肠蠕动，增加正常小鼠的排便频数，有明显的通便作用，而对正常小鼠的胃排空行为无明显影响。

【临床应用】

1. 复发性阿弗他溃疡[2] 牛黄清胃丸多用于实热证的复发性阿弗他溃疡，症见口舌生疮，牙龈肿痛或溃疡，口臭等。口腔膏与牛黄清胃丸、舒肝健脾丸合用治疗复发性阿弗他溃疡，疗效优于常规疗法，能快速缓解溃疡疼痛。

2. 种植体周围炎[4] 多为细菌感染性疾病，局部使用盐酸米诺环素软膏的牙周基础治疗联合牛黄清胃丸，能明显提高临床疗效，促进菌斑消退，减轻全身炎症水平，且安全可靠，不良反应少。

3. 牙周炎[5] 牛黄清胃丸可治疗牙周炎，临床研究表明，牛黄清胃丸联合甲硝唑及西医基础治疗总有效率明显高于西医常规疗法。

【不良反应】 目前尚未检索到不良反应的报道。

【使用注意】 ①孕妇禁用。②老人、儿童及脾胃虚弱者慎用。③忌食辛辣油腻之品。④本品含有牵牛子，不宜过服和久用。

【用法与用量】 口服。一次 2 丸，一日 2 次。

参 考 文 献

[1] 岳彩琴，王玉华，李长龄，等. 牛黄清胃丸的主要药效学研究[J]. 中国中药杂志，2007，32（10）：957-960.

[2] 张梅. 中西医结合治疗复发性口腔溃疡[J]. 现代中西医结合杂志，2000，17（6）：512.

[3] 刘英. 三种成药新用途[J]. 家庭中医药，2007，（11）：58-59.

[4] 曾飞跃. 牛黄清胃丸联合盐酸米诺环素治疗种植体周围炎的临床研究[J]. 现代药物与临床，2016，31（5）：667-672.

[5] 刘阿秋. 中西医结合治疗牙周炎 40 例[J]. 中国中医药现代远程教育，2016，14（4）：96-98.

（四川大学华西口腔医院 黄小瑾）

泻 黄 散

【药物组成】 藿香叶、山栀仁、石膏、甘草、防风。

【处方来源】 北宋·钱乙《小儿药证直诀》。

【功能与主治】　泻脾胃伏火。主治口疮口臭，烦渴易饥，口燥唇干，舌红，脉数，以及脾热弄舌等。

【药效】　主要药效如下[1, 2]：

1. 抗炎　泻黄散加减方对小鼠镇痛、抗炎、胃功能方面的药效学研究实验表明，泻黄散加减方可以极显著地降低二甲苯所致的小鼠耳肿胀度，在抗急性炎症方面显示了良好的作用。血清中的 IL-2 因子在抗感染和促进创口愈合过程中发挥重要作用，IL-4 因子则参与了机体的炎性反应，可释放炎症相关介质，泻黄散与导赤散联合治疗复发性阿弗他溃疡后，血清检测 IL-2 因子明显提高，从而可有效促进溃疡愈合，IL-4 因子表达水平则显著下降，从而降低炎性反应程度。

2. 镇痛　在镇痛实验研究中，泻黄散加减方对乙酸引起的小鼠腹痛有明显的抑制作用，表明泻黄散具有较强的止痛作用。

【临床应用】

1. 复发性阿弗他溃疡[2, 3]　泻黄散多用于脾胃伏火所致的复发性阿弗他溃疡，症见口疮口臭，烦渴易饥，口燥唇干，舌红，脉数等。对复发性口腔溃疡患者采用泻黄散合导赤散加减联合西医常规疗法进行治疗，治疗效果优于单纯西医治疗，且治愈率也更高，同时患者血清中 IL-2 表达水平明显增高，IL-4 表达水平明显下降，更利于炎症消退和溃疡的愈合。

2. 口腔溃疡[4]　使用泻黄散治疗乳腺癌化疗期口腔溃疡与西医常规疗法相比治疗组患者普通饮食恢复时间、口腔溃疡改善时间、口腔溃疡面积、疼痛评分及溃疡临床分度改善状况明显优于对照组。提示泻黄散加减治疗乳腺癌化疗期口腔溃疡，能够显著改善口腔溃疡临床分度、溃疡面积及溃疡疼痛，疗效确切。

【不良反应】　目前尚未检索到不良反应的报道。

【使用注意】　①小儿先天不足，大脑发育不全之弄舌者禁用。②阴虚有热者禁用。

【用法与用量】　每服 3～6g，用水 200ml，煎至 100ml，温服清汁，不拘时。

参 考 文 献

[1] 于苏平，郭蓉晓，李娟，等. 泻黄散加减方对小鼠镇痛、抗炎、胃功能方面的药效学研究[J]. 成都中医药大学学报，2008，（4）：65-66.

[2] 李岩. 泻黄散合导赤散加减联合西医治疗复发性口腔溃疡疗效观察[J]. 现代中西医结合杂志，2018，27（9）：999-1001，1007.

[3] 吴军高. 泻黄散治疗复发性口腔溃疡 33 例[J]. 中国乡村医药，1999，（9）：7-8.

[4] 袁博，胡金辉，杨争. 泻黄散加减治疗乳腺癌化疗期口腔溃疡的疗效观察[J]. 中医药导报，2017，23（10）：75-78.

（四川大学华西口腔医院　黄小瑾）

四、活血化瘀类

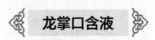

龙掌口含液

【药物组成】　飞龙掌血根皮、飞龙掌血叶、地骨皮、升麻、薄荷。

【处方来源】　研制方。国药准字 Z20025005。

【功能与主治】　散瘀止血，除湿解毒，消肿止痛。用于口臭、复发性口疮（口腔溃疡）、牙龈炎、牙周炎。

【药效】　主要药效如下[1-4]：

1. 抗菌　龙掌口含液与现临床常用的甲硝唑杀菌效果差异无显著意义，能达到甲硝唑的杀菌效果。动物实验提示该药对甲型溶血性链球菌、白色葡萄球菌和白念珠菌有明显的抑制作用。

2. 抗炎　龙掌口含液常用于牙龈炎、牙周病和口腔黏膜病的治疗，通过对牙龈炎患者的观察，发现龙掌口含液有较好的抗炎效果，能促进病变愈合。

【临床应用】

1. 口腔溃疡、复发性口腔溃疡[1, 3, 4]　口腔溃疡患者在常规治疗的基础上使用龙掌口含液治疗能够显著缩短病程，对于溃疡有很好的治疗效果，可显著提升疗效，且具有较高的安全性能。左旋咪唑联用龙掌口含液能在短期内有效促进溃疡愈合，缓解溃疡症状，解除患者痛苦。

2. 牙周病[2]　龙掌口含液可用于各种证型的牙周病，症见牙龈红肿、溃疡，牙周溢脓，口臭等。使用常规牙周清洁术配合龙掌口含液治疗牙周病，能够消炎止痛、促进病变愈合，临床具有较好的疗效。

【不良反应】　目前尚未检索到不良反应的报道。

【使用注意】　①本品仅含漱用，含漱后应吐出，不得咽下。②忌烟酒及辛辣、油腻食物。③不宜在用药期间同时服用温补性中药。④孕妇慎用。

【用法与用量】　漱口。一次10ml，每次含漱2分钟吐去，一日4次。

参 考 文 献

[1] 朱静. 左旋咪唑联合龙掌口含液治疗复发性口疮疗效观察[J]. 山东医药，2007，47（33）：95-96.

[2] 彭彩刚. 龙掌口含液防治固定正畸患者牙龈炎疗效观察[J]. 临床合理用药杂志，2018，11（29）：96-97.

[3] 胡艾燕，谢军，姚佳，等. 龙掌口含液治疗复发性口疮100例疗效观察[J]. 贵阳中医学院学报，2002，（4）：26-27.

[4] 韦永珍. 龙掌口含液治疗口腔溃疡的疗效观察[J]. 世界最新医学信息文摘，2016，16（56）：133-135.

（四川大学华西口腔医院　黄小瑾）

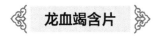

龙血竭含片

【药物组成】　龙血竭。

【处方来源】　研制方。国药准字Z20027067。

【功能与主治】　活血散瘀，定痛止血，敛疮生肌。用于跌打损伤，瘀血作痛，妇女气血凝滞，外伤出血，脓疮久不收口，以及复发性口腔溃疡、慢性咽炎。

【药效】　主要药效如下[1-3]：

1. 抗炎　龙血竭含片具有减少组织渗出，促进上皮组织修复，加速病损愈合的作用。

2. 改善微循环　龙血竭含片具有改善机体微循环、增加冠状动脉血流量、促进机体新陈代谢、增强机体免疫力的作用。在常规对症治疗的基础上使用龙血竭含片治疗小儿手足口病口腔疱疹与碘甘油相比，治疗组可改善机体微循环，快速杀灭病原体，修复病变组织。

【临床应用】

1. 复发性阿弗他溃疡[2, 3] 龙血竭含片适用于瘀血阻滞所致的复发性阿弗他溃疡，症见口腔溃疡，经久不愈，舌质紫暗等。

在临床研究中，使用苦参汤联合龙血竭含片治疗复发性阿弗他溃疡与雷公藤多苷片相比，治疗组可以改善局部血液循环，减少组织渗出，促进上皮组织修复，加速病损愈合，疗效明显优于对照组。使用龙血竭含片治疗复发性阿弗他溃疡与西医常规疗法相比，治疗组可快速抗炎、镇痛，疗效明显优于对照组。

2. 手足口病[1] 在临床研究中，在常规对症治疗的基础上使用龙血竭含片治疗小儿手足口病口腔疱疹与碘甘油相比，治疗组可快速缩短患儿疼痛、流涎的时间，促进疱疹愈合，最大限度地减轻了患儿的痛苦。

【不良反应】 目前尚未检索到不良反应的报道。

【使用注意】 孕妇禁忌。

【用法与用量】 口含。一次 1～2 片，一日 3～4 次，或遵医嘱。

参 考 文 献

[1] 吴海谊, 李轩, 李小华. 龙血竭含片治疗手足口病口腔疱疹 128 例临床观察[J]. 右江民族医学院学报, 2013, 35(2): 206-207.

[2] 蒙龙江. 口腔黏膜扁平苔藓的苦参汤联合龙血竭含片治疗分析[J]. 中国民族民间医药, 2011, 20 (8): 59.

[3] 高明, 王宝琴, 刘红霞, 等. 龙血竭含片治疗复发性口腔溃疡 73 例[J]. 中国新药与临床杂志, 2006, (11): 859-860.

（四川大学华西口腔医院　黄小瑾）

五、滋阴清热类

三才封髓丹

【药物组成】 熟地黄、天冬、党参、黄柏（酒炒）、砂仁、肉苁蓉、甘草（炙）。

【处方来源】 元·罗天益《卫生宝鉴》。国药准字 Z35020490。

【功能与主治】 滋阴降火，养血固精。主治阴虚火旺，虚火上炎所致的口腔溃疡，牙痛，口咽干痒，梦遗滑精，腰膝无力等。

【药效】 主要药效如下[1]：

1. 抗炎 对甲状腺片和 NaOH 灼烧法联合建立的阴虚火旺型口腔溃疡小鼠模型使用三才封髓丹，从血清指标看，模型组较正常组血清 IL-1β、IL-6 水平显升高，维生素对照组和三才封髓丹组较模型组 IL-1β、IL-6 水平明显下降，小鼠血清中促炎因子明显减少，说明三才封髓丹对炎症反应有改善效果。

2. 增强免疫功能 免疫的主要目的在于"防御"，既排除外来病原微生物，又排除自身免疫复合物。三才封髓丹具有补益肺、脾、肾三脏功能的作用，可调节免疫。实验研究结果显示三才封髓丹对小鼠的玫瑰花结形成率、淋巴细胞转化率、巨噬细胞吞噬率及抗体溶血素试验均有影响，表明三才封髓丹具有增强免疫功能的作用。

【临床应用】

1. 复发性阿弗他溃疡[2-8] 三才封髓丹适用于虚火上炎所致的复发性阿弗他溃疡，症见口腔溃疡、牙痛、口咽干痒等。

临床应用三才封髓丹治疗复发性阿弗他溃疡，能快速减轻临床症状，降低复发率，近期和远期疗效显著，其作用机制可能与调节 T 淋巴细胞亚群及相关炎性因子水平，改善失衡的免疫功能有关。三才封髓丹加导赤散加减内服治疗复发性阿弗他溃疡，治疗组溃疡面积和充血面积小于对照组，临床总有效率也明显优于对照组。三才封髓丹加减汤剂可以有效地改善阴虚火旺症状治疗阴虚火旺型口腔溃疡，显著提高 IL-2 水平，降低 IL-1β、IL-6的水平，减少促炎因子，增强抗炎因子的水平，提高机体免疫功能，促进口腔溃疡愈合。

2. 放射性口腔炎[9] 在西医常规治疗的基础上使用三才封髓丹治疗放射性口腔炎，治疗组总有效率明显高于对照组，说明临床使用三才封髓丹治疗放射性口腔炎效果较好。

【不良反应】 目前尚未检索到不良反应的报道。

【使用注意】 ①感冒发热患者不宜服用。②有高血压、心脏病、肝病、糖尿病、肾病等慢性病严重者应在医师指导下服用。③儿童、孕妇、哺乳期妇女应在医师指导下服用。

【用法与用量】 口服。一次 9g，一日 2 次。

参 考 文 献

[1] 王来慈，张志华，宋悦，等. 三才封髓丹对小鼠免疫功能的影响[J]. 中国中西医结合杂志，1994，9：545.

[2] 李萌梅，张宝文，苑迅. 三才封髓丹加减对阴虚火旺型口腔溃疡小鼠血清白细胞介素-1β、2、6 的影响[J]. 河北中医，2016，38（11）：1693-1697，1701.

[3] 王敬祝，任维南. 三才封髓丹加减治疗复发性口腔溃疡[J]. 四川中医，2003，21（3）：74.

[4] 李广文. 三才封髓丹加味治疗复发性口腔溃疡 35 例疗效观察[J]. 云南中医中药杂志，2004，25（3）：60.

[5] 段成钢. 三才封髓丹治疗复发性口腔溃疡的疗效评价[J]. 蚌埠医学院学报，2016，41（5）：633-635.

[6] 彭植锋，叶玉坚，谢春回，等. 三才封髓丹加味治疗复发性口腔溃疡 46 例[J]. 新中医，2009，41（10）：71-72.

[7] 谭玄松. 三才封髓丹合蒲地蓝汤加减治疗口腔溃疡临床观察[J]. 实用中医药杂志，2016，32（7）：661-662.

[8] 陈志明，谢晓丽，章晓明，等. 三才封髓丹加导赤散加减治疗复发性口腔溃疡 53 例[J]. 中国实验方剂学杂志，2014，20（7）：203-207.

[9] 蒋丽，张志芳. 三才封髓丹加减治疗鼻咽癌放疗后急性放射性口腔炎 21 例[J]. 湖南中医杂志，2017，33（6）：76-77.

（四川大学华西口腔医院 黄小瑾）

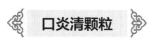

口炎清颗粒

【药物组成】 天冬、麦冬、玄参、山银花、甘草。

【处方来源】 研制方。《中国药典》（2015 年版）。

【功能与主治】 滋阴清热，解毒消肿。用于阴虚火旺所致的口腔炎症。

【药效】 主要药效如下[1-8]：

1. 抗炎 口炎清颗粒能显著抑制大鼠蛋清性、棉球肉芽肿及卡拉胶引起的足趾肿胀及二甲苯致小鼠耳郭肿胀，降低小鼠腹膜毛细血管通透性，达到抗炎作用。

阴虚型口腔溃疡模型大鼠口腔黏膜组织中 TNF-α、IL-6 显著升高，IL-10 明显降低，说明模型大鼠出现炎症反应，灌服口炎清颗粒后，大鼠口腔黏膜组织中 TNF-α、IL-6、IL-10 水平均有变化，说明口炎清颗粒具有抗炎作用，能抑制炎症反应，加速损伤黏膜的修复。

在西医常规治疗的基础上加用口炎清颗粒可有效提高抗炎作用，改善复发性口腔溃疡患者的口腔疼痛症状。

2. 抑菌　体外抑菌试验发现，口炎清颗粒及其组分对葡萄球菌、大肠杆菌、血链球菌、变形链球菌具有明显的抑制作用。口炎清颗粒联合西药治疗慢性咽炎，能加强抑菌作用，起到相互弥补、相互促进的作用，既可以改善咽腔的局部症状，又能改善机体的整体状况。

3. 促进溃疡愈合　口炎清颗粒能有效减小溃疡面积、口腔溃疡程度，以及显著改善口腔组织病理变化，促进豚鼠口腔溃疡的恢复。口炎清颗粒联合西帕依固龈液可以显著减小溃疡面积、减少溃疡数目，说明口炎清颗粒可促进溃疡快速愈合。

4. 增强免疫　口炎清颗粒可增强机体抵抗力及免疫力，对机体体液免疫有双向调节作用，作为一种干扰素诱生剂和免疫调节剂来发挥治疗作用。在西医常规疗法的基础上使用口炎清颗粒可增强机体免疫力，缩短退热时间，促进疱疹愈合。

5. 调节肠道菌群　对小鼠菌群失衡模型，口炎清颗粒通过下调盲肠指数及使厌氧菌如双歧杆菌、优杆菌和类杆菌重新出现，促进小鼠肠道菌群逐渐恢复正常。

【临床应用】

1. 疱疹性口炎[9]　口炎清颗粒联合阿昔洛韦、维生素 C 治疗小儿疱疹性口炎与仅使用阿昔洛韦、维生素 C 治疗相比，能明显提高总有效率，明显缩短退热和疱疹消失时间。

2. 复发性阿弗他溃疡[10, 11]　口炎清颗粒能明显缩短溃疡愈合时间，降低患者疼痛感，达到良好的治疗复发性阿弗他溃疡的效果，口炎清颗粒联合西帕依固龈液可以显著减小溃疡面积、减少溃疡数目、缓解疼痛及充血程度，能明显降低患者主要症状。口炎清颗粒联合中药内服治疗复发性阿弗他溃疡与西医常规疗法相比，治疗组疗效明显优于对照组。

3. 创伤性口腔溃疡[12]　口服口炎清颗粒治疗创伤性口腔溃疡与口服维生素 B_2 联合冰硼散相比，能明显减轻患者疼痛，疗效明显高于对照组，说明口炎清颗粒治疗创伤性口腔溃疡疗效明显。

4. 疱疹性咽峡炎[13]　口炎清颗粒联合双料喉风散治疗小儿疱疹性咽峡炎，能明显缩短咽峡部疱疹消退时间及退热、流涎消失时间。

5. 口腔扁平苔藓[14-16]　是由自身反应性 T 淋巴细胞介导，致使上皮基底细胞发生损坏所致，并可导致微循环障碍、白色条纹形成、斑块病损及黏膜过角质化等发生，进而引起溃疡、充血及糜烂等炎症反应。口炎清方诸药合用具有滋阴清热、解毒消肿等功效。采用口炎清颗粒联合曲安奈德对口腔扁平苔藓患者进行治疗，取得了良好的临床效果。

6. 慢性咽炎[17]　口炎清颗粒联合超声雾化吸入治疗法治疗慢性咽炎患者，其咽痛、咽痒、异物感、口眼干燥、干咳、淋巴滤泡增生、眼黏膜充血水肿等评分均较单纯超声雾化吸入治疗法低，说明临床使用口炎清颗粒治疗慢性咽炎具有较好的疗效。

【不良反应】　目前尚未检索到不良反应的报道。

【使用注意】　①糖尿病患者及有高血压、心脏病、肝病、肾病等慢性病严重者应在医师指导下服用。②实热证患者不宜用。③儿童、孕妇、哺乳期妇女、年老体弱、脾虚便溏者应在医师指导下服用。

【用法与用量】　口服。一次 2 袋，一日 1~2 次。

参 考 文 献

[1] 苗明三，徐玉茵，史晶晶，等. 艾溃灵合剂抗炎效应的动物实验[J]. 中国临床康复，2006，10（47）：101-103.

[2] 李忠思，张小娜. 口炎清药效学研究[J]. 中药新药与临床药理，1999，10（4）：216-217.

[3] 任理，覃仁安，罗健东，等. 口炎清颗粒对阴虚型口腔溃疡模型大鼠的作用机制[J]. 中药新药与临床药理，2018，29（4）：387-392.

[4] 郑艳芳，李楚源，刘宏，等. 口炎清颗粒发挥抗炎药效的组方配伍规律研究[J]. 中山大学学报（自然科学版），2016，55（3）：145-150.

[5] 唐梓轩，税磊. 口炎清颗粒联合超声雾化吸入治疗慢性咽炎的临床疗效分析[J]. 西部医学，2015，27（11）：1710-1713.

[6] 陈慧霞，焦琳皓，高崇. 口炎清颗粒治疗复发性口腔溃疡疗效观察[J]. 新中医，2018，50（11）：159-162.

[7] 苗明三，徐玉茵，史晶晶，等. 艾溃灵合剂促进模型豚鼠口腔溃疡恢复的效果评估[J]. 中国临床康复，2006，10（43）：132-134.

[8] 姚小华，唐立，林青，等. 口炎清颗粒对小鼠肠道菌群失衡的调节作用[J]. 中国微生态学杂志，2012，24（4）：324-326.

[9] 眭颖. 口炎清颗粒为主治疗小儿疱疹性口炎 50 例疗效观察[J]. 浙江中医杂志，2014，49（9）：669.

[10] 黄明河. 口炎清治疗复发性口腔溃疡 70 例[J]. 中国中西医结合消化杂志，2007，15（6）：430-431.

[11] 洪滔. 西帕依固龈液联合口炎清颗粒治疗复发性阿弗他溃疡临床疗效观察[J]. 实用口腔医学杂志，2014，3：431-433.

[12] 高维诺，韩燕，辛越红. 口炎清治疗创伤性口腔溃疡临床观察[J]. 河南中医，2014，34（5）：970-971.

[13] 黄剑，胡国华，潘玉瑞. 口炎清颗粒联合双料喉风散治疗小儿疱疹性咽峡炎 91 例临床观察[J]. 中医儿科杂志，2016，（4）：31-34.

[14] 曾宪涛，姚馨蕙，耿发云. 他克莫司软膏加口炎清颗粒治疗糜烂型口腔扁平苔藓的短期疗效评价[J]. 广东牙病防治，2011，10：528-530.

[15] 应明，刘倩. 口炎清颗粒联合曲安奈德治疗口腔扁平苔藓的临床研究[J]. 现代药物与临床，2016，6：882-885.

[16] 于飞. 地塞米松磷酸钠联合口服口炎清颗粒治疗口腔糜烂型扁平苔藓[J]. 中国实验方剂学杂志，2010，18：206-209.

[17] 孙开宇，张岑，胡敏，等. 口炎清颗粒联合布地奈德治疗慢性咽炎的疗效观察[J]. 现代药物与临床，2018，33（10）：2665-2668.

（四川大学华西口腔医院　黄小瑾）

第十九章

牙体牙髓及牙周疾病中成药名方

第一节 概　述

一、概　念

牙体牙髓及牙周疾病中常见的是龋病（caries）、牙髓病（pulposis）及慢性牙周炎（chronic periodontitis，CP）。

1. **龋病**　是在以细菌为主的多种因素作用下，发生于牙体硬组织的慢性进行性破坏的牙体疾病，如果不能得到及时有效的治疗，还会引起牙髓病、根尖周病和颌骨骨髓炎，不仅破坏牙体外形和咀嚼器官的完整性，影响机体营养状况，甚至继发感染可以形成病灶，导致如关节炎、心内膜炎、慢性肾炎和多种眼病等全身其他疾病，严重影响人们的身心健康。本病属于中医学"齿龋"范畴，俗称"蛀牙"或"虫牙"。

2. **牙髓病**　是指发生于牙髓组织的疾病，临床可分为可复性牙髓炎、不可复性牙髓炎、牙髓坏死、牙髓钙化和牙内吸收等，其中以不可复性牙髓炎最为常见。牙髓病多由感染引起，主要原因是深龋未得到应有的治疗。除此之外，牙髓组织对多种通过牙体硬组织传入的物理、化学刺激均能产生敏锐的反应，出现炎症改变。本病属于中医学"齿痛"范畴。

3. **慢性牙周炎**　是最为常见的一类牙周炎，约占牙周炎患者的 95%。1999 年以前称此类牙周炎为成人牙周炎，实际上，它也偶发生于青少年和儿童，病情进展较平缓，可分为活动期和静止期，慢性病程、间断性发作为其特点，因此学者们主张将其更名为慢性牙周炎。牙周炎的患病率和严重性随年龄增高而增加，35 岁以后患病率明显增高，50～60 岁时达高峰，此后患病率有所下降，这可能是由于一部分牙周破坏的牙已被拔除。中医称之为"牙漏""牙宣""牙疔"等。隋代《诸病源候论》曰："手阳明之支脉入于齿，风邪客于经脉，流滞齿根，使龈肿胀汁出，愈而更发，谓之齿瘘。"

二、病因及发病机制

（一）病因

龋病和牙髓病常见病因是口腔致龋菌群在蔗糖等适宜的条件下繁殖而发病。致病细菌可为兼性厌氧菌或专性厌氧菌如链球菌、放线菌、乳杆菌、粪肠球菌等。细菌可在牙体局部产酸，侵蚀牙齿，造成牙体无机物脱矿，有机物崩解，发生龋坏。此外化学刺激主要包括药物刺激、牙科充填材料刺激；物理刺激包括温度刺激、电流刺激、气压变化和创伤等。

菌斑是牙周病的始动因子，细菌及其毒性产物可引发牙龈的炎症和肿胀，并可进一步使其发展成为牙周炎，使牙周组织破坏。还有牙石、食物填塞、不良修复体等均为加重菌斑滞留的局部刺激因素。

（二）发病机制

口腔常驻细菌黏附定植于牙面由唾液蛋白形成的获得性膜上，在适宜的条件下，多种细菌发生共聚，逐步发展为牙菌斑生物膜。牙菌斑生物膜中，如果变异链球菌等致龋菌群逐渐占优势，并分泌表达毒力因子，可致龋性食物（特别是蔗糖和精制碳水化合物）为底物，在菌斑深层产酸，在足够的时间作用下，侵蚀牙齿，造成牙体无机物脱矿，有机物崩解，发生龋坏。牙髓急性炎症时，血管充血、渗出物积聚，导致髓腔内压力增高，作用于压力敏感型的痛觉神经，加上炎性渗出物的刺激而使牙根剧烈疼痛。

当微生物数量及毒性增强，或机体防御能力减弱时，龈下菌斑中毒力较强的牙周致病菌如牙龈卟啉单胞菌、伴放线聚集杆菌、福赛类杆菌、螺旋体等大量滋生，导致胶原破坏、结合上皮向根方增殖、牙周袋形成和牙槽骨吸收，原有的慢性龈炎发展成为牙周组织破坏性疾病——牙周炎。

三、临床表现

1. 龋病　临床表现变化多样，各种类型的龋损临床上均有共同的基本特征，即色、形、质的改变。①色：由于龋损区牙体组织中的有机物支架破坏，组织崩解坏死和色素吸附，使牙面的颜色由半透明的乳白色，变为白垩色、淡黄色、黄褐色、黑褐色或墨浸状等。②形：在细菌及其代谢产物的侵蚀下，牙面脱矿，组织缺损，形成龋洞，外形不再完整，使牙冠失去了正常的解剖形态，甚至成为残冠或残根。③质：菌斑中的酸可以沿牙体组织中结构薄弱、孔隙较多的部位扩散，在牙体组织内部的微环境下形成矿物质不饱和的状态，使无机矿物盐溶解，有机物崩解，牙体硬组织分别表现为探诊粗糙、卡探针、质软等改变。早期的龋损仅波及釉质浅层，可以完全没有临床症状。当龋损发展到牙本质层时，患者可有冷热刺激或食物嵌塞时的敏感症状。当龋损发展至牙本质深层时，症状会更明显。

2. 牙髓病

（1）急性牙髓炎：主要表现为剧烈的自发性痛，特点如下：①疼痛常突然发作，早期呈间歇性，一般约持续数分钟，随后有数小时间歇期，患者尚可指出患牙。随病情发展，发作期延长，间歇期缩短，逐渐转变为持续性剧痛，并沿同侧三叉神经分布区放射（如上牙向颈部、耳前、颧颊部，下牙向耳下、耳后、下颌部放射），患者往往不能明确指出患牙部位。②疼痛往往夜间较剧，卧倒时尤甚。③早期冷、热刺激均可激发或加剧疼痛，以冷刺激痛较明显；后期或化脓时，热刺激疼痛，冷刺激仅可使疼痛暂时缓解。后期患者常含冷水，或吸冷空气以减轻疼痛，此种症状对诊断有一定帮助。④检查时常可见患牙穿髓，探痛明显。

（2）慢性牙髓炎：大多有轻至重度不等的自发痛史，对冷热刺激、食物嵌塞等反应不一，而且在刺激除去后，疼痛常常持续一段时间。探查洞底较为敏感，如探及露髓点时，则可出血并感剧痛。后期根尖周牙周膜被累及而常有叩痛，X线片显示根尖周正常，但随着病变范围的扩展，有的在根尖周显示膜腔增宽、硬板破损，多根牙中有的甚至个别牙根尖周已有小的透射影。

3. 牙周炎　主要临床表现是牙龈炎症、出血、牙周袋形成、牙槽骨吸收、牙齿松动移位、咀嚼无力，严重者牙齿可自行脱落或者导致牙齿被拔除。牙周病患者牙龈颜色为暗红色，由于水肿显得比较光亮。不仅在刷牙时出现牙龈出血，有时在说话或咬硬物时也会出血，偶也可有自发出血。在炎症早期，轻探龈沟即可出血，探诊出血可作为诊断牙龈有无炎症的重要指标。牙龈退缩也是牙周炎的症状之一，但患者常不易察觉。当牙龈退缩造成牙根面暴露时，患者对冷、热、甜、酸食物或机械性刺激都可能出现敏感的表现。早期的牙周炎牙齿不松动，只有在慢性破坏性炎症发展到一定的程度，牙槽骨将会产生不同程度的吸收，牙周组织支持力量大为减弱时，才可以导致牙齿松动甚至脱落。

四、诊　　断

1. 龋病　①病史：浅龋无主观症状；中龋和深龋时，对酸、甜和温度刺激有不同程度的反应，但去除刺激后症状立即消失。无自发性疼痛。②视诊：牙面有黑褐色改变或失去光泽的白垩色的斑点，咬合面的窝沟可见墨浸状改变，有邻面龋时可从咬合面观察到邻近的边缘嵴变暗变黑；亦可见牙冠硬组织缺损形成黑色或褐色龋洞。③探诊：浅龋用尖探针探测龋损部位有粗糙感或探针尖端稍加力即可插入；中龋探测洞底或牙颈部的龋洞时发现其变软，且患者有酸痛或过敏症状；深龋探查时龋洞较深、质软，患者有剧烈探痛。邻近的早期龋损，探针不易进入，可用牙线自咬合面滑向牙间隙，然后自颈部拉出，检查牙线有无变毛或撕断的情况，如有则可能有龋洞。④温度刺激试验：当龋洞深达牙本质时，患者即可能诉说对冷、热或酸、甜刺激敏感，甚至有难忍的酸痛。可用冷热等刺激进行检查，亦可使用电活力测定。⑤透照法：采用光导纤维装置进行检查，对前牙邻面龋洞很直观，可直接看出龋损部位和病变深度、范围。⑥X线片：邻面龋、继发龋或隐匿龋不易用探针查出，此时用X线片进行检查，可见龋洞在X线片上显示透射影像（即低密度影），尤其检查龋洞的深度及其与牙髓腔的关系更为明确。

2. 牙髓病

（1）急性牙髓炎：①具有典型的疼痛症状，呈自发性阵发性痛、夜间痛，温度刺激疼痛加剧，疼痛不能自行定位。②可见引起牙髓病变的牙体损害或其他病因。③牙髓温度测试可帮助定位患牙。

（2）慢性牙髓炎：①长期刺激性痛，X线照片显示根尖周部牙周膜间隙增宽、骨硬板破损。②有自发性痛史。③探诊已穿髓、出血、剧痛。④有深龋或深盲袋或严重牙体慢性损伤。

3. 牙周病　①病史：患者有口腔牙菌斑、牙石、食物嵌塞、不良修复体等病史。②临床表现：牙龈炎症，牙周袋、牙槽骨不同程度的吸收，牙齿松动，自觉咬合无力，钝痛，出血，口臭，牙周脓肿，脓肿可出现在多个部位，颌下淋巴结肿大，压痛，全身发热，有时炎性病变沿着侧支根管或根尖孔进入牙髓而出现牙髓炎的症状。③并发症：可能发生牙周肿胀或多发性牙周脓肿；咬合无力、钝痛、牙龈出血和口臭加重；当机体抵抗力降低，牙周袋渗液引流不畅时，可引起牙周肿胀，此时牙龈呈卵圆形突起、发红肿胀，牙齿松动度增加，有叩痛，患者感局部剧烈疼痛，有时同时出现多个部位的脓肿，称多发性牙周脓肿。此时患者可有体温升高、全身不适、颌下淋巴结肿大、压痛等症状。

五、治　疗

（一）常用化学药物及现代技术[1, 2]

1. 龋齿　非创伤性治疗的传统药物为 75%氟化钠甘油糊剂或 10%硝酸银和氨硝酸银，近年来发展的渗透树脂，可进行龋齿的无创治疗。对于已经形成龋洞的，可通过手术去除龋坏组织，制成一定洞形，选用适宜的修复材料修复缺损部分，恢复患牙的形态和功能。根据患牙部位和龋损类型，可选择不同的修复材料和方法。

2. 牙髓病　主要根据临床表现和临床诊断选择两类不同的治疗方法：①牙髓病变是局限或可逆的，应选择适当的活髓治疗方法，如直接盖髓术、间接盖髓术和牙髓切断术等。②牙髓病变范围大或不可逆的，选择以去除牙髓、控制感染、保存患牙为目的的治疗方法，如根管治疗术；牙根未完全形成之前而发生牙髓严重病变的年轻恒牙，可选择根尖诱导成形术和根尖屏障术等进行治疗。根管治疗术是非可逆性牙髓病的首选治疗方法，通过彻底摘除牙髓、清除根管内的炎症和坏死物质，并进行适当的消毒，严密三维充填根管，以控制根管系统感染，预防再感染，防止根尖周病变的发生和促进根尖周病变的愈合。

3. 牙周病　治疗的目标是去除病因，消除炎症，恢复软组织及骨的生理外形。恢复功能，保持长久疗效，促进牙周组织的再生，满足美学需要。出现急性龈脓肿、急性牙周脓肿、急性坏死性龈炎等急症的患者，应根据情况加以处理。常选用的局部药物有1%～3%过氧化氢溶液、0.12%～0.2%氯己定及碘制剂。

（二）中成药名方治疗

根据相关疾病的主要临床表现，此类疾病当属中医学"牙痛"范畴，辨证施治主要分虚实两大类，虚证以脾、肾虚为主，实证以火热为主。中成药治疗本病可显著改善症状，提高患者生活质量，并且具有简易、副作用小的特点。

第二节　中成药名方的辨证分类与药效

中药治疗牙体牙髓及牙周疾病为辨证用药。常用中成药的辨证分类及其主要药效如下：

一、补肾益气类

肾气虚损类牙周病表现为病期已久，牙龈红肿不甚，渗血少许，口臭溢脓，脓稀量少。全口多数牙齿松动移位，咀嚼无力，牙间隙变宽，牙槽骨有吸收。全身症状有腰酸，腿软，耳鸣，脱发，夜尿次数多，怕冷，睡眠不安，阳痿，月经不调，舌苔少质淡，脉细尺弱。

随着年龄的增加，牙周组织都会产生相应的生理变化。老年人牙周组织的血运、细胞的数量及功能都降低，牙周组织的防御和修复能力也下降[1]。

补肾药对牙槽骨的代谢可能具有调节作用[2]。研究发现其对中、重度慢性牙周炎患者血清骨代谢指标有影响，补肾药治疗后血清骨钙素水平显著升高，并且牙槽骨密度也增大，提示其可提高成骨细胞活性，并且可以调节机体免疫力。补肾药能提高衰老大白鼠红细胞SOD活性水平，抑制机体内组织的脂质过氧化，抵抗自由基对机体的损伤，从而保护机体特异性和非特异性免疫功能，增强牙周组织对细菌的抵抗力。

常用中成药：补肾固齿丸、固齿散、三才封髓丹。

二、清胃泻火类

胃火炽盛类牙周病可见牙龈充血肿胀，出血溢脓，甚至脓肿形成。全身症状有恶寒发热，口渴喜饮，口干，口臭，口黏，大便秘结，尿黄，颌下有硬结并有触痛，舌苔黄厚或厚腻，舌质红，脉象弦数或浮数。

清胃泻火类药具有抗病原微生物作用，对多种致龋菌具有明显的抑制作用；且清胃泻火类药具有抗病毒及调节机体免疫功能的作用，所以对持续性高热有明显的退热作用，并且能够激活细胞免疫及补体 C3、抑制体液免疫、诱发干扰素及促进 IL-2 生成，有直接和间接抑制病毒的作用[3]，并对机体免疫紊乱有双向调节作用，有助于增强抗病能力。

常用中成药：牛黄解毒胶囊（丸、片）、新癀片、牛黄清胃丸、牙痛一粒丸、齿痛冰硼散、金栀洁龈含漱液、糠甾醇片（牙周宁片）、复方牙痛宁搽剂、复方牙痛酊、齿痛消炎灵颗粒、黄连上清丸（颗粒、胶囊、片）、麝香牛黄丸、牙痛宁丸（搽剂）。

三、祛风止痛类

牙体牙髓病风邪外袭证的主要症状是牙痛阵作，遇风即发，受热加重，甚则齿痛连及头部面部，时恶风寒。

牙体牙髓病风邪外袭证的主要病理变化是牙周血管充血、渗出物积聚，导致髓腔内压力增高，作用于压力敏感型的痛觉神经，加上炎性渗出物的刺激而使牙根疼痛。

祛风止痛类药物具有明显的抗炎、消肿、止痛作用，能够有效缓解牙痛、牙龈肿胀等症状。

常用中成药：丁细牙痛胶囊、牙痛停滴丸、那如三味丸、肿痛安胶囊。

参 考 文 献

[1] 张志愿，俞光岩. 口腔科学[M]. 8 版. 北京：人民卫生出版社，2013.

[2] 王永钦. 中医耳鼻咽喉口腔科学[M]. 北京：人民卫生出版社，2011.

[3] 杨曼. 清热解毒药抗感染的药理作用[J]. 北京中医药，2001，（1）：44-48.

（成都中医药大学　徐世军、左渝陵）

第三节　中成药名方

一、补肾益气类

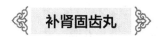

补肾固齿丸

【**药物组成**】　熟地黄、地黄、鸡血藤、紫河车、盐骨碎补、漏芦、酒丹参、酒五味子、山药、醋郁金、炙黄芪、牛膝、野菊花、茯苓、枸杞子、牡丹皮、盐泽泻、肉桂。

【**处方来源**】　宋·钱乙《小儿药证直诀》六味地黄丸基础加减化裁方。《中国药典》（2010 年版）。

【**功能与主治**】　补肾固齿，活血解毒。用于肾虚火旺所致的牙齿酸软、咀嚼无力、松动移位、龈肿齿衄，以及慢性牙周炎见上述证候者。

【**药效**】　主要药效如下：

1. 调节骨代谢　补肾固齿丸能通过抑制破骨细胞，刺激成骨细胞，从而调节牙槽骨的代谢，建立起牙槽骨代谢的稳态平衡，使已损害的豚鼠牙槽骨得以恢复[1]。补肾固齿丸还可显著升高血清骨钙素水平，增大牙槽骨密度，提高成骨细胞活性[2]。

2. 调节免疫　补肾固齿丸能提高衰老大鼠红细胞 SOD 活性水平，抑制机体内组织的脂质过氧化，提高机体特异性和非特异性免疫功能，增强牙周组织对细菌的抵抗力及牙周健康菌群的稳定性，延缓致病菌丛增殖[3]。在对青少年牙周炎患者的研究中还发现该药能增强多形核白细胞的趋化和吞噬功能[4]，从而提高局部免疫力。此外，补肾固齿丸可使一些氧化还原酶类及碱性磷酸酶活性降低，通过调节实验性牙周炎大鼠牙周组织的代谢而改善宿主的免疫反应[5]。

3. 改变龈下微生态环境　补肾固齿丸具有延缓龈下微生物向治疗前状态反跃的作用，能显著增强牙周微生态的稳定性，延缓牙周可疑致病菌的增殖[6]。

4. 调节内分泌 补肾固齿丸配合维生素 C 与单用维生素 C 相比，可对摘除卵巢的幼龄豚鼠的牙周纤维起到修复作用，其机理主要是通过下丘脑-垂体-肾上腺轴，使肾上腺代偿性地产生雌激素[6]。补肾固齿丸还可明显降低患者唾液中孕酮含量，提高雌二醇含量，也有研究显示服用补肾固齿丸 3 个月后，血浆皮质醇含量显著升高，证实其有提高机体肾上腺皮质功能的作用，这种作用可能是其治疗牙周病的机理之一[7, 8]。

5. 调节细胞因子的分泌 补肾固齿丸可以降低内毒素对人牙周膜成纤维细胞的毒性作用，促进细胞分泌 IL-1β，并且可以减轻牙周组织炎症反应，也有研究报道补肾固齿丸能抑制体外培养人牙周膜成纤维细胞分泌细胞因子 IL-6，增加 TGF-β1 的分泌水平，并且该影响在内毒素存在条件下会发生一定的变化，这可能和补肾固齿丸治疗牙周病的机理相关[9, 10]。

【临床应用】

1. 慢性牙周炎 补肾固齿丸治疗的慢性牙周炎主要表现为肾虚火旺所致的牙龈红肿，出血渗出，咬合无力，咀嚼酸软，牙齿松动，齿龈移位，盗汗，失眠，便溏，舌质暗红，脉沉细。

补肾固齿丸配合维生素 C 治疗慢性牙周病，疗效与雌激素联合维生素 C 相似，可对牙周纤维起到修复作用，使成骨细胞活跃。补肾固齿丸辅助牙周基础治疗有助于促进牙周炎患者牙槽骨的修复[11-15]。

2. 牙周-牙髓联合病变 补肾固齿丸联合龈上洁治术、龈下刮治术和常规根管治疗治疗老年人由牙周病引起的牙周-牙髓疗效优于甲硝唑[16]。

【不良反应】 目前尚未检索到不良反应的报道。

【使用注意】 ①忌烟酒及辛辣、油腻食物。不要食过硬食物。②服药时最好配合口腔科治疗。

【用法与用量】 口服。一次 4g（1 袋），一日 2 次。

参 考 文 献

[1] 杨美蕾, 张举之, 肖邦良. 固齿丸对豚鼠实验性牙周损害治疗作用的观察[J]. 华西口腔医学杂志, 1990,（3）: 201-203.

[2] 李升, 杨明华, 董懿. 固齿丸对中、重度牙周炎患者血清骨代谢的影响[J]. 口腔医学, 2007, 27（7）: 372-374.

[3] 孟琳, 张举之, 郑光静, 等. 固齿丸抗自由基损伤的研究[J]. 华西口腔医学杂志, 1990,（3）: 208-211.

[4] 欧炯光, 张举之. 固齿丸对青少年牙周炎患者周围血多形核白细胞趋化和吞噬功能的作用[J]. 华西口腔医学杂志, 1991, 26（1）: 51-53.

[5] 胡琳. 固齿丸对动物实验性牙周炎酶组化改变的影响[J]. 华西医科大学学报, 1993,（2）: 201.

[6] 张举之. 固齿丸治疗牙周病机理探讨[J]. 华西口腔医学杂志, 1990,（3）: 198-200, 236.

[7] 丁一, 张举之. 女性牙周炎患者服用固齿丸前后唾液孕酮、雌二醇水平的变化[J]. 华西口腔医学杂志, 1990,（3）: 204-207.

[8] 赵瑞芳, 孙希浩. 补肾固齿丸对牙周变性患者血浆皮质醇浓度的影响[J]. 第四军医大学学报, 1989, 10（8）: 205-207.

[9] 顾明, 赵蕾, 高霈, 等. 中药补肾固齿丸对牙周炎治疗作用机制的探讨[J]. 北京口腔医学, 2009, 17（3）: 132-134.

[10] 姜茵. 中药补肾固齿丸对人牙周膜成纤维细胞分泌细胞因子的影响[D]. 四川: 四川大学, 2006.

[11] 张举之, 杨新雪, 仝月华. 固齿丸治疗青少年牙周炎的临床研究[J]. 华西口腔医学杂志, 1985,（1）: 27-31.

[12] 雷泽玉, 秦伟霞. 补肾固齿丸治疗牙齿松动 39 例[J]. 中国民间疗法, 1990,（8）: 41-42.

[13] 安志国, 丁一. 补肾固齿丸治疗肾虚火旺型牙周炎的疗效及安全性评估[J]. 国际口腔医学杂志, 2007, 34（4）: 235-238.

[14] 吴熙凤, 高永波, 周奇, 等. 补肾固齿丸促进引导组织再生术牙槽骨再生的临床研究[J]. 江西医学院学报, 2007, 47（3）: 44-45.

[15] 吴贾涵. 补肾固齿丸辅助牙周基础治疗的牙槽骨改变的研究[D]. 遵义: 遵义医学院, 2014.

[16] 王丽颖, 李丽. 补肾固齿丸治疗老年人牙周-牙髓联合病变 41 例[J]. 实用中医内科杂志, 2007, 21（8）: 55.

（成都中医药大学　徐世军、左渝陵）

固齿散

【药物组成】　龟甲、大青盐、川芎、香附、荷叶、花椒、木槿皮、白芷。

【处方来源】　研制方。国药准字 Z20010022。

【功能与主治】　滋阴益肾、活血消肿、止痛固齿。用于肾阴亏虚，气血壅滞所致龈肿化脓，咀嚼疼痛，牙齿松动，牙龈退缩等。

【药效】　主要药效如下[1-5]：

1. 抗炎　固齿散能减轻实验性牙周病豚鼠的牙周水肿及固有层炎性细胞浸润，缓解组织内水肿，减小牙周袋深度；大剂量固齿散对减轻小鼠耳的炎症反应效果与阿司匹林类似[1]。

2. 镇痛　有学者采用齿根电刺激，同时用自耦调压器记录动物疼痛反应，证实固齿散有使疼痛阈值增加的趋势。

3. 调节骨代谢　成纤维细胞在骨缺损修复的特殊环境下能和骨细胞一起参与成骨过程。在有关骨折愈合的超微结构研究中，也发现了成纤维细胞的成骨作用。固齿散浸出液能使牙龈成纤维细胞的分裂指数和 DNA 含量增加，说明该散剂对成纤维细胞有轻度的刺激分裂和促进 DNA 合成的作用，使牙槽骨密度增加，牙松动趋于稳定[2-4]。

【临床应用】

慢性牙周炎　症见牙齿松动，自觉咬合不适或疼痛，牙龈潮红和出血，或腰膝酸软，五心烦热，颧红咽干，头晕耳鸣，舌红苔少，脉细。

固齿散能使成人牙周炎患者的菌斑指数、龈沟出血数、牙周袋深度和牙齿松动度均显著减少，且效果优于碳酸钙粉剂。固齿散与牙膏混合刷牙辅助治疗牙周炎效果明显，可稳定长期疗效[6]。

【不良反应】　目前尚未检索到不良反应的报道。

【使用注意】　①忌烟酒及辛辣、油腻食物；不要食过硬食物。②服药时最好配合口腔科治疗。

【用法与用量】　喷于患处。一次 0.5g，一日 2 次。

参 考 文 献

[1] 樊明文，凌均启，程祥荣，等. 固齿增骨散的研制和初步临床应用[J]. 口腔医学研究，1994，（4）：195-198，256.

[2] 贾丽梅，陈瑞梅，王植三. 成纤维细胞的成骨作用[J]. 国际口腔医学杂志，1991，（2）：90-92.

[3] 樊明文，彭彬. 固齿散对体外培养人牙龈成纤维细胞的影响[J]. 中华口腔医学杂志，1995，（5）：298-300.

[4] 张延琳，王燕秋，吴慧华，等. 固齿散治疗牙周炎的 II 期临床试验总结[J]. 牙体牙髓牙周病学杂志，2002，12（4）：213-215.

[5] 谢昊，黄志强，周刚，等. 固齿散对牙周炎抗炎作用的临床观察[J]. 口腔医学纵横，1998，（1）：14-15.

[6] 孟红军. 中药固齿散治疗慢性牙周炎的临床研究[J]. 中国医学创新，2012，9（17）：33-35.

（成都中医药大学　徐世军、左渝陵）

三才封髓丹

【药物组成】　熟地黄、天门冬、党参、黄柏（酒炒）、砂仁、肉苁蓉、甘草（炙）。

【处方来源】 元·朱震亨《丹溪心法》。国药准字 Z35020490。

【功能与主治】 益肾固精。用于肾气虚弱，梦遗失精。主治阴虚火旺，虚火上炎所致的口腔溃疡，牙痛，口咽干痒，梦遗滑精，腰膝无力等。

【药效】 主要药效如下[1]:

1. 增强免疫功能 免疫的主要目的在于"防御"，既排除外来病原微生物，又排除自身免疫复合物，三才封髓丹对小鼠的玫瑰花结形成率、淋巴细胞转化率、巨噬细胞吞噬率及抗体溶血素试验均有影响，表明三才封髓丹具有增强免疫功能的作用[1]。

2. 抗炎 对甲状腺片和 NaOH 灼烧法联合建立阴虚火旺型口腔溃疡小鼠模型使用三才封髓丹，从血清指标看，模型组较正常组血清 IL-1β、IL-6 水平明显升高，维生素对照组和三才封髓丹组较模型组 IL-1β、IL-6 水平明显下降，小鼠血清中促炎因子明显减少，说明药物对炎症反应有改善效果。

【临床应用】

牙周炎 属祖国医学"牙痛"、"牙宣"等范畴，临床报道应用三才封髓丹治疗中医辨证属虚火牙痛取得了较为满意的效果[2]。

【不良反应】 尚不明确。

【使用注意】 ①忌不易消化食物。②感冒发热病人不宜服用。③有高血压、心脏病、肝病、糖尿病、肾病等慢性病严重者应在医师指导下服用。④儿童、孕妇、哺乳期妇女应在医师指导下服用。⑤服药 4 周症状无缓解，应去医院就诊。⑥对本品过敏者禁用，过敏体质者慎用。⑦本品性状发生改变时禁止使用。⑧儿童必须在成人监护下使用。⑨请将本品放在儿童不能接触的地方。⑩如正在使用其他药品，使用本品前请咨询医师或药师。

【用法与用量】 口服。一次 9g，一日 2 次。

参 考 文 献

[1] 王来慈，张志华，宋悦，等. 三才封髓丹对小鼠免疫功能的影响[J]. 中国中西医结合杂志，1994，9：545.

[2] 左大鹏. 三才封髓丹治疗虚火牙痛 96 例[J]. 现代中西医结合杂志，2008，17（8）：1199-1200.

（成都中医药大学　徐世军、左渝陵）

二、清胃泻火类

牛黄解毒胶囊（丸、片）

【药物组成】 人工牛黄、大黄、石膏、黄芩、甘草、桔梗、雄黄、冰片。

【处方来源】 明·王肯堂《证治准绳》。《中国药典》（2015 版）。

【功能与主治】 清热解毒。用于火热内盛，咽喉肿痛，牙龈肿痛，口舌生疮，目赤肿痛。

【药效】 主要药效如下[1-3]:

1. 抗炎 实验发现牛黄解毒胶囊对蛋清性大鼠足肿胀、对巴豆油性小鼠耳肿胀及对醋酸性小鼠腹腔毛细血管通透性亢进均有明显的抑制作用。

2. 抑菌 牛黄解毒片具有一定的抑菌活性，尤其对金黄色葡萄球菌的抗菌作用较强，其次为耐药金黄色葡萄球菌，变形杆菌和白色葡萄球菌，且在一定范围内浓度增大抗菌活力也逐渐增强，但对绿脓杆菌、大肠杆菌和肺炎杆菌均无抗菌作用。

3. **解热** 牛黄解毒片能明显对抗霍乱菌苗和二硝基酚引起的家兔和大鼠体温升高。

4. **镇痛** 牛黄解毒片对小鼠HAC致扭体反应和热板致痛也具有抑制作用，上述作用与等剂量的牛黄解毒片相当。

【临床应用】 主要运用于因热毒壅盛上焦所致的头面五官及口腔的红肿热痛。

1. **牙周炎** 使用浓替硝唑含漱液配合牛黄解毒片治疗牙龈炎，治疗1周后，龈炎指数和菌斑指数都有下降，治疗组总有效率明显高于对照组[4]。

2. **口腔溃疡** 杨光用牛黄解毒片联合西药治疗复发性口腔溃疡，有效率高于单纯使用西药[5]。

【不良反应】 本品不宜超常量或长期服用，文献报道可见皮肤过敏、过敏性休克、消化系统、泌尿系统、血液系统、呼吸系统、神经系统、成瘾性及慢性砷中毒等不良反应报道[6]。

【使用注意】 本品含有毒中药雄黄，孕妇禁用。

【用法与用量】 口服。丸剂：水蜜丸一次2g，大蜜丸一次1丸，一日2~3次；片剂：小片一次3片，大片一次2片，一日2~3次；胶囊：一次2粒，一日2~3次。

参 考 文 献

[1] 孟海琴，都兴稼，高玉刚，等. 牛黄解毒片的杭炎、抑菌作用研究[J]. 中国中药杂志，1992，17（7）：747-749.

[2] 杨士友，裴月梅，梁启勇，等. 去雄黄牛黄解毒片抗炎镇痛作用的实验研究[J]. 中药药理与临床，2000，16（5）：9-11.

[3] 杨士友，裴月梅，梁启勇，等. 去雄黄牛黄解毒片抗菌及解热作用研究[J]. 中药药理与临床，2001，17（4）：9-11.

[4] 吕莎. 浓替硝唑含漱液配合牛黄解毒片治疗牙龈炎及其对菌斑控制效果的评价[J]. 医学美学美容，2014，（12）：305-306.

[5] 杨光. 牛黄解毒片联合西药治疗复发性口腔溃疡的临床应用[J]. 中国民族民间医药，2009，18（5）：92-93.

[6] 张萍. 牛黄解毒片临床应用存在的问题[J]. 中国中药杂志，2008，33（3）：343-344.

（成都中医药大学 徐世军、左渝陵）

新 癀 片

【药物组成】 肿节风、三七、人工牛黄、猪胆粉、肖梵天花、珍珠层粉、吲哚美辛、水牛角浓缩粉、红曲。

【处方来源】 研制方。《中国药典》（2015年版）。

【功能与主治】 清热解毒，活血化瘀，消肿止痛。用于热毒瘀血所致的咽喉肿痛、牙痛、痹痛、胁痛、黄疸、无名肿毒。

【药效】 主要药效如下：

1. **抗炎** 在大鼠角叉菜胶足肿实验炎症模型中，测定造模前及造模后1h、2h踝关节肿胀度并测定血清中环氧合酶-2（COX-2）、组胺（HIS）、前列腺素E2（PGE2）、核因子κB（NF-κB）等指标，测定醋酸致小鼠腹膜炎模型血清中细胞因子白细胞介素-1α（IL-1α）、白细胞介素-1β（IL-1β）、白细胞介素-6（IL-6）、白细胞介素-10（IL-10）等。结果表明新癀片能显著抑制大鼠角叉菜胶性足肿，有显著的抗炎作用，其抗炎作用与抑制COX-2活性、减少血清 IL-1α、IL-1β、组胺含量，增加血清 IL-6 含量相关。新癀片的抗炎作用机制可能与其抑制 COX-2 和 NF-κB，降低 PGE2 含量，减少血清 IL-1β、组胺含量，抑制细胞因子及炎症介质有关[1]。

2. 抗血小板聚集　新癀片通过减少血小板活化因子受体、凝固因子Ⅲ的基因表达，从而抑制血小板聚集[2]。

3. 解热　新癀片对感染性、非感染性发热均具有显著的解热作用，解热作用起效快，作用强而持久，很好地体现了中西医结合用药的优势[3]。新癀片中的肿节风、牛黄、珍珠粉都具有显著的清热解毒作用，同时新癀片中药成分又具有显著的抗炎作用，能减弱 PGE2、IL-1 等炎症因子的致炎致热作用，从而有助于发挥解热功效，标本兼治。新癀片作为一个中成药，既发挥了化学药吲哚美辛起效快的优点，又有中药发挥作用持久的特点，而且避免了单用吲哚美辛造成的胃肠道方面的毒性反应[4]，中药发挥了解热、减毒作用，为临床用药提供了安全保障。

【临床应用】

1. 冠周炎、牙周炎　胡氏[5]以新癀片治疗冠周炎和牙周炎共 60 例，总有效率为 93.3%，明显优于红霉素对照组。

2. 口腔溃疡　刘氏[6]等用新癀片治疗口腔轻型阿弗他溃疡，治疗组疗效明显。

【不良反应】　一般为胃肠道不适，文献报道过敏导致窒息样哮喘 1 例[7]。

【使用注意】　①本品含有化学药吲哚美辛，注意其不良反应。活动性溃疡病、消化道出血及病史者、溃疡性结肠炎及病史者、癫痫、帕金森病及精神病患者，支气管哮喘者，血管神经性水肿者，肝肾功能不全者慎用。②对本品、阿司匹林或其他非甾体抗炎药过敏者禁用。③孕妇、哺乳期妇女禁用。

【用法与用量】　口服。一次 2～4 片，一日 3 次，小儿酌减。外用，用冷开水调化，敷患处。每片重 0.32g。

参 考 文 献

[1] 吕晓静，刘静，陆洁，等. 新癀片抗炎作用机制研究[J]. 天津中医药，2013，4：239-241.
[2] 吕晓静，刘静，田兴美，等. 新癀片活血化瘀作用机制研究[J]. 中国医药导报，2013，3：18-20.
[3] 刘静，吕晓静，田兴美，等. 新癀片对动物发热模型的解热作用研究[J]. 现代药物与临床，2015，4：375-379.
[4] 刘静，邱志权，王晶晶，等. 新癀片中药成分对吲哚美辛胃肠毒性的减毒作用机制研究[J]. 中草药，2014，45（8）：1115-1120.
[5] 胡艾燕. 新癀片治疗冠周炎和牙周炎 60 例疗效观察[J]. 贵阳中医学院学报，1995，4：24-25.
[6] 刘文学，杨慧，沈振祥，等. 新癀片治疗轻型阿弗他溃疡 75 例疗效观察[J]. 社区医学杂志，2009，19：16-17.
[7] 张慧，毛文珍. 口服新癀片致窒息样哮喘 1 例报告[J]. 福建中医药，1997，2：48.

（成都中医药大学　徐世军、左渝陵）

牙痛一粒丸

【药物组成】　蟾酥、朱砂、雄黄、甘草。

【处方来源】　研制方。《中国药典》（2015 年版）。

【功能与主治】　解毒消肿，杀虫止痛。用于火毒内盛所致的牙龈肿痛、龋齿疼痛。

【药效】　主要药效如下[1-3]：

1. 抑菌　体外抑菌试验发现本品对金黄色葡萄球菌有非常明显的抑制作用，还能明显增强非特异性免疫功能。这表明本品的抑制作用除直接作用外，还可以通过提高机体的防御能力来实现[1]。

2. 镇痛　通过扭体法和热板法实验发现本品的脂溶性提取物能显著降低小鼠扭体次数，显著提高小鼠热板痛阈值[2]。本品能在短时间内使神经麻痹达到止痛的效果。

3. 抗炎　临床试验发现使用本品 7 天后，其龈炎指数下降明显优于牙痛酊，说明牙痛一粒丸有抗炎消肿作用[4]。

【临床应用】

1. 牙龈（周）炎、牙龈乳头炎　症见牙龈缘和龈乳头充血肿胀、出血化脓疼痛，口热，口干，口臭，便干尿黄，舌苔黄，脉弦数。

将本品用牙科镊直接置于颊侧，远中及舌侧盲袋内各一粒，配合灭厌氧菌药物及广谱抗生素可使炎症消退，加速牙龈炎恢复[3]。

2. 龋病　本品治疗深龋及牙龈充血所致的牙痛，口干口热，便干尿黄，舌苔黄，脉弦数。

将本品填入龋病所致的龋洞内，用小棉球覆盖，可在半小时内使神经麻痹而达到止痛效果[4]。

【不良反应】　有麻舌感。

【使用注意】　将含药后渗出的唾液吐出，不可咽下。本品含蟾酥、朱砂、雄黄，不宜过服及久用。

【用法与用量】　每次取 1～2 丸，填入龋齿洞内或肿痛的齿缝处，外塞一块消毒棉花，防止药丸滑脱。

参 考 文 献

[1] 康永，李先荣. 雄黄药理作用的实验研究及其毒性观察[J]. 时珍国医国药，1998，（4）：322-323.

[2] 杨琳，段鹏飞，王琼，等. 蟾酥脂溶性提取物的分离分析及其镇痛、抗肿瘤作用研究[J]. 氨基酸和生物资源，2007，29（1）：64-67.

[3] 盛轩，严君烈. "牙痛一粒丸"治疗急性牙髓炎疗效观察[J]. 急诊医学，1998，（1）：72.

[4] 吴文燕. 牙痛一粒丸治疗牙龈炎的临床疗效观察[J]. 海峡药学，2014，26（8）：98-100.

（成都中医药大学　徐世军、左渝陵）

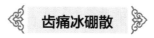

齿痛冰硼散

【药物组成】　硼砂、硝石、冰片。

【处方来源】　明·陈实功《外科正宗》冰硼散化裁方。国药准字 Z11020514。

【功能与主治】　散郁火，止牙痛。用于火热内闭引起的牙龈肿痛，口舌生疮。

【药效】　主要药效如下[1]：

1. 抑菌　研究显示本品对大肠杆菌、铜绿假单胞菌、炭疽杆菌、葡萄球菌等多种细菌均有抑制作用，可用于牙髓炎等炎性疾病[1]。

2. **抗炎**　采用冰醋酸致小鼠腹腔毛细血管通透性增加、卡拉胶致大鼠足肿胀等方法制成炎症模型，结果显示本品能明显抑制大鼠足跖肿胀度，减少小鼠扭体次数，具有抗炎作用。

【临床应用】

1. **急性牙龈（周）炎**　症见牙龈红肿，出血渗出，化脓疼痛，口热口臭，烦躁，喜冷饮，便秘尿赤，脉洪大或滑数。

研究显示本品治疗能明显抑制大鼠足跖肿胀度，减少小鼠扭体次数，且同剂量条件下，本品的镇痛效应比抗炎效应更为明显，对急性牙龈炎所致的牙龈红肿疼痛有明显的缓解效果[1]。

2. **复发性口疮、急性口炎**　症见口腔黏膜充血发红，水肿破溃，渗出疼痛，口干口渴，口热喜冷饮，便干尿黄，舌红苔黄，脉弦数。

复发性口疮及急性口炎均是以细菌感染为主要致病因素，发病初期即出现严重的血管或炎症反应，本品对大肠杆菌、铜绿假单胞菌、炭疽杆菌、葡萄球菌等多种细菌均有抑制作用，可用于多种炎性疾病。

【不良反应】　目前尚未检索到不良反应的报道。

【使用注意】　①不可内服。②忌食辛辣食物。本品含硼砂、硝石、冰片，不宜过服和久用。

【用法与用量】　吹敷患处，每次少量，一日数次。

参 考 文 献

[1] 孙晓萍，欧立娟，宓穗卿，等. 冰片抗炎镇痛作用的实验研究[J]. 中药新药与临床药理，2007，18（5）：353-355.

（成都中医药大学　徐世军、左渝陵）

金栀洁龈含漱液

【药物组成】　金银花、栀子、薄荷、黄芩、苦参、黄柏、茵陈、地肤子、石菖蒲、独活、蛇床子、艾叶。

【处方来源】　研制方。国药准字 B20021009。

【功能与主治】　清热解毒，祛风除湿，芳香避秽，消肿止痛。用于胃热或湿热所致的牙龈炎、牙周炎、牙龈出血、口腔溃疡、口臭、牙痛及口腔黏膜炎等，以及贝赫切特综合征、口角炎、根尖周炎、牙髓炎、龋齿等。

【药效】　主要药效如下（图 19-1）：

1. **抑菌**　金栀洁龈含漱液对口腔疾病的几种常见致病菌如革兰氏阴性专性厌氧菌（牙龈卟啉单胞菌、中间普氏菌、具核梭杆菌等）及革兰氏阳性专性厌氧菌（消化链球菌、口腔拟杆菌等）有较强的抑制作用，对革兰氏阳性兼性厌氧菌（口腔链球菌、变形链球菌等）有一定的抑制作用，对革兰氏阴性兼性厌氧球菌的抑制作用欠佳[1]。金栀洁龈含漱液对牙龈卟啉菌、伴放线杆菌等致病菌的生长具有显著的抑制作用[2, 3]。

2. **抗炎**　金栀洁龈含漱液还能降低牙周炎患者龈沟液中炎性因子 IL-6 的质量浓度，改善牙周病各项临床指标，改善患者临床症状[4]。

【临床应用】

1. 急性齿根尖周炎　可见牙齿遇冷热敏感疼痛，影响睡眠及食物咀嚼，牙龈无或有红肿，口干口渴，舌红苔黄，脉弦数。

大量研究证实，厌氧菌是引起根尖周围组织感染和诱发疼痛的重要致病因素，金栀含漱液对革兰氏阴性和革兰氏阳性专性厌氧菌有较强的抑制作用，对革兰氏阳性兼性厌氧杆菌有一定抑制作用，其效果与氯胺-T联用氢氧化钙类似[1]。

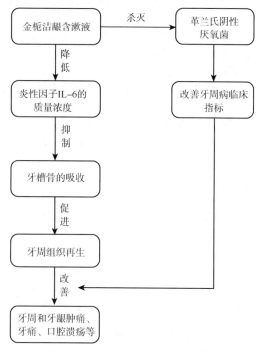

图 19-1　金栀洁龈含漱液药效机制

2. 牙龈（周）炎、急性化脓性牙龈炎　症见牙龈发红肿胀，出血，化脓疼痛，口热口臭，口干口渴，舌红苔黄，脉弦洪数。

金栀洁龈含漱液联合西帕依固龈液治疗固定矫治中牙龈炎，有高效的细菌杀灭作用，并且能够在短时间内消除患者的牙龈充血、肿胀的现象[5]。清火栀麦片联合金栀洁龈含漱液能够有效防治固定正畸引起的牙龈炎，减少牙菌斑，改善牙龈状态[6]。

3. 急性冠周炎　金栀洁龈含漱液用于冠周牙龈充血肿胀，渗出化脓，疼痛剧烈，口热口臭，口渴喜冷饮，张口受限，舌苔黄厚，脉弦实数。

金栀洁龈含漱液可清热泻火解毒，祛风除湿辟秽，含漱治疗冠周炎效果优于双氧水及生理盐水冲洗[7]；未全身用药的金栀洁龈含漱液局部冲洗治疗冠周炎总有效率为 95.8%，与 Listerine 漱口水效果类似[8]。奥硝唑联合金栀洁龈含漱液治疗急性智齿冠周炎，可优先缓解患者疼痛、牙龈红肿、盲袋溢脓，其疗效显著优于单用奥硝唑[9]。

【不良反应】　目前尚未检索到不良反应的报道。

【使用注意】　①本品仅供含漱用，含漱后应吐出，不得咽下。②忌烟酒及辛辣、油腻食物。③不宜在用药期间同时服用温补性中药。

【用法与用量】　一次 5～20ml，一日 3 次，含漱 1 分钟即可。

参 考 文 献

[1] 刘长虹，尹仕海，陈蕾. 金栀含漱液用于感染根管冲洗消毒的细菌学观察[J]. 上海口腔医学，2006，15（1）：15-18.

[2] 武荣. 金栀洁龈含漱液在中重度牙周炎治疗中的作用[J]. 长春中医药大学学报，2014，40（3）：518.

[3] 陈新，黄云霞. 两种含漱液治疗急性智齿冠周炎的疗效比较[J]. 西南国防医药，2011，21（6）：640.

[4] 陈旭，孙小菊，谢洪，等. 金栀洁龈含漱液治疗中重度牙周炎临床疗效研究[J]. 中国实用口腔科杂志，2011，1（4）：43.

[5] 何福德. 西帕依固龈液联合金栀洁龈含漱液治疗固定矫治中牙龈炎临床分析[J]. 世界复合医学，2018，4（5）：61-64.

[6] 胡媛媛. 清火栀麦片联合金栀洁龈含漱液防治固定正畸牙龈炎临床观察[J]. 实用中医药杂志，2017，33（8）：904-905.

[7] 戴光辉，王红. 金栀洁龈含漱液治疗智齿冠周炎的体会[J]. 中医药学报，2005，（3）：29.

[8] 陈新，黄云霞. 两种含漱液治疗急性智齿冠周炎的疗效比较[J]. 西南国防医药，2011，21（6）：640-642.

[9] 李亚平，徐琼辉. 奥硝唑联合金栀洁龈含漱液治疗急性智齿冠周炎的临床观察[J]. 中国药房，2016，27（6）：737-739.

（成都中医药大学　徐世军、左渝陵）

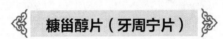

糠甾醇片（牙周宁片）

【药物组成】　米糠油。

【处方来源】　研制方。国药准字 H51023595。

【功能与主治】　用于牙周病引起的牙龈出血、牙周脓肿等。

【药效】　主要药效如下：

1. 抑菌　体外抑菌试验显示糠甾醇片对大肠杆菌、沙门氏菌、巴氏杆菌和金黄色葡萄球菌具有良好的抑菌效果，尤其对金黄色葡萄球菌的效果最佳[1]。

2. 调节免疫　血清溶血素水平是判断机体非特异性免疫功能强弱的主要指标之一，研究发现糠甾醇片能显著提高血清溶血素的释放，增强机体免疫功能，此外还可提高巨噬细胞的吞噬能力、促进 T 淋巴细胞的分化、提高淋巴细胞的增殖能力，具有一定的免疫调节作用[1]。

【临床应用】

急慢性牙周炎　症见牙龈出血、口臭等，通过口腔检查可发现牙龈缘、牙龈乳头和附着牙龈肿胀，呈深红色或者暗红色，探查容易发生出血等。

糠甾醇片联合红霉素、甲硝唑（灭滴灵）、维生素 B₆服用，短期内可使牙周炎患者牙龈出血、口臭、牙龈红肿基本消退，坚持服用 12～30 个月，患者牙龈出血停止，口臭、牙周牙龈红肿未再复发，牙龈色泽基本恢复正常[2]。

【不良反应】　文献报道口服糠甾醇片可致全身多部位特发性斑块[3]、荨麻疹型药疹[4]、频发室性早搏[5]。

【使用注意】　①孕妇及哺乳期妇女慎用。②牙周炎症状控制后须继续服用一定时期的维持量以巩固疗效。③本品虽有治疗牙周病的作用，但须与牙周病局部治疗同时进行，方能根治牙周病。④当药品性状发生改变时禁止使用。

【用法与用量】　口服。治疗量：一次 6～8 片，一日 3 次。维持量：一次 2～4 片，一日 3 次。

参 考 文 献

[1] 毛春季. 米糠甾醇体外抑菌作用及免疫增强作用研究[D]. 长沙：湖南农业大学，2012.
[2] 吴惠珠. 口服红霉素、灭滴灵、牙周宁片治疗牙周疾病80例报告[J]. 福建医药杂志，1994，（5）：115-116.
[3] 曾健铭. 口服糠甾醇片过敏致全身多部位特发性斑块1例报告[J]. 中国校医，2011，25（3）：202.
[4] 孟军. 牙周宁引起荨麻疹型药疹一例[J]. 泰山医学院学报，1988，（2）：189，191.
[5] 洪兰英，曾庆梅. 口服牙周宁引起频发室性早搏1例[J]. 口腔医学，1986，6（4）：213.

（成都中医药大学　徐世军、左渝陵）

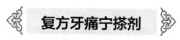

复方牙痛宁搽剂

【药物组成】　松花粉、丁香、薄荷、花椒、冰片、茵陈、荜茇、八角茴香、荆芥、甘草。

【处方来源】　研制方。国药准字Z20026989。

【功能与主治】　消肿止痛。用于牙痛、牙周肿痛。

【药效】　主要药效如下：

1. 抑菌　体外抑菌试验表明，本品对粪肠球菌、金黄色葡萄球菌、大肠杆菌均有抑制作用[1]。

2. 镇痛　本品具有良好的镇痛效果。研究发现中、高浓度的花椒生物碱对小鼠热刺激引起的疼痛具有较强的镇痛作用，高浓度的花椒生物碱能较强抑制二甲苯所致小鼠耳肿胀，具有较强的抗炎、止痛作用[2]。研究采用热板刺激、冰醋酸刺激致小鼠扭体，冰醋酸致小鼠腹腔毛细血管通透性增加，卡拉胶致大鼠足肿胀等方法制成炎症模型，结果显示本品中冰片能明显抑制大鼠足跖肿胀度，减少小鼠扭体次数，证实冰片有良好的抗炎镇痛效果[3]。

【临床应用】

牙周炎、牙龈炎　症见牙龈肿痛，口舌生疮，舌红，苔黄，脉数等。临床研究发现本品可缓解牙周炎引起的牙痛、牙龈出血等症状，但效果不及复方牙痛酊[4]。

【不良反应】　目前尚未检索到不良反应的报道。

【使用注意】　①忌烟酒及辛辣、油腻食物。②不宜在用药期间同时服用温补性中药。③孕妇慎用。④用药时最好应配合牙科治疗。

【用法与用量】　口腔用药。用小棉球蘸取0.5ml药液涂在肿痛处，一日2次，或临睡前使用。

参 考 文 献

[1] 束雅春，段煜，陈亚军，等. 薄荷-荆芥药对与单味药挥发性成分分析及体外抑菌作用比较[J]. 中国实验方剂学杂志，2019，25（7）：6-13.
[2] 石雪萍，张卫明，张鸣镝，等. 花椒总生物碱镇痛、抗炎、止痒作用研究[J]. 中国野生植物资源，2011，30（1）：46-49.
[3] 孙晓萍，欧立娟，宓穗卿，等. 冰片抗炎镇痛作用的实验研究[J]. 中药新药与临床药理，2007，18（5）：353-355.
[4] 凌瑞. 两种中成药治疗牙龈炎、冠周炎的比较[J]. 中国当代医药，2009，16（14）：92-93.

（成都中医药大学　徐世军、左渝陵）

复方牙痛酊

【药物组成】　宽叶缬草、凤仙花、红花、樟木。

【处方来源】　研制方。国药准字 Z20025807。

【功能与主治】　活血散瘀，消肿止痛。用于牙龈炎、龋齿引起的牙痛或牙龈肿痛。

【药效】　主要药效如下：

1. 抑菌　实验发现复方牙痛酊对体外培养的 7 种常见口腔致病菌标准株（牙龈卟啉单胞菌、中间普氏菌、伴放线共生放线菌、小韦荣球菌、具核梭杆菌、牙龈二氧化碳噬纤维菌、黏性放线菌）有不同程度的抑制作用，对牙周致病细菌的抑制作用强于对致龋细菌的作用，特别是对牙龈卟啉单胞菌的抑制作用最强[1-3]。凤仙花性味甘、微苦，有活血作用，对伤寒杆菌、铜绿假单胞菌及金黄色葡萄球菌等口腔典型细菌有杀灭疗效，能预防患者口腔细菌繁殖，降低口腔炎症程度[4]。

2. 改善微循环　宽叶缬草能够促进血管扩张，改善局部微循环，在作用于牙龈炎及冠周炎患者时，能够有效抑制患者牙龈口腔出血情况，改善血液循环。

3. 镇痛　临床研究证实复方牙痛酊对牙龈炎及冠周炎均有确切的消炎镇痛疗效，且镇痛效果优于碘甘油。将本品局部涂抹于口腔牙龈表面，具有轻度麻醉的疗效，从而可达到局部镇痛的目的[4]。

【临床应用】

牙龈炎、龋齿、冠周炎　症见牙痛、牙龈肿胀等。复方牙痛酊改善牙龈炎、冠周炎患者牙痛及牙龈出血的疗效均优于牙痛宁[5]。临床试验显示复方牙痛酊对牙龈炎、冠周炎患者具有确切的消炎镇痛效果，较静脉应用替硝唑优势更加明显[6]。

【不良反应】　目前尚未检索到不良反应的报道。

【使用注意】　①忌烟酒、辛辣、油腻食物。②不宜在用药期间同时服用温补性中药。③用药时最好应配合牙科治疗。

【用法与用量】　口腔用药。一日 3 次，5 日为一疗程。治牙龈炎用小棉球浸湿本品适量涂擦于患牙龈袋内和肿胀处；治龋齿牙痛可用药棉蘸取本品填塞于龋洞内，适当时候取出。

参 考 文 献

[1] 杨家龙，何永红，朱珠，等. 复方牙痛酊对口腔致病菌作用的实验研究[J]. 实用口腔医学杂志，2008，24（1）：137-138.

[2] 杨乾，鞠爱华，白万富，等. 宽叶缬草的化学成分及药理活性研究进展[J]. 中国现代应用药学，2008，25（7）：613-616.

[3] 孙红艳，吕安坤. 西帕依固龈液治疗单纯性牙龈炎随机对照试验的 Meta 分析[J]. 中国实验方剂学杂志，2014，20（19）：217-220.

[4] 张秀荣. 复方牙痛酊对牙龈炎与冠周炎的消炎镇痛疗效观察[J]. 全科口腔医学电子杂志，2015，（7）：123-124.

[5] 凌瑞. 两种中成药治疗牙龈炎、冠周炎的比较[J]. 中国当代医药，2009，16（14）：92-93.

[6] 刘志伟. 复方牙痛酊治疗牙龈炎、冠周炎的临床效果评估[J]. 中国卫生标准管理，2016，7（10）：99-100.

（成都中医药大学　徐世军、左渝陵）

齿痛消炎灵颗粒

【**药物组成**】　石膏、荆芥、防风、青皮、牡丹皮、地黄、青黛、细辛、白芷、甘草。

【**处方来源**】　研制方。《中国药典》（2015年版）。

【**功能与主治**】　疏风清热，凉血止痛。用于脾胃积热，风热上攻所致的头痛身热、口干口臭、便秘燥结、牙龈肿痛。

【**药效**】　主要药效如下：

1. 抗菌　研究发现本品药物浓度在1:5时，对乙型溶血性链球菌、金黄色葡萄球菌的青霉素敏感株与耐药株、柠檬色葡萄球菌有抑制作用；浓度为1:8时，对粪链球菌、卡他球菌有抑制作用；浓度为1:10时对甲型溶血性链球菌、白色葡萄球菌有抑制作用；浓度为1:20时对棒状球菌有抑制作用[1-4]。

2. 解热　本品具有不同程度的解热作用。可抑制发热时过度兴奋的体温中枢，有强而快的退热作用，对实验性致热家兔有一定退热作用[5]。

3. 镇痛　本品可通过降低乙酸致痛小鼠脑组织和血清中一氧化氮（NO）、前列腺素E_2（PGE_2）、丙二酯（MDA）的含量，并降低诱导型一氧化氮合酶的活性，提高SOD活性，达到镇痛的效果。还可通过阻滞神经细胞膜内侧Na^+通道产生局部麻醉作用而达到镇痛效果。本品及其提取物单用或与其他中药制剂配伍使用，对于牙痛、神经性疼痛、头痛、跌打损伤痛等多种疼痛都有很好的疗效[6]。

【**临床应用**】

1. 急性齿根尖周炎、急性牙髓炎、深龋　可见牙齿遇冷热敏感疼痛，影响睡眠及食物咀嚼，牙龈无或有红肿，口干口渴，舌红苔黄，脉弦数。

本品联合氯己定含漱液可使牙龈出血、肿痛、牙齿松动等症状明显减轻，牙周袋变浅[3]；齿痛消炎灵颗粒可以明显改善急性根尖周炎的牙痛、伸长感、牙龈红肿等主症，其效果与丁细牙痛胶囊类似[1]。

2. 牙龈（周）炎、急性化脓性牙龈炎　症见牙龈发红肿胀，出血，化脓疼痛，口热口臭，口干口渴，舌红苔黄，脉弦洪数。

本品治疗牙周炎能有效减少患者牙菌斑指数（PLI）、牙龈指数（GI）、龈沟出血指数（SBI）和牙周袋深度（PD），治疗效果与甲硝唑片配合阿莫西林克拉维酸钾分散片口服治疗相当[2]。

3. 急性冠周炎　本品用于冠周牙龈充血肿胀，渗出化脓，疼痛剧烈，口热口臭，口渴喜冷饮，张口受限，舌苔黄厚，脉弦实数。

【**不良反应**】　目前尚未检索到不良反应的报道。

【**使用注意**】　服药期间忌酒和辛辣之物。本品含细辛，不宜过服和久用。

【**用法与用量**】　开水冲服。一次1袋，一日3次，首次加倍。

参 考 文 献

[1] 李战伟，闫春雷，赵高阳. 齿痛消炎灵颗粒治疗急性根尖周炎临床观察小结[J]. 中国老年保健医学，2011，9（3）：38-40.

[2] 何文娟. 齿痛消炎灵颗粒治疗牙周炎60例临床观察[J]. 新中医，2015，（10）：161-163.

[3] 贾茂健，胡温庭，牟宝秋，等. 齿痛消炎灵颗粒配合氯己定含漱液治疗急性根尖周炎疗效观察[J]. 现代中西医结合杂志，2017，26（3）：299-301.

[4] 范琦芳，王阳舒，王合，等. 齿痛消炎灵冲剂治疗口腔急性细菌性感染 108 例临床疗效初步观察[J]. 中西医结合杂志，1984，（10）：629.

[5] 杨德群. 石膏的药理作用[J]. 中外健康文摘，2011，8（2）：59-60.

[6] 梁学清，李丹丹. 细辛药理作用研究进展[J]. 河南科技大学学报（医学版），2011，29（4）：318-320.

（成都中医药大学　徐世军、左渝陵）

黄连上清丸（颗粒、胶囊、软胶囊、片）

【药物组成】　黄连、栀子（姜制）、连翘、蔓荆子（炒）、防风、荆芥穗、白芷、黄芩、菊花、薄荷、酒大黄、黄柏（酒炒）、桔梗、川芎、石膏、旋覆花、甘草。

【处方来源】　清·凌奂《饲鹤亭集方》。《中国药典》（2015 年版）。

【功能与主治】　清热通便，散风止痛。用于风热上攻，肺胃热盛所致的头晕目眩、牙齿疼痛、口舌生疮、咽喉肿痛、耳痛耳鸣、大便秘结、小便短赤。

【药效】　主要药效如下：

1. 抗菌　黄连上清胶囊体外能抑制大肠杆菌、铜绿假单胞菌、金黄色葡萄球菌、肺炎双球菌等菌株，最低抑菌浓度均为 0.313g/ml，最低杀菌浓度均为 0.625g/ml；黄连上清胶囊对金黄色葡萄球菌感染的小鼠亦有明显保护作用，可降低死亡率[1]。研究中采用杯碟法发现黄连上清胶囊中的黄连对牙髓炎主要致病菌（牙髓卟啉单胞菌）有良好的抑制作用，且效果强于氢氧化钙[2]。

2. 抗炎　黄连上清胶囊能明显抑制二甲苯所致小鼠耳郭肿胀、巴豆油所致小鼠耳肿胀及大鼠棉球肉芽肿形成，通过抑制炎症反应改变局部红肿表现[3]。

3. 镇痛　黄连上清胶囊能明显减少 0.6%的乙酸引起的小鼠扭体次数，表现出良好的镇痛效果[3]。

4. 解热　黄连上清胶囊能明显降低由 5%鲜啤酒酵母引起的大鼠肛温异常增加，此外对三联菌苗引起的家兔发热也有一定的解热作用[3]。

【临床应用】

1. 急性口炎、复发性口疮　症见口腔黏膜充血发红，水肿破溃，渗出疼痛，口热口臭，舌红苔黄，脉浮滑数。

本品联合金施尔康治疗复发性口疮，效果比单用金施尔康好[4]。以黄连上清丸常量连服 3 天后，换用知柏地黄丸常量连服 4 天，可缩短口疮病程，效果比单用维生素 C 好[5]。

2. 急、慢性牙龈（周）炎　可见牙龈红肿，出血渗出，疼痛，口干口渴，口臭口黏，舌苔黄，脉浮弦数。

对于牙周病患者采用黄连上清胶囊联合米诺环素的治疗方式，可显著提升患者的治疗效率，降低炎症因子指标（TNF-α、IL-5、IL-6）[6]，黄连上清软胶囊在改善牙龈红肿、疼痛、出血等方面均优于黄连上清片[7]。

3. 急性智齿冠周炎　症见冠周牙龈充血肿胀，渗出化脓，疼痛剧烈，张口受限，舌苔黄厚，脉弦实数。

临床研究证实黄连上清丸治疗急性智齿冠周炎所致的疼痛效果不及石辛含片[8]。

4. 急性结膜炎、急性化脓性中耳炎、急性咽炎[9]等　见相关报道。

【不良反应】　有报道服用本药后可发生急性肝损伤[10]，胃肠道不适、腹泻等不良反应[7]。

【使用注意】　①阴虚火旺者慎服。②不宜在服药期间同时服用温补性中成药。③有心脏病、肝病、糖尿病、肾病等慢性病严重者，或正在接受其他治疗的患者慎用。

【用法与用量】　丸：口服，水丸或水蜜丸一次 3～6 克，大蜜丸一次 1～2 丸，一日 2 次。颗粒：口服，一次 2g，一日 2 次。片：口服，一次 6 片，一日 2 次。胶囊：口服，一次 4 粒，一日 2 次。片剂：口服，一次 6 片，一日 2 次。

参 考 文 献

[1] 田军，蒋珠芬，杨士友. 黄连上清胶囊药理作用研究[J]. 中药药理与临床，1998，（2）：9-11.

[2] 邱艳梅，李金陆，连增林，等. 黄连对牙髓卟啉单胞菌抑菌作用的体外研究[J]. 北京口腔医学，2011，19（2）：92-94.

[3] 田军，蒋珠芬，杨士友. 黄连上清胶囊药理作用研究[J]. 中药药理与临床，1998，（2）：10-12.

[4] 徐青青，邓卓航. 黄连上清丸联合金施尔康治疗复发性口腔溃疡临床疗效[J]. 天津药学，2015，（5）：54.

[5] 李春来，刘健. 中药联合治疗口疮 36 例临床观察[J]. 当代医学，2010，16（36）：152.

[6] 李辰. 慢性牙周炎采用黄连上清胶囊联合米诺环素治疗的临床效果分析[J]. 全科口腔医学电子杂志，2019，6（1）：33，35.

[7] 李卜，彭波. 黄连上清软胶囊治疗上焦风热证急性牙周炎 24 例总结[J]. 湖南中医杂志，2007，（3）：33-34.

[8] 贾素侠，李国宾，张志伟，等. 石辛含片在智齿冠周炎中止痛效果观察[J]. 中国实用神经疾病杂志，2012，15（17）：79-80.

[9] 李朝敏，崔建蓉. 黄连上清胶囊治疗上焦风热所致急性咽炎临床报告[J]. 中药药理与临床，2000，16（1）：44-45.

[10] 赵建学，刘顺英. 黄连上清片致急性肝损害 1 例[J]. 医药导报，2001，2：131.

（成都中医药大学　徐世军、左渝陵）

麝香牛黄丸

【药物组成】　牛黄、麝香、防风、赤芍、黄连、大黄、钩藤、连翘、黄柏、栀子、金银花、麦冬、桔梗、当归、黄芩（煮）、甘草、石膏、雄黄、朱砂、冰片、薄荷脑。

【处方来源】　研制方。国药准字 Z14021105。

【功能与主治】　清热解毒。用于头晕目赤，咽干咳嗽，风火牙疼，大便秘结。

【药效】　主要药效如下：

1. 抗炎　麝香牛黄丸对短效和中效致炎剂蛋清、卡拉胶所致的大鼠足跖肿胀有抑制作用，麝香牛黄丸高低剂量对二甲苯所致小鼠耳肿胀均有减轻作用，对棉球肉芽肿形成有一定抑制作用，说明其抗炎作用确切。

2. 解热　麝香牛黄丸对酵母引起的发热有明显的抑制作用[1]。

【临床应用】　用于火毒炽盛所致的牙痛，症见牙龈肿痛，口舌生疮，舌红，苔黄，脉数等。

【不良反应】　目前尚未检索到不良反应的报道。

【使用注意】　孕妇忌服。

【用法与用量】　口服。水蜜丸一次 2g，小蜜丸一次 3g，大蜜丸一次 1 丸，一日 2～3 次。

参 考 文 献

[1] 张蕻，张丽，朴晋华，等. 麝香牛黄丸药理作用实验研究[J]. 山西中医，2003，（3）：51-53.

（成都中医药大学　徐世军、左渝陵）

牙痛宁滴丸（搽剂）

【药物组成】 花椒、薄荷脑、松花粉、冰片、茵陈、荜茇、八角茴香、荆芥、甘草、丁香。

【处方来源】 研制方。国药准字 Z20053084。

【功能与主治】 消炎止痛。用于牙痛、牙周肿痛。

【药效】 主要药效如下：

1. 抗炎 研究发现牙痛宁滴丸高、中、低 3 个剂量组对二甲苯所致小鼠耳郭肿胀均有明显的抑制作用；牙痛宁滴丸 3 个剂量组在大鼠足跖皮下注射卡拉胶混悬液致炎后 1~24 小时均有明显抑制肿胀作用[1]。

2. 镇痛 牙痛宁滴丸高、中、低 3 个剂量组均能明显延长热板致痛小鼠的痛阈，随着剂量增加，其痛阈也相应延长，说明牙痛宁有明显的局部镇痛作用[1]。

【临床应用】

牙髓炎、牙龈炎 牙痛宁有明显消炎止痛作用，能显著缓解牙齿或牙龈疼痛[2]。使用西吡氯铵含漱液联合牙痛宁滴丸治疗正畸早期牙龈炎，可以有效提高治疗效果，提高牙齿的各项指标，缓解患者的疼痛，降低患者的 PGE_2 浓度，效果优于单用西吡氯铵含漱液[3]。

【不良反应】 目前尚未检索到不良反应的报道。

【使用注意】 ①不宜在用药期间同时服用温补性中药。②孕妇慎用，儿童应在医师指导下使用。③用药时最好配合牙科治疗。

【用法与用量】 口腔用药。用小棉球蘸取 0.5ml 药液涂在肿痛处，一日 2 次，或临睡前使用。

参 考 文 献

[1] 李元静，侯志考. 牙痛宁丸镇痛抗炎药理作用研究[J]. 天津药学，1999，11（3）：28-30.

[2] 白桦，王小明，刘彪，等. 牙痛宁治疗牙齿肿痛 100 例临床观察[J]. 中国急救医学，1999，19（3）：50.

[3] 许咏梅. 西吡氯铵含漱液联合牙痛宁滴丸治疗正畸早期牙龈炎临床效果分析[J]. 中外医学研究，2019，17（5）：133-134.

（成都中医药大学　徐世军、左渝陵）

三、祛风止痛类

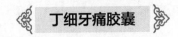

丁细牙痛胶囊

【药物组成】 丁香叶、细辛。

【处方来源】 研制方。国药准字 Z20040050。

【功能与主治】 清热解毒，疏风止痛。用于风火牙痛，症见牙痛阵作，遇风即发，受热加重，甚则齿痛连及头部面部，或伴有牙龈肿胀，患处红、肿、热、痛，得凉痛减，或伴有口渴喜凉饮，便干溲黄，舌红或舌尖红，苔薄黄或苔白少津，脉浮数或脉弦。

【药效】　主要药效如下[1, 2]：

1. 镇痛　本品可提高热致痛小鼠的痛阈值。可通过降低乙酸致痛小鼠脑组织和血清中 NO、PGE_2、MDA 的含量并降低诱导型一氧化氮合酶的活性，提高 SOD 活性，达到镇痛的效果；还可通过阻滞神经细胞膜内侧 Na^+ 通道产生局部麻醉作用而达到镇痛效果。本品及其提取物单用或与其他中药制剂配伍使用，对于牙痛、神经性疼痛、头痛、跌打损伤痛等多种疼痛都有很好的疗效[3]。

2. 抗炎　本品可减少乙酸所致小鼠扭体反应的次数，抑制二甲苯所致小鼠耳郭肿胀，降低小鼠腹腔血管通透性[2]。

3. 抑菌　本品对乙型链球菌、乳酸杆菌、奈瑟双球菌有一定的抑制作用。

【临床应用】

牙髓炎、急性根尖周炎、复发性口腔溃疡等　症见牙痛，牙龈肿胀，便干溲黄，舌红或舌尖红，苔薄黄或苔白少津，脉浮数或脉弦。

接受相同的护理干预的基础上，牙髓炎患者在接受相同的根管治疗方法后，以本品进行治疗后疼痛能显著缓解，效果比常规药物治疗好[4, 5]。

【不良反应】　偶见空腹服用后出现轻度胃部不适感。

【使用注意】　①不宜在用药期间同时服用温补性中药。②孕妇慎用，儿童应在医师指导下使用。③用药时最好应配合牙科治疗。④对本品过敏者禁用，过敏体质者慎用。本品含细辛，不宜过服和久用。

【用法与用量】　口服。一日 3 次，一次 4 粒，饭后白开水送服，疗程 7 天。

参 考 文 献

[1] 李永吉，吕邵娃，王艳宏，等. 丁香叶药用研究进展[J]. 中医药信息，2003，20（1）：22-24.

[2] 张瑶，宋志永，王林丽. 细辛的药理作用及临床应用[J]. 中国药业，2007，16（14）：62-63.

[3] 王春伟. 根管治疗联合丁细牙痛胶囊治疗慢性牙髓炎的临床效果分析[J]. 世界最新医学信息文摘，2017，17（46）：167.

[4] 李战伟，闫春雷，赵高阳. 齿痛消炎灵颗粒治疗急性根尖周炎临床观察小结[J]. 中国老年保健医学，2011，9（3）：38-40.

[5] 朱玲，钟彦. 肿痛安胶囊治疗复发性口腔溃疡疗效分析[J]. 实用临床医药杂志，2012，16（21）：121-123.

（成都中医药大学　徐世军、左渝陵）

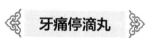

牙痛停滴丸

【药物组成】　荜茇、丁香、冰片。

【处方来源】　研制方。《中国药典》（2015 年版）。

【功能与主治】　止痛消肿。用于风火牙痛，以及牙周炎和冠周炎引起的牙痛。

【药效】　主要药效如下[1, 2]：

1. 抗炎　本品具有显著的抗炎作用，能明显抑制大鼠足跖肿胀度，减少小鼠扭体次数。

2. 镇痛　本品具有麻醉镇痛作用，对急性牙龈炎所致的牙龈红肿疼痛有明显的缓解效果。

3. 抑菌　本品可抑制或杀灭金黄色葡萄球菌、乙型溶血性链球菌等 5 种常见细菌，其最低抑菌浓度为 1.0%～2.0%，最低杀菌浓度为 1.5%～2.0%，对黑曲菌等真菌有抗菌作用，其对真菌的最低抑菌浓度为 5%，最低杀菌浓度为 10%。

【临床应用】

牙周炎、冠周炎　症见牙龈肿痛，口舌生疮，舌红，苔黄，脉数等。

本品对牙周炎的止痛起效时间及止痛持续时间与牙痛一粒丸无明显差异。

【不良反应】　本品可能引起口麻、流唾液、恶心等。

【使用注意】　①用药期间忌酒、辛辣和油腻食物。②孕妇慎用。③牙痛时最好配合口腔科治疗。④儿童、哺乳期妇女、年老体弱者应在医师指导下使用。本品含冰片，不宜过服和久用。

【用法与用量】　一次 2 丸，置于患处，一日 3 次。

参 考 文 献

[1] 张磊，王汉明，曾垫. 牙痛停滴丸治疗牙周炎 30 例临床观察[J]. 中国中医药科技，2009，16（1）：67-68.
[2] 王汉明，雷明朗，张磊，等. 牙痛停滴丸治疗智齿冠周炎 70 例[J]. 医药导报，2003，22（2）：100-101.

（成都中医药大学　徐世军、左渝陵）

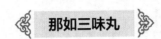

那如三味丸

【药物组成】　制草乌、诃子、荜茇。

【处方来源】　蒙药。国药准字 Z15020288。

【功能与主治】　祛风，止痛，散寒。用于风湿类疾病、关节疼痛、腰腿冷痛、牙痛、白喉等。

【药效】　主要药效如下：

1. 抗炎　本品对二甲苯所致小鼠耳郭肿胀，蛋清、甲醛性大鼠足趾肿胀及大鼠琼脂肉芽肿增生均有显著抑制作用，并能抑制炎症介质组胺、5-羟色胺等的释放。说明本品具有抗急慢性炎症的作用[1]。

2. 抑菌　本品中所含挥发油对常见的人体致病菌如铜绿假单胞菌、白喉杆菌、金黄色葡萄球菌、枯草杆菌、大肠杆菌、肺炎球菌、伤寒杆菌、变形杆菌、溶血性链球菌等均有明显的抗菌活性，表现出广谱抗菌作用[1]。

3. 镇静、镇痛　荜茇有明显的抗戊四氮致惊厥的作用，使惊厥率显著降低，对电惊厥和"听源性发作"亦有明显对抗作用。乌头乙醇提取物能显著提高小鼠热板实验中的痛阈，并减少小鼠扭体次数，在镇痛实验中乌头乙醇提取物表现出显著的镇痛作用[1]。

【临床应用】

牙痛　本品可用于三叉神经痛所致的牙痛，将本品制成浸液浸透棉球放入药物离子治疗仪正（动）负（定）两电极的设定机板上，动极放置于下关穴，定极放置于太阳穴。1～2 个周期后（7 天为 1 周期），60%患者疼痛消失[2]。

【不良反应】　文献报道那如三味丸可致严重心律失常及休克[3]。

【使用注意】　①孕妇忌服。②年老体弱、幼儿慎用。③本品含有毒中药草乌，不可过量、久服。

【用法与用量】　口服。一次 3～5 粒，一日 1 次，临睡前服，或遵医嘱。

参 考 文 献

[1] 包苏布道，其布格扎布. 蒙药那如三味丸化学成分及药理作用研究概况[J]. 内蒙古医科大学学报，2012，34（1）：84-87.

[2] 满都拉，富玉兰. 蒙药那如三味丸离子透入治疗三叉神经痛17例临床观察[J]. 中国民族民间医药，2002，（5）：287-288.

[3] 张爱武，王毅. 那如三味丸致严重心律失常及休克[J]. 药物不良反应杂志，2009，11（5）：375-376.

（成都中医药大学 徐世军、左渝陵）

 肿痛安胶囊

【**药物组成**】 三七、天麻、僵蚕、白附子（制）、防风、羌活、天南星（制）、白芷。

【**处方来源**】 研制方。《中国药典》（2015年版）

【**功能与主治**】 祛风化痰，行瘀散结，消肿定痛。用于风痰瘀阻引起的牙痛、咽喉肿痛、口腔溃疡，以及风痰瘀血阻络引起的痹病，症见关节肿胀疼痛、筋脉拘挛、屈伸不利，也用于破伤风的辅助治疗。

【**药效**】 主要药效如下：

1. 抗菌 体外抑菌试验显示，肿痛安胶囊所含之中药粉浓度在（1∶160）～（1∶20）时在体外尤其对金黄色葡萄球菌、铜绿假单胞菌、大肠杆菌具有与敏感菌株相同的抑菌效果[1]。

2. 抗炎 肿痛安胶囊可以降低 TNF-α、IL-1 等的水平，从而抑制二甲苯所致小鼠耳肿胀，发挥抗炎作用，其抑制作用与给药剂量呈正相关[1]。

3. 镇痛 肿痛安胶囊可明显减少乙酸所致小鼠疼痛扭体反应的次数，具有明显的镇痛作用[1]。

【**临床应用**】

1. 牙周炎 肿痛安胶囊联合替硝唑片治疗牙周炎可使菌斑指数、牙周袋探诊深度、龈沟出血指数、牙周附着水平均显著降低，使龈沟液中炎症因子超敏C反应蛋白、基质金属蛋白醇8（MMP8）、基质金属蛋白抑制酶、PGE$_2$水平降低，且效果优于单用替硝唑片[3]。

2. 牙龈炎 肿痛安胶囊联合西地碘含片治疗牙龈炎，可使患者疼痛缓解，菌斑指数、龈沟出血指数均下降，牙龈脓肿消退，外观基本恢复正常[4]。

3. 智齿冠周炎 肿痛安胶囊联合银黄胶囊治疗智齿冠周炎可使牙冠周围疼痛、肿胀及溢脓等症状改善，患者咀嚼和咽食困难有明显缓解，牙菌斑涂片中革兰氏阴性菌、革兰氏阳性菌及螺旋体的百分比明显下降[5]。

【**不良反应**】 目前尚未检索到不良反应的报道。

【**使用注意**】 孕妇慎用。

【**用法与用量**】 口服，一次2粒，一日3次，小儿酌减。外用，用盐水消洁创面，将胶囊内的药粉撒于患处，或用香油调敷。

参 考 文 献

[1] 陈斌，王峰，李文华. 肿痛安胶囊抗菌消炎消肿止痛的作用研究[J]. 中华全科医学，2013，11（7）：1085-1086.

[2] 孙琳琳. 肿痛安胶囊治疗急性牙周炎的疗效观察[J]. 中国民康医学，2007，19（1）：53-54.

[3] 吴妍青，尹晓华. 肿痛安胶囊联合替硝唑治疗牙周炎的临床研究[J]. 现代药物与临床，2018，33（12）：3331-3334.

[4] 徐昕. 肿痛安胶囊联合西地碘含片治疗牙龈炎的疗效观察[J]. 现代药物与临床，2018，33（7）：1720-1722.

[5] 丁永，王洪军，王飞，等. 银黄胶囊联合肿痛安胶囊治疗智齿冠周炎的疗效研究[J]. 实用临床医药杂志，2017，21（17）：207-208.

（成都中医药大学 徐世军、左渝陵）

索　引